医院感染管理学

主　　编　李六亿　刘玉村
副 主 编　巩玉秀　李卫光　王力红　邓　敏
主　　审　王　羽
编委名单　（按姓氏汉语拼音排序）
　　　　　邓　敏（华中科技大学同济医学院附属协和医院）
　　　　　巩玉秀（卫生部医院管理研究所）
　　　　　黄辉萍（厦门大学附属第一医院）
　　　　　黄靖雄（3M中国研发中心）
　　　　　贾会学（北京大学第一医院）
　　　　　李春辉（中南大学湘雅医院）
　　　　　李六亿（北京大学第一医院）
　　　　　李卫光（山东省立医院）
　　　　　刘玉村（北京大学第一医院）
　　　　　罗晓黎（江西省儿童医院）
　　　　　吕一欣（中南大学湘雅医院）
　　　　　马文晖（首都医科大学宣武医院）
　　　　　孙立颖（北京大学第一医院）
　　　　　汤泽中（北京大学第一医院）
　　　　　王力红（首都医科大学宣武医院）
　　　　　吴安华（中南大学湘雅医院）
　　　　　吴艳艳（华中科技大学同济医学院附属协和医院）
　　　　　杨　芸（山西医科大学第一医院）
　　　　　要　慧（北京大学第一医院）
　　　　　袁晓宁（北京大学第三医院）
　　　　　张　宇（卫生部医院管理研究所）
　　　　　张苏明（南京医科大学附属第一医院）
　　　　　张秀月（中国医科大学附属盛京医院）
　　　　　赵艳春（北京大学第一医院）

北京大学医学出版社

YIYUAN GANRAN GUANLIXUE

图书在版编目（CIP）数据

医院感染管理学/李六亿，刘玉村主编. —北京：北京大学医学出版社，2010.4（2025.1重印）

ISBN 978-7-81116-871-6

Ⅰ.①医… Ⅱ.①李… ②…刘 Ⅲ.①医院－感染－卫生管理 Ⅳ.①R197.323

中国版本图书馆 CIP 数据核字（2009）第 231292 号

医院感染管理学

主　　编：	李六亿　刘玉村
出版发行：	北京大学医学出版社
地　　址：	(100191)北京市海淀区学院路 38 号　北京大学医学部院内
电　　话：	发行部 010-82802230；图书邮购 010-82802495
网　　址：	http://www.pumpress.com.cn
E-mail：	booksale@bjmu.edu.cn
印　　刷：	北京溢漾印刷有限公司
经　　销：	新华书店
责任编辑：	靳新强　　责任校对：杜　悦　　责任印制：罗德刚
开　　本：	787 mm×1092 mm　1/16　印张：20.5　字数：540 千字
版　　次：	2010 年 4 月第 1 版　2025 年 1 月第 11 次印刷
书　　号：	ISBN 978-7-81116-871-6
定　　价：	64.00 元

版权所有，违者必究

（凡属质量问题请与本社发行部联系退换）

序 言

保障医疗安全、持续改进医疗质量是医院管理的核心和永恒主题。在当前医药卫生体制改革不断深化的形势下，更要强调医疗卫生工作必须始终不渝地坚持以患者为中心，以确保医疗质量和医疗安全为主线。

预防与控制医院感染是保障医疗安全的一项非常重要的工作，医院感染不仅关系到患者安全，也关系到医务人员的健康。世界各国都存在医院感染问题，2006 年，世界患者安全联盟在报告中指出：全球每年有数以亿计的患者由于接受医疗服务时发生感染而使其治疗、护理变得更加复杂，导致有些患者病情加重，不得不延长住院时间；有些患者出现长期残疾；还有些患者因此而死亡。医院感染已成为影响患者安全、医疗质量和增加医疗费用的重要原因，也是高新医疗技术开展的主要障碍之一。

在过去的几十年中，许多发达国家已将医院感染管理作为一门专业，针对医疗、护理、检验工作过程中出现的感染问题，研究和分析导致医院感染的各种危险因素，总结医院感染发生规律，采取科学的预防和控制措施。我国有组织地开展医院感染研究和管理工作起始于 20 世纪 80 年代中期，虽然起步较晚，但二十余年来，我国医院感染管理在完善组织、建章立制、开展监测、专业研究、学术交流和人员培训等方面都取得了迅速发展。特别是 SARS 暴发流行后，卫生部高度重视医院感染管理工作，2004 年，新修订的《传染病防治法》中，将预防和控制医院感染作为其中的一项重要内容；2006 年，卫生部颁布实施《医院感染管理办法》，从管理层面进一步明确医院在预防和控制医院感染方面的责任、义务以及应当遵循的原则，保障患者的诊疗安全，最大限度地减少医院感染和降低发生医院感染的危险性。近年来，卫生部在消毒隔离、手卫生、耐药菌感染防控、合理使用抗菌药物以及新生儿室、手术室、血液透析室等重点环节、重点部门的管理方面，制定并完善医院感染防控的技术性标准和规范。同时，不断加强人员培训，扩大国际交流与合作，积极推进医院感染防控工作。

随着医学技术的发展，医院感染防控工作面临愈来愈多的挑战。新病原体、多重耐药菌感染的不断增多，侵入性诊疗技术的广泛应用，抗菌药物使用导致微生物的耐药性等因素，都使得医院感染防控工作更加艰巨。我国是一个拥有 13 亿人口的发展中国家，医疗卫生工作的任务非常繁重。据统计，2009 年全国医疗卫生机构诊疗人次达到 52 亿，入院治疗人数达到 1.26 亿。面对如此规模的医疗任务，广大医务工作者在保证医疗质量和患者安全方面担负着重要的责任。

因此，全体医务人员都应当提高防范意识，掌握相关专业知识，在临床工作中有效预防和控制医院感染，保障医疗安全。这不仅需要加强对在职医务人员的培训，更要从医学生开始，提高他们医院感染防控的意识，为今后的医学生涯和临床实践打下坚实的基础。

《医院感染管理学》一书由卫生部医院管理研究所、北京大学第一医院等部属、部管单位和部分三级医院的专家负责编写，内容涵盖了医院感染的病原学、流行病学、医院感染的预防与控制、抗菌药物合理使用、医务人员职业防护等内容。我希望该书的出版，对提高临床医务人员和医学生医院感染防控的专业知识和技术水平，保障医疗安全和提高医疗质量发挥重要作用。

卫生部副部长

2010 年 3 月 18 日

前　言

　　有医院就有医院感染，而且随着医学的发展，医院感染问题越来越突出，尤其是近年来医院感染暴发和多重耐药菌感染的发生，使医院感染成为突出的公共卫生问题，引起了卫生行政部门、医院管理者和广大医务人员的高度重视，同时也受到社会广大百姓的关注，由此引起的医疗纠纷也呈上升趋势。我们医学界面临着诸多的挑战，包括易感人群的增加如人口的老龄化，低体重儿、早产儿、危重新生儿的增多，激素、免疫抑制剂等的使用，严重基础疾病病人、恶性肿瘤病人的增多，器官移植手术数量的上升，这些因素均降低病人对病原微生物的抵抗力，增加感染的机会；同时随着医疗技术的发展，大量侵袭性操作的增多、微创手术的开展、介入诊疗方法的应用等，增加了细菌入侵的门户，增加了感染的机会；另外大量广谱抗菌药物的应用，不仅可增加细菌耐药性的产生，若使用不当，可造成内源性感染的发生；还有人口的不断增加使空间变得越来越拥挤、环境污染加重，这些均增加感染的机会；以及广大人民群众对医疗质量和自身安全要求的不断提高等，凡此种种，既使我们医院感染防控面临更加严峻的挑战，同时也对我们医院感染防控提出了更高的要求。

　　随着医学科学的迅速发展和医疗技术的进步，医院感染的研究发展的速度也非常快，医院感染管理学逐步形成，并有其自身的特点，包括明确的医院感染管理学的概念、范畴、研究内容、基本理论和应用实践等，形成了一门独立的综合性边缘交叉学科，主要研究医院感染发生、发展、预防和控制的客观规律。医院感染管理学是一门应用性极强的科学，是医院管理学的一个重要分支，其构成的基础包括临床医学、临床流行病学、临床微生物学、临床药物学、传染病学、护理学等，同时与医院管理学、医学统计学、预防医学、心理学等有着密切的联系。

　　医院感染的预防与控制，涉及诊疗过程中的每一个环节，从病人入院到病人出院这段时期内，医务人员的无菌操作、抗菌药物的合理应用、消毒与隔离、手卫生措施的落实、一次性使用无菌医疗用品的管理、医疗废物的管理、诊疗环境的洁净度、病人及进入医疗机构其他人员的管理等，任一环节发生漏洞，都有可能导致病人发生医院感染。因此医院感染的防控涉及进入医疗机构的所有人群，需要大家的共同努力，尤其是我们广大的医务人员，因为我们是实施诊疗活动的主体，绝不仅是医院感染管理部门的工作与任务的承担者。因此在日常的诊疗工作中，我们应始终贯彻医院感染防控的观念，将防控医院感染的各项措施变成医务人员的自觉行动，养成习惯，这就需要从医学院校抓起，使医务工作者从学生时代、从了解医学的那一刻抓起，为今后的医学生涯打下防控医院感染的坚实基础，因此应将医院感染管理学纳入医学生的教育内容。

　　医院感染管理学主要由两部分组成，即基础理论和应用实践。基础理论是构成医院感染管理学的基础，包括医院感染管理的总论、医院感染的流行病学、医院感染的病原学、抗菌药物的合理应用、消毒灭菌与隔离等基础知识，是防控医院感染应掌握的必备基本知识；应用实践包括医院感染不同发病部位的预防与控制、医院重点部门的医院感染管理、医院感染的预防与控制措施、医务人员的职业防护等。应用实践是医院感染管理基础理论在不同情况下、不同部门的具体应用，是医务人员在诊疗工作中应遵循的准则，是我们医学生在医学教育阶段应树立的基本正确观念。

医院感染管理学既有医院感染管理的理论知识，又有丰富的实践知识，可有效指导临床医院感染的防控；同时体现出现代医院感染管理学的最新进展，因此本书可作为医学院校的临床医学、口腔医学、预防医学、药学等专业的学生的教科书，也可作为护理学专业、医务人员继续教育的医院感染管理学教学用书；同时可以作为我们从事医院感染管理专业人员较好的参考用书。

本书在编写过程中得到北京大学医学出版社的大力支持，在此表示衷心的感谢。

编写本书由于时间仓促，以及限于编写人员的经验与水平，缺点和不足在所难免，希望大家在应用过程中给予批评指正。

李六亿

2010 年 1 月 18 日

目 录

第一章 总论 1
 第一节 医院感染管理的基本概念 1
 第二节 医院感染管理学的研究内容与学科体系 3
 第三节 医院感染管理进展与展望 5
 第四节 我国医院感染管理现状与主要任务 10
 第五节 医院感染管理与患者安全 15

第二章 医院感染的流行病学与统计学 24
 第一节 医院感染的流行病学特点 24
 第二节 医院感染监测 28
 第三节 医院感染暴发的调查与控制 40

第三章 医院感染病原学 48
 第一节 医院感染病原体特征 48
 第二节 常见医院感染临床标本收集方法与注意事项 51
 第三节 常见医院感染病原体的种类及其分布 60
 第四节 医院感染病原体的变迁及耐药性 71
 第五节 临床微生物室在感染控制中的作用 80

第四章 抗菌药物合理应用的管理 84
 第一节 抗菌药物合理应用的管理 86
 第二节 抗菌药物临床应用的基本原则 92
 第三节 围术期预防性抗菌药物的合理应用 92
 第四节 避免细菌耐药的抗菌药物临床应用新概念及策略 96

第五章 医院感染主要发病部位的预防与控制 100
 第一节 呼吸道医院感染的预防与控制 100
 第二节 手术部位医院感染的预防与控制 110
 第三节 泌尿系统医院感染的预防与控制 120
 第四节 消化系统和腹部医院感染的预防与控制 127
 第五节 血液系统医院感染的预防与控制 136
 第六节 皮肤软组织医院感染的预防与控制 154

第六章 医院重点部门的医院感染管理 161
 第一节 普通病房的医院感染管理 161
 第二节 重症监护病房的医院感染管理 164
 第三节 新生儿病房的医院感染管理 170
 第四节 手术室（部）的医院感染管理 175
 第五节 消毒供应中心（室）的医院感染管理 182
 第六节 内镜室的医院感染管理 190

第七节　口腔科的医院感染管理……………………………………………… 196
　　第八节　血液透析中心（室）的医院感染管理………………………………… 205
　　第九节　急诊科的医院感染管理………………………………………………… 215
　　第十节　检验科（实验室）的医院感染管理…………………………………… 220
第七章　医院感染的预防与控制………………………………………………… 226
　　第一节　医院感染管理组织体系与职责………………………………………… 226
　　第二节　医院感染管理知识的培训……………………………………………… 231
　　第三节　抗菌药物合理应用的管理……………………………………………… 235
　　第四节　消毒、灭菌及其监测与管理…………………………………………… 241
　　第五节　手卫生与医院感染的控制……………………………………………… 251
　　第六节　隔离……………………………………………………………………… 258
　　第七节　传染病医院感染的预防与控制………………………………………… 266
　　第八节　多重耐药菌感染的预防与控制………………………………………… 275
　　第九节　医院建筑布局与医院感染的预防……………………………………… 280
　　第十节　医疗废物的管理………………………………………………………… 283
第八章　医务人员的职业暴露与防护…………………………………………… 291
　　第一节　医务人员职业防护的基本原则………………………………………… 291
　　第二节　医务人员职业暴露……………………………………………………… 301
　　第三节　不同传播途径疾病医务人员的防护…………………………………… 303
　　第四节　针刺伤、锐器伤的预防与处理………………………………………… 307
　　第五节　医务人员防护用品的使用……………………………………………… 308
附录：医院感染管理办法………………………………………………………… 316

第一章 总 论

有医院就有医院感染，医院感染的预防与控制是当今医疗机构面临的重大挑战，关系到医疗质量和病人的安全，已成为全球关注的突出的公共卫生课题。医院感染管理是医院管理的重要组成部分，体现医疗机构的管理水平，受到国内外医院管理者和广大医务人员的高度重视和关注。本章主要阐述医院感染管理的基本概念、现状、进展与发展趋势、医院感染管理学的研究内容与学科任务、医院感染管理与病人安全等。

第一节 医院感染管理的基本概念

一、医院感染的定义

医院感染的定义随着医院感染预防、控制与管理的发展，其内涵在发生着不同的变化，透过医院感染定义的改变，可观察到医院感染管理工作在全球和我国的进展及不同时期的要求。

（一）医院感染的定义

医院感染（nosocomial infection）是指住院病人在医院内获得的感染，包括在住院期间发生的感染和在医院内获得出院后发病的感染；但不包括入院前已开始或入院时已存在的感染。医院工作人员在医院内获得的感染也属医院感染。

从上述定义中可以看出以下几点：

（1）医院感染关注的人群：主要包括住院病人和医院工作人员，是指这两类人群在医院中发生的感染确定为医院感染。但是在实际工作中进入医院的除了这两类人群外，还有住院病人的陪护人员、探视者、门诊病人及其他进入医院的人群，由于这些人群流动性大，一旦发生感染，难以判定感染是否来自医院，正因为这种不确定性，因此这些人群的感染往往难以纳入医院感染的防控范围。这里需要指出的是医务人员与医院外的接触也很多，只有当医务人员的感染由明确的原因确定是在救治病人的过程中发生的感染才列入医院感染的范畴。

（2）医院感染的地点界定：是指发生在医院内，包括病人在入院时不存在、也不处于潜伏期，而在医院住院期间受到病原体侵袭而引起的任何诊断明确的感染，无论该感染是在医院内出现临床症状、体征或是在出院后发生，均算为医院感染。

（3）医院感染的时间界定：是指病人的感染发生在住院期间，包括在医院内感染、出院后不久发病的病人，但不包括在入院时已处于潜伏期、入院后发病的感染。不同的感染性疾病潜伏期不同，短者仅数小时如细菌性食物中毒，长者可达数周至数月，如丙型肝炎的感染。

同时我们应该注意下列情况属于医院感染：

（1）无明确潜伏期的感染，规定入院 48 小时后发生的感染为医院感染；有明确潜伏期的感染，自入院时起超过平均潜伏期后发生的感染为医院感染。

（2）本次发生的感染直接与上次住院有关。

（3）在原有感染基础上出现其它部位新的感染（除外脓毒血症迁徙灶），或在原感染已知病原体的基础上又分离出新的病原体（排除污染和原来的混合感染）的感染。

（4）新生儿在分娩过程中和产后获得的感染。

（5）由于诊疗措施激活的潜在性感染，如疱疹病毒、结核杆菌等的感染。

（6）医务人员在医院工作期间获得的感染。

下列情况不属于医院感染：

1. 皮肤黏膜开放性伤口只有细菌定植而无炎症表现。
2. 由于创伤或非生物性因子刺激而产生的炎症表现。
3. 新生儿经胎盘获得（出生后 48 小时内发病）的感染，如单纯疱疹、弓形体病、水痘等。
4. 患者原有的慢性感染在医院内急性发作。

（二）医源性感染的定义

医源性感染（healthcare-associated infection，HAI）是近年来医院感染管理工作发展的结果，是指病人的感染发生在任何开展诊疗活动的机构，如急性病综合医院、慢性病医疗机构、流动诊所、透析中心、门诊手术中心、家庭护理单位等，也包括与诊疗活动有关的感染，即发生感染不是在诊疗活动的当时。在流动诊所和家庭护理单位，医源性感染是指任何与内科诊疗或外科手术有关的感染。由于获得感染地点的不确定性，因此医源性感染更恰当地说为诊疗相关性感染，而不是诊疗获得性感染。世界卫生组织（WHO）和美国近年已有将医源性感染取代医院感染的趋势，因医源性感染涵盖的范围更加广泛，更能体现医院感染防控的目的和意义，它不仅包括发生在医院的感染，也包括发生在其他医疗机构的感染，同时在感染防控的人群上，不仅包括医院的住院病人，也包括门诊病人、陪护人员和探视者等。

二、医院感染的分类

医院感染的分类方法有很多，如根据医院感染发生部位的不同可分为呼吸道感染、泌尿道感染、手术切口感染、血液感染等，这是我们统计分析常用的分类方法；根据感染人群的不同可分为病人发生的感染和医务人员感染等；但从医院感染预防和控制的角度，一般根据引起医院感染病原体来源的不同进行分类，将医院感染分为外源性感染和内源性感染。

（一）外源性感染

外源性感染又称交叉感染，是指引起病人发生医院感染的病原体来自于病人身体以外的地方，如其他病人、医务人员手、医疗器械、医院环境、探视陪护人员等。通过病人之间，病人与医务人员之间，病人与探视、陪护人员之间，病人与污染的医院环境，污染的医疗器械的直接或间接接触发生感染，也可通过吸入污染的空气或飞沫发生呼吸道的感染。通过采取严格器械消毒、隔离感染患者、严格进入医疗机构所有人员的手卫生、严格医务人员的无菌操作、保持医院环境的清洁干燥等措施，大部分的外源性感染可得到有效预防和控制。

（二）内源性感染

内源性感染又称自身感染，是指引起感染的病原体来自于病人自身的某个部位，如来自病人的皮肤、口咽部、肠道、呼吸道、泌尿道、生殖道等的常居菌或暂居菌，在一定的条件下，这些细菌发生移位或菌群数量发生改变，而致病人发生感染。如病人采用机械通气，肠道菌群发生移位进入病人的下呼吸道导致病人发生呼吸机相关性肺炎；又如病人因某些原因长期大量使用高级广谱抗菌药物，导致肠道菌群失调而发生伪膜性肠炎等。

三、医院感染管理的概念

（一）医院感染管理的定义
医院感染管理是针对诊疗活动中存在的医院感染、医源性感染及相关的危险因素，运用相关的理论与方法，总结医院感染的发生规律，并为降低医院感染而进行的有组织、有计划的预防、诊断和控制活动。

（二）医院感染管理的内容
根据医院感染管理的定义，医院感染管理工作应包括：

1. 成立医院感染管理组织，明确职责，并根据国家有关医院感染防控的相关法律法规，结合医院的实际情况，制定和完善有关医院感染管理的各项规章制度。
2. 制定医院感染管理的长远规划与工作计划，有组织地开展医院感染的防控工作。
3. 对进入医疗机构的各类人员，开展医院感染预防和控制知识的培训。
4. 开展医院感染的监测，包括对医院感染及其相关危险因素进行监测、分析和反馈，针对问题提出控制措施；及时发现和控制医院感染的暴发。
5. 做好医院感染的控制工作，包括传染病的医院感染控制。具体控制措施为合理使用抗菌药物、严格清洁、消毒灭菌与隔离、无菌操作技术、消毒药械的管理、一次性使用医疗用品的管理、医疗废物的管理、医院感染高风险科室、部门、环节和操作的管理等。
6. 开展医务人员有关预防医院感染的职业卫生安全防护工作。

（李六亿）

思考题
1. 什么是医院感染？
2. 简述医源性感染的定义。
3. 根据病原体来源，医院感染可分为几类？各有什么特点？
4. 简述医院感染管理的定义与内容。

第二节　医院感染管理学的研究内容与学科体系

一、医院感染管理学的概念

医院感染管理学是研究医院感染管理及其规律的一门科学，是一门新兴的边缘交叉学科，也是一门应用性非常强的学科。医院感染管理学是医院管理学的一个重要分支，其构成的基础包括临床医学、临床流行病学、临床微生物学、临床药物学（主要包括抗菌药物学和消毒学）、传染病学、护理学等，同时与医院管理学、医学统计学、预防医学、心理学等有着密切的联系。

二、医院感染管理学的研究内容与学科体系

（一）医院感染管理学研究的内容
近年来，医院感染的预防与控制工作在全球发展得非常迅速，大大推动了医院感染研究

的深入，使医院感染管理研究的对象与范畴更加清晰，同时也推动了医院感染管理学的发展。医院感染管理学研究的主要内容包括：

（1）研究医院感染管理的规律：运用有关理论与方法，研究医院感染管理的客观规律，提高工作效率，降低医院感染的发生。

（2）研究医院感染的流行病学：包括医院感染的分布如地理分布、时间分布、人群分布、感染部位分布和病原菌分布等，发生感染的三个环节即感染源、感染途径和易感人群，感染的危险因素，也包括医院感染监测方法的研究、医院感染暴发的调查与控制等。

（3）研究医院感染的病原学：包括引起医院感染的病原学特点、细菌的耐药特点、耐药发生的机理、分子微生物学、病原体的变化趋势等。

（4）研究医院感染的发病机制：包括外源性感染和内源性感染发病机制的研究，近年来对各种与插入性操作有关的感染机制的研究不断深入发展，有力地促进了医院感染的预防与控制工作。

（5）研究医院感染的临床特点：医院感染在临床上的表现、体征等常与社区感染不同，尤其是在一些特殊人群如老年人、早产儿、低体重儿、免疫机能低下的病人，他们发生感染的临床表现常不典型，难以诊断，给及时发现与治疗带来困难，因此研究医院感染的临床特点就显得特别重要。

（6）研究医院感染的防控措施：医院感染监测、管理的最终目标是预防和控制医院感染的发生，因此研究如何预防和控制医院感染就成为近年医院感染研究的重要课题，如美国研究预防与呼吸机应用有关的呼吸机相关肺炎的综合（bundle）措施、预防手术切口感染的综合措施、预防与中心静脉插管有关的血流感染措施等，这些措施对预防病人发生医院感染、提高医疗质量，保障病人安全起到了重要作用。

（二）医院感染管理学的学科体系

随着医院感染管理工作的发展，医院感染管理学的学科体系逐渐形成，可将其分为两部分，即医院感染管理学的基础理论和医院感染管理学的应用实践。

（1）医院感染管理学的基础理论：是构成医院感染管理学的基础，包括医院感染管理的总论、医院感染的流行病学（含医院感染的监测、医院感染暴发的调查与控制、医学统计学的基本知识等）、医院感染的病原学、抗菌药物的合理应用、消毒灭菌与隔离等基础知识，是从事医院感染预防、控制与管理工作应掌握的必备基本知识。

（2）医院感染管理学的应用实践：是医院感染管理基础理论在不同情况下、不同部门的具体应用，应用实践使医院感染管理学更加丰富和实用。主要包括医院感染不同发病部位的预防与控制、医院重点部门的医院感染管理、医院感染的预防与控制措施、医务人员的职业防护等。掌握应用实践知识，能使医院感染管理专业人员在预防与控制医院感染工作中得心应手，防控更加具有针对性，提高医院感染管理水平，为更好地提高医疗质量、保障病人的安全服务。

（李六亿　刘玉村）

思考题

1. 什么是医院感染管理学？
2. 医院感染管理学研究的主要内容有哪些？

3. 医院感染管理学的学科体系由哪两部分组成？各包括什么？

第三节 医院感染管理进展与展望

一、医院感染管理进展

医院感染是伴随着医院的建立而产生，随着医院向着现代化的发展，其性质和特点不断地发生着变化，根据其发展阶段的不同特点，可将医院感染管理的进展分为以下几个阶段：

（一）细菌学时代以前

在细菌学时代以前，由于人们尚未认识到细菌，对引起感染的原因不清楚，在医院内发生感染极为常见，如18世纪末巴黎的Dieu医院，该院拥有1000张病床，是当地当时最大的一所医院，医生在给病人清洗伤口和换药时不更换纱布，导致很多病人发生伤口感染，使截肢术后病人的病死率高达60%；那时人们认为发生伤口感染是不可避免的，如在1854年战伤病人的病死率高达42%。伟大的近代护理学创始人F. Nightingal（1820～1910）对减少伤病员的病死率做出了卓越的贡献，她率领几十名护士到前线医院为伤病员服务，采取建立医院管理制度、加强护理、做好清洁卫生、隔离传染病人、加强病房的通风、戴橡胶手套等措施，仅用了4个月的时间，就使伤病员的病死率由原来的42%下降到2.3%。

在18世纪末刚开始建立产院时，产妇的感染也非常严重，当时Thomas Lightfoot在伦敦泰晤士报写道"产院是引导产妇走向死亡之门"。1847年维也纳一所（Allegemeines）医院的Semmelweiss（1818～1865）医生注意到由产科医生接生的产妇容易发生产褥热，其病死率是助产士接生的产妇病死率的9倍，产生这一差别的原因是医生在进行尸体解剖后常不洗手或未彻底洗手就去接生，而助产士不进行尸体解剖工作。由此他建议医生在尸体解剖后用漂白水洗手，这一措施使该院产妇由产褥热而引起的病死率大幅下降。但遗憾的是他的研究成果："产褥热的病原学、观点和预防"于13年后的1861年才得以发表。

从上述事例中可以看到，人们开始意识到医院感染的危害，并采取一些措施进行控制，取得了较好的效果，但是，大家尚未认识到医院感染是由微生物的传播所致。

（二）细菌学时代

法国微生物学家Pasteur L（1822—1895年）在显微镜下发现了微生物，并采用加热消毒等方法以减少它们的数量，从而控制其感染，在Pasteur L的启发下，英国外科医生Lister J（1827—1912年）首先阐明了细菌与感染之间的关系，并提出了消毒的观念，认为细菌通过医疗器械、敷料等进入伤口引起感染，1867年发表了著名的外科无菌操作制度的论文。他提倡在进行手术或更换敷料时，用石碳酸溶液喷雾消毒空气，使用石碳酸浸湿的纱布覆盖伤口预防感染；病人的皮肤、医生的手、使用的器械都用稀释的石碳酸溶液消毒。通过这些措施，使Lister J所做手术患者因感染而死亡的病死率从45.7%下降到15%。

Lister J医生的消毒方法比Semmelweiss医生更进了一步，他不仅认为感染是由微生物传播所致，而且认识到控制环境微生物对感染控制的影响，从而把消毒的范围扩大到空气、医生的手、器械与敷料等。使用石碳酸消毒，虽然有效地控制了感染，但石碳酸对人体的损害较大，因此这就促使外科医生们去寻求更好的消灭微生物的方法。不久就产生了无菌术，以后又开始研究压力蒸汽灭菌器，以及医生手术时戴经过蒸汽消毒灭菌的橡皮手套等。

多年来，预防医院感染的注意力主要集中于对术后感染的控制上，忽视其他大量感染的存在。直到1929年Cuthbert Dukes注意到了直肠手术患者放置导尿管，结果无一例外地发生了感染，并且他提出根据尿中白细胞数来判定尿路感染的方法。

从上述的事例可以看出，人们认识到医院感染是由环境中的高毒力微生物引起，并可在病人间传播，采取切断传播途径的方法可有效控制感染的发生，如Semmelweis医生消毒双手、Nightingal F的改善卫生条件和隔离感染病人、Lister J医生的消毒与无菌技术等都是为了切断传播途径，控制病人间的交叉感染。

（三）抗生素时代

随着欧美经济的发展，医院也在不断地发展，出现了一些具有现代医疗技术水平、现代设备、现代医院管理和较高医学职业道德水平的医院。但医院感染并没有随着现代医院的产生而被消灭，它依然是医疗领域面临的重大挑战。

尤其是随着抗生素在临床上的使用，医院感染出现了一些新的特点。1928年英国Fleming A发现了青霉素，1943年在美国投入生产和使用，到1946年青霉素已被广泛应用于临床，有效地预防和控制了感染性疾病，但也相应地削弱了医务人员对无菌术和医院对消毒技术的重视。

随着抗生素的广泛使用，临床上出现了对抗生素耐药的细菌，1949年首次报道产生青霉素酶的金黄色葡萄球菌使青霉素失活的情况，而且随着该种抗生素使用的增加，耐药菌在不断增加，并在全球范围内流行，这引起全球医务界的广泛关注。在1958年美国医院协会就建议每一所医院应设立感染管理委员会，其宗旨是降低医院内感染的发生，同时强调预防病人和医务人员发生感染的重要性。1961年第一届有关医院感染的会议在英国伦敦召开，会议分析、探讨了造成医院感染流行的原因，制定了一系列预防和控制感染的措施，并由此揭开了现代医院感染的序幕。

（四）现代医院感染管理时代

随着对耐药菌感染控制的深入，医院感染预防与控制工作进入了有组织、系统化、科学化、规范化发展的道路。

（1）建立医院感染管理组织：建立组织是开展医院感染管理工作的保障，在美国要求医院应建立医院感染管理的三级组织，包括医院感染管理委员会、感染管理科和临床医院感染控制小组，并制定其相应的职责，严格落实。美国的组织模式得到国际的认可，我国医院感染管理的组织模式就是参考了美国的模式。

（2）开展医院感染的监测：50年代末由于耐甲氧西林金黄色葡萄球菌（MRSA）的出现与流行，引起了美国医务界的高度重视，仅在1958年就召开了两次有关MRSA的全国性学术会议，会议分析了MRSA流行的原因，并制定了一系列的预防措施包括严格执行消毒隔离、无菌操作制度，对医务人员MRSA携带者进行治疗，开展全国性的MRSA感染监测等，通过这些措施使MRSA感染在60年代初得到了有效控制，也由此认识到流行病学方法在控制医院感染中的重要作用。因此美国疾病控制中心（CDC）在1960年末组建了由8所医院参加的医院感染监测试点工作，取得经验后于1970年代建立了世界上第一个由80所医院组成的全美医院感染监测系统（NNIS），开展了卓有成效的医院感染监测工作。通过监测，全面了解了医院感染的流行病学特点，包括医院感染的基准发病率、不同人群、不同科室的医院感染发病率、医院感染的高危因素、医院感染的时间特点、医院感染的发病部位、引起医院感染的主要病原体和其对抗菌药物的耐药特点等，为医院感染的防控提供了科学依据。同时还开展了医院感染防控的成本效益分析，即著名的医院感染监测效果评价

(SENIC)研究，通过研究发现，只要采取适当的医院感染控制措施，有 1/3 的医院感染是可以预防的，而事实上只要将医院感染发病率从 5% 降到 4.7% 即降低 0.3%，所节约的医疗费用就足以支付医院感染防控工作的开支，由此得出医院感染的监测具有非常好的成本效益，有力地推动了医院感染监控工作的发展和深入。在此基础上，美国 CDC 不断进行总结，并于 1986 年推出了医院感染的目标性监测，主要包括成人和儿童 ICU 医院感染的监测、新生儿医院感染的监测和外科手术部位感染的监测等，这些监测方法现已得到公认，被全球各国所采纳，并显示出较好的医院感染防控效果。

（3）制定医院感染的防控指南：在医院感染监测的基础上，人们不断总结经验，扩大防控的效果，使医院感染防控工作科学化、系统化和规范化，美国 CDC 制定了一系列医院感染的防控指南，如《医院感染监测指南》、《医院隔离技术指南》、《医院消毒指南》、医院感染不同目标性监测的指南、医务人员防护的指南以及主要感染部位如与呼吸机相关肺炎感染的防控指南、手术切口部位感染的预防指南等，这些指南对预防美国病人的医院感染起到了非常重要的作用，对全球病人的医院感染控制也产生了重要影响，因此很多国家包括我国直接采用或稍加修改后采用，以指导临床医院感染的预防，对降低医院感染、保障病人的安全起到重要作用。

（4）开展医院感染防控的学术交流：虽然 MRSA 得到了有效控制，但随着医学的发展，医院感染率并没有明显下降，且感染特点发生了改变，如多重耐药菌甚至泛耐药菌感染的增加、易感人群的增多、侵袭性操作的普遍使用、新的危险因素的增多和新的介入治疗的使用等，使医院感染成为现代医学所面临的一个重要挑战，因此加强各医院、不同地区和国际间的学术交流就显得非常重要，各国相继成立了医院感染有关的学术团体如美国的医院感染控制者协会、医院流行病学会，我国的中国医院协会医院感染管理专业委员会等，每年都开展较高水平和卓有成效的学术交流。同时出版专业杂志和相关专著，如《美国感染控制杂志（J. of Infection Control）》、《感染控制和流行病学杂志（Infection Control and Hospital Epidemiology）》、《英国的感染控制杂志（J Hosp Infect）》和我国《医院感染学杂志》、《中国感染控制杂志》等；以及出版《医院感染管理学》等专著。

（5）加强耐药菌尤其是多重耐药菌感染的控制：随着抗菌药物在临床的广泛和大量使用，人们就开始了开发新的抗菌药物和细菌不断产生对新的抗菌药物耐药的斗争，而在该项斗争中，人们往往显得无可奈何，如目前一些细菌不仅对多种抗菌药物耐药，如 MRSA、产超广谱 β-内酰胺酶的革兰阴性杆菌等，甚至出现了泛耐药的细菌，如对万古霉素耐药的金黄色葡萄球菌、肠球菌，泛耐药的鲍曼不动杆菌等，使临床该类感染病人的救治陷于困境。因此现在人们加强了对耐药菌的控制措施，包括加强对耐药菌的监测，控制耐药菌的传播如加强手卫生、严格实施隔离措施、切实遵守无菌操作规程、加强医院环境卫生的管理、加强抗菌药物的合理应用，加强医务人员的培训等，同时加强对医疗机构的监管，以从管理层面加强耐药菌控制的宏观管理。目前一些国家已建立全国细菌耐药性监测网，监测细菌耐药性的变化及发展趋势，为遏制细菌耐药提供科学依据，由此可见耐药菌的控制已引起国际社会的高度重视，一个更加广泛控制耐药菌感染的国际联盟正在形成。

（6）强调对医务人员进行医院感染防控知识的培训：医院感染的预防与控制贯穿诊疗活动的全过程，如消毒隔离、无菌操作、手卫生、抗菌药物的合理应用等，都需要医务人员自觉严格按照有关要求和操作规程进行，医院感染的诊断与报告、预防与控制的各项制度与措施，都离不开医务人员的支持与具体落实，而做好这些工作的前提是良好的认知与理解。要达到良好的认知与理解,就需要开展有效的培训,只有通过培训,才能建立起感染控制人员与临床医务人员的良好沟通,才能共同筑起一道防控医院感染的坚固桥梁。

二、医院感染管理展望

随着卫生行政部门和医院管理者对医疗质量和患者安全的高度重视,医院感染的预防与控制也日益受到重视,而且发展得非常迅速,学科体系逐步建立。展望医院感染管理,今后将呈现出以下发展趋势:

(一) 科学防控

在医学领域,任何工作和研究都离不开科学,即科学的态度和科学的方法,医院感染的防控也不例外。科学防控是医院感染管理工作的基础,我们制定的每一项制度、采取的每一项措施均应遵循循证医学的原则,只有这样才能提高医院感染防控的效果和效率,避免走弯路和造成不必要的损失。国外在医院感染方面开展了大量的研究,并总结出了一系列科学、行之有效的医院感染防控经验,美国走在了该项工作的前列,他们在循证医学的基础上总结出了一套防控医院感染的综合(Bundle)措施,如预防手术切口感染的综合措施包括根据"指南"预防性使用抗菌药物、正确采用脱毛方法、围术期给患者保暖、控制血糖在正常水平、缩短术前住院时间和强制性向公众报告手术切口感染率等;预防与呼吸机相关肺炎的综合措施包括床头抬高至少30°角、每天一次停用镇静剂并评价是否可以撤机、尽早停用应激性溃疡预防药物、采用氯己定(洗必泰)定期(每2~6h)进行口腔护理、预防深静脉血栓的产生和及时吸出气管插管气囊上方的分泌物等;预防与中心静脉插管有关的血流感染的综合措施包括留置导管术时采用大手术铺巾、采用氯己定进行皮肤消毒、尽量选择锁骨下静脉进行穿刺、严格执行手卫生规则、使用抗菌导管、加强插管后护理和每天评估是否需要继续留置导管等;这些措施已在全球的不同国家、不同医院中得到广泛采用,并取得了良好的医院感染控制效果。随着医院感染防控研究工作的不断深入,将会有更多、更科学、更有效、更有特色和适合不同国家国情的感染控制综合措施,更好地为预防和控制医院感染服务。

(二) 依法管理

医院感染管理是医院管理的重要组成部分,我国近年来颁布了一系列有关医院感染防控的法律、法规、规范性文件和相关标准,如《中华人民共和国传染病防治法》、《医院感染管理办法》和《医务人员手卫生规范》等,我们在医院感染的防控工作中,应严格遵守国家的法律法规,依法管理,更好地保障患者和医务人员的安全。

(三) 加强多学科合作

由于医院感染的发生涉及诸多环节,从病人入院到出院,任一环节发生问题,如住院时间长、使用的器械消毒灭菌不到位、无菌操作不严、抗菌药物应用不合理、环境污染严重、手卫生依从性低等,都有可能导致感染的发生;同时医院感染的防控涉及诸多部门和人员,如临床、医技、后勤、行政等部门,医师、护士、工勤人员等,需要他们在工作中认真执行医院感染的防控措施;另外医院感染的防控需要有临床医学、流行病学、传染病学、统计学、护理学、消毒学和抗菌药物学等多学科的知识,因此为了提高医院感染的防控效果,加强多学科的合作是今后发展的必然趋势。

(四) 提高临床医务人员对感染控制措施的执行力

医院感染的预防与控制关键在执行力,在于广大医务人员对感染控制措施的依从性,包括对标准预防、抗菌药物合理应用的管理、耐药菌及多重耐药菌的控制、消毒、灭菌与隔离、手卫生等医院感染防控基本措施的执行力度，如果这些措施能得到严格执行，医院感染就能达到有效控制。

但是，要提高医务人员对医院感染防控措施的执行力和依从性，就需要加强对医务人员的宣传与培训，提高医务人员对医院感染管理重要性的认识和医院感染防控的知识与能力；最重要的是未来能将医院感染管理学作为临床医学生教学的重要内容，从学生抓起，形成良好的习惯，将医院感染的防控措施变成他们在临床工作中的自觉和习惯行为。

（五）加强医院感染的监测

医院感染的监测是医院感染控制和管理的基础，是医院感染防控的眼睛，是医院感染流行病学的主要组成部分。近年来监测内容和监测方法发生了很大的变化，如开展医院感染的目标性监测、医院感染暴发的监测、抗菌药物使用的监测、耐药菌及多重耐药菌感染的监测、新病原体和不明原因病原体感染的监测、医院感染重点部门的监测、关键环节与危险因素的监测，甚至发展到监测与医院感染相关事件或与病人安全有关事件等，总之医院感染的监测正朝着监测目的更加明确、监测范围扩大、监测方法更加科学、监测工作更加高效的方向发展。

（六）推进"零宽容"理念

"零宽容"就是我们不再认为医院感染有一个基准的发病率，而是以"零感染"作为目标，对每一起发生的医院感染病例均进行认真调查与分析其感染的原因，采取有效的措施进行持续质量改进；同时使每一位医务人员都承担起应有的责任，共同参与防控医院感染。因此"零宽容"是我们医院感染管理领域推进的一种病人安全文化，是医院感染防控工作努力奋斗的一个理想和目标，是医务人员对待医院感染的一种态度，是医务人员和医院管理者对病人的一种承诺。推进"零宽容"理念，能有效地降低外源性感染和医院感染暴发，提高医疗质量。同时"零宽容"也是我们每一位医院管理者和医务人员所面临的挑战。

（七）加强科学研究，加强学科体系的建设

医院感染的研究是推动医院感染管理学科发展的基础，近年来医院感染的研究非常活跃，进展很快。如医院感染发病机制的研究，医院感染流行病学的研究（包括医院感染监测方法、医院感染危险因素和计算机信息系统在医院感染防控工作中的应用），医院感染病原学研究（包括快速微量鉴定法、细菌耐药性机制、分子生物学技术应用），医院感染新的防控理论与技术包括"零宽容"、"标准预防"、新的消毒灭菌方法、综合性（Bundle）防控措施等的研究，这些研究对丰富和发展医院感染管理学科体系起到重要的作用。

（八）进一步加强与国际的交流与合作

进一步加强与国际组织如世界卫生组织、全球患者安全联盟的合作与沟通；加强与国际发达国家如美国的医院感染控制组织与学会如美国CDC、感染控制学会（APIC）和医院流行病学会（SHEA）等的联系，分享医院感染防控的经验、体会、最新理论与技术，实现医院感染防控工作的共同进步与提高，筑起一道全球病人安全和医务人员安全的防线。

（李六亿　刘玉村）

思考题

1. 医院感染管理分哪几个阶段？
2. 现代医院感染管理的特点有哪些？

3. 医院感染管理的发展趋势是什么？

参考文献
1. 刘振声，金大鹏，陈增辉主编. 医院感染管理学. 北京：军事医学科学出版社，2000.
2. 王力红主编. 医院感染学. 北京：中国协和医科大学出版社，2002.

第四节　我国医院感染管理现状与主要任务

根据世界卫生组织（WHO）的报告，全球每年有数以亿计的患者因接受医疗服务时发生感染，而使其治疗及护理变得更加复杂。中国政府非常重视医院感染的预防及控制，虽然起步较晚，但发展迅速，并取得了令世人瞩目的成就。

一、我国医院感染管理现状

（一）医院感染管理正步入规范、法制及标准化管理的时代

我国医院感染管理事业的发展，是与依法治国的法制建设分不开的。20多年来，随着法制建设的不断加强，国家颁布实施了大批规范医疗机构、医务人员和医疗行为的规范及法律法规，使我国医院感染管理事业正步入规范、法制及标准化管理的时代。

我国有组织地开展医院感染管理工作始于20世纪80年代。1986年8月，卫生部医政司组织召开第一次全国医院感染管理研讨会，讨论制订了"医院内感染监测、控制研究计划"。1988年11月，卫生部颁布《建立健全医院感染管理组织的暂行办法》及《消毒供应室验收标准》。1989年将医院感染管理标准纳入卫生部颁布的《综合医院评审标准》，此项工作有力地推动了医院感染管理工作的开展。

1994年卫生部颁布《医院感染管理规范（试行）》，它的贯彻实施标志着我国医院感染管理工作逐步向规范及标准化方向发展，使各级卫生行政部门和医疗机构对医院感染的管理有章可循。1998年颁布《执业医师法》，明确规定医师应遵守有关法律法规，使用经国家有关部门批准使用的药品、消毒剂和医疗器械。2000年修订《医院感染管理规范》，并对医院感染的组织管理、岗位职责、重点部门和重点环节的医院感染管理提出具体规定。2001年卫生部颁布实施《医院感染诊断标准》。2003年卫生部颁布实施《消毒管理办法》，同年国务院颁布实施《医疗废物管理条例》，卫生部及国家环境保护总局共同制订并颁布了一系列相应的落实《医疗废物管理条例》的配套文件，如《医疗卫生机构医疗废物管理办法》、《医疗废物管理行政处罚办法》、《医疗废物分类目录》和《医疗废物专用包装物、容器的标准和警示标识规定》等配套规章、文件。2003年—2005年，卫生部颁布实施《内镜清洗消毒技术操作规范》、《医疗机构口腔诊疗器械消毒技术操作规范》、《病原微生物实验室生物安全管理条例》、《血液透析器复用操作规范》、《医务人员艾滋病病毒职业暴露防护工作指导原则（试行）》、《抗菌药物临床使用指导原则》等技术性规范。2004年，在新修订《传染病防治法》中，对预防和控制医院感染提出原则性要求。2005年，在《医院管理评价指南（试行）》中，明确了医院感染管理的评价要点。2006年，在《医院感染管理规范》实施的基础上，卫生部颁布实施《医院感染管理办法》，旨在从管理层面进一步明确医院在预防和控制医院感染方面的责任、义务以及应当遵循的原则，强调卫生行政部门的监管职责，以维护人民群众的就医安全和医务人员的职业安全。2006年底，成立"卫生部医院感染预防与控制

标准委员会",主要任务是研究制订相关技术性标准。从2005年后的历年,卫生部开展的"医院管理年"活动中,医院感染的预防与控制是其中的重要内容之一。

这一系列规范及法规的颁布与实施,以及国家层面的监督与指导,使我国医院感染管理工作有据可依,有章可循,走向规范、法制及标准化管理的道路。

(二)一支具有较高业务素质的专业队伍正在形成

20年来,我国医院感染管理事业取得了长足的发展与进步。无论是从各级卫生行政部门的重视程度、各级医疗机构领导的支持力度,还是广大医务人员对医院感染管理认知程度,都有了非常明显的提高。同时,作为全国医院感染管理专业人员之家的中国医院协会医院感染管理专业委员会,十分重视对广大医务人员进行医院感染管理知识的培训,每年在全国举办各级各类的医院感染管理学习班及研讨班。部分省市也多次开展了医院感染管理知识的培训。一支具有较高业务素质和管理经验、爱岗敬业的医院感染管理专(兼)职队伍正在形成。

2004年6月,在卫生部和WHO的组织下,解放军总医院与耶鲁大学公共卫生系合作,对北京、上海及广州等城市的16所不同级别医院的感染管理状况进行了调查。16所医院感染管理组织均较健全;感染管理专职人员学历本科及大专的占60%,硕士及博士的比例已达到25%。从职称级别看,高级职称占到33%,与1998年全国医院感染监控网调查相比有较大提高;初级职称的比例明显下降,由30%下降到18%。

2006年,北京大学第一医院李六亿等对全国6省市36所不同级别的医院进行调查,结果表明,医院感染管理专职人员学历为研究生的占8%、高级职称达到39%(见图1-1及图1-2)。说明我国医院感染管理专职人员的素质正不断提高,一支具有较高业务素质的感染管理专业队伍正逐步形成。

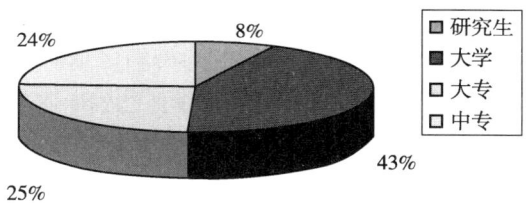

图1-1 医院感染管理科人员学历构成

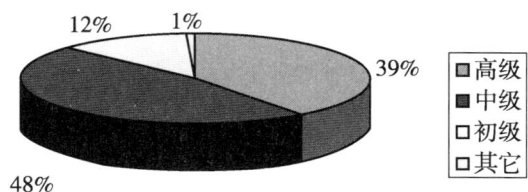

图1-2 医院感染管理科人员职称构成

(三)科学的医院感染监控体系正逐步建立

1. 医院感染监测

医院感染监测是医院感染控制的基础,为医院感染管理提供科学依据。在卫生部医政司的领导下，1986年成立了全国医院感染监控网，9省（市）16所医院参加了医院感染监控工作。1990年监控网扩大到全国28个省、市、自治区的103所医院，1994年扩大到134所医院。1998年6月卫生部委托中南大学湘雅医院负责全国医院感染监控网的业务管理工作。

为了解我国医院感染的基本特征，全国医院感染监控管理培训基地每年组织全国医院感染监控网医院，进行医院感染现患率的调查（见表1-1）。我国最常见的医院感染部位是呼吸道、泌尿道、胃肠道和皮肤软组织等；革兰阴性（G^-）菌仍是医院感染的主要细菌，常见的有铜绿假单胞菌、大肠埃希菌、不动杆菌属、克雷伯菌属及嗜麦芽窄食单胞菌等；主要的革兰阳性（G^+）菌为金黄色葡萄球菌、凝固酶阴性葡萄球菌及肠球菌；真菌感染占有相当比例。

表1-1 全国医院感染现患率调查

年度	医院数	调查人数	感染人数	感染率（%）	感染例次数	感染例次率（%）
2001	193	101991	5466	5.36	5843	5.73
2003	159	94770	4518	4.77	4807	5.07
2005	163	124122	5880	4.74	6206	5.00
2008	269	167740	6779	4.04	7196	4.29
总计	784	488623	22643	4.63	16856	4.92

随着国内外学术交流的增加，医院感染监测理念也发生了许多变化，目标性监测已经成为国内外医院感染监测的重点。在监控系统内，绝大多数医院开展全面综合性监测，部分医院已开展目标性监测，如对外科手术部位感染的监测，ICU插管相关感染、呼吸机相关性肺炎及导尿管相关感染的监测等，有些医院对医院感染的多重耐药菌如耐甲氧西林金黄色葡萄球菌（MRSA）、耐万古霉素肠球菌（VRE）、产超广谱β-内酰胺酶（ESBLs）的G^-菌及多重耐药的不动杆菌等也开展了目标性监测。监控系统中有半数以上的医院实现了医院感染监测资料的计算机统计分析和报告。除全国医院感染监控系统外，部分省市和地区也相继成立了省、地区级的医院感染监控系统，这些监控系统对了解当地医院感染的基本特征、监控工作的开展和深入起到了很大的促进作用。

2. 医院感染的预防与控制

医院感染的预防与控制是医院感染管理的目的。我国医院感染的预防与控制工作主要包括以下几个方面：

（1）重视医院感染知识的培训：我国目前没有将医院感染管理学纳入医学院校的教学，医院感染防控对于广大医务人员来说是一个崭新的领域，因此，我国绝大多数医疗机构十分重视对医务人员的培训。采用举办各类学习班、讲座、知识问答、医院感染管理简讯等不同形式，对各类人员采取有针对性的培训，及时总结经验和方法，做到全员培训与骨干培训相结合。不断强化全体工作人员对预防医院感染的认识，把医院感染的预防和控制工作始终贯穿于医疗活动中。

（2）抗菌药物合理应用的管理初见成效：我国政府十分重视抗菌药物的合理使用，2004年8月，卫生部颁布实施了《抗菌药物临床应用指导原则》，对抗菌药物实行分级管理。国家食品药品监督管理局于2004年6月制订了《实施处方药与非处方药分类管理2004年—

2005年工作规划》，规定从2004年7月1日起，未列入非处方药药品目录的各种抗菌药物，在全国范围内所有零售药店必须凭执业医师处方才能销售。2008年3月卫生部办公厅颁发了《关于进一步加强抗菌药物临床应用管理的通知》。这些规范或措施发布以来，对促进临床合理应用抗菌药物产生了深远的影响。有报道通过对抗菌药物的应用实施干预，患者平均药费尤其是抗菌药物费用明显降低，平均住院天数缩短，但医院的总收入却并未减少。卫生部全国抽样调查表明，抗菌药物合理应用的管理已初见成效，有研究表明，抗菌药物使用率下降了10%，临床医师根据药敏选药的比例上升29%，这充分说明近年来在医院感染控制中不断强调抗菌药物的合理应用已逐渐被广大的医院管理工作者和医务人员所接受。

（3）重视多重耐药细菌的监测与控制：为贯彻实施《抗菌药物临床应用指导原则》，指导临床合理使用抗菌药物，卫生部、国家中医药管理局、总后卫生部已在全国范围内建立"细菌耐药监测网络"，监测从住院、门诊病人分离的细菌耐药状况。监测工作由两大部分组成，第一部分为初级监测网，第二部分为中心监测网，两部分共同构成"卫生部细菌耐药监测网（MOH national antimicrobial resistance investigation net，Mohnarin）"。通过加强细菌耐药性的监测，了解我国细菌耐药情况，对合理使用抗菌药物起到了良好的促进作用。为加强多重耐药菌的医院感染管理，有效预防和控制多重耐药菌在医院内的传播，卫生部于2008年6月下发了130号文件"关于加强多重耐药菌医院感染控制工作的通知"。目前，多重耐药菌的预防和控制已经成为医院感染管理工作的一项重要内容。

（4）消毒灭菌与隔离工作在医院基本得到保证：一些基础工作不断改善，如与下呼吸道感染密切相关的氧气湿化瓶及呼吸机螺纹管的消毒已得到规范；治疗室布局合理，分区明确；诊疗操作前后手的清洁与消毒已得到广大医务人员的广泛认同与重视。手的消毒已基本取消消毒剂泡手，快速有效易干的速干手消毒剂已在全国的医院广泛开始使用；消毒供应中心（室）的条件明显改善，高危医疗器械普遍采用物理方法消毒与灭菌；一些大型医院开始引进高度自动化的双开门式预真空或脉动真空压力蒸汽灭菌器，以保证灭菌效果更安全可靠；不少医院还购买了低温灭菌设备如过氧化氢低温等离子体灭菌器、环氧乙烷低温灭菌器等，以解决不耐热物品的灭菌；各种自动清洗消毒机、冲洗消毒机也开始进入我国的大型医院，这既保证了物品灭菌前的高洁净度，同时又避免了操作者的锐器伤，提高了工作效率。一些新的消毒灭菌方法和消毒灭菌剂的研制，对医院感染的预防和控制起到了很好的促进作用。

（5）加强一次性使用无菌医疗用品的管理：感染管理科对一次性使用无菌医疗用品从产品的资质审核、查证、进货、储存、发放、使用和用后处理的全过程进行监督和管理，以杜绝因产品质量问题或使用不当导致病人发生医院感染。

（6）重视医院感染的学术交流：随着医院感染管理工作的开展和深入，一些学术组织相继成立，如1991年成立的医院感染控制学会和1994年成立的中华医院管理学会医院感染管理专业委员会，这些学术团体每年都召开学术年会，组织专题讲座，开展培训等。这些活动不但对活跃全国学术气氛、加强学术交流、开阔思路及提高医院感染防控的研究水平起到了很大的推动作用，而且还协助卫生行政部门对全国医院感染工作进行宏观管理。与此同时，还出版了专业杂志如《中华医院感染学杂志》、《中国感染控制杂志》、《中华医院管理杂志》等，以及专著《医院感染管理学》及教材《医院感染学》等。在开展国内各类学术活动的同时，也积极与国际同仁开展交流，如同美国、日本、瑞典、香港、台湾等国家和地区开展了多种形式的学术交流，开拓了视野，促进了医院感染的控制。

（四）医院感染管理面临的形势

1. 感染控制面临更多挑战

（1）感染源：在医院感染的病原菌中，条件致病菌已占主导地位，容易发生耐药，并且存在多重耐药甚至是泛耐药的情况，使临床治疗更加困难。

（2）感染途径：侵袭性操作不断增加、进入人体的诊疗器械愈加复杂、临床经常使用血液及血制品等因素使医院感染危险因素增加。

（3）易感人群：由于人口老龄化等因素，使患者易感性增加；同时医务人员及其他人员也存在被感染的风险。

2. 医院感染防控工作中存在的问题

我国医院感染控制中存在的问题主要包括医院管理者及医务人员的重视程度不够；需要进一步完善有关技术性规范及标准；提高广大医务人员对医院感染防控措施的执行力；医院感染专业人员的知识结构和专业水平需要提高；全国各地医院感染管理水平差距较大等。预防和控制措施中需关注的问题有：手卫生、有效的消毒与灭菌、标准预防和隔离、抗菌药物的合理使用、医院感染监测及对高危因素进行干预等。

二、我国医院感染管理的主要任务

为提高我国医院感染管理的水平，加快医院感染管理工作的发展，针对我国医院感染管理的现状和存在的问题，今后一段时期内，应在下述几方面加强工作。

（一）重视医院感染管理专业人才的培养

各级卫生行政部门和医疗机构应当按照卫生部2006年新颁布的《医院感染管理办法》的要求，重视医院感染管理的学科建设，建立专业人才培养制度。医疗机构应当制订对本机构工作人员的培训计划，对全体工作人员进行医院感染相关法律法规、医院感染管理相关工作规范和标准、专业技术知识的培训。

（二）采取科学有效的预防及控制措施

关于医院感染的有效预防方面，WHO于1986年向全球推荐的五类措施包括：消毒、隔离、无菌操作、合理使用抗菌药物、监测并通过监测进行感染控制的效果评价。

（三）完善感染控制标准及指南

卫生部医院感染预防与控制标准委员会已经制订了完善医院感染有关标准的框架与计划。我国医院感染控制标准研制重点包括初步建立医院感染控制标准体系；制订与医院感染控制相关的管理、评价、预防技术标准和技术规范。

（四）医院感染防控引入新理念

随着现代医学的迅速发展，医院感染管理学已经成为一门独立的学科。我们要不断将国际医院感染防控的新理念引入我国医院感染的医疗实践中。

1. "零宽容"理念　它要求我们在医院感染管理中不再认为医院感染有某一基准发病率，在日常工作中对待每一例医院感染均要认为不该发生，即使发生也要追根问底，了解原因，朝零发病方向努力。

2. 循证医学理念　推动循证医学的理论在医院感染的监测、控制与管理实际工作中的广泛应用。

3. 标准预防与额外预防　在大力推广标准预防的基础上，实施针对不同传播途径的额外预防，如预防结核、传染性非典型肺炎等呼吸道传染病对医务人员的威胁，以及经血传播疾病对医务人员健康的影响。

4. 手卫生　手卫生是预防和控制医院感染、保障病人和医务人员安全最重要、最简单、最有效、最经济的措施，应加强有关工作，提高医务人员手卫生的依从性。

5. 多学科合作（multi-disciplinary team，MDT）医学模式　即多学科协作是近年来提出的重要医学模式，对于发现和解决临床感染控制问题，具有独特的优势，值得综合医院广泛使用。

6. 清洁　"全球患者安全联盟"提出：清洁的医院要达到5个洁净：清洁的双手、清洁的操作过程、清洁的产品、清洁的环境、清洁的医疗设备等，这些均是医院感染的重要环节。

（五）加强医院感染管理的学科建设与科学研究

应加强医院感染管理学学科的建设，进一步完善医院感染管理的学科体系，并将医院感染管理学纳入医学院校的教学课程；同时应加强医院感染防控的科学研究，如对医院感染管理、新的监测方法、控制措施、医院感染的发病机制等进行深入研究，以适应我国医院感染管理工作发展的需要，为医院感染控制和提高医疗质量服务，缩短我国与先进发达国家在该领域的距离。

（六）加强与国际国内同行的交流与合作

我国地域辽阔，经济、文化相差悬殊，医院感染管理工作差距也较大，因此，我们应充分发挥学会、全国医院感染监控网的作用，加强各地的学术交流与合作，加强与国际同行的交流，达到共同提高的目的。

（赵艳春）

思考题

1. 我国医院感染防控工作中存在的主要问题是什么？
2. 我国医院感染防控应引入哪些新理念？
3. 我国医院感染管理工作的主要任务是什么？

参考文献

1. 卫生部. 医院感染管理办法. 2006.
2. 李六亿. 我国医院感染管理现状与管理对策. 实用医学杂志，2002，18（1）：20.
3. 朱士俊，郭燕红. 对我国医院感染管理现状及发展趋势分析. 中华医院管理杂志，2005，21（12）：12.
4. 朱士俊，郭燕红，李六亿. 医院感染管理工作现状与展望. 中国医院，2007，1（1）：7.
5. 王羽. 中国医院感染预防与控制工作概况. 中国护理管理，2008，8（1）：10-12.

第五节　医院感染管理与患者安全

保障患者安全是医院医疗工作的根本，是体现医院医疗水平和服务质量的关键问题，而预防和控制医院感染是保障患者安全的重要环节。医院感染的发生不仅影响患者的生活质量，甚至造成死亡，还会增加患者、医院和国家公共卫生的经济负担，影响社会和谐程度，增加患者的痛苦、精神和经济负担及国家卫生经费开支。

一、医院感染的全球化趋势

近年来，患者安全越来越受到全社会的重视，保障患者安全真正成了医院工作的根本。

2005年10月世界卫生组织（WHO）在日内瓦总部启动了全球患者安全联盟活动，提出2005年—2006年患者安全联盟的核心规划为"Clean care is safe care"，以加强会员国对处理医疗保健相关感染问题的承诺。2006年10月21日中国医院协会公布了2007年患者安全的八个目标，其中就包括"严格遵循手卫生，防止医院感染"，并在2008年患者安全目标里进一步明确了目的及适用范围、细化了主要措施。2007年11月27日"全球患者安全倡议活动"启动仪式暨"医院感染与患者安全"研讨会在北京召开。卫生部副部长黄洁夫出席活动，并宣读卫生部支持预防和控制医院感染、保障患者安全的声明。

随着侵入性操作及新医疗技术在临床上的普遍使用，抗菌药物的广泛使用导致耐药菌不断产生，社会人口老龄化趋势日趋明显，医院感染的影响范围进一步扩大。卫生部医政司王羽司长在中国参加"全球患者安全倡议活动"启动仪式暨"医院感染与患者安全研讨会"上的讲话中指出每年全球有超过140万人在医院内获得感染；即使在发达国家的现代医院中，也有5%～10%的患者获得一种或多种医院感染；而在发展中国家医源性感染的情况就更为严重，其危险性比发达国家高2～20倍，在一些发展中国家，患者中发生医源性感染的比率甚至超过25%。在美国，每136名住院患者中就有1人因医院感染导致病情加重，每年约有200万患者发生医院感染，并导致8万患者死亡。在我国，医院感染同样给患者安全带来严重威胁。国内外研究显示医院感染延长患者住院时间，大大增加了医疗费用。2003年，我国对全国159所医院进行现患率调查结果显示，医院感染现患率为4.77%。2007年北京市出院患者44.7万例，平均住院天数为16天，其中发生医院感染2.1万例，医院感染住院时间中位数为28天，平均每例感染患者延长住院12天。通过进一步对北京市10所医院8种手术共计276例发生医院感染与未发生感染患者的住院费用进行比较分析，平均每例感染患者额外花费47840元。

二、我国医院感染管理的现状

在我国，医院感染管理作为一门学科是20世纪80年代才发展起来的。1986年8月，卫生部医政司组织召开第一次全国医院感染研讨会，讨论制订"医院感染监测、控制研究计划"，22所医院参加该计划的实施，开展医院感染监测。1989年正式组建了全国医院感染监控网，134所医院加入了监控网。同年将医院感染管理工作纳入卫生部颁布的《综合医院评审标准》。1994年卫生部颁布了《医院感染管理规范（试行）》，并在2000年全面修订，对医院感染的组织管理、岗位职责、重点部门和重点环节提出具体要求。2001年卫生部颁布实施了《医院感染诊断标准》，明确医院感染定义，更有针对性地进行医院感染预防与控制。2003年传染性非典型肺炎（SARS，severe acute respiratory syndrome）事件后，卫生部进一步加强了医院感染管理工作，发布文件要求二级以上的医院应成立感染管理科，并明确指出医院感染管理科为具有一定管理职能的业务科室，协调相关部门，具体负责全院医院感染控制工作的技术指导、管理与监督。2005年，在《医院管理评价指南（试行）》中，明确了医院感染管理的评价要点。2006年9月卫生部颁布并实施了《医院感染管理办法》，从管理层面进一步明确医院在预防和控制医院感染方面的责任、义务以及应当遵循的原则，强调卫生行政部门的监管职责，以维护人民群众的就医安全和医务人员的职业安全。2006年底，成立了卫生部医院感染预防与控制标准委员会，以研究制订医院感染相关标准。2007年11月卫生部黄洁夫副部长在卫生部《支持预防和控制医院感染、保障患者安全的声明》中表示将通过五项行动预防和控制医院感染，努力降低发生医院感染的危险性：①重视预防和控制医院感染的各项工作；②在国家层面开展有利于感染控制的各项活动；③不断完善并实施预防和控制医院感染的技术性标准，促进医院感染管理的科学化、规范化；④坚持预防为主，在世界卫生组织的战略框架下，广泛推行行之有效的医院感染预防措施，在加强医务人员手卫生、血液安全、注射和免疫安全、诊疗和护理安全、环境卫生与安全等方面注重医院感染的预防工作；⑤进一步加强国际交流与合作，与世界卫生组织和世界各国共同协作，分享医院感染防控的成功经验和技术。

科学规范地做好医院感染的预防和控制工作离不开行政管理部门的支持，预防和控制医院感染的技术性标准需要大量循证医学的支持。做好成本效益、效果分析有利于更好地获得国家、地方等管理部门的经济支持，更利于加强国际交流及合作，从而更好地推行卫生部的五项行动，进一步保障患者安全。

三、医院感染管理的成本效益与成本效果分析

医院感染发生后，患者常对多种抗菌药物耐药，导致诊治困难，病死率较高，预后不良；医院感染的危害不仅表现在增加患者发病率和病死率，增加患者的痛苦及医务人员工作量，降低病床周转率方面，从经济学角度还必须评价其经济损失，因为这将决定医院感染控制投入的成本效益。目前医疗保险制度的改革，已开始实行单病种费用管理的原则，预示着实际上可能会要医院自己承担由于医院感染所发生的额外费用。随着医院感染研究的不断深入，医院感染经济学评价在国内外正日益受到重视。

医院感染控制的成本效益与成本效果属于卫生经济学的范畴，归根结底是权衡成本与效益、效果之间利弊的问题。为分析医院感染管理的收益，必须先关注医院感染的成本核算，但医院感染的成本研究又受多因素的影响，不容易完成。下面简单介绍一下有关概念及常用的方法和程序。

（一）基本概念

（1）医院感染控制成本：指医院感染控制措施从设计到实施整个过程中消耗的资源、人力及物力等，包括直接成本与间接成本，一般可以用货币量表示。

（2）医院感染控制效益：因实施医院感染控制措施所产生的利润。包括直接、间接和无形三种利润，也可以货币量计算。

（3）医院感染控制效果：医院感染控制措施实施所得的效果。如因此减少的医院感染发病率、病死率等，有的可以折算成货币量，有的则不易用货币来衡量，如患者的生命难以用金钱来计算。

（二）医院感染经济损失调查方法

因医院感染造成的经济损失包括可以货币量计算的直接经济损失，也包括难以估量的间接经济损失，如患者因医院感染死亡而少为国家、社会创造的财富，患者家属因患者死亡而承受的痛苦等。根据 WHO 报告，据估算每年由于医院感染和医源性感染增加的费用，在美国为 45 亿～57 亿美元；在英国为 10 亿英镑；在墨西哥为 15 亿美元。常用的医院感染经济损失调查方法有以下两种：

（1）前瞻性调查：即患者从入院就开始由医院感染控制人员列入调查对象，进行随访观察，发现医院感染后实时记录因医院感染所增加的医疗成本。该方法的优点是采用前瞻性方法，数据比较准确。若能同时进行多中心研究还可以消除更多的混杂因素。缺点是需要不断统一医院感染诊断标准及培训控制人员以消除主观影响，而且观察时间长，范围大，可行性

差,多中心研究费用昂贵。多用于感染率较高的病种监测。

(2) 病例对照研究:分为成组病例对照研究和配对病例对照研究,属于回顾性研究。优点是简便易行,花费少,研究时间灵活,省时省力。缺点是回顾性调查对患者资料要求较高,病历记录的准确与详细程度直接影响数据的准确性;而且受对照的选择偏差的影响,有些医院感染的病例常因找不到合适的配对而被舍弃。但因其较好的可行性目前在国内仍广为使用。

北京医院周清德等采用 1∶1 配比病例对照研究方法,调查 95 对患者的医疗费用,计算医院感染的直接经济损失,结果平均每例感染患者多支出医疗费用 20365 元($P<0.01$),平均住院天数比对照组高出 25.53 天(d)($P<0.01$)。上海甘泉医院张欣文等也采用同样的方法调查了 92 对患者,报告医院感染患者的医疗费用较对照组平均高出 6402.55 元($P<0.01$),平均住院时间延长 13.48 d($P<0.01$)。武汉大学中南医院刘一新等采用同样的方法调查了 78 对患者的医院感染造成的直接经济损失,病例组比对照组平均增加医疗费用 3342 元($P<0.01$),住院日平均延长 7.2 d($P<0.01$)。

除了以上医院感染造成的直接经济损失外,医院感染还同时产生难以估量的间接经济损失。目前医院感染常用的医院感染控制策略有:医院感染监测,清洁、消毒与灭菌,隔离,有创医疗操作的管理等。结合医院感染控制策略的应用,研究医院感染经济损失,评估医院内感染控制措施的成本,可以较合理地分析医院感染管理的成本效益与成本效果。

(三) 医院感染管理的成本效益与成本效果分析程序

因其设计的要求不同,成本效益与成本效果分析程序也会有所不同,以下只介绍基本原则:

1. 确定成本效益与成本效果分析的目标或目的。
2. 计算总成本或净成本(净成本=总成本-可节省开支)。
3. 计算效益与效果。
4. 决定性分析:即分析不同的感染控制方案,选出最佳方案。

(四) 医院感染控制成本效益分析

不同研究者对医院感染控制成本效益的研究结果是有差异的,除去多部位感染造成的经济损失较大外,不同感染部位和同一部位医院感染造成的经济损失也不同。医院感染的经济损失调查结果与调查时间、地区、病种选择、医院感染患者特征及医院感染特征有关。不同地区,不同等级医院的收费标准不同,同一病种的差别较大可能也与医院等级、付费方式以及患者的基础疾病有关。

医院感染的经济损失主要表现为医疗费用的额外增加,住院时间延长。感染的额外费用,主要包括床位费、住重症监护室(ICU)费、检验费(如血液、生化、微生物学、放射学等)、抗菌药物及其他药物费、治疗费、外科费用、输血费、输氧费、营养支持费用,以及由于医院感染加重基础疾病导致基础疾病医疗费用增加等。但很少计算感染者因病造成的误工(住院时)或劳动力下降甚至丧失的误工费用,医务人员人力,家属因患者发生医院感染多留院而在陪护、探视等方面的经济学损失,以及医院因此少收患者造成的损失等医院资源的浪费等。

住院时间延长:单一部位感染延长住院时间 7.2～25.7d,若基础疾病较复杂或处置复杂的患者则延长的住院日更长。下呼吸道感染平均延长住院时间 7.9～43.2d,泌尿道感染延长 1.5～34.9d,胃肠道感染延长 5.4～13.5d。住院日的延长增加了医院内多重感染和耐药菌定植的机会。

1. 外科切口感染

国外一些研究表明医院切口感染的开销很大,而且显著延长住院时间,患者需要面对感染并发症及因住院带来的不便,甚至面对死亡的风险。国内也有相关的研究:北京市10所医院8种手术共计276例发生医院感染与未发生感染患者的费用进行对照研究,平均每例感染患者额外多花费47840元。目前一些研究表明感染控制措施可以有效减少切口感染。

2. 血流感染

血流感染是医院感染的严重并发症之一,包括血流感染及其继发感染。有研究表明,在ICU获得血流感染的患者有1/3最终死于感染。原发性血流感染的幸存者住院时间平均延长8.5天,费用平均增加34000美元。一些研究表明一些感染控制措施如严格把握血管插管的指征、尽可能减少导管使用时间、使用抗菌药物被覆的导管、加强无菌技术和日常维护培训等能有效减少血流感染的发生率,并且有成本收益。

3. 呼吸道感染

医院获得性肺炎在医院感染中占据很大的比例,国外有很多相关的研究。通过勤洗手、早拔管、合理使用抗菌药物、床头抬高等措施,可以有效减少医院获得性肺炎的发生率。我国中原石油总医院韩全乡等以缩短术前住院时间和非治疗性压床、采取严格出入ICU标准、严格注意无菌操作和取消一次性呼吸管路、加强人工气道消毒灭菌管理、减少器官黏膜损伤、加强气道湿润和口腔护理、加强合理使用抗菌药物等医院感染管理措施,开展了控制医院获得性肺炎的成本效益分析,结果见表1-2、表1-3、表1-4、表1-5。

表1-2 缩短患者术前住院时间和非治疗性压床的成本效益分析

组别	患者数	平均住院时间(d)[a]	医院内肺炎数[b]	人均住院费用(元)[c]
实验组	158	23.5±8.6	2	4686.5±1562.3
对照组	187	28.5±10.1	10	5883.1±2618.7

注:a:$t=45.49$,$P<0.01$;b:$\chi^2=4.25$,$P<0.05$;c:$t=46.63$,$P<0.01$

表1-3 严格入、出ICU标准后的成本效益

组别	患者数	平均入住时间(d)[a]	医院内肺炎数[b]	人均住院费用(元)[c]
实验组	149	10.3±4.5	6	7866.4±2544.2
对照组	163	12.5±8.0	16	11243.8±4541.1

注:a:$t=28.88$,$P<0.01$;b:$\chi^2=3.98$,$P<0.05$;c:$t=76.90$,$P<0.01$

表1-4 取消一次性呼吸机管路后的成本效益

组别	患者数	医院内肺炎数[a]	相关材料费用(元)[b]	人均住院费用(元)[c]
实验组	38	8	2366.5±824.6	23475.6±3324.9
对照组	27	11	865.7±425.3	16353.5±2687.2

注:a:$\chi^2=0.004$,$P>0.05$;b:$t=164.73$,$P<0.05$;c:$t=91.41$,$P<0.01$

表 1-5　严格控制抗菌药物使用后的成本效益

组别	患者数	医院内肺炎数[a]	抗菌药物使用率（%）[b]	人均抗菌药物费用（元）[c]
实验组	283	8	30.39	893.7±628.4
对照组	256	17	50.39	1344.3±743.6

注：a：$\chi^2=4.43$，$P<0.05$；b：$\chi^2=35.69$，$P<0.01$；c：$t=35.23$，$P<0.01$

通过结果可以得出，缩短患者术前住院时间和非手术患者非治疗性压床能够有效缩短患者的住院时间，不仅能够减轻患者的经济负担和减少医疗保险费用的不必要支出，而且能够提高医院的病床周转率，提高医疗质量，更重要的是降低患者在高危环境中的暴露时间，降低医院获得性肺炎的发生。入住ICU是患者发生医院感染的重要危险因素，控制患者出入ICU的标准，不仅可以减少患者在ICU的暴露时间和暴露人数，降低患者的医院感染发生率，重要的是提高ICU的工作效率和医疗质量。

抗菌药物的广泛大量使用是造成医院感染发生的原因之一，特别是广谱抗菌药物在临床上的应用，造成医院环境大量耐药菌株的存在。抗菌药物是医院最昂贵和花费最大的药品之一，占医院总药品费用的30%左右。不进行抗菌药物应用的控制，降低医疗费用，医院感染费用降低是不可能的，同时感染控制没有抗菌药物的控制也是不完善的。法国（1996年）估计医院感染病例的日抗菌药物费用为103~216法国法郎。土耳其不同感染部位医院感染的日抗菌药物费用分别为泌尿道感染47.3美元，医院内肺炎90.3美元，不同病原体感染的抗菌药物日费用为48.5~111.7美元。合理控制患者抗菌药物的使用可有效减少患者和社会抗菌药物的支出，缓解医疗保险的压力。尽量减少非一次性使用医疗用品如呼吸机管路的应用，可以为医院节约大笔医疗支出，而且还可以降低患者的相关费用。

4. 泌尿系感染

与呼吸道感染一样，泌尿系感染一直在医院感染中占据不可忽视的位置。留置尿管是泌尿系感染的首要原因。避免不必要的插管、使用披覆抗菌药物的导管、使用可单向控制集尿器等均可有效减少泌尿系感染的发生，获得较好的效果及收益。

5. 手卫生项目成本效益分析

手卫生促进项目的成本包括手卫生产品的成本加上项目所需要的医务人员时间、培训和耗费资源的成本。洗手产品的成本包括肥皂、水和干手设施，如果可能使用酒精类手消毒剂，其消毒的成本包括消毒产品的成本加上分配器和小容量瓶的成本。一般而言非抗菌皂比抗菌皂便宜，但洗手效果无差异，因此，在资源贫乏的国家，可使用非抗菌皂。计算手卫生成本时，一些实际的建筑成本（如洗手池建设成本）也应计算在内。另外还应考虑用于废水的处理和维护的间接成本。

为了评价手卫生项目的成本效益，应考虑因降低医院感染率所带来的潜在经济效益。仅因4.5例医院感染引起的额外成本就相当于病区使用的手卫生产品的年度预算，仅1例严重外科切口感染、下呼吸道感染或血液感染可能需要超过手卫生消毒产品全年预算的成本。如俄国新生儿ICU医院感染的一项研究发现1例医院内血液感染需要额外的成本为1 100美元，相当于3 265位患者每天使用手消毒剂的成本［每人每天为0.34美元］，作者评价如果使用酒精类手消毒剂每年可预防3.5例血液感染或8.5例肺炎便可获得经济效益。另一项研究表明，降低艰难梭菌相关疾病和耐甲氧西林金黄色葡萄球菌（MRSA）感染发生所取得的经济效益远远超过酒精类手消毒剂的成本。

一些研究提供了有关手卫生促进项目成本效益的定量评估。Webster 和其同事报道 7 个月内因降低 MRSA 感染的发生而减少万古霉素的使用，所产生的经济效益达 17 000 美元，同样 MacDonald 和其同事报道使用酒精类手消毒剂，结合培训及向医务人员反馈等措施，可降低 MRSA 的发生和替考拉宁（teicoplanin）药物的消耗（用于治疗 MRSA 感染），每花费 1 英镑用于酒精类手消毒剂，便可节约 9~20 英镑替考拉宁药费的支出。

Pittet 和其同事评估每年一个 2600 张床的医院内手卫生项目的成本可降至 57 000 美元以下，平均一个病人花费 1.42 美元。增加酒精类手揉搓剂使用的附加成本为平均 6.07 美元/（100 病人·天）。依据保守评估，预防 1 例感染可节约 100 美元，改善手卫生只要降低 25% 的感染率，那么这个项目便可取得很大的经济效益。英国的"洗手"运动的经济分析得出降低 0.1% 的医院感染便可获得经济效益。"洗手"运动是为期 4 年研究项目的主题，目的是观察多形式策略中不同因素的效益。

在国外，因医院感染引起的医疗成本由院方承担。目前在我国大部分地区因为医疗按项目付费的原因，由医院感染发生的费用仍由患者承担，但是单病种收费日益推广开来，最终的结果仍是医院为医院感染买单。因此，医院感染控制应得到实实在在的重视，否则医院付出的代价会更高。根据美国的估算，一家拥有 250 张病床的医院，每年医院感染控制成本大约是 205000 美元，而且尚不包括原始启动基金、微生物检测费用及消毒隔离费用。虽然医院感染控制成本很高，但是每年只需预防一小部分医院感染就可以收回这些成本。有研究表明：只需预防 16% 的医院感染，所省下的费用就能有效实施医院感染预防措施了，而有效的医院感染预防措施可以预防 32% 的医院感染的发生。

但是，在目前没有精确的、足够多的数据的情况下，对医院感染管理的成本核算是很困难的。尽管经济学评价在卫生经济学方面已广为采用，但目前国内医院感染经济学损失的研究仍较为零散，对医院感染经济学损失评价理论的研究工作尚处于零散探索阶段，缺乏完整的理论体系。研究方法单一，回顾性调查居多，偶尔有部分前瞻性调查的报告，缺乏配对条件的统计学分析。理论与实际工作脱节，只对医院感染造成的经济损失进行某一方面的评价，不能指导进行相关工作。将来希望有更多的流行病学家、微生物学家、统计学家等相关学者与感染管理专家一起，充分利用电子病历等完善的信息系统，加强多中心合作，为估算医院感染管理的成本提供更多的循证依据，更精确地估算医院感染管理的成本及其效益。

（五）医院感染控制成本效果分析

1. 降低感染率

Pittet 和其同事在配备有 2600 张病床的医院开展研究，测定 1994 年—2001 年使用酒精类手消毒剂的直接成本、其他手卫生促进的直接或间接成本和医院感染的年发生率，1995 年—2001 年间，手卫生项目的所有成本为 131988 瑞士法郎，或每入院病人 3.29 瑞士法郎，医院感染的发生率从 1994 年的 16.6%（入院病人）降至 2001 年 9.5%。在研究期内，医院感染的所有成本经评估为 132.6 百万瑞士法郎，作者得出改善手卫生如果能降低近 1% 的感染，手卫生促进项目便可获得经济效益。

从上面这个例子可以看出，仅手卫生这一项措施便有如此明显的效果，说明单从成本效果分析来看，医院感染控制是一项很好的投资项目。

目前研究证实，虽然约有 1/3 的感染是可以预防的，但目前用于感染控制的经费仅占医院感染经济学损失总费用的 1%~6%。

2. 提高生命质量及延长寿命

众所周知，医院感染可增加患者痛苦，甚至导致死亡。很多患者因医院感染，病情加重，有时不得不转入 ICU 接受治疗，增加了侵袭性操作的机会，为患者带来的痛苦可想而知。而对老人和婴幼儿的影响最大，尤其是婴幼儿，婴幼儿因医院感染的病死率非常高，特别是早产儿。若发生医院感染暴发，后果更是严重之至。例如 2003 年的 SARS 事件，发生医院感染的主要是医务人员，对整个医疗卫生系统都是沉痛的打击。又如 2008 年发生在西安某医院的严重医院感染事件，9 名新生儿发病，其中 8 例死亡。因此，无论医院感染的控制成本是多少，与人的生命比起来，都不值一提。

3. 节省卫生资源

医院感染除了引起经济损失以外，还可增加卫生资源的负担。若发生医院感染，必然会延长住院时间，增加治疗的机会。病床积压、一次性医疗用品的应用、抗菌药物的使用等等，不仅增加患者经济负担、影响医院收入，更重要的是导致额外卫生资源的投入。1 例患者导致增加的卫生资源有可能会满足 1 例新入院患者的需求。若降低医院感染的发生，加快病床的周转，可从一定程度上缓解看病难的问题。众所周知，很多大医院的患者得排队住院，有时会耽误病情，后果非常严重，因此控制医院感染的重要性不言而喻，成本投入所产生的效果之大勿庸置疑。

4. 提高医院声誉

随着社会的发展，科技的进步，人们对医院感染的认识越来越深。若发生医院感染的患者对此非常清楚，难免会引起医疗纠纷，这对医院不仅是经济上的损失，更是名誉上受到影响，导致的后果可想而知。若发生医院感染暴发，被媒体曝光，这对医院的打击更加严重，医院能否生存下去得打个问号。因此控制医院感染的成本与整个医院比起来，简直微不足道。

（六）我们需要加强的工作

1. 开展医院感染经济学评价的理论研究，有助于在全国范围内开展医院感染经济损失的调查。如医院感染经济学评价的意义，如何科学地进行医院感染经济学损失的评价，评价医院感染经济学损失与医疗资源，医院感染控制投入的成本-效益等。

2. 丰富并完善研究医院感染相关经济学的方法：如调查方法，如何配对，1 比几配对，如何保证配对的可比性与可靠性；如何保证不同研究的可比性与数理统计。

3. 将经济学有关理论及方法与医院感染实践有机结合起来，有助于采取相应价廉的或成本-效益比高的方法，将经济学评价应用到感染控制的过程中，节省医疗资源；对医院感染主要考虑能够事前预防，而事中监督、事后计算经济损失的方法对于医院感染控制缺乏实际指导意义。如 Lai 等报道，采用加强监测，抬高头位，使用无菌水，更换食胃管内阀门，延长吸引管使用时间（从 24 h 延长到必要时更换）等干预措施，内科 ICU 的 VAP 降低了 10.8‰呼吸机日，外科 ICU 的 VAP 降低了 17.2‰呼吸机日，分别节省费用 178 092 和 148 410 美元，合计节省 326 482 美元，此外由于延长吸引管使用时间节省 25 497 美元，总共节省 351 979 美元，减去阀门费用 2100 美元，实际节余 349899 美元。

4. 开展医院感染经济损失的研究，确定感染控制工作的重点。经济损失较为严重的是下呼吸道感染、血液、手术切口、泌尿道感染、胃肠道感染等。有效的感染控制不仅有利于患者，同时对医院及国家卫生资源的合理使用也是有利的，即可以节省有限的卫生资源。已有研究提示，恶性肿瘤患者、开胸手术患者、高血压脑出血患者、冠状动脉搭桥等较大手术患者、器官移植患者、免疫力极其低下等患者的医院感染花费较大,也是重点控制对象。

5. 同时开展医院感染经济损失与医院感染控制投入的研究,并观察医院感染控制投入成本的效益。

(袁晓宁)

思考题

1. 如何理解医院感染与患者安全的关系?
2. 如何合理评价医院感染管理成本?分析医院感染管理成本与效益、效果的关系有哪些难点?
3. 如何做好医院感染管理成本与效益、效果分析?

参考文献

1. 中国医院协会. 患者安全目标手册(2008). 北京:科学技术文献出版社,2008.
2. 中华人民共和国卫生部. 医院感染管理办法. 2006.
3. 朱士俊. 现代医院感染学. 北京:人民军医出版社,1998:208-211.
4. 徐秀华. 临床医院感染学. 第2版. 湖南:科学技术出版社,2005:9-17.
5. 韩全乡,刘金淑,王宗升等. 控制医院内获得性铜绿假单胞菌肺炎的成本-效益. 现代预防医学,2004,31(2):283-284.
6. 吴安华. 医院感染损失的经济学评价. 中国感染控制杂志,2006,5(3):193-197.
7. WHO. WHO guidelines on hand in healthcare. 2007.

第二章 医院感染的流行病学与统计学

第一节 医院感染的流行病学特点

与社区感染比较,医院感染的发生、发展以及预防与控制,有着其自身的规律与特点,主要表现在下述几方面:

一、医院感染的三个环节

医院感染的感染过程包括三个环节即感染源、感染途径和易感人群,缺少或中断任一环节,将不会发生医院感染。这是指外源性感染,而内源性感染或自身感染则不同,它的感染过程是感染源(自身)、易位途径和易感生态环境,需从微生态角度进行考虑。

(一)感染源

医院感染的感染源主要有病人、带菌者或自身感染者、感染的医务人员、污染的医疗器械、污染的血液及血液制品、环境储源和动物感染源,但动物感染源少见。

(二)感染途径

感染途径可由单一因素组成如金黄色葡萄球菌可经接触感染,也可由多个因素组成如鼠伤寒沙门菌可经接触、共同媒介或生物媒介感染。医院中被病原体污染的环境物品如仪器设备、病人的日常用品等则称为感染因素。医院感染的感染途径主要有以下几种:

(1)接触感染:为医院感染最常见也是最重要的感染方式之一。包括直接接触感染和间接接触感染。直接接触感染指病原体从感染源直接传播给接触者如病人之间、医务人员与病人之间、医务人员之间,都可通过手的直接接触而感染病原体;病人的自身感染也可认为是自身直接接触感染,如病原体从已感染的切口传递至身体其他部位,粪便中的革兰阴性杆菌传递到鼻咽部等。间接接触感染指病原体从感染源排出后,经过某种或某些感染媒介如医务人员手、医疗仪器设备、病室内的物品等传播给易感者。在间接接触感染中,医务人员的手在传播病原体上起着重要作用。因为手经常接触各种感染性物质及其污染物品,很易再经接触将病原体传播给其他医务人员、病人或物品。目前由于我国手卫生设施差、医务人员手卫生意识与知识不高,因此医务人员的手在接触感染中起着重要作用。我国卫生部已经颁布了"医务人员手卫生规范"并在2009年12月1日正式实施,这必将对加强我国医务人员的手卫生,防控医院感染起到至关重要的作用。

(2)经飞沫感染:是指咳嗽、打喷嚏或谈话时排出病原体导致病人发生感染,如2003年春夏流行的传染性非典型肺炎(SARS)即为经飞沫感染。因飞沫在空气中悬浮时间短,播散距离一般小于1m,所以不需空气隔离或消毒。

(3)空气传播:是以空气为媒介,在空气中带有病原微生物的微粒子,随气流流动,当病人吸入这种带微生物的气溶胶后而发生感染。空气传播在结核杆菌感染等呼吸道传播疾病的传播中起着重要作用。

(4)医源性感染:因各种诊疗活动所致的医院感染。常经污染的诊疗器械和设备、血液及血制品、输液制品、药品及药液、一次性使用无菌医疗用品等而发生感染。

（三）易感人群

病原体传播到宿主后，是否引起感染取决于病原体的毒力和宿主的易感性。医院感染的易感人群主要有：

（1）机体免疫机能严重受损者：如各种造血系统疾病、恶性肿瘤、糖尿病、慢性肾病及肝病等，这些疾病对人体体液免疫、细胞吞噬能力等均有明显影响，使病人对病原微生物易感。

（2）婴幼儿及老年人：因婴幼儿免疫机能的发育尚未成熟，而老年人生理防御机能减退。

（3）接受各种免疫抑制剂治疗者：如抗癌药物、皮质激素、放疗等，均可损伤病人的免疫机能。

（4）长期使用广谱抗菌药物者：长期使用广谱高效抗菌药物，可使病人产生菌群失调和细菌产生耐药性，从而对病原微生物易感，因此临床上应加强抗菌药物的合理使用及其管理。

（5）接受各种侵袭性操作的患者：各种侵袭性操作可直接损伤机体皮肤与黏膜的屏障作用，给病原微生物的侵入提供了有利的途径。同时如果无菌操作不严或器械污染，则可直接将病原体带入病人机体内而导致感染。

（6）住院时间长者：住院时间越长，病原微生物在病人体内定植的机会就越大，病人发生医院感染的危险性就越大，因此缩短平均住院日，有利于降低医院感染的发生。

（7）手术时间长者：手术时间越长，手术切口部位感染的危险性越高。因随着手术时间的延长，手术切口部位组织受损加重，局部及全身抵抗力下降、切口中污染的微生物数量增加以及术者疲劳手术操作准确性降低等，这些均使病人对病原微生物易感。

（8）营养不良者：病人营养不良，会影响皮肤黏膜的防御功能、抗体生成能力以及粒细胞的吞噬能力，从而使病人易发生医院感染。

二、医院感染人群的特点

1. 有危险因素的患者易发生医院感染

有危险因素的患者其医院感染发病率较无危险因素者高，如心外术后行气管插管病人，插管时间>4天者为<4天者的20倍，手术时间>5小时者为<5小时者的3.7倍；行中心静脉插管、泌尿道插管的患者，其医院感染的发病率均较无这些高危因素的患者高出数倍。

2. 婴幼儿和老年人易发生医院感染

大量调查表明医院感染与年龄有关，婴幼儿和老年人感染率高，如心外术后病人0—岁组的医院感染率是10—岁组的4.7倍，心瓣膜替换术50—岁以上组是20—岁组的2.4倍，这主要与婴幼儿和老年人抵抗力低有关，尤其是低体重儿、早产儿，极易发生医院感染，如美国国家卫生安全系统2007年的监测数据表明，与插管相关的血液感染和与呼吸机使用相关肺炎的感染率，≤750g低体重儿为≥2500g新生儿的2～10倍；我国近年来发生的多起新生儿病房医院感染暴发事件也是很好的例证。

3. 医院感染与基础疾病有关

患有不同基础疾病的病人其发病率不同。全国医院感染监控系统的监测报告以血液和造血系统疾病病人的医院感染发病率最高，其次为恶性肿瘤、内分泌、营养代谢，免疫疾病类、神经系统和感觉器官类疾病病人；以良性肿瘤、妊娠及产褥期并发症病人、未定性肿瘤及精神病的发病率较低，均在3.0%以下。

4. 医院感染多数与性别无关

调查发现医院感染与性别无关，但某些部位的感染有性别差异，如泌尿道感染女性病人较男性病人高。

三、医院感染发生的地理特点

1. 医院感染发病率随科室不同而异，我国医院感染发病率以内科最高，其次为外科与儿科，以五官科发病率最低。1976年美国堪萨斯大学医学院的调查显示医院感染发病率的科室分布与我国不同，他们以外科最高，其次为内科及妇科。

同一科室由于亚科不同，其医院感染发病率也不相同，内科以血液疾病组和肾病组最高；外科以神经外科和胸外科最高；医院感染发病率还随手术切口类型不同而异，手术切口污染程度越重，医院感染发病率越高。

医院感染的高危病室有各类型的ICU、新生儿病房、危重病人抢救室、神经外科病房、烧伤科、心胸外科、呼吸科病房、血液科病房和肾病科病房等。

2. 医院感染发病率与医院级别、性质及床位数有关　医院等级越高，床位数越多，医院感染发病率越高。教学医院高于非教学医院，大医院（>1000张病床）高于小医院（<500张病床），这主要是由于级别高的医院、教学医院与大医院收治的病人病情重，有较多的危险因素和插入性操作所致。

3. 医院感染在各地区、国家之间的发病率不同，这与当地的经济、医学发展水平有关，也与是否重视医院感染的预防与控制有关。我国的医院感染报告发病率在5%~10%，高于发达国家，低于发展中国家。

四、医院感染的主要部位

各国发生医院感染的主要部位有所不同，在美国其感染部位的顺位为泌尿道感染、外科切口部位感染、肺炎、菌血症和其他部位感染。其中泌尿道感染、外科切口部位感染分别占整个感染部位的42%和24%。而我国医院感染的主要感染部位为上呼吸道、下呼吸道、消化道、泌尿道、外科切口和皮肤，这些部位的感染占了整个医院感染的90%；与美国不同，我国泌尿道感染占第4位，这除了泌尿道感染发病上的差异外，还可能与我国病原体检验水平不同有关。

五、医院感染的病原学特点

医院感染的病原体与社区感染的病原体不同，有其自身的特点，主要体现在以下几方面：

1. 引起医院感染的病原体，主要为革兰阴性菌，革兰阳性菌次之，真菌感染所占比例有上升趋势。如2007年全国医院感染监控网的监测资料表明，革兰阴性菌占到整个病原菌的近60%，阳性菌占20%多，真菌占15%左右。在革兰阳性菌中主要为金黄色葡萄球菌、表皮葡萄球菌、肠球菌等；在革兰阴性菌中，主要为大肠埃希菌、克雷伯菌属、铜绿假单胞菌、不动杆菌属和肠杆菌属，泛耐药的鲍曼不动杆菌的感染有上升趋势；真菌以白假丝酵母菌为主。

2. 引起医院感染的病原体多数为条件致病菌。如在医院感染病原体中，铜绿假单胞菌、不动杆菌、大肠埃希菌、凝固酶阴性的葡萄球菌等，成为医院感染的主要病原体，致病菌占少数，如金黄色葡萄球菌、鼠伤寒沙门菌等。

3. 多数病原体对抗菌药物呈现高度耐药或多重耐药。如耐甲氧西林的金黄色葡萄球菌（MRSA）的比例在经济发达地区如北京市、上海市已经超过60%，甚至更高；产超广谱β-内酰胺酶的革兰阴性菌呈现上升趋势，多重耐药的非发酵菌的感染不断增加，耐万古霉素肠球菌的感染在增多，而且国际上已经出现了耐万古霉素的金黄色葡萄球菌的感染，抗菌药物对其已经无可奈何。

4. 一种病原体可引起不同部位的感染。如大肠埃希菌可引起病人的肺部感染、血液感染、泌尿道感染、肠道感染和手术切口感染等。

5. 免疫功能低下的病人容易发生病原体的混合感染。如放化疗病人、晚期恶性肿瘤病人、糖尿病病人、老年人等病人容易发生多种细菌的混合感染，如发生铜绿假单胞菌和大肠埃希菌引起的肺部混合感染，在2004年某医院ICU发生的铜绿假单胞菌、金黄色葡萄球菌、大肠埃希菌等5种菌的混合血液感染。

6. 人体的正常菌群也可成为医院感染的病原体。当抗菌药物使用不当，导致病人机体内的微生态失调，即可导致内源性感染，即常称的菌群失调或二重感染，如由难辨梭状杆菌引起的伪膜性肠炎。或当病人的抵抗力降低、或正常菌群移位也可导致医院感染的发生。因此当检验到人体的正常菌群时，应结合临床进行综合判断；同时当病人发生感染时，应按有关要求采集双份以上标本送检，并注意采样时的无菌操作，预防标本的污染。

7. 引起医院感染暴发的病原体可为同一病原体，也可为不同的病原体。如2007年冬春在北京地区某些医院流行的腹泻，就是由诺如病毒引起的感染。有些医院感染的暴发则由不同的病原体引起，如由于消毒灭菌失败，导致医院的手术切口感染的暴发，其病原体多数情况是不同的病原体，这是与社区感染暴发的区别。

8. 不同部位的感染，其常见病原体不同。这对于临床抗菌药物的经验用药非常重要，全国医院感染监控网的资料表明，在我国引起下呼吸道感染的常见菌依次为铜绿假单胞菌、不动杆菌属、克雷伯菌属、白丝假酵母菌和金黄色葡萄球菌；引起泌尿道感染的常见菌依次为大肠埃希菌、肠球菌属、白丝假酵母菌、肠杆菌属和克雷伯菌属；引起菌血症的常见菌依次为大肠埃希菌、凝固酶阴性葡萄球菌、金黄色葡萄球菌、克雷伯菌属和不动杆菌属；引起手术切口感染的常见病原体依次为大肠埃希菌、金黄色葡萄球菌、肠球菌属、铜绿假单胞菌和克雷伯菌属；引起胃肠道感染的常见菌依次为白假丝酵母菌、柠檬酸杆菌属、克雷伯菌属、肠球菌属和其他真菌等。

9. 引起医院感染的病原体常存在于医院中。包括住院病人、医务人员、探视者等所携带的微生物，医院环境中存在的微生物即所谓的医院定植株，以及未彻底消毒灭菌或污染的医疗器械、血液、血液制品及生物制品等。

10. 引起医院感染的病原体随时间的推移在发生不断的变化。包括细菌的种类、毒力、耐药性等，因此当发现一种细菌原来不致病时，不要轻易放弃，应结合病人的临床表现认真对待。

11. 医院感染的病原体有地区差异：不同地区、同一地区的不同医院、同一医院的不同科室，其引起医院感染的常见病原体，以及病原体对抗菌药物的敏感性均不同，有其自身的特点。因此，外地、外院的经验仅可参考，更重要的是应对本院引起医院感染的病原体及其耐药性进行监测,及时分析并反馈临床,为指导临床经验选用抗菌药物和医院感染的控制提供科学依据。

(李六亿)

思考题

1. 发生医院感染有几个环节?它们分别是什么环节?
2. 哪些病人易发生医院感染,需要格外关注?
3. 医院感染的主要感染途径有哪些?并请举例说明。
4. 医院感染的病原体特点有哪些?
5. 医院感染的常见医院感染部位有哪些?依次为:(请列举前6位)。

参考文献

1. 王羽. 医院感染管理办法释义及适用指南. 北京:中国法制出版社,2006.
2. 钱培芬,倪语星. 医院感染监控与管理. 北京:军事医学科学出版社,2008.
3. 刘振声,金大鹏,陈增辉. 医院感染管理学. 北京:军事医学科学出版社,2000.
4. John MB, Didier P. Guideline for hand hygiene in health-care setting: recommendations of the Healthcare Infection Control Practices Advisory Committee and the HICPAC/SHEA/APIC/IDSA hand hygiene task force. www.cdc.org, 2002.
5. WHO. WHO Guidelines on hand hygiene in health care (advanced draft). 2006.
6. 卫生部医政司医院感染管理委员会. 医院感染监控信息. 21 (1-4), 2007.

第二节 医院感染监测

医院感染监测是控制医院感染的眼睛,是先行和基础。随着我国医院感染管理依法建设速度加快,2006年以来颁布的《医院感染管理办法》、《医院感染监测规范》、《医院感染暴发报告及处置管理规范》等诸多法规、规范及评价标准,均将医院感染监测作为重要的质量评价指标,要求医疗机构依法、规范、前瞻性地开展医院感染监测,包括医院感染发病率监测、抗菌药物临床应用与病原体耐药性监测、环境卫生学监测、透析用水和透析液监测以及消毒灭菌效果监测等。

一、医院感染监测目标

医院感染监测是控制医院感染的重要手段之一,通过监测了解医院感染发病率、危险因素及其相对重要性,为采取循证医院感染控制措施提供科学依据,评价感染控制措施的效果,持续改进医院感染管理质量,及时控制、有效预防医院感染的发生。医院感染监测依据监测方法不同,预期目标也不尽相同,主要包括:

1. 建立医院感染发病率基线,掌握医院感染流行病学基本特征。
2. 及时发现医院感染危险因素、医院感染流行与暴发,及时预防控制。
3. 基于监测分析,提高行政领导与医务人员对医院感染的认识和依从性,促进循证感染预防与控制措施的落实。
4. 评价医院感染控制措施效果,不断改进管理质量,减少医院感染的发生。

二、医院感染监测基本概念

（1）医院感染监测（surveillance）：是指长期地、系统地、连续地收集、分析、解释医院感染在一定人群中的发生、分布及其影响因素，并将监测结果报送和反馈给有关部门和科室，为医院感染的预防控制和管理提供科学依据。

（2）医院感染（nosocomial infection）：是指住院病人在医院内获得的感染，包括在住院期间发生的感染和在医院内获得出院后发生的感染；但不包括入院前已开始或入院时已处于潜伏期的感染。医院工作人员在医院内获得的感染也属医院感染。

2007年美国CDC、HICPAC发布的《隔离预防指南：预防病原体在医疗机构传播》指出，鉴于暴露于感染源或/和获得感染的地点很难确定，建议用"医疗相关感染"（healthcare associated infections，HAIs）替代医院感染这一术语。诊断上，对无明确潜伏期的感染一般规定入院48小时后发生的感染为医院感染；有明确潜伏期的感染，自入院时起超过平均潜伏期后发生的感染为医院感染。

（3）医院感染散发（sporadic）：是指医院感染在某医院或某地区住院病人中历年的一般发病率水平。历年是指情况大致相同的年份。历年的一般发病率水平可因医院、时间、感染部位的不同而有所差异。

（4）医院感染流行（epidemic）：是指某医院、某科室医院感染发病率显著超过历年散发发病率水平，其差异具有统计学意义。

（5）医院感染暴发（outbreak）：是指在某医院、某科室的住院病人中，短时间内，突然发生许多医院感染病例的现象。

三、医院感染监测方法

依据医院感染监测范围的不同分为全面综合性监测和目标性监测两类；根据调查方式不同可分为回顾性调查与前瞻性调查；根据数据收集人员的不同分为主动监测和被动监测。医院感染监测宜采用前瞻性调查方式主动收集资料，不宜采用回顾性调查方式被动收集资料。

（一）全面综合性监测与目标性监测

1. 全面综合性监测（hospital-wide surveillance）

是指连续不断地对医院所有单位（科室）、所有病人和医务人员的所有部位的医院感染及其有关危险因素等进行综合性监测。

适用于新建或未开展过医院感染监测的医院，一般全面综合性监测应连续监测2年以上。优点：监测人群确定、收集所有数据，监测资料具有连续性、全面性，有利于掌握医院感染发病率的本底水平，利于医院感染流行暴发的及早确认；有利于普及医院感染基本知识，培养医务人员发现和报告医院感染的能力和自觉性，全面了解医院感染危险因素、高危部门、感染构成及分布等系统情况，确定目标性监测的目标等。缺点：往往没有明确的管理目标，缺少系统的数据分析与利用。

2. 目标性监测（target surveillance）

是指根据不同范围内医院感染重点，对选定的目标开展的医院感染监测，选定的目标一般为重点人群，重点感染部位，重点危险因素等，目前大多数发达国家医院感染目标性监测的主要内容和干预点有ICU医院感染监测（包括成人和儿童ICU）、高危新生儿医院感染监测、手术部位感染监测、手术后肺炎监测、血液透析相关感染监测、抗菌药物临床应用与细菌耐药性监测等。适合于全面综合性监测已经开展 2 年以上、医院和医务人员具有一定的医院感染监测意识的医院。目标监测持续时间不短于 6 个月。

优点：可根据可利用资源情况、结合全面综合性监测中发现的问题确定监测目标，将有限的人力财力用在最需要解决的问题上；强调过程监测，有利于采取针对性干预措施，并通过监测对干预措施的效果进行评价，最终改进医务人员诊疗行为。缺点：无医院感染散发基线；可能会遗漏流行、暴发。

目标性监测常用监测方法：

（1）特殊部门与重点部位监测：既可依据医院感染管理相关规范、标准（如《医院感染控制质量管理评价标准》等）选择特殊部门和重点部位，也可将全面综合性监测中发现问题较多、需要改进的部门和部位视为特殊部门与重点部位进行监测。特殊部门有 ICU、微生物室、感染疾病科、器官移植、血液病房、新生儿病房、产房、导管室、急诊室、手术室、消毒供应室、口腔科、内镜室等；重点部位有呼吸机相关肺炎等下呼吸道感染、手术部位感染、留置导尿管相关的泌尿道感染、留置血管内导管相关的血流感染等。常见的目标监测有重症监护室呼吸机相关肺炎（VAP）监测、置管相关血流感染（CRBSI）监测，外科手术部位感染（SSI）监测，微生物室病原体及其耐药性监测等。微生物室病原体及其耐药性监测可增加早期发现医院感染流行、暴发的敏感性，在目标监测中常作为医院感染流行、暴发的监测手段。

（2）轮转式监测：将全院各部门或区域进行统筹规划，有计划地、周期性地在特定时期选定特定部门/区域作为监测目标。

（3）从优监测：按照医院感染需要解决问题的优先顺序，结合感染控制成本效益等原则，优先选择监测目标。如手术部位感染需要花费的额外费用高、延长住院天数、最为昂贵，而且通过实施控制干预措施可明显降低感染率，减少对患者的伤害，节省大量费用，可作为从优监测的目标。

（二）前瞻性调查与回顾性调查

1. 前瞻性调查

病人入院后即处在监测之中，不断了解其医院感染危险因素、是否发生医院感染以及感染的流行病学特征等。前瞻性调查是有计划地对监测的特殊部门或全院进行的医院感染调查，对住院患者进行跟踪观察，直到患者出院，也包括出院患者的随访。常被认为是"金标准"，最准确，但需要人力大，多数机构不能保证。

2. 回顾性调查

指病人出院之后通过查阅住院病历了解其医院感染危险因素和是否已经发生医院感染。回顾性调查完全依赖于病历记录，虽然也能得到有关资料，其准确性依靠记录者，资料滞后，不能及时发现问题和解决问题。回顾性调查是对过去发生的感染病例进行的调查，适用于对历史事件的调查，也是唯一可用的方法。因回顾性调查方法本身的缺点使应用受到限制，不推荐使用。

回顾性调查是医院感染漏报率调查中常用的方法。医院感染发现或登记的病例数常低于实际发生的病例数，存在漏报。医院感染漏报率是指在一定时期内漏报病例占实际发生的感染病例的百分率。

$$医院感染漏报率（\%）=\frac{漏报病例数}{已报病例数+漏报病例数}\times100\%$$

可利用已获得的医院感染漏报率来估算医院感染实际发生率，进而估算"实际"病例数。

$$估计（实际）发病率（\%）=\frac{报告发病率}{1-漏报率}\times 100\%$$

$$"实际"病例数=\frac{估计发病率}{报告发病率}\times 报告病例数$$

（三）主动监测与被动监测

（1）主动监测：由感染控制团队发起的、受过专业训练的医院感染管理专职人员主动进行的数据收集程序。感染控制人员需定期（最好每天）到病房巡视，向医生和护士了解患者有无新发感染情况；查阅所有目标人群的在院病历资料，结合病房的床边调查收集医院感染数据，对上报的医院感染病例和发现的可疑病例进行确认、核实。因调查方法、感染诊断标准、监测程序一致，得出的资料可靠、可比性强、意义大，能及时发现问题；但需要配置足够的医院感染专职管理人员。可通过建立医院感染控制联络护士制度，在每个科室设兼职医院感染监控护士，对其病房发生的感染病例进行登记，随时与医院感染管理科联系，是一种有益的补充。

（2）被动监测：医院按照感染监测需要提出监测报告要求，由医护人员而非医院感染管理专职人员报告医院感染病例或相关事件，感染控制团队进行汇总分析。医生能及时发现感染患者，但常因医务人员工作忙、认识不足、缺少激励机制等造成感染漏报；即使全院有标准化的感染病例诊断定义，也会因认识上的差别导致数据不准确、可比性差，容易引起误导，影响感染预防控制措施的改进与落实。

四、医院感染监测实施程序

（一）评价医院可利用的监测资源

依法设立感染监测专门管理机构，评价医院可利用的资源情况。经过培训的全职的感染控制人员是有效监测的前提，配置专职感染监测人员，一般建议每200~250张床配一名专职感染控制人员；配有专业分析软件的计算机、足够的办公场所也应考虑，以提高工作效率，保证项目实施。

（二）制订医院感染监测计划，明确监测目标

医院应制订详细的、可操作的年度、季度医院感染监测计划。好的监测计划是保证医院感染监测顺利实施的关键。监测计划应明确监测目标、实施监测人员、数据收集、整理及分析方法、监测资料的原始记录（如监测表格等）、反馈与数据使用等详细的、可操作性的行动方案。计划阶段即应明确监测数据的最终使用对象，预先设计可能被接受并且最可能引致诊疗行为改进的反馈与使用方式。

最初实施阶段应审慎考虑医院可利用的资源情况，确定需要解决的问题的优先顺序，协调制订可行的感染监测计划。资源有限时，应首先解决目前最紧迫的、最需要解决的问题；或从容易操作、通过感染控制干预措施可取得显著效果的项目着手，目标不可过高，避免对后续监测项目产生负面影响。

（三）选择监测方法

依照国家感染质量管理要求，综合评价监测项目的人力配备、可利用资源、各种监测方法的优缺点以及需要解决的问题等情况，在保证监测数据准确、项目可行的前提下，选择适合的监测方法。

(四) 医院感染诊断标准统一化、诊断过程标准化

目前各国采用的感染诊断标准不尽相同，我国全国医院感染监控系统采用卫生部 2001 年颁布的《医院感染诊断标准（试行）》；美国医院感染国家监测系统 (NNIS)、德国医院感染监测系统 (KISS)、英国医院感染监测系统 (NICE) 都规定了其监测系统的诊断标准，执行中应注意区分。此外，相关诊疗操作的工作流程标准化也是非常关键的环节，使诊断过程和数据收集过程标准化，如在手术部位感染目标监测中，除规定诊断标准外，还应制订切口分泌物涂片与培养的标准工作流程，使采样方法、采样物品（如专用采样拭子）、送检程序、微生物检测方法等达到过程标准化，对提高诊断的准确性、灵敏性，提高监测效率具有重要意义。

(五) 确认监测的目标人群

作为计算发病率的分母选择目标人群非常重要。将所有住院患者视为监测群体的全面综合性监测，因各医疗机构间患者的构成有很大的差别，危险因素有很大的不同，数据可比性差。现在推荐针对特定的、高危区域内、目标性事件的高危人群进行调查，如选择外科手术患者作为手术部位感染的监测群体；或以 ICU 留置导管患者为监测群体，进行导管相关感染监测等。

(六) 确认目标人群数据源的可获得性

已确定的目标人群的相关数据的可获得性必须保证。例如，当我们确定以胆囊切除患者为手术部位感染的目标监测人群前，应确定可以从某部门，如手术室，获得全院所有接受胆囊切除的患者的基本情况，是追踪调查的前提条件，是后续数据分析中的分母，不可或缺。

(七) 人员培训与沟通

对监测计划涉及的所有工作人员进行培训，使其能够熟练掌握监测各环节要求并准确贯彻、执行。可根据实际情况，将医院感染监测方案与标准操作工作流程等制成手册或海报等分发或张贴，保证培训资料与信息随时可及，可巩固培训效果；项目监测过程中应加强各部门的协调与沟通，发现问题及时通报，尽快协调解决，改进监测流程。

(八) 遵照流行病学基本原则系统地收集数据，汇总、分析和解释有意义的数据

监测资料一般每月汇总分析，定期（一般 3~6 个月）向院长、医院感染管理委员会、全院医务人员书面汇报反馈，特殊情况及问题随时反馈。监测资料应保存至少 3 年。

统计分析前应对原始监测资料进行核实，提高准确性，根据监测目的、遵循统计学基本原理计算比较医院感染各项指标，如各种率、均数、百分位数、中位数和构成比等。运用恰当的图表，使分析更加清晰，一目了然。

(1) 统计表：简单、明了，能直接代替文字叙述。统计表分为简单表和组合表，统计表要求标题醒目，说明简洁、切题，明了。

(2) 统计图：它较统计表更形象，更能说明问题，常用的有条图、饼形图和线图等。

(3) 监测报告：报告分析的内容一般包括医院感染发病率分析、不同科室医院感染率的比较、不同感染部位的感染率与构成比、医院感染危险因素的分析、医院感染病原学及其耐药性的特点分析、不同手术部位感染率的比较、医院感染的趋势分析、医院感染聚集性发生或暴发流行的分析等。

(九) 应用监测结果改进医院感染管理质量

建立感染控制新准则，评价干预策略并改进，是医院感染监测引起质量改进不可或缺的、最关键、最重要的一步。评价医院感染监测系统质量，不断完善。

医院感染监测过程中应特别关注四个关键问题：一是医院感染监测是长期的、系统的、连续的监测过程，以确保收集资料的完整性；二是医院感染监测不能停留在单纯的收集、分析资料，还要为监测结果寻求合理的解释，说明医院感染在人群中的发生、发展、分布、危险因素以及危险因素的影响程度；三是监测不仅为了获得监测结果，而是要充分利用监测结果，制订控制方案降低医院感染；四是通过监测评价已制订实施的控制措施的效果，不断改进措施，持续提高医院感染控制质量。

五、医院感染监测内容及指标

医院感染监测的内容根据监测目的和监测方法不同而有差异。通常包括监测病人的一般情况、医院感染情况、有关危险因素、病原体及病原菌的药物敏感试验结果，有时也包括抗菌药物的使用情况。

（一）医院感染发病率监测

通常调查一个医院或一个地区的医院感染发病率，或医院内全部科室、所有部位的医院感染发病率，建立基线，以明确医院感染管理的目标和重点。一般为持续性调查或称为纵向调查，可以以相关危险因素为目标，如呼吸机相关肺炎感染率、手术部位感染率、血管导管相关血流感染率、导尿管相关泌尿道感染率、多重耐药细菌感染率等；也可以以病室为目标，如新生儿病房、ICU、烧伤病房、化疗病房感染率等；或者以优先项目为目标，如手术病人、动静脉插管病人感染率等。

（1）医院感染发病率（incidence）：是指一定时间内处于一定危险人群中新发医院感染病例的频率。医院感染例次发病率为一定时间内处于一定危险人群中新发医院感染部位（包括同一部位不同病原体）的频率。

$$医院感染病人（例次）发病率 = \frac{同期新发医院感染病例（例次）数}{观察期间危险人群人数} \times 100\%$$

观察期间危险人群人数依据调查目的确定。可以是观察期间真实的处于危险因素人群的人数，也可以是特定的危险人群，如手术病人、接受某种治疗的病人、白细胞降低至某种程度的病人等，也可以用同期出院人数替代。

（2）病人日医院感染发病率：是一种累计暴露时间内的发病密度，常用于感染率与病人暴露于某种危险因素的时间长短呈线性关系，或观察时间长短影响感染率的测算。病人日医院感染发病率是指单位住院时间内住院病人新发医院感染的频率，通常用1000个病人住院日表示单位住院时间。

$$病人日医院感染（例次）发病率 = \frac{观察期间内医院感染新发病例（例次）数}{同期住院病人住院日总数} \times 1000‰$$

（二）医院感染现患率调查

现患率调查可以帮助了解全院医院感染的患病情况，主要用于发现潜在性的医院感染问题。

医院感染现患率（prevalence）：指一定时间段内住院病人中患医院感染的频率。实查率应不低于90%。

$$医院感染现患率 = \frac{同期存在的新旧医院感染病例数}{调查期间病人数} \times 100\%$$

$$实查率 = \frac{某病房实际调查病人数}{某病房住院病人数} \times 100\%$$

医院感染现患率一般指在指定时间段（如1天、1周、1月）内新发的医院感染病例和在该指定时间段以前发生但在该时间段仍未治愈的医院感染病例占所调查病例的比例。现患率调查非常重要的问题就是确定感染在调查时间段是否是存在的。现患率调查是横断面调查，医院感染专、兼职人员和由经过调查培训的医务人员组成各病区调查人员，首先得到该病区住院总人数及名单，在确定调查时间、调查范围、调查人群后，统一培训调查员在指定时间段内巡视病房，查阅病历和护理记录，床旁访视病人，与临床医务人员交流，调查日全部住院患者（包括当日出院、但不包括当日新入院患者）均需填写调查表，处于医院感染状态的患者，均计入医院感染，收集危险因素资料。调查前7天应完善各项与感染性疾病有关的检查，住院时间长、病情严重、免疫力下降和接受侵入性操作的患者应重点关注。

现患率调查要明确调查的开始时间和调查结束的时间，调查人群是规定时间内一个或几个医院的全部住院患者，而不是抽查一个医院的几个科室的患者。

适用于需要进行大范围人群感染监测又无条件开展全面综合性监测时、开展医院监测研究工作之前均可采用。虽然工作量较大，但容易做到，同时很快就能得出结果。因其省时、省力，获得结果快，在医院感染调查中应用广泛。横断面调查只对调查当时存在的感染病例进行登记，调查前发生或已经治愈的以及调查后发生的感染病例都被遗漏，所以调查结果不能完全代表感染病例发生情况。尽管如此，高质量的现患率调查仍能反映医院感染患病情况、危险因素、主要存在的问题等情况；定期现患调查可代替医院感染发病率调查，有助于发现医院感染危险因素，可用于评价控制措施效果，可作为实施目标性监测时重要的补充手段了解医院感染的全面情况。

现患率调查表内容不宜过多过细，一般包括关于感染部位、抗菌药物使用情况、侵入性操作、入院诊断、基础疾病、实验室（尤其是病原学）报告、病理学检查结果等内容。

在规模比较小的医院或病房，病人人数太少不能计算可靠的感染率，也不能进行有意义的统计学分析，则可延长观察时间段，增加观察病人数，否则调查意义不大。

（三）危险因素分析

针对不同人群、不同的就诊部门或医院等不同的变量，分析医院感染的危险因素，明确医院感染需要面对的主要风险与问题，有助于采取针对性的预防控制措施。

（四）细菌耐药性监测

监测临床分离细菌耐药性发生情况，重要耐药细菌的分离率，如耐甲氧西林金黄色葡萄球菌（MRSA），耐万古霉素肠球菌（VRE），产超广谱 β-内酰胺酶（ESBLs）的革兰阴性细菌等。通过比较分析不同时间的耐药菌分离率，了解细菌耐药的发生发展趋势，为制订抗菌药物临床应用策略等提供重要资料。

（五）抗菌药物使用监测

以调查抗菌药物使用率和发现抗菌药物使用中存在的问题为目的，主要监测抗菌药物使用率，联合使用抗菌药物、预防和治疗使用抗菌药物的构成比、有指征使用抗菌药物的构成比、抗菌药物使用约定日剂量（defined daily dosage，DDD）调查等，应结合细菌耐药性监测分析、反馈，制订管理策略促进抗菌药物的临床合理应用。

（六）其他常用的统计指标

（1）医院感染罹患率（attack rates）：是一种特殊的发病率，一般用于小范围或短时间的流行或暴发，用于衡量住院病人中发生医院感染新发病例频率的一种方式，常以日、周、月或一个流行期为监测的时间单位，分子为同一危险因素所致医院感染新发病例数，分母为暴露于危险因素的患者数，以百分率表示。

$$医院感染罹患率（\%）=\frac{观察期间医院感染新病例数}{同期暴露于危险因素的病人数}\times 100\%$$

暴发监测是一种特殊的目标性监测，暴发的监测周期常以周计算，也可用日或月来计算。暴发监测具有紧迫性，往往需要边调查感染原因，边采取控制措施，防止播散。

（2）医院感染构成比：指部分绝对数与全体绝对数的对比，构成比的总和为100%。显示医院感染的构成特征。

$$医院感染构成比（\%）=\frac{某一组成部分的观察单位数}{同一事物各组成部分的观察单位总数}\times 100\%$$

（3）医院感染病死率：指某医院感染的全部病例中因该感染死亡例数的百分率。

$$医院感染病死率（\%）=\frac{因该感染而死亡的例数}{某医院感染的病例数}\times 100\%$$

（4）医院感染死亡率：是指一定时间内住院病例中因医院感染导致死亡的病例的百分率。

$$医院感染死亡率（\%）=\frac{各种医院感染导致的死亡例数}{观察期间的住院病人数}\times 100\%$$

六、医院感染监测资料的来源

医院感染监测资料的来源很多，主要包括以病人为基础的资料和以病原学实验室检查结果为基础的资料。

（一）以病人为基础的资料

包括查房、医疗护理记录、实验与影像学报告、与医护人员交流讨论病例、来源于药房、住院部、急诊室、手术室、保健室等部门的信息等。需要特别注意收集以下信息：

（1）已明确具有感染危险性的器械使用情况，诊断、治疗、护理操作情况（如留置导尿管、动静脉插管、机械通气、手术操作等）。

（2）发热的记录或其他与感染有关的临床症状与体征。

（3）抗菌药物使用情况，有些报告显示这种方法的敏感率可达到90%以上。

（4）对住院时间长、病情重、免疫力低下或抑制的患者，需要特别关注。

（二）以病原学实验室检查结果为基础的资料

包括临床微生物学、病毒学和血清学检查结果、细菌耐药性报告。泌尿道感染、血液感染的主要依据就是临床微生物学检查结果，应特别注意收集。但病原学实验室检查结果很大程度依赖于送检标本和实验室质量。因此，应用有力的措施提高感染性疾病用药前的微生物送检率，制订标准的微生物培养送检流程，不断提高病原学诊断及耐药性监测的灵敏性和准确性。由于医院间检验水平、送检意识、采样方法等质量标准的差异，导致报告这种方法的敏感率的差别很大，从30%到70%以上。

七、目标性监测的实施

在目标性监测中外科手术部位感染监测与ICU器械相关感染监测具有代表性。

(一) 手术部位感染 (SSI) 目标性监测

手术部位感染主要发生在医院内，但有10%~50%的手术部位感染可能发生在出院后，需在出院后继续进行追踪观察。SSI与手术性质和病人基础疾病状态有关。SSI目标性监测的监测对象是选定的一种或几种外科手术的手术病人。监测内容包括监测手术与不同手术医师的不同危险指数的手术例数、手术部位感染例数、手术部位感染专率等。

1. 手术危险指数评分

不同的外科手术感染的风险不同，影响SSI的危险因素主要包括三项：手术时间、切口污染程度、手术病人基础疾病情况。为使具有不同感染危险的手术部位感染有可比性，根据不同的手术过程中三项危险因素的情况不同，手术过程被赋予不同的危险分数，分数越高，说明SSI的危险越大。SSI率只在相同危险指数级别下进行比较才科学，更使人信服。

(1) 手术病人基础疾病危险评价：美国麻醉学会 (ASA) 评分 (见表2-1)。

表2-1　ASA病情估计分级表

分级	分值	标准
Ⅰ级	1	正常健康。除局部病变外，无全身性疾病。如全身情况良好的腹股沟疝
Ⅱ级	2	有轻度或中度的全身疾病。如轻度糖尿病和贫血，新生儿和80岁以上老年人
Ⅲ级	3	有严重的全身性疾病，日常活动受限，但未丧失工作能力。如重症糖尿病
Ⅳ级	4	有生命危险的严重全身性疾病，已丧失工作能力
Ⅴ级	5	病情危笃，又属紧急抢救手术，生命难以维持的濒死病人。如主动脉瘤破裂等

(2) 手术危险指数评分：将三项危险因素即手术时间、切口污染程度、手术病人基础疾病情况分别评价，赋分，所得分数相加就是监测手术的危险指数，最低危险指数为0，最高为3，共四个等级 (见表2-2)。

表2-2　三项危险因素评分标准

危险因素	评分标准	分值
手术时间 (h)	≤75百分位	0
	>75百分位	1
切口清洁度	清洁、清洁-污染	0
	污染	1
ASA评分	Ⅰ、Ⅱ	0
	Ⅲ、Ⅳ、Ⅴ	1

(3) 手术部位感染率计算：指定时间内每100例某种手术病人中的手术部位感染例数。

$$手术部位感染率 = \frac{指定时间内某种手术病人的手术部位感染数}{指定时间内某种手术病人数} \times 100\%$$

(4) 不同危险指数手术部位感染率计算：不同危险指数手术的手术部位感染率与合并计算时手术部位感染率不同。

$$感染率 = \frac{指定手术一定危险指数病人的手术部位感染数}{指定手术一定危险指数病人的手术数} \times 100\%$$

2. 外科手术医生感染专率

外科手术医生感染专率反馈可有效降低 SSI。由于每位外科手术医师诊治的手术病人 SSI 危险指数不同,因此必须进行危险指数调整后才能进行相互间的比较。首先计算外科手术医生感染专率,按表 2-2 三项危险因素评分标准计算单一手术的危险指数评分;再计算出每位医生所有手术的平均危险指数,根据平均危险指数进行等级划分;最后综合评价平均危险指数评分与外科手术医师感染专率,对手术医生感染专率进行校正。校正后的医生感染专率使来自不同医生的感染率有了可比性。每 3~6 个月进行反馈,通过邮件等保密的反馈渠道送到医生手中,改变医生在感染控制中所处的位置,可有效激励医生主动寻求改进措施,从而有效降低手术部位医院感染率。外科手术医生感染专率反馈如表 2-3 所示。

(1) 外科手术医生感染专率

$$某外科手术医生感染专率 = \frac{某医生在该时期手术部位感染病例数}{某医生在某时期进行的手术病例数} \times 100\%$$

(2) 不同危险指数等级的外科医生感染专率

$$某医生不同危险指数感染专率 = \frac{某医生不同危险指数等级病人手术部位感染例数}{某医生对不同危险指数等级病人手术例数}$$

$$平均危险指数 = \frac{\sum(危险指数等级 \times 手术例数)}{手术例数总和}$$

(3) 医生调整感染专率

$$医生调整感染专率 = \frac{某医生的感染专率}{某医生的平均危险指数}$$

表 2-3 外科手术医生感染专率反馈表(I/P:感染数/手术数)

医生代号	危险指数 0 I/P	危险指数 1 I/P	危险指数 2 I/P	危险指数 3 I/P	医生感染专率(%)	平均危险指数	调整感染率(%)
A							
B							
C							
D							
E							
...							

(二)重症监护室(ICU)目标性监测

ICU 是医院感染的高危科室,是高危人群、高危因素聚集的区域,应加强不同类别 ICU 总体医院感染率、日感染率及调整感染率、器械(血管导管、导尿管、呼吸机)使用率及其相关感染率监测。

1. 监测对象

住进 ICU 进行观察、诊断和治疗的患者。ICU 监测中与 ICU 感染率计算有关的感染必须发生在 ICU：患者入住 ICU 时，感染不存在也不处于潜伏期；转出到其他病房后，48 小时内确定的感染仍属 ICU 感染，感染日期记为转出 ICU 的日期。应追踪转出患者至转出 ICU 后 48 小时。

2. 监测方法

ICU 内患者发生感染时填写"医院感染病例登记表"、监护室每日填写"ICU 病人日志"（见表 2-4）。计算新住进病人数（指当日新住进 ICU 的病人数）、在住病人数（指当日住在 ICU 的病人数，包括新住进和已住进 ICU 的病人）、留置导尿管、动静脉插管和使用呼吸机的病人数（指当日 ICU 中应用该器械的病人数）。每月汇总。

表 2-4 ICU 病人日志

ICU 科别：　　　　监测日期：　　年　月　　报告日期：　　年　月　日

日期	新住进病人数	在住病人数	留置导尿管病人数	动静脉插管病人数	使用呼吸机病人数
1					
2					
3					
4					
5					
…					
…					
…					
29					
30					
31					
合计					

3. 临床病情等级评定 每月定为 4 周，每周一次（宜相对固定），对当时住在 ICU 的病人的当时病情按"ICU 监测病人临床病情分类标准及分值"（表 2-5）进行评定。在每次评定后记录各等级（A、B、C、D 及 E 级）的病人数（见表 2-6）。

表 2-5 ICU 监测病人临床病情分类标准及分值

分类级别	分值	分类标准
A 类	1 分	只需要常规观察，而不需加强护理和治疗，（包括手术后只需观察的病人）。这类病人常在 48 小时内从 ICU 中转出
B 级	2 分	病情稳定，但需要预防性观察，而不需要加强护理和治疗的病人，例如某些病人因需要排除心肌炎、心肌梗死以及因需要服药而在 ICU 过夜观察
C 级	3 分	病情稳定，但需要加强护理和/或监护的病人，如昏迷病人或出现慢性肾衰的病人
D 级	4 分	病情不稳定，需要加强护理和治疗，并且还需要经常评价和调整治疗方案的病人。如心律不齐、糖尿病酮症酸中毒（但还未出现昏迷、休克、DIC）
E 级	5 分	病情不稳定，而且处在昏迷或休克，需要心肺复苏或需要加强护理治疗，并且需要经常评价护理和治疗效果的病人

表 2-6　ICU 病人各危险等级病人数

临床病情等级	分值	第 1 周	第 2 周	第 3 周	第 4 周
A	1				
B	2				
C	3				
D	4				
E	5				

4. 主要监测指标

（1）感染率和日感染率：常规的以出院患者为基数计算医院感染率不能反映 ICU 的实际感染情况；住 ICU 患者多数是病情危重时转入，病情稳定后又转回普通病房，出院患者多为死亡或自动出院者。因此应采用前瞻性调查方法，用千住院日感染率更能反映 ICU 医院感染的真实情况。

$$病例（例次）感染率 = \frac{感染病人（例次）数}{处在危险中的病人数} \times 100\%$$

$$病人（例次）日感染率 = \frac{感染病人（例次）数}{病人总住院日数} \times 1000‰$$

（2）器械使用率及其相关感染率：某些医疗器械的使用在确定感染危险因素的强度中具有重要作用。

1）器械使用率：病人使用某些高危器械的比率即器械使用率，通常定义为单位累计住院日数（如 100 个住院日）中使用器械的日数。

$$尿道插管使用率 = \frac{尿道插管病人日数}{病人总住院日数} \times 100\%$$

$$动静脉插管使用率 = \frac{动静脉插管日数}{病人总住院日数} \times 100\%$$

$$呼吸机使用率 = \frac{使用呼吸机日数}{病人总住院日数} \times 100\%$$

$$总器械使用率 = \frac{总器械使用日数}{病人总住院日数} \times 100\%$$

2）器械相关感染率

$$泌尿道插管相关泌尿道感染率 = \frac{尿道插管病人中泌尿道感染人数}{病人尿道插管总日数} \times 1000‰$$

$$血管导管相关血流感染率 = \frac{动静脉插管病人中血流感染人数}{病人动静脉插管总日数} \times 1000‰$$

$$呼吸机相关肺炎感染率 = \frac{使用呼吸机病人中肺炎人数}{病人使用呼吸机总日数} \times 1000‰$$

（3）感染率的比较：只有根据病情严重程度进行调整后，才有比较的基础。每周按照"ICU 监测病人临床病情分类标准及分值"对病人进行评定，然后计算 ICU 病人的病情平均严重程度。

$$平均病情严重程度（分） = \frac{每周根据临床病情分类标准评定的病人总分值}{每周参加评定的 ICU 病人总数}$$

$$调整率 = \frac{病人（例次）感染率}{平均病情严重程度}$$

（张秀月）

思考题

1. 简述医院感染监测的概念与目的。
2. 简述医院感染监测方法及监测指标。
3. 举例说明如何开展医院感染目标性监测。
4. 简述医院感染监测方式的种类及优缺点。
5. 简述医院感染病例监测资料的来源。

参考文献

1. 钱培芬，倪语星．感染监控与管理．北京：军事医学科学出版社，2008：39-61．
2. 中华人民共和国卫生部令第48号．医院感染管理办法，2006．
3. 中华人民共和国卫生部．医院感染控制质量管理评价标准（征求意见稿），2006．
4. Gaynes RP. Benet JV, Branchman PS, Eds. Surveillance of Nosocomial Infections in Hospital Infections，4th ed. Philadelphia：Lippincott-Raven，1998：56-67．
5. 朱士俊．现代医院感染学．北京：人民军医出版社，1998：251-264．
6. 中华人民共和国卫生部．医院感染监测规范，2009．

第三节 医院感染暴发的调查与控制

医院感染暴发在医院内不常发生，其感染病例占整个医院感染病例的1‰～5‰左右，但是一旦发生，则对社会、医院和病人造成巨大的损失和影响。如2003年传染性非典型肺炎（severe acute respiratory syndrome，SARS）医院感染的暴发，导致某些科室甚至整个医院被迫关闭，社会反响强烈。又如近期发生在西安某医院的严重医院感染事件，9名新生儿发病，其中8例死亡的悲剧，给医疗领域造成巨大影响，为此卫生部将此事向全国通报。因此如何做好医院感染暴发的早期发现与识别、及时报告、及时采取有效的治疗与控制措施，是医院感染防控的重要工作。不仅对提高医疗质量、保障患者安全具有重要意义，同时对医院的信誉和社会的稳定都将产生重要的影响。

一、医院感染暴发的定义

要做好医院感染暴发的早期发现与识别，首要问题是确定医院感染暴发的定义，在2006年卫生部颁布的《医院感染管理办法》（以下简称《办法》）中规定，医院感染暴发"是指在医疗机构或其科室的患者中，短时间内发生3例以上同种同源感染病例的现象"。为了进一步规范医院感染暴发报告和处置的管理工作，最大限度地降低医院感染对患者造成的危害，保障医疗安全，卫生部和国家中医药管理局在2009年7月又颁布了《医院感染暴发报告及处置管理规范》，在该规范中除了要求进一步做好医院感染暴发的报告与处理外，增加了对"疑似医院感染暴发"的报告与处置要求，并明确了"疑似医院感染暴发"的定义，在该文件中规定：疑似医院感染暴发是指在医疗机构或其科室的患者中，短时间内出现3例以上临床症候群相似、怀疑有共同感染源的感染病例；或者3例以上怀疑有共同感染源或感染途径的感染病例现象。

在实际工作中，医院感染暴发较《办法》中规定的情形要更为复杂和多样，如表现为感染总发病率增加、某种特定感染性疾病发病率增高或某种特定微生物感染发病率增加。这与社区传染病暴发不同，传染病暴发通常是由同种病原体引起的某一传染病发病率增高，而医院感染暴发可由同一病原体或多种病原体所致，更强调感染途径或流行因素的一致性。医院感染暴发通常有下述几种表现形式：

（1）同种病原体所致医院感染暴发：由同种病原体引起，但感染部位等可不相同；如为呼吸道感染，也可为手术切口、血液、泌尿道等部位的感染。如临床常见的MRSA医院感染暴发就是较典型的例子。还有2006年冬季－2007年春季发生在北京某些大医院诺如病毒医院感染暴发。这类暴发就是《办法》中规定的那一类。

（2）同一医疗机构总感染发病率上升：医院感染暴发表现为在某一科室或某医疗机构，医院感染总发病率与上年的同期或常规发病率比较有明显增加，经统计学分析有显著差异。发生感染的类型、感染的部位、引起感染的病原体可相同也可不同。如消毒供应中心压力蒸汽灭菌不合格时，同一批灭菌物品会引起不同科室病人不同部位的感染，且感染的病原体可能不同。

（3）同一感染部位发病率增加：感染暴发集中发生在病人的相同部位，如手术切口、注射部位等，引起感染的病原体可相同也可不同。如98年发生在某妇儿医院手术切口的龟分枝杆菌感染，在298例手术患者中发生了166例感染，罹患率高达56%。又如某医院外科发生手术后切口感染暴发，在69例乳腺手术中发生5例感染，罹患率为7.2%，远较平时不到0.5%的发病率高出许多倍，而引起此次感染的病原体分别为金黄色葡萄球菌和铜绿假单胞菌。

医院感染暴发可局限在某个科室，也可发展到整个医院、局部地区、全国甚至累及全球，如2003年SARS在全球医院内的暴发。

二、医院感染暴发的报告及管理

（一）医院感染暴发的报告

当某部门或医疗机构出现医院感染暴发时，应及时向医院有关领导和上级主管部门报告，《办法》和《医院感染暴发报告及处置管理规范》中明确规定：

1. 医疗机构经调查证实发生以下情形时，应于12小时内向所在地的县级地方人民政府卫生行政部门报告，并同时向所在地疾病预防控制机构报告。

（1）5例以上疑似医院感染暴发。

（2）3例以上疑似医院感染暴发。

2. 省级卫生行政部门接到报告后组织专家进行调查，确认发生以下情形的，应当于24小时内上报至卫生部。

（1）5例以上医院感染暴发。

（2）由于医院感染暴发直接导致患者死亡。

（3）由于医院感染暴发导致3人以上人身损害后果。

3. 医院发生以下情形时，应当按照《国家突发公共卫生事件相关信息报告管理工作规范（试行）》的要求，在2小时内向所在地县级卫生行政部门报告，并同时向所在地疾病预防控制机构报告。所在地的县级卫生行政部门确认后，应当在 2 小时内逐级上报至省级卫生行政部门。省级卫生行政部门进行调查，确认发生以下情形的，应当在 2 小时内上报至卫生部。

(1) 10 例以上的医院感染暴发。

(2) 发生特殊病原体或者新发病原体的医院感染。

(3) 可能造成重大公共影响或者严重后果的医院感染。

4. 医疗机构发生的医院感染属于法定传染病的，应当按照《中华人民共和国传染病防治法》和《国家突发公共卫生事件应急预案》的规定进行报告和处理。

当病房出现医院感染暴发趋势时，应及时电话报告感染管理科及医院的管理部门。

医院感染暴发报告的内容包括：医院感染暴发发生的时间和地点、感染初步诊断、累计感染人数、感染者目前健康状况、感染者主要临床症候群、疑似或者确认病原体、感染源、感染途径及事件原因分析、相关危险因素、主要检测结果、采取的控制措施、事件的初步结果等。

(二) 医院感染暴发的管理

医院感染暴发的管理非常重要，它能使暴发的控制得到有力、科学的指导与支持，是暴发控制工作有条不紊地进行的基础与前提，《办法》对医疗机构和不同部门与人员的职责明确规定如下：

1. 医院感染管理委员会应研究并制定本医院发生医院感染暴发及出现不明原因传染性疾病或者特殊病原体感染病例等事件时的控制预案。

2. 医院感染管理部门应对医院感染暴发事件进行报告和调查分析，提出控制措施并协调、组织有关部门进行处理。

3. 医疗机构应当及时发现医院感染病例和医院感染暴发，分析感染源、感染途径，采取有效的处理和控制措施，积极救治患者。

4. 医疗机构发生医院感染暴发时，所在地的 CDC 应协助调查，查找感染源、感染途径、感染因素，采取控制措施，防止感染源的传播和感染范围的扩大。

三、医院感染暴发的特点

医院感染暴发与社会传染病暴发相比，具有以下特点：

(1) 医院感染暴发必备三个基本环节：感染源、感染途径和易感人群，缺少其中任一环节，医院感染暴发会自动终止。

(2) 医院感染暴发的病例数相差较大：不同类型的感染暴发，发生的病例数可相差较大。在大流行时，可出现很多病例，如 2003 年 SARS 暴发，发生了大量的医院感染病例，仅在某市 175 例的 SARS 感染病人中，165 例为医院感染。也可仅有数例，如在某医院的 ICU 出现 4 例铜绿假单胞菌感染，表明有医院感染暴发或存在暴发趋势，需积极采取措施开展调查。

(3) 流行过程可长可短：当引起暴发的因素消失快时，暴发可仅持续数小时，如由于医院食堂某餐供应的食物不洁导致的感染性腹泻，如果发现控制及时，流行会很快结束；若引起感染的某因素长期存在而又未被及时发现时，暴发可持续较长时间甚至数月。

(4) 暴发波及范围可大可小：医院感染暴发可以是局部性如局限在某科室或某医院，如某医院 ICU 发生耐甲氧西林金黄色葡萄球菌感染的暴发；也可以波及整个地区甚至全国，如 2006 年由诺如病毒引起的腹泻在某些大城市多个医院中的暴发。

（5）暴发感染具有多样性的特点：医院感染暴发可为不同部位的感染暴发，如手术切口部位感染暴发、与呼吸机使用有关的呼吸道感染的暴发；也可为单一病因引起的同一感染暴发，还可以是同一病原体引起的不同部位的感染。

（6）病原体：引起医院感染暴发的病原体多为条件致病菌，如大肠埃希菌，也有传染病病原体引起医院感染暴发；引起暴发的病原体可为同一病原体，也可为不同病原体所致。

（7）传染源：可为病人、病原携带者，或环境储源，其确定较传染病暴发困难。

（8）复杂性：由于医源性因素的多样性与复杂性，因此引起医院感染暴发的因素很复杂，在进行调查和分析时要认真仔细，才能真正发现引起暴发的原因。

（9）可预防性：医院感染暴发大多为外源性感染，有明确的传播方式，多数属于可预防性感染。

四、医院感染暴发的早期发现

1. 医院感染暴发的早期发现，对及时采取控制措施控制其传播、降低罹患率具有十分重要的意义。早期发现方法主要有：

（1）医院感染监测：是发现医院感染暴发的有效方法。当医院感染的发病率较平时或上月或上年同期明显增高，并经统计学分析具有显著性意义（$P<0.05$），或医院感染在某一病区出现聚集现象时，则可能存在医院感染的暴发，应及时进行调查。

（2）临床医师、护士的日常诊疗工作：医务人员在日常的诊疗、护理工作中发现医院感染病例增多的现象，应意识到是否存在医院感染暴发的可能，应及时向科主任与感染管理部门报告，以便及时进行调查。

（3）临床微生物实验室的检验报告：当临床微生物室在病原体培养、分离的工作中发现某种感染的病原体增多或分离到特殊的病原体或分离到新病原体，均应警惕有医院感染暴发的发生或聚集性感染发生的趋势。

2. 在做好发现医院感染暴发的同时，应认真甄别是否真的存在医院感染暴发，下列情况易导致暴发假象：

（1）医院感染监测系统的改变：医院感染监测系统的改变可以导致暴发假象的发生，如医院感染的定义、监测方法、发现医院感染病例的方法等的改变，可导致医院感染病例数发生较大的变化，从而使人产生医院感染暴发的假象。

（2）实验室方法的改变：如引进新的方法或对原有检验方法的改进，提高了病原体检测的敏感性，使临床上分离出的病原体较以前增加，使人产生暴发的假象。

（3）标本被污染：标本在收集、运输和实验室处理的过程中的任何一个环节都有可能被污染，使某一分离出的病原体增多，产生一种暴发的假象。要识别这种假象，需要结合临床表现综合考虑，如临床表现与实验室结果不符，则应考虑是污染所致。

五、医院感染暴发的调查

医院感染暴发的调查，与普通传染病暴发的调查具有相似性，但由于医院感染有其自身的特点，因此又有其特殊性。不同的医院感染暴发事件的特点不尽相同，因此其调查方法与步骤也不一致，但一般包括：

（一）核实诊断

对怀疑患有医院感染的病例进行确诊，确诊的依据主要是临床资料、实验室检查和流行病学信息，应综合分析这些资料，作出正确的判断。在核实诊断时，我们应明确规定医院感染病例的定义。定义病例的方法有：

1. 根据感染病人的临床症状和体征确定病例定义，常用于病原体不明时。根据感染症状和体征确定病例的定义，可将不同病原体引起的具有相同临床表现的病人纳入调查范围。

2. 根据病原体确定病例的定义：如果已经知道引起医院感染暴发的病原体，我们可根据暴发事件的特点，确定不同的感染病例定义，如一起由金黄色葡萄球菌（MRSA）引起的医院感染暴发，Haley 和 Bregman 确定的病例定义为"任何由 MRSA 引起的医院感染"，通过调查表明，工作人员过少和病人过于拥挤是引起这次感染流行的主要因素。

在制订感染病例定义时我们应注意，充分考虑临床上的轻症病例和不典型病例，这对调查结果具有重要的影响。

确诊感染病例对调查十分重要，因其影响调查方向和处理方法。在进行病例的确诊时，应以大多数病例的临床表现（如感染部位、症状和体征）为依据，并结合流行病学特征（病例发生的时间和病人群体）以及细菌学或血清学结果。

（二）证实暴发

根据确诊病例，在流行范围内计算医院感染的罹患率，若医院感染的罹患率显著高于该科室、病房、医院或某一地区历年医院感染一般发病率水平（$P<0.05$），则证实有医院感染暴发。

（三）提出初步假设

在收集和初步分析首批暴发病例原始资料的同时，我们应查阅和参考有关文献资料，并提出引起本次感染暴发的感染源和感染途径的假设。建立假设是进一步调查的基础，对整个调查过程具有指导作用，因此假设是否正确对调查影响很大。

（四）确定调查目标

医院感染暴发调查的目标是查明感染的性质、发生的范围、程度和可能的原因。

（1）调查感染发生的性质：包括调查感染发生的种类及其诊断，是否属于医院感染，所涉及病原体的种类及其特性（致病力、对抗菌药物的敏感性），感染传染性的大小。

（2）调查感染发生的范围、程度和可能原因：调查人员应详细了解感染发生的病例数，首例病例发生的时间、病例发生的时间顺序，以前有无类似现象的发生；病例的分布，其他病房有无类似病例的发生；病例主要集中发生在哪类病人，其特点包括年龄、基础疾病、发病前有无特殊诊疗操作或处理等。

根据医院感染发生的性质、范围和程度可推测暴发发生的原因。

（五）现场调查

现场调查主要包括调查病例、查明感染源及感染途径、采集标本、采取应急的治疗与控制措施等。

1. 病例调查

应制定统一的调查表进行医院感染病例调查，逐项登记有关资料。调查内容一般包括：

（1）病人的一般资料，包括姓名、年龄、性别、病历号、入院日期和入院诊断等。

（2）感染发生情况：如感染日期、临床症状、体征、感染部位、病原体培养及其他相关检查结果。

（3）病人的地区分布：如科室、房间号和床号。

（4）手术病人应详细记录手术间号、手术时间、是否为接台手术、手术者及麻醉师、所用手术器械的情况等。

（5）病人接受的特殊诊疗操作：如使用的各种导管，动、静脉插管，呼吸机的使用，内镜检查等。

（6）病人使用药物的情况包括局部用药，如使用眼药水、伤口清洗液、膀胱冲洗液等。

在进行感染病例调查时，应同时对相同地区、同时期处于相同条件下那些未发病的病人按照同样的内容进行调查，这对查明感染发生的原因十分重要。

2. 采集标本及进行检验

采集标本包括采集医院感染病例标本、可疑感染源标本和感染媒介物标本。病例标本以感染部位标本为主；可疑感染源标本包括可疑携带者和环境储菌所标本；感染媒介物标本包括医务人员手、鼻咽部标本、各种诊疗器械、药液、一次性使用无菌医疗用品及各种与病人密切接触的各种可疑生活用品等。对病人的密切接触者如陪护人员，必要时也应进行采样。

对分离到的病原体应进行鉴定和药敏试验，有条件的单位应进行进一步的分析，如质粒分型和 DNA 序列分析，这对感染病人的治疗、分析暴发的性质、感染的控制和预防具有重要意义。

3. 收集其他有关资料

应调查医院感染暴发期间同期的住院病人数，以便计算罹患率；此类感染既往的发生情况，该感染病原体以往的分离率，本院其他科室类似感染的发生情况，以及暴发期间人员的流动和环境的改变等。

（六）制定和组织落实有效的控制措施

当医院感染暴发时，采取的控制措施越早越好，但要注意在采取控制措施前应及时留取各种标本。每次医院感染暴发事件，其感染源、感染途径、感染因素和易感人群都不尽相同，因此，应根据所掌握和推测可能的原因，采取有针对性的措施。医院感染暴发的控制措施一般包括：

（1）加强感染源的管理：当引起感染暴发的病原体毒力大、传染性强如 MRSA 感染或为不明原因的病原体引起的感染如 2003 年初期 SARS 流行时，在采取积极治疗措施的同时，应及时隔离感染病人，以预防其他病人和医务人员发生感染。

（2）切断传播途径：由于医院感染的暴发多数为外源性感染所致，因此可通过加强消毒包括加强医疗用品的灭菌、环境物品的清洁消毒、医务人员的无菌操作和手卫生、一次性使用无菌医疗用品的管理、消毒药械的管理等措施，控制暴发的发生与蔓延。

（3）保护易感人群：对抵抗力低下的人群可采取保护性的隔离措施，或对密切接触者实行预防接种等。

（4）其他控制措施：包括加强医院感染的监测，及时发现医院感染暴发的趋势，及时采取控制措施；及时总结和反馈临床上分离的病原体及其对抗菌药物的敏感性；加强临床上抗菌药物的管理，尤其是某些特殊抗菌药物的应用等。

总之，具体情况应具体分析，应根据每次医院感染暴发的特点，采取有针对性的措施，并对控制措施的效果进行观察。如果在采取控制措施后，暴发没有得到控制或下降缓慢，说明采取的措施不当或是措施未得到有效的落实或是假设错误，应重新审视。在医院感染暴发终止前，调查者不应停止调查，应继续收集有关资料进行总结分析，直到无继发病例的发生或医院感染罹患率降至散在发病率水平。

六、调查分析与总结

对调查工作中获得的所有资料，应及时进行整理分析，为判定暴发的性质提供科学依据。但在资料分析前，应对资料进行有效的审核，保证资料的质量，以免产生误导。资料的分析一般包括下述几方面：

（一）临床资料的分析

根据病例资料，统计本次暴发病例的主要症状、体征出现的频率，以分析感染暴发的临床类型。一般在同源暴发中，临床类型一致。

（二）流行病学资料的分析

1. 感染的时间分布

以感染的病例数为纵轴，以发病时间为横轴来描述感染的流行曲线。通过对流行曲线的分析，可判断病原体的感染方式和流行开始的时间。医院感染暴发常见的流行曲线有下述几种：

（1）一次性同源暴发：在感染的流行过程中，如果全部病例均在该病的最长和最短潜伏期内出现，则该次流行为一次同源感染。其特点是病例数增加快，迅速达到高峰，然后下降快。

（2）人与人接触传播：病人或携带者作为感染源，病原体通过直接或间接接触感染疾病。其特点是首例感染病人出现后，病例数缓慢增加，高峰平坦，下降也较缓慢。

（3）同源暴露后继发人与人接触传播：该种流行曲线的特点是第一峰为"同源暴露"所致，继后发生人与人之间的接触传播，高峰平坦，增加与下降均较缓慢。

（4）间歇传播：病原体在一段时间内不断从同一感染源播散，其特点是病例数散在分布于整个流行期间。

2. 感染的地区分布

将感染病例按发生感染时所在的病室、病区进行发病数统计，或按病例来自不同的手术室或手术因素统计，计算罹患率进行比较；从病例的分布特点，发现感染高发区，根据高发区与普通区之间的差异特点，发现感染流行的因素。

3. 感染的人群分布

将感染病例按年龄、性别、基础疾病、接受某种插入性操作、手术危险因素、所用药物、某种特殊的治疗措施等进行分组，分别计算各组的罹患率，根据罹患率的高低可以发现高危人群。发现高危人群是形成病因假设及制定感染控制措施的基础。

4. 病例对照研究

将发生医院感染的病例组与未感染的对照组进行暴露因素的比较，如果两组之间的差异具有统计学意义，即可初步确定该感染暴发的流行因素。此方法是验证感染暴发因素假设常用的方法。

5. 定群研究

比较暴露于某因素的人群与未暴露于该因素的人群感染发病率的高低，得出两组之间感染发病率的差异，并计算相对危险性，找出感染暴发的高危因素。如在一次乙型肝炎医院感染流行事件中，Polish等人提出，糖尿病病人使用的某种侵入性操作可能是感染的流行因素，他们对流行期间60例住院的糖尿病病人进行定群研究，采过指血的病人为一组，未采指血为对照组,结果发现病例组的发病率明显高于对照组（$P=0.08$），证实采指血是引起本次乙型肝炎流行的危险因素。

(三) 实验室资料的分析

调查者对可疑感染源进行采样培养,如果检出的病原体与暴发菌株相同,则可证实假设,不需进行分析流行病学研究,直接对感染源采取措施可终止感染的暴发。但在多数情况下,原始资料不足以提示感染源的存在,这时则应进行分析流行病学研究（病例对照研究和定群研究）,以便识别可能的感染源和感染途径,然后再对假设的感染源采集标本进行病原学研究,为证实假设提供有力的证据。

(四) 总结报告

在医院感染暴发调查分析中,最终目的是发现引起暴发的因素,因此在调查工作中应认真进行总结并写出报告。报告的内容一般包括感染暴发的程度、范围和结果；调查的进展和感染控制的情况；人力、物力和财力等方面的支持,采取的重大临时措施如关闭病房甚至关闭医院等重大举措；暴发控制措施的效果与事件的结局；经验教训；薄弱环节和不足等。

（李六亿）

思考题

1. 什么是医院感染暴发？常见的几种表现形式是什么？
2. 什么情况下应进行医院感染暴发的报告？多长时限内报告？

参考文献

1. 王力红. 医院感染学. 北京：中国协和医科大学出版社,2002.
2. 王羽. 医院感染管理办法释义及适用指南. 北京：中国法制出版社,2006.
3. 刘振声,金大鹏,陈增辉. 医院感染管理学. 北京：军事医学科学出版社,2000.
4. Wenzel RP. Prevention and Control of Nosocomial infections. 3th ed. Williams & Wilkins, 1997.

第三章　医院感染病原学

医院感染病原学是医院感染管理的一个重要组成部分，及时有效地控制和治疗医院感染，关键在于明确感染的病原体，之后才能采取合理有效的控制措施和正确使用抗菌药物。

医院感染病原体种类繁多，包括细菌、病毒、支原体、衣原体等，其中细菌居多，并且以条件致病微生物为主。

医院感染的微生物种类随治疗方法、药物种类和诊断技术的发展而不断变化。20世纪60年代前，医院感染的病原菌以G^+球菌为主；进入20世纪60年代，G^-杆菌取代G^+球菌成为医院感染的主要病原体。近年来，头孢菌素尤其是三代头孢和广谱抗菌药物的大量应用以及侵入性操作的增多，在G^-杆菌得到有效控制的同时，G^+球菌感染呈上升趋势，同时，真菌在各类病原体中所占的比例越来越大。

另外，由于抗菌药物的广泛应用，导致医院感染病原菌的菌种分布及其耐药性发生很大改变，尤其是医院感染多重耐药细菌的出现，如耐甲氧西林的金黄色葡萄球菌（meticillin resistant staphylococcus aureus，MRSA）、耐万古霉素肠球菌（vancomycin resistant enterococcus，VRE）等，给临床治疗和控制感染带来很大困难。

医院感染的治疗与控制，离不开病原体的诊断，这时标本的正确采集与送检至关重要，否则直接影响到培养结果的准确性和敏感性，因此临床医务人员一定要了解如何正确采集标本。另外，在医院感染与多重耐药菌的感染控制过程中，微生物室起着非常重要的作用，因为微生物室是最及时发现多重耐药菌的部门，因此只有感染管理科、临床科室和微生物室共同努力，才能更好地控制医院感染和多重耐药菌感染。

第一节　医院感染病原体特征

一、医院感染病原体来源的广泛性

病原体根据其来源可分为两类

1. 外源性

引起感染的微生物来自外界环境，特别是来自医疗机构这一特殊环境、未彻底消毒灭菌或污染的医疗器械、血液、血液制品及生物制品等以及其他病人和病人的探视者、陪护者、医院的工作人员（医护人员和其他人员）。他们中，不仅有感染性疾病患者，也有病原携带者；其中因携带耐药菌株或由耐药菌株引起的感染，占有越来越重要的地位。

2. 内源性

病原体来自于病人自身皮肤、口腔、咽部和胃肠道等处寄生的正常菌群及定植菌，住院期间新的定植菌也可作为外源性感染的病原菌。人体各部位的主要正常菌群见表3-1。

表 3-1 人体各部位主要正常菌群

部位	细菌种类
皮肤	表皮葡萄球菌、类白喉杆菌、大肠埃希菌、铜绿假单胞菌、痤疮丙酸杆菌、非致病性分枝杆菌等
外耳道	葡萄球菌、类白喉杆菌、铜绿假单胞菌、非致病性分枝杆菌等
眼结膜	表皮葡萄球菌、结膜干燥杆菌、类白喉杆菌
鼻咽腔	表皮葡萄球菌、甲型溶血性链球菌、卡他布兰汉菌、流感埃希菌、大肠埃希菌、铜绿假单胞菌、变形杆菌、奈瑟菌属
口腔	葡萄球菌、卡他布兰汉菌、甲型溶血性链球菌、类白喉杆菌、大肠埃希菌、乳酸杆菌、梭杆菌、拟杆菌、消化球菌、消化链球菌等，其中厌氧菌比需氧菌多
舌及颊黏膜	甲型溶血性链球菌、奈瑟菌属、卡他布兰汉菌、白色假丝酵母菌
牙龈及扁桃体窝	梭杆菌、拟杆菌、消化链球菌及其他厌氧菌、放线菌
结肠	
授乳期	双歧杆菌、乳酸杆菌、耐酸性链球菌
断乳后	大肠埃希菌、产气肠杆菌、变形杆菌、铜绿假单胞菌、肠球菌、葡萄球菌、产气荚膜梭菌、破伤风梭菌、梭杆菌、拟杆菌、消化链球菌、酵母菌、双歧杆菌
男性生殖器外部、前尿道	表皮葡萄球菌、类白喉杆菌、耻垢分枝杆菌、大肠埃希菌、拟杆菌
女性外阴部、尿道、阴道	表皮葡萄球菌、类白喉杆菌、大肠埃希菌、肠球菌、乳酸杆菌、葡萄球菌、甲型溶血性链球菌、棒状杆菌、消化链球菌、类杆菌、梭状芽胞杆菌、假丝酵母菌

二、医院感染病原体以条件致病微生物为主

人体皮肤和与外界相通的腔道黏膜长期存在着正常微生物群，而皮肤与黏膜在人类进化适应的演化过程中，已具有控制正常微生物群繁殖和侵袭的正常防御机制，甚至还能抵抗外界菌的侵入和定植，因此正常微生物群之间、正常微生物群与宿主之间处于一个动态平衡状态。但是如果宿主免疫功能下降，或正常解剖的抗感染防御屏障受损，或滥用抗菌药物，微生态平衡被破坏，医院环境中一些致病力弱的正常菌群或非致病菌可能转化成为条件（机会）致病菌，进入非正常寄居部位。因此医院感染大多数是由毒力较低的条件致病性微生物引起，其种类繁多，且呈不断增加之势。目前医院感染 90% 为条件性致病微生物引起，主要是大肠埃希菌、铜绿假单胞菌、金黄色葡萄球菌、肠球菌、克雷伯菌属和凝固酶阴性葡萄球菌、白假丝酵母菌，其中 G^- 杆菌感染发生率超过 50%。

三、医院感染病原体的耐药性

由于细菌在医院环境内长期接触各类抗菌药物，医院内耐药菌的检出率比社区要高得多，尤其是多重耐药菌株的出现，如 MRSA、VRE、产超广谱 β-内酰胺酶细菌等。同一种细菌，在医院外和医院内分离的菌株有不同的耐药性，后者耐药性较强和涉及抗菌药物的种类较广。研究还发现即使许多医院感染是自身感染，但感染的细菌是病人在住院期间从医院环境中获得的。尽管细菌耐药性产生的原因复杂，但主要是因为广谱抗菌药物的使用常常抑

制或杀灭了宿主的一些敏感细菌,而相应地筛出耐药菌株,导致人体菌群失调,使得病人对医院流行的耐药菌株变得更加易感,耐药菌株趁机侵入病人的皮肤、黏膜和肠道中,经大量增殖后,取代了敏感菌株的地位引起感染。可见抗菌药物的使用和滥用是医院感染发生率居高不下的重要原因。

四、医院感染病原体的适应性

引起医院感染的微生物对外环境具有特殊的适应性也是引起医院感染的重要因素。微生物在医院这个大环境下经过特别"训练"后,往往具有了一些特别的能力。一些细菌在获得耐药性(R)质粒产生耐药性的同时,也可能获得侵袭力及毒素基因,从而增强其毒力,更容易攻击免疫功能低下的宿主。例如大肠埃希菌能黏附在泌尿道的黏膜上皮细胞上,引起泌尿道感染;表皮葡萄球菌具有黏附于塑料表面的能力,如果塑料材质的静脉插管受到该菌污染,可使心脏手术和插静脉导管的患者引起败血症和感染性心内膜炎;铜绿假单胞菌常侵袭用呼吸机治疗的病人,该菌在新鲜蒸馏水中仍能繁殖,经蒸馏水传代后,并对一些常用消毒剂产生抗性。随着毒力的增长,细菌能攻击抵抗力并未受损的病人,甚至最后能攻击原本健康的宿主。

五、医院感染病原体的可变性

患者在住院过程中,引起感染的病原体可发生变化,乙菌取代甲菌或乙菌、甲菌同时存在的现象十分常见。

大多数医院感染由单一病原体引起。G^-杆菌感染主要发生在免疫功能低下、白细胞增多的患者,而白细胞降低的患者易出现G^+球菌感染。这两类患者应用广谱抗菌药物或联合应用抗菌药物1周以上,可能出现菌群失调,条件致病性真菌趁机大量繁殖引起感染。出现真菌感染后,抗真菌药物的应用又将加剧体内菌群失调,常出现G^-杆菌和G^+球菌(如肠球菌)的混合感染,它们往往呈多重耐药性,或者出现以往较少见的条件致病菌(如嗜麦芽窄食单胞菌)感染,形成难治性局面。

六、引起感染的微生物构成随着时间推移在不断发生变化

随着诊断技术、治疗方法和抗菌药物种类的发展变化,医院感染的病原菌种类亦发生了变化。上世纪60年代中期以前,以耐青霉素的金黄色葡萄球菌、沙门菌和大肠埃希菌占主导地位;70年代后,头孢菌素类和氨基糖苷类抗菌药物的应用,耐药的G^-杆菌,如大肠埃希菌、克雷伯菌属、铜绿假单胞菌的检出频率明显上升。80年代后,MRSA、VRE、产超广谱β-内酰胺酶(extended-spectrum β lactamase,ESBL)G^-杆菌和多重耐药结核分枝杆菌(multi-drug resistant tubercle bacillus,MDR-TB)感染增多。真菌感染亦逐年增长,主要是白假丝酵母菌。总的趋势是医院感染病原菌从毒力相对较强的药物敏感株,向毒力低的耐药菌株(尤其是多重耐药菌株)转化。多数重症监护病房(intensive care unit,ICU)医院感染仍以G^-杆菌为主,但近年G^+菌和真菌感染呈明显升高趋势。

上述几个特点,为诊断、治疗、预防与控制医院感染增加了难度,对此应有充分的认识,切不可低估其危害。

(贾会学 李六亿)

思考题

1. 医院感染病原体的来源有哪些？
2. 医院感染病原体有哪些特点？
3. 医院感染病原体与社区感染病原体的区别有哪些？

参考文献

1. 张亚莉，汪能平．医院感染的病原学．现代医院，2004，4（2）：15-19.
2. 刘振声，金大鹏，陈增辉．医院感染管理学．北京：军事医学科学出版社，2000.
3. 杨绍基．医院感染的病原体演变趋势及防治对策．新医学，2006，37（9）：612-613.

第二节　常见医院感染临床标本收集方法与注意事项

标本的采集和运送具有重要的意义，其质量直接影响到微生物实验室检测结果的可靠性。标本采集和处理方式不当将导致病原体的分离失败，或无法确定真正致病的微生物，给医院感染的病原学诊断造成困难。

一、标本采集的原则

（一）与标本采集有关的生物安全措施

1. 标本采集过程中必须戴手套、穿工作服，必要时戴面罩或护目镜。
2. 标本的容器必须防漏。标本运送时应放入密封、防渗运送箱或塑料袋中。
3. 严禁将出现渗漏的标本送检，应尽量重新采集标本，将渗漏的容器按照感染性医疗废物进行处理。
4. 严禁将针头暴露的注射器送到实验室。应将注射器中的标本注入无菌密封的容器中送检。

（二）标本采集的基本原则

1. 标本的采集应该在疾病的急性期或早期（病毒感染的2～3d内），如有可能尽量在应用抗菌药物前采集标本。
2. 收集真正病灶处的标本，避免邻近正常菌群的污染。人的皮肤、肠道、呼吸道等部位有大量定植细菌存在，为了避免正常菌群对检验结果的干扰，可以采用一些特殊的采集手段，如带有保护性毛刷的支气管镜采集重症肺炎患者的呼吸道标本。
3. 标本采集要足量，以满足检验的要求。若标本量不足，会影响致病菌的分离率。
4. 选择合适的取样容器。如果可以获取组织或针吸物则不考虑使用拭子采集标本。
5. 检验申请单上应提供患者的相关资料，包括病人姓名、病房、住院或门诊号、标本来源、采集部位和采集时间等。盛放标本的容器应有明确的标记。

（三）标本的运送与保存

1. 所有标本采集后立即送检，最好在2h内。如不能及时送检应放在相应条件保存。运送时间较长者可使用运送培养基。
2. 标本的保存

获取标本后如果不能及时检验需要保存。保存的方式主要依赖于运送培养基的种类及要检测的病原体。需检测志贺菌、淋病奈瑟菌、脑膜炎奈瑟菌和流感嗜血杆菌等病原菌的标本，如脑脊液、生殖道、眼部、内耳道的标本，禁止冷藏。用于检测病毒的标本应储存于 4℃。尿液、粪便、痰液、拭子及插管等标本做普通细菌培养而无法及时送检时，可冷藏保存。

二、血液标本的采集

微生物可以持续性、间歇性或一过性地侵入血液，引起严重的后果。现代医学中，插管等侵入性操作、免疫抑制剂和抗菌药物的应用以及一些维持生命的仪器的应用，导致医院获得性菌血症的增加。血培养检查病原菌对于血流感染、感染性心内膜炎、假体植入性感染、关节炎以及导管相关性血流感染的诊断有重要意义。但是从血液中成功地分离到微生物要依赖许多因素，包括菌血症的类型、标本的采集方法、采血量、采血次数和时机等。

（一）标本的采集

1. 采血指征

一般患者出现以下一种体征或同时具备几种体征而临床可疑菌血症应采集血液培养：发热（≥38℃）或低温（≤36℃），寒战，白细胞增多（计数大于 10.0×10^9/L，特别有"核左移"时），皮肤黏膜出血、昏迷、多器官衰竭、血压降低、C反应蛋白升高及呼吸加快，血液病患者出现粒细胞减少、血小板减少等。新生儿可疑菌血症，应该同时做尿液和脑脊液培养。对入院危重感染患者应在未进行抗菌药物治疗之前，及时送血培养。

2. 采血时间

血培养应该尽量在使用抗菌药物之前进行。现在的血培养系统大多使用能中和或吸附抗菌药物的培养基，以减少抗菌药物对血液中细菌的抑制。对间歇性寒战或发热患者应在寒战或体温高峰到来之前 0.5～1h 采集血液，或于寒战或发热后 1h 进行。

当怀疑为急性感染性心内膜炎时，应立即进行血培养，在 30min 内采集 1～2 套血标本，然后立即进行抗菌药物的经验治疗。对于亚急性感染性心内膜炎，则推荐在 30～60min 内采集两次各 2 套血标本，然后才开始抗菌药物的经验治疗。

3. 采血套数及采血量

对于成人患者，要求每次采集 2～3 套标本，每套应包括一个需氧培养瓶和一个厌氧培养瓶。因为单一采集的血标本培养出凝固酶阴性葡萄球菌、棒状杆菌等皮肤的正常菌群时，无法确定其是否为污染菌，而在两个以上部位采集两套以上的血标本可以帮助我们区分是病原菌还是污染菌。最近研究表明，用需氧瓶加厌氧瓶的组合检测出的葡萄球菌、肠杆菌科菌中某些菌和厌氧菌比一对需氧瓶的多。

对于目前普遍采用的自动化血培养系统，成人采血 20ml，分装在两个瓶内，各分配 10ml。当采血量不足 20ml 时，应先注入需氧瓶，这样首先满足需氧瓶的采血量可以更好地分离出真菌、铜绿假单胞菌、嗜麦芽窄食单胞菌。儿童厌氧菌感染极少，建议只采用需氧瓶，厌氧培养只考虑针对特殊的高危儿童。对于婴幼儿患者，采血量不超过患者总血量的 1%。通常儿童采血 1～5ml。

4. 皮肤消毒程序

不同医院可能采用以下不同的方法。

（1）使用安尔碘溶液直接消毒皮肤，达到该消毒剂规定要求的时间即可。

（2）严格执行三步法：①75%酒精擦拭静脉穿刺部位待 30 秒以上。②1%～2%碘酊作用 30s 或 10%碘伏 1～2min，从穿刺点向外画圈消毒，至消毒区域直径达 3cm 以上。

③75%酒精脱碘：对碘过敏的患者，用75%酒精消毒1min，待酒精挥发干燥后采血。

5. 培养瓶消毒程序

①75%酒精擦拭血培养瓶橡皮塞，作用1min。②用无菌纱布或无菌棉签清除橡皮塞子表面残余酒精或等到干燥为止。

6. 静脉穿刺和培养瓶接种程序

①在穿刺前或穿刺期间，为防止静脉滑动，可戴乳胶手套固定静脉，不可接触穿刺点。②用注射器无菌穿刺取血后直接注入血培养瓶，勿换针头，或严格按厂商推荐的方法采血。③血标本接种到培养瓶后，轻轻颠倒混匀以防血液凝固。血液培养使用SPS抗凝剂，不得用肝素、EDTA、枸橼酸钠抗凝。

（二）注意事项

1. 最好从静脉采血，不建议从动脉采血。
2. 一个静脉穿刺点只能采集1套血标本，采集第2套血标本应该选择第2个静脉穿刺点。一次静脉采血注入多个培养瓶中应视为单份血培养。
3. 常规血培养不宜从静脉导管或静脉留置装置取血，除非怀疑导管相关血流感染，请参照导管相关血流感染的采血方法。
4. 送检的标本所标注的内容应包括病人基本信息、采血时间和采血位置，不要把标签贴在血培养瓶的条形码上，否则仪器无法识别。
5. 采血后应该立即送检，如不能立即送检，需室温保存，切勿冷藏。自动化连续监测系统虽有允许延迟上机监测微生物生长的原理，还是应该尽量减少延迟上机时间。

三、静脉导管标本的采集

导管相关性血流感染是医院感染最常见的种类之一。患者留置各类中心静脉插管或深动脉插管后发生的血流感染，导管之外的感染源被排除时，应考虑导管相关性感染，需要进行相关的导管及血液病原学检查。

（一）标本采集的原则

临床常用的导管种类包括非隧道式和隧道式长期放置中心静脉导管和输液港（如PICC，CVC）、外周导管（如留置针）等。不同种类的导管在发生导管相关性血流感染时所采用的采集方法有差异。

1. 推荐用于短期外周导管的方法

用静脉采血方法采集2套外周血做血培养，无菌方法拔出导管取导管尖端片段进行培养。

2. 对于采用中心静脉导管和输液港的情况，首先判断导管是否有保留的必要性，按导管保留与否分别采取不同的送检方法。

（1）如果希望保留导管，则至少作2套血培养。经外周静脉穿刺采血至少1套，另外1套可以从导管中心或输液港隔膜无菌方法采血，2个位置采血时间应该接近，在培养瓶上标注采血时间和部位（"导管"或"外周静脉"）。

（2）如果决定拔除可疑的导管则采取2套外周血做血培养，无菌方法拔出导管取导管尖段进行培养。

（二）标本的采集方法

（1）导管尖端标本：消毒导管周围的皮肤，拔出导管，然后以无菌剪刀取下约5cm长，置于无菌容器中送检。

(2) 经留置导管采血：消毒，拔去导管盖，消毒针芯。先插入无菌注射器抽吸至少 0.5~1ml 血液并弃去，以消除干扰因素及导管末端的污染。另取一支无菌注射器抽血进行血液培养，然后在导管内注入肝素或生理盐水。

(三) 注意事项

1. 送检的导管长度一定保持约 5cm，不可差距太大。
2. 样本要标注采集时间，送检要及时，特别是同时送检外周采血和导管采血时要分别标注，同时送检。

四、呼吸道标本的采集

呼吸道按解剖结构分为上呼吸道和下呼吸道。上呼吸道感染主要指喉及喉以上的呼吸道感染。下呼吸道感染主要指气管、支气管和肺的感染。下呼吸道感染特别是呼吸机相关性肺炎是常见的医院感染之一。

(一) 上呼吸道标本的采集

上呼吸道常采用鼻咽拭子，棉、涤纶或藻酸钙质地的拭子，适于采集上呼吸道的大部分微生物。

1. 鼻拭子

(1) 取可弯曲的无菌拭子进入鼻腔内至少 1cm 后，再采集标本。鼻内病灶应采集边缘部分。

(2) 取样时用力旋转拭子并停留 10s，退出拭子，放入运送培养基或无菌试管中。

(3) 标记病人信息，须注明鼻内有无病灶，尽快送至实验室。

2. 咽拭子

(1) 在扁桃体部位、咽后壁及口腔内炎症、溃疡或渗出部位采样时，应先用清水漱口，再采集标本。

(2) 观察病人咽后壁和扁桃体，定位炎症和渗出物的区域。

(3) 嘱病人深呼吸，以压舌板轻压舌面，以无菌拭子在定位区域反复刷刮，取出拭子时不要触及颊腔侧壁或牙齿，放入无菌试管或运送培养基。

(4) 标记病人信息、采集时间，及时送往实验室。

3. 注意事项

(1) 采集咽拭子前应充分漱口，以减少口腔污染标本的机会。

(2) 用于细菌培养的标本，送检中需要注意保温（尤其是冬天），结核分枝杆菌检查标本可放于 4℃ 保存。如果标本用于病毒培养，则应立即 4℃ 冷藏保存，如未能及时接种应置 −70℃ 或以下保存。

(3) 采集标本后的送检过程中拭子应保持湿润，若运送时间过长则需用运送培养基以防止污染的微生物过度生长。

(二) 下呼吸道标本的采集

下呼吸道标本的采集可采用咳痰法、支气管镜采集、穿刺活检等多种方法。其中咳痰法是临床应用非常广泛的手段，但容易受到口咽部定植菌的污染，而支气管镜采集、穿刺活检等方法虽然可以减少口咽部定植菌的污染，但属于侵入性手段，采集过程具有出现出血等并发症的风险。

1. 咳痰法

以清晨第一口痰为宜,最好在用抗菌药物前采集,必须先用清水漱口,有假牙病人应取下假牙。咳痰时避免唾液混入。无痰或痰量极少的患者可用3%～5%氯化钠溶液5ml雾化吸入约5min导痰。咳痰法采集方便易行,但痰液常受到口咽部定植菌的污染,以至于无法确定分离到的细菌是否真正是引起下呼吸道感染的病原菌。

2. 气管内抽吸物

对于气管插管或进行气管切开套管的患者可吸取气管内分泌物进行细菌学检查。这类人工气道的建立特别是经口腔或鼻腔的气管插管,使正常无菌的气管内定植了条件致病菌,这些细菌本身无临床意义,但如果被吸入肺内则可能引起肺炎。因此对于建立人工气道的患者,肺部感染的病原学诊断有时较为困难。

3. 支气管镜采集法

用于检测痰标本中难以明确的一些不常见的病原体、某些机会致病性真菌等,尤其是免疫抑制患者的感染适于用此方法采集标本。采用支气管镜可以获得如下几种标本:

(1) 支气管冲洗液

①病人取仰卧位,可预先给予少量利多卡因,经鼻腔插入气管镜。

②将标本盛放器连于气管镜上,缓慢注入10ml无菌生理盐水,再吸取冲洗液于标本盛放器中。将标本及时送往实验室。

这类标本仍会被上呼吸道的菌群污染,对军团菌、奴卡菌、真菌、病毒等的检出率不如肺泡灌洗液,但与痰液相比仍更具诊断意义。

(2) 肺泡灌洗液

①将支气管镜经总支气管嵌入右肺中叶或受累的肺段支气管口。使用三腔活塞管缓慢注入20ml无菌生理盐水,负压吸出。如此反复3～4次灌洗,总注入量约100ml。对患儿而言,每公斤体重只能注入1～2ml,通常患儿标本收集量不足10ml。

②将吸出的40～70ml灌洗液中的约15ml置于无菌试管中,及时送往实验室。

此类标本特别适于检测肺孢子菌的包囊和真菌。定量肺泡灌洗液培养的敏感性和特异性高,对于细菌性肺炎,细菌数量大于10^3～10^4cfu/ml临床意义较明确。

(3) 防污染毛刷采样

①将支气管镜插入病人气管到达脓性分泌物区或X线异常叶段的支气管口,将双套管毛刷经支气管镜插入,将毛刷从双套管中推出,刷取分泌物。

②将毛刷及内套管依次退回外套管内,拔出套管。

③ 用无菌剪刀剪下采样后的毛刷放入1ml无菌生理盐水或肉汤内送检。

振荡后吸取0.1ml或0.01ml接种培养基定量培养,培养出细菌浓度达10^3cfu/ml(相当于原始标本中细菌浓度10^6cfu/ml)可认为与感染有关。此方法采集的标本更适于微生物学检查,敏感性和特异性较高,特别是对于吸入性肺炎特异性强。

4. 其他侵入性采集方法

(1) 经气管穿刺吸引物:在患者甲状软骨下缘和环状软骨可触摸到的切迹处进行无菌穿刺,利用导管抽吸下呼吸道分泌物。此方法可避免上呼吸道细菌的污染,敏感性高但特异性欠佳,定量或半定量培养有助于判定细菌的临床意义。但是慢性肺部疾病、支气管新生物或慢性误吸的患者下呼吸道会有较高浓度的细菌定植,评价结果的临床意义较为困难。

(2) 经胸壁针刺吸引物:主要应用于进行性恶化的不明原因肺部感染或疗效不佳的肺部

感染仅靠非侵入性检查不能明确诊断者、非感染性疾病可疑病人，同时又不能排除感染性疾病者。此法所采集的标本量很少，特异性较高而敏感性相对较低。

（3）开胸肺活检：此法适用于诊断严重的病毒感染、快速诊断肺孢子菌肺炎和其他难以诊断危及生命的肺部感染。患者在全身麻醉下接受局部胸廓切开术，从病灶组织处切取 3~4cm 标本，置于无菌容器内送检。

5. 注意事项

（1）呼吸道标本采集后应在 2h 内送检并立即接种，否则会导致肺炎链球菌、流感嗜血杆菌等苛养菌死亡而营养要求不高的细菌过多生长，造成培养结果判断有误。

（2）如不能及时送检应将标本暂时 4℃ 冷藏，但保存时间不得超过 24 小时。

（3）由于上呼吸道定植菌群的干扰，在选择痰培养检查时应该同时进行痰涂片检查。若痰涂片结果为每低倍视野下白细胞＞25 个且上皮细胞＜10 个，提示这是一份理想合格的痰标本；若每低倍视野下白细胞＜10 个且上皮细胞＞25 个，则表明标本被唾液污染严重，应重新留取标本。

五、胃肠道标本的采集

胃肠道感染常见的疾病主要包括食物中毒、感染性腹泻、肠热症、感染性结肠炎、感染性吸收不良和直肠炎等。这类感染最常送检的标本为粪便和直肠拭子。

（一）采集时间

应在感染的急性期、尽量在用药前采集标本。如果第一次培养或镜检未找到病原体，需要间隔几天再送检两次。因为病原体可能会被暂时遮蔽，在几天内的不同时间采集标本可以提高其检出率。有些病原体例如蓝氏贾第鞭毛虫，难以检出，需要几周内多次检测，送检十二指肠吸取物或改变检测方法。

（二）采集方法

（1）自然排便法：成形便需要豌豆粒大小，液体粪便的量至少约为 5ml。取粪便中含脓血或黏液的部分置清洁容器中送检。容器带有密闭的盖，而且大便标本不能被尿液、钡餐和卫生纸污染。

（2）直肠拭子：用无菌拭子插入肛门 2~4cm，在肛门括约肌处柔和地转动拭子，可见拭子上有明显的粪便标本，插入运送培养基中送检。对于排便困难者，可用此方法采样进行细菌和病毒的培养，但此法不太适合成人的检测。拭子采集不适于检测寄生虫、毒素和病毒抗原。

（三）标本送检

用于检测细菌的标本，如果在 2h 内无法送检，需要放置在 Cary-Blair 运送培养基内。当怀疑由艰难梭菌引起的抗菌药物相关性腹泻时，大便标本和肛拭子应该放入厌氧运送系统中有利于厌氧培养分离艰难梭菌。

用于病毒培养的粪便如果不能在 2h 内接种在细胞培养基中，一定要冷藏保存。直肠拭子可使用改良 Stuart 运送培养基。

用于检测寄生虫幼虫、成虫和虫卵，推荐使用固定剂保存标本用来镜检。

六、尿液标本的采集

尿标本采集过程中最重要的是防止阴道、会阴和尿道前端的菌群污染标本。常见的采集方法包括留取中段尿、导管导尿以及耻骨上膀胱穿刺,其中采集清洁的中段尿为最常用的方法。

(一) 采集方法

1. 清洁中段尿

留取中段尿简单易行,但很容易受到会阴部细菌污染,应在医护人员的指导下正确留取。最好留取早晨清洁中段尿,嘱咐患者睡前少饮水。

(1) 女性:先用肥皂水或1:1000高锰酸钾水溶液冲洗外阴部及尿道口,再用灭菌水清洗,最后用灭菌纱布擦拭。然后排尿弃去前段,留取中段尿于无菌容器内加盖送检。

(2) 男性:将包皮翻开用新洁尔灭清洗尿道口,再用清水冲洗后留取中段尿。

(3) 儿童:3岁以上儿童按成人采集的方法都可以成功取样,外尿道的仔细清洗同样重要。对婴儿,清洗后应立即将一无菌塑料袋覆盖于会阴部以回收下次排尿的尿液,以这种方法收集的尿液必须在30min内送往实验室。尿布上的标本不能用于培养。

对于症状明显的患者,一份标本就已足够,治疗48~72h后再采集第二份标本。对于症状不明显的病人,需采集2~3份标本。怀疑肾结核时,应连续3天采集晨尿。普通细菌培养或涂片找细菌,收集10~20ml尿液即可。尿涂片找抗酸杆菌或结核分枝杆菌培养,至少需30~50ml尿液以提高阳性率。

2. 耻骨上膀胱穿刺尿

怀疑有膀胱感染的患者,如果中段尿培养结果模棱两可,可采用此法以避免尿道或会阴细菌的污染。消毒脐以下至尿道之间的皮肤,局部麻醉穿刺点部位。使用无菌注射器在耻骨联合与脐连线上高于耻骨联合2cm处进针刺入膀胱,吸取20ml尿液置于无菌带盖的尿杯中。此方法有一定的痛苦,患者难以接受,常用于留取标本困难的婴儿、泌尿道厌氧菌感染或脊柱损伤的病人。

3. 一次性导尿尿液

按常规方法对会阴局部进行消毒后,用导尿管直接经尿道插入膀胱,弃去最初引流的几毫升尿液,然后收集膀胱尿液。此法可减少尿液污染,准确反映膀胱感染情况,但有可能将尿道口的细菌带入膀胱,导致继发感染。

4. 留置导尿管尿液

用75%酒精消毒导尿管外部,将无菌注射器插入导尿管吸取尿液置于尿杯中。注意不能从尿袋中采集尿液,也不能把导尿管与尿袋拔开后收集尿液进行培养。Foley导管头不能接收作培养,因其几乎都被尿道口的细菌所污染。

(二) 标本运送

标本采集后立即置于无菌带盖容器中,将杯盖旋紧并检查无外漏后及时送检,室温下保存时间不能超过2h,4℃冷藏保存时间不得超过8h,冷藏保存的标本不能用于淋病奈瑟菌培养。

(三) 注意事项

1. 标本采集宜在使用抗菌药物前,对目前正在用药的患者在停药一周后采集为佳。
2. 尿液的采集应严格进行无菌操作,以减少尿道口的细菌污染。
3. 标本应及时送检,如在室温中搁置时间过长,尿液中的细菌可增殖,而影响细菌计数的准确性。

七、伤口脓性分泌物的采集

外科手术切口感染及烧伤感染是常见的医院感染之一。开放性伤口感染为感染部位与体腔或外界相通，例如外伤性感染、癌肿溃破性感染、脐带残端感染等。闭合性的伤口感染主要指皮肤化脓（毛囊炎、疖、痈）和皮下软组织化脓感染。

（一）标本采集

1. 开放性感染和已破溃的化脓灶

标本采集前先用无菌生理盐水冲洗表面污染菌，用灭菌拭子采取脓液及病灶深部的分泌物；如为慢性感染，污染严重，很难分离病原菌时，可取感染部位下的组织送检。

（1）术后切口感染：可取分泌物，有时可取沾有脓性分泌物的最内层敷料置灭菌容器内送检。

（2）瘘管内脓液：用灭菌棉拭子挤压瘘管弃去前端脓液后用灭菌容器收集脓液，并注意是否有"硫磺样颗粒"，本法有助于检出放线菌。

（3）烧伤伤口：清创，以无菌棉拭子直接采取多个部位创面的脓性分泌物放入无菌试管中。

2. 闭合性脓肿

用2.5%碘酊和75%酒精消毒周围皮肤后，用无菌注射器穿刺抽取脓液或分泌物送检。有时也可将沾有脓汁的最内层敷料放入无菌平皿内送检。疑为厌氧菌感染时，取材后立即将注射器内空气排空，将针头插入灭菌橡皮塞内，以防空气进入，及时送检。

（二）注意事项

1. 敷用药物2h内和烧伤12h内均不应采集标本。
2. 皮肤消毒对培养结果至关重要。采集标本时应注意分泌物的性状、色泽和气味。
3. 深部和黏膜附近的感染应同时做需氧和厌氧培养。
4. 标本采集后应及时送检，如果1h内不能培养，应将标本冷藏。
5. 厌氧培养要注意两点：①避免正常菌群污染；②由采集至接种前尽量避免接触空气。最好以针筒直接由病灶处抽取标本，采取完毕应立即送检。

八、脑脊液的采集

当怀疑患者为中枢神经系统感染时，特别是脑膜炎的时候，通常首先进行脑脊液的检测。

（一）采集方法

通过腰椎穿刺术以无菌操作采集脑脊液3~5ml于3个无菌小瓶或无菌试管中，每管1~2ml。此3份标本分别进行微生物学、生化以及细胞学检测。

（二）运送

收集脑脊液后必须立即送到实验室。如果不能及时送检，标本应置于室温下，以免肺炎链球菌、脑膜炎奈瑟菌等病原菌死亡。如果进行病毒检测而无法及时送检时可以冷藏保存。

（三）注意事项

1. 标本应在用抗菌药物之前采集。
2. 留取量不少于2ml为好，取量多有利于病原微生物的涂片检查。当脑脊液收集量较少时，应首先做微生物学检查，再做其他检查，以免标本被污染。

九、眼部标本的采集

眼部标本用于辅助临床确诊结膜炎、角膜炎和眼内炎等感染。正常人的眼部存在定植细菌，因此在眼部标本的采集中，防止采样时被黏膜上的正常菌群污染，以确保检验结果的准确性。

（一）标本采集

（1）眼结膜分泌物：预先用生理盐水湿润拭子，从结膜囊下部和内眼角滚动采样。如果怀疑淋病奈瑟菌和衣原体感染时，采用无菌藻酸钙拭子取样。取样之后将拭子插入运送培养基中送检。如果同时需要涂片检查，则另取一份拭子标本滚动涂抹在干净的载玻片上。

（2）眼角膜标本：滴2滴麻醉剂进行局部麻醉，用无菌刮刀在溃疡或病灶部位刮取样本，直接接种在培养基平板上培养。

（二）注意事项

1. 采集前数小时不得用消毒药物涂抹病灶局部，对刚治疗过或用药物冲洗眼部的患者，最好在12h或24h后采集标本。
2. 尽快送检，避免标本量少而干掉。标本放置于室温，15min内接种。
3. 即使只有1只眼睛结膜感染也要取2只眼睛结膜的标本，以排除原有菌群的干扰。
4. 拭子采集标本最好在使用麻醉剂之前，而刮取角膜标本可以在麻醉以后，麻醉剂对某些病原体有抑制作用。

十、耳部标本的采集

耳部感染主要为外耳和中耳的感染，常应用的采集标本是用于诊断外耳炎的拭子和用于诊断中耳炎的中耳液体。

（一）标本采集

（1）外耳道分泌物：采集前用新洁尔灭清洁外耳减少皮肤菌群的污染，用灭菌拭子擦拭，再取流出分泌物至灭菌管内送检。

（2）内耳标本：采集内耳标本之前应将外耳道消毒并用生理盐水冲洗。用拭子将病灶部位表面擦拭干净后再取样。或采用鼓膜穿刺术，用消毒液清洗外耳道。切开鼓膜，用引流管收集液体，收集时为防止外耳道细菌污染，可使用耳窥器。

（二）注意事项

1. 尽快送检，避免标本量少而干掉。
2. 外耳标本不做厌氧菌培养。厌氧菌可以引起中耳感染，当需要作厌氧菌培养时，运送中注意保持厌氧环境。

（孙立颖）

思考题

1. 进行血培养的采集时机和采集量有何要求？
2. 当怀疑导管相关性血流感染时，不同类型的静脉插管在采集方法上的区别是什么？
3. 对留置尿管的患者如何采集尿液进行病原学检查？

参考文献

1. 倪语星等. 病原学检查标本采集、运送和保存规范. 上海：上海科学技术出版社，2006.
2. 胡必杰，倪语星，王金良等. 下呼吸道感染实验诊断规范. 上海：上海科学技术出版社，2006.
3. Health Protection Agency. Investigation of blood cultures (for organisms other than mycobacterium species). National Standard Method BSOP 37 Issue (5)，2005.
4. Forbes BA，Sahm DF，and Weissfeld AS. Bailey & Scott's Diagnostic Microbiology. 11th ed. St. Louis，MO：Mosby，2002.
5. Clinical and Laboratory Standards Institute. Principles and Procedures for Blood Cultures；Proposed Guideline. M47-P. 2006.

第三节 常见医院感染病原体的种类及其分布

一、常见医院感染病原体的种类

引起医院感染的病原微生物多种多样，包括细菌、真菌、病毒、衣原体、支原体、螺旋体和立克次体。有致病微生物、条件致病性微生物和来自周围环境中的非致病微生物。

引起医院感染的病原体绝大多数为细菌，以需氧菌为主，其中 G^- 杆菌占优势。偶见毒力强的细菌，如沙门菌、志贺菌等，易致暴发流行。近年来 G^+ 球菌所致的医院感染呈上升趋势，真菌、病毒、支原体等也是医院感染的重要病原体，尤其是真菌引起的医院感染发病率为80年代的2~5倍。其他病原体包括原虫、蠕虫等感染临床少见。引起医院感染常见的病原体见表3-2。

表3-2 引起医院感染常见的病原体

种类	病原体
G^+ 球菌	葡萄球菌属、微球菌属、链球菌属（包括A、B、C、D、G群肺炎链球菌）
G^- 菌	肠杆菌科、假单胞菌属、不动杆菌属、军团菌、脑膜炎败血性黄杆菌
厌氧菌	拟杆菌、梭状芽胞杆菌、破伤风梭菌
其他细菌	单核细胞增生李斯特菌、结核分枝杆菌
病毒	肝炎病毒、水痘病毒、流感病毒、轮状病毒、单纯疱疹病毒、巨细胞病毒
真菌	念珠菌、球孢子菌、隐球菌、肺孢子菌
其他	弓形体、蓝氏贾第鞭毛虫、隐孢子虫、衣原体等

（一）细菌

1. G^+ 球菌

（1）葡萄球菌属：种别众多（至少有36个种或亚种），广泛存在于自然界，半数种别寄居人体。多数为非致病菌，少数可导致疾病。葡萄球菌是最常见的化脓性球菌，是医院感染病原体的重要来源。根据生化反应和产生色素不同，可分为金黄色葡萄球菌（*Staphylococcus aureus*）、表皮葡萄球菌（*Staphylococcus epidermidis*）和腐生葡萄球菌（*Staphylococcus saprophyticus*）三种，表皮葡萄球菌和腐生葡萄球菌均为凝固酶阴性葡萄球菌。其中金黄色葡萄球菌多为致病菌，表皮葡萄球菌偶尔致病，腐生葡萄球菌一般不致病。

人群中致病性金黄色葡萄球菌的鼻咽部带菌率在20%~50%之间，而医务人员的带菌率可高达70%，表皮葡萄球菌为人体皮肤正常菌群。近年来抗菌药物的耐药性日趋严重，临床上产青霉素酶的葡萄球菌菌株高达90%以上，耐甲氧西林金黄色葡萄球菌（MRSA）也日益增多，在一些大医院中可占临床分离葡萄球菌中的60%以上，同时可在医院的某些病区造成暴发流行。过去认为无致病力或致病力弱的多种凝固酶阴性葡萄球菌（coagulase negative staphylococci，CNS）也在医院感染中占有一定比例，其耐药现象亦相当突出，并出现了耐甲氧西林凝固酶阴性葡萄球菌（meticillin resistant coagulase negative staphylococci，MRCNS），其中以耐甲氧西林表皮葡萄球菌（meticillin resistant Staphylococcus epidermidis，MRSE）为主。主要引起多种医院内化脓性炎症。它的一个重要特点是对外界环境因素的抵抗力强，如在干燥的痰液、脓汁中可存活2~3个月。

（2）肺炎链球菌：这种细菌在自然界中分布广泛，常生活在正常人的鼻腔中，多数不致病或致病力很弱，少数致病力较强。其能否致病与荚膜有密切关系，因荚膜能抵抗人体内吞噬细胞的吞噬作用而大量繁殖，引起疾病。肺炎链球菌主要引起大叶性肺炎以及气管炎、中耳炎、脑膜炎、胸膜炎、心内膜炎、败血症等疾病。儿童和老年病人易蒙受此菌感染。耐青霉素肺炎链球菌（penicillin resistant Streptococcus pneumonia，PRSP）菌株的增多已成为当前治疗中的新困难。

（3）肠球菌属：肠球菌属包括19个种，主要以粪肠球菌为主，占80%~90%，屎肠球菌次之。肠球菌普遍存在于自然界，是人体与动物正常菌群组成部分之一，在人类存在于结肠、阴道、口腔等部位，一般不致病。自20世纪80年代开始，肠球菌成为医院感染的病原菌之一，到90年代，已成为医院感染的主要病原菌之一。国内部分资料显示，肠球菌已居医院感染病原菌第五位。肠球菌感染的发生主要与长时间的住院、大量头孢菌素类和其他广谱抗菌药物的应用有关。肠球菌对多种抗菌药物呈固有耐药性，如头孢菌素类、耐酶青霉素、克林霉素、氨基糖苷类，而对氯霉素、红霉素、四环素、喹诺酮类药物呈获得性耐药，甚至耐万古霉素，并出现多重耐药性。肠球菌由于其内在固有的耐药性与不断获得的新的耐药性，因此可在应用抗菌药物环境（如医院）中存活较长时间，医务人员在医疗活动中可为其提供传播机会。

自80年代中期，开始出现耐万古霉素肠球菌（VRE），以后耐药株检出率逐年增加。至90年代初期，VRE引起的医院感染增加近20倍。有些医院发生过多重耐药肠球菌感染的流行，重症监护病房是高发区。VRE主要危害有两个方面，一是它造成的威胁生命的感染目前还缺乏有效的抗菌药物治疗；二是它可能将万古霉素耐药性转移到毒力更强的细菌，如金黄色葡萄球菌、链球菌，造成对人类健康更大的威胁。

2. G$^-$菌

（1）埃希菌属：大肠埃希菌（Escherichia coli）简称大肠杆菌，是人和动物肠道中正常菌群的重要组成部分，为条件致病菌，可随人和动物的排泄物广泛分布于周围环境、水源，并可污染食物。根据对人的致病性可以分为肠道感染和肠道外感染。大肠埃希菌引起的感染主要有尿道炎、膀胱炎、肾盂肾炎、腹膜炎、胆囊炎、阑尾炎、新生儿脑炎、手术部位感染以及菌/败血症等。大肠埃希菌对多数抗菌药物易产生耐药性，耐药性可通过质粒传递。

目前已知大肠埃希菌为产超广谱β-内酰胺酶（ESBL）的主要细菌之一。大肠埃希菌是最常见的医院感染病原菌。在宿主抵抗力下降或防御机制遭到破坏时，或由于各种原因引起的肠道缺血，大肠埃希菌可发生易位，突破解剖或生理屏障而侵入邻近组织或肠道外的组织和器官，形成内源性感染；在医院内还可以通过病人之间、医务人员与病人之间的接触、呼吸道气溶胶吸入或各种侵入性诊治操作（如尿道插管、静脉导管）而引起外源性感染。

（2）克雷伯菌属：克雷伯菌属一般不致病。对人类关系密切的是肺炎克氏菌，它可分为肺炎亚种、鼻硬结亚种和鼻炎亚种，是目前除大肠埃希菌外的最重要的 G^- 条件致病菌，已成为医源性感染的重要细菌，感染发生率逐年增加。肺炎克氏菌存在于人类肠道、上呼吸道以及水体中，当宿主免疫力降低、应用免疫抑制剂或长期大量使用抗菌药物时，导致菌群失调而引起感染。肺炎克氏菌是较常见的产 ESBL 的菌种之一。

（3）肠杆菌属：肠杆菌属主要包括阴沟肠杆菌、产气肠杆菌、聚团肠杆菌、杰哥维亚肠杆菌和阪畸肠杆菌，前三者是医院感染重要的病原菌，可从人与动物肠道、土壤、乳品中分离到。肠杆菌属是肠杆菌科中最常见的环境菌群，但不是肠道的常居菌群。近年来肠杆菌属引起的医院感染发生率有明显逐年上升趋势。

肠杆菌属常有由染色体介导的 β -内酰胺酶而对氨苄西林、羧苄西林及哌拉西林耐药，对多种抗菌药物耐药的菌株还可在医院内通过质粒传递，造成耐药菌流行或局部流行。肠杆菌属中的产气肠杆菌是产生 AmpC 型酶的重要菌之一，故对部分第三代头孢菌素耐药，抗菌治疗多首选碳青霉烯类如亚胺培南或第三代头孢菌素/β -内酰胺酶抑制剂的复方，阿米卡星亦有效。

（4）沙雷菌属：沙雷菌属广泛存在于水体、土壤、垃圾以及污物、食品中。代表菌株为黏质沙雷菌。它们是免疫缺陷者发生医院感染的常见菌。使用肾上腺皮质激素及化疗后较易发生此属菌所致的感染。

（5）假单胞菌属：假单胞菌属是非发酵的 G^- 需氧杆菌，对人与动物有致病性的有 10 多种，根据 RNA 的同源性，可分为 RNA Ⅰ、Ⅱ、Ⅲ、Ⅳ、Ⅴ 5 个主要型别，其中铜绿假单胞菌属 RNA Ⅰ 型荧光型，嗜麦芽黄单胞菌属 RNA Ⅴ 型。

1）铜绿假单胞菌：俗称绿脓杆菌，为非发酵菌中的假单胞菌属，广泛分布于自然界、正常人皮肤、肠道、呼吸道中，能产生多种水溶性色素，主要有绿脓色素、脓荧光色素、脓黑色素、脓黄色素。营养要求不高，能利用多种碳源和氮源，甚至能在新鲜蒸馏水中生存，以至医院病房及医疗器械等均有此菌的存在，故很容易造成机会性感染，在临床感染的 G^- 菌中占据首位，是临床上最常见的条件致病菌之一。铜绿假单胞菌感染可有单一性，也有混合性，其机制复杂。其感染可发生在人体任何部位和组织，常见于烧伤或创伤部位、中耳、角膜、尿道和呼吸道，也可引起心内膜炎、胃肠炎、脓胸甚至败血症。近年来，铜绿假单胞菌的临床感染逐渐增多，其耐药菌株亦有逐年上升的趋势。

铜绿假单胞菌在天然环境中多以生物膜（biofilm）形式存在，即细菌首先与一定的固体表面相联，通过产生外部多糖多层包被形成不可逆粘连；通过细菌分裂使粘连的细菌不断增多，形成小的菌落；多个菌落相互融合，最终形成具有复杂结构的生物膜。由于抗菌药物难以穿透生物膜对在深层的细菌发挥作用，加之铜绿假单胞菌它存在多种耐药机制，细胞膜通透性较低，并有主动外排系统，故耐药性明显提高。铜绿假单胞菌对多种抗菌药物呈天然耐药性，并易出现获得性耐药。由于该菌能产生 β -内酰胺酶，因而对青霉素类与某些头孢菌素均不敏感，对链霉素及卡那霉素亦耐药。铜绿假单胞菌有较强的致病力，可使人体任何组织和部位发生感染，该菌为重要的医院感染病原菌。感染后可产生特异性抗体。

结果表明，铜绿假单胞菌在临床感染中的来源非常广，从机体的深部以至表皮都能见到其踪影，而以呼吸道的感染最常见，在血流、脑脊髓、胸腹腔等危险部位也占一定的比例，足见其危害之广之大。据一些临床实例证实以及一些权威的专业人士分析，此菌一旦入侵血流或脑脊液，其病死率相当高；而此菌一旦定植于胸腔，如不及时清除，就会很快出现耐药株，甚至侵犯其他器官，治疗将成为非常棘手的问题，对患者的危害也非常大。

2）嗜麦芽黄单胞菌：嗜麦芽黄单胞菌广泛分布于水、土壤、植物根系，在人与动物体上也可发现。该菌为专性需氧的非发酵型 G^- 杆菌。常呈多重耐药，对包括碳青霉烯类在内的 β-内酰胺类、氟喹诺酮类、氨基糖苷类等都可表现为耐药性，其中对泰能（亚胺培南-西司他丁）为天然耐药。耐药机制与渗透屏障、产生 β-内酰胺酶与细菌的靶位改变等有关。嗜麦芽黄单胞菌为条件致病菌，是目前医院感染较常见的病原菌之一，在非发酵 G^- 杆菌中，其分离率仅次于铜绿假单胞菌。90% 以上的感染为医院感染。

（6）不动杆菌属：不动杆菌属至少有 6 个种，它们是醋酸钙不动杆菌、鲁菲不动杆菌、鲍曼不动杆菌、溶血不动杆菌、琼氏不动杆菌和约翰逊不动杆菌。不动杆菌属基本上为腐生菌，广泛存在于自然界，新鲜水标本中 100% 有不动杆菌生长，是环境污染的标志菌。由于自来水中多含有不动杆菌，用自来水清洗医疗器械后，若未经彻底消毒、干燥即用于病人身上，则可能是感染的来源。除湿化瓶外，吸痰器、呼吸机、空调机、输液系统均可被污染而将病菌传播给病人。也易在潮湿环境，如浴盆、洗手液、肥皂盒及拖把中生存。另外由于不动杆菌对常用抗菌药物具有较高的耐药性，且具有多重耐药性，因此所致医院感染日益增多，已成为免疫功能低下病人中的较常见的难治性感染。

该菌专性需氧，营养要求不高。能产生青霉素酶，对青霉素耐药。近年来，一些不动杆菌对临床常用的抗菌药物产生耐药性，对磺胺类药物、链霉素、氯霉素及红霉素均耐药，四环素耐药株也在增加，一些菌株对氨基糖苷类也高度耐药。多重耐药的鲍曼不动杆菌（Multidrug resistant *Acinetobacter baumannii*，MDR-AB）、泛耐药鲍曼不动杆菌（Pan-drug resistant *Acinetobacter baumannii*，PDR-AB）在世界范围内呈逐年上升趋势。由于缺乏有效的抗菌药物治疗，PDR-AB 所致的全身感染已成为医院感染致死的一个重要原因。

（7）嗜肺军团菌：军团杆菌属型别多，目前至少有 27 个种 43 个血清型。代表菌为嗜肺军团菌。低水平的寄生原虫以及较高的温度，均有助于嗜肺军团菌的生长。嗜肺军团菌广泛存在于自然水体与自来水等自然环境中，在自来水中可生存一年以上，易在供水系统与设备中生长。从淋浴释放的气溶胶曾检出该菌。污染的水经冷却塔雾化为微小雾粒，经由空调系统播散至室内，吸入后引起感染。嗜肺军团菌不能在常规培养基上生长，要求含半胱氨酸和铁的培养基。对酸有较强抵抗力，但对一些化学消毒剂较敏感。

常见的医院感染类型为肺炎，约有 1%~3% 的流行性肺炎由嗜肺军团菌引起，10% 的医院内肺炎由嗜肺军团菌引起。主要感染途径为通过吸入带菌气溶胶进入呼吸道而感染。此外还可以通过吸入含菌水微粒而感染。目前尚无人与人之间传播的报道。易感因素主要为吸烟或有慢性阻塞性肺部疾病。饮酒过度、使用空调设施、使用肾上腺皮质激素或其他免疫抑制剂、年老等易感因素。近年来医院病房安装空调后，有关嗜肺军团菌引起的急性肺炎报道较多，值得重视。

3. 结核分枝杆菌和非结核分枝杆菌

人型和牛型结核分枝杆菌是人们熟知的致病菌，而非结核分枝杆菌（nontuberculous mycobacteria，NTM）是广泛分布于自然界的腐物寄生菌，它分为四群，即Ⅰ群（如堪萨斯分枝杆菌）、Ⅱ群（如瘰疬分枝杆菌）、Ⅲ群（如鸟-胞内分枝杆菌）及Ⅳ群（如龟型分枝杆菌）。前三群生长缓慢，Ⅳ群生长快速。NTM 是医院感染的常见菌，快速生长的 NTM 易出现暴发流行。如手术、介入治疗、血管内插管、人工透析液或注射用具及气管插管等污染，则可引起医院感染暴发流行。

4. 厌氧菌

较常引起医院感染的厌氧 G^+ 菌包括丙酸杆菌属、真杆菌属、双歧杆菌属、梭状芽胞杆菌属、放线菌属和消化链球菌属等。其中梭状芽胞杆菌属中较常见的有难辨梭状芽胞杆菌、产气荚膜梭状芽胞杆菌、肉毒梭状芽胞杆菌和破伤风梭状芽胞杆菌等。较常引起医院感染的厌氧 G^- 菌包括脆弱类杆菌属、梭形杆菌属、韦荣球菌属、普雷沃氏菌属和紫单胞菌属等。

绝大多数厌氧菌为人体正常菌群，可存在于皮肤、口腔、肠道、阴道、呼吸道、下尿道等部位。当正常生理屏障被破坏，或应用肾上腺皮质激素、广谱抗菌药物和抗代谢药物时，可引起各种感染。脆弱类杆菌是临床最常见、致病力最强的厌氧菌。

在医院感染中，厌氧菌感染也占有重要地位，但在实际工作中，由于厌氧菌标本采集、运送、分离培养及鉴定有特殊要求，加之培养时间长（一般需 3~7d，有的需 2~3 周），实际感染率可能比临床检测得到的数据还要高。厌氧菌感染中约 1/3~2/3 为混合感染，且多数为内源性感染，主要为无芽胞厌氧菌感染，约占 90%。无芽胞厌氧菌通过手术、创伤、穿刺或经血液、淋巴液等途径，迁徙到易感部位引起感染。例如腹腔感染，肝、胆道感染的病菌大多来自于胃肠道，口腔、胸部、胸膜及颅内感染，主要是口腔菌群。厌氧菌感染者一般为抵抗力下降者，如老年患者、肝硬化、血液病、肿瘤、器官移植、接受肾上腺皮质激素和长期使用广谱抗菌药物的患者等。

拟杆菌属可引起胃肠道和妇科手术后的腹腔和盆腔感染，梭杆菌属、消化球菌和放线菌属等可引起口腔和呼吸系统的感染，如吸入性肺炎、坏死性肺炎、肺脓肿、脓胸等。拟杆菌属、丙酸杆菌等所致的败血症和心内膜炎并非少见。抗菌药物应用后发生的肠炎多由难辨梭菌所致，可在医院内播散流行。近年来厌氧菌的耐药性也不断产生，据报道拟杆菌属中至少有一半的菌株对青霉素耐药，其他某些菌株对克林霉素也已产生耐药。

(二) 病毒

能引起医院感染的病毒如乙型肝炎病毒（HBV）、丙型肝炎病毒（HCV）、人类免疫缺陷病毒（HIV）、巨细胞病毒（CMV）等较常见。SARS 相关病毒为新发现的可引起医院感染的病毒。其他病毒，如流感病毒、麻疹病毒、柯萨奇病毒、埃可病毒、水痘-带状疱疹病毒等，亦可引起医院感染。它们可经血液-体液传播，也可经飞沫传播，还可经器官移植传播（如 CMV）。

医院内病毒性肝炎主要与输血及其他血制品、血液透析等因素密切相关，主要为乙型和丙型肝炎。由于与上述相似的原因，也可能会出现 HIV 感染。轮状病毒和诺如病毒引起的腹泻多发生在老年人和婴幼儿。巨细胞病毒可通过密切接触、输血、骨髓移植、器官移植等途径传播。在接受骨髓或器官移植的病人中，由于需用免疫抑制剂抗排斥反应，从而降低了病人的免疫力，若这些病人发生巨细胞病毒感染，则病情常较重，可造成多器官损害，甚至导致死亡。流感病毒和副流感病毒可通过病人与病人、医护人员与病人或探望者与病人之间的接触或呼吸道传播。对于重病人和老年病人，获得感染后病情可明显加重，甚至危及生命。轮状病毒、柯萨奇病毒和埃可病毒感染可在儿科病房的住院患儿中发生，较常引起腹泻，有时可出现关节炎、中耳炎、心肌炎及脑炎等。

2003 年，我国曾发生较严重的医院内急性传染性非典型肺炎冠状病毒感染。近年来，在病毒引起的医院感染中，最常见的是巨细胞病毒感染，多发生于接受肝、肾等器官移植的病人。

（三）真菌

较常引起医院感染的真菌包括假丝酵母菌属中的白色假丝酵母菌（又称白色念珠菌）、热带假丝酵母菌、克柔假丝酵母菌、光滑假丝酵母菌、季也蒙假丝酵母菌、酿酒假丝酵母菌、皱折假丝酵母菌等，曲霉菌属中的烟曲霉菌、黑曲霉菌、黄曲霉菌等，隐球菌属中的新型隐球菌，毛霉菌属中的丛生毛霉菌和青霉菌属中的橘桔青霉菌等。近年来由白色假丝酵母菌、热带假丝酵母菌和烟曲霉菌等真菌引起的医院感染较为多见。

真菌在自然界分布广泛，如土壤、植被中，特别是在阴暗潮湿的环境中更多见。假丝酵母菌还是人体皮肤、咽喉、消化道与阴道的正常菌群，还可存在于奶制品、自来水、水果及蔬菜中。新生隐球菌多存在于土壤与鸽粪中，在水果、牛乳及正常人体中也可分离到。鸽子是人隐球菌病的重要传染源。曲霉菌是实验室中最常见的污染菌之一，常可在土壤、植物、空气、实验室、正常人的甲板面、趾间和外耳道中分离到。除可直接经皮肤、黏膜传播外，也可经呼吸道侵入。毛霉菌在粮食及水果中尤为多见，除通过空气、饮食传播外，还可通过皮肤黏膜交界处、呼吸道、消化道、手术、插管及破损皮肤侵入人体。

近年来由于超广谱抗菌药物的广泛应用，内置医用装置的应用增多，各种介入性操作和手术的开展，医院内真菌感染的发病率明显上升。在致病的真菌中，最常见的是念珠菌属，其中白色念珠菌约占 80%。近年来热带念珠菌、近平滑念珠菌、克柔念珠菌等其他念珠菌有增多趋势。除白色念珠菌外，其他念珠菌多对氟康唑耐药。念珠菌属除可成为医院内肺部感染和胃肠道感染的致病菌外，还可在静脉保留导管引起的败血症和免疫功能缺陷患者中造成黏膜及皮肤念珠菌感染。曲霉菌为急性非淋巴细胞性白血病患者感染中的常见病原之一，曲霉菌的肺部感染亦不少见。在免疫功能低下的患者中还经常会出现隐球菌性脑膜炎。念珠菌、曲霉菌、毛霉素、隐球菌主要引起免疫功能低下或长期应用广谱抗菌药物病人的感染。

易感因素包括年老、长期住院的慢性消耗性疾病、恶性肿瘤、血液病、血液透析与器官移植、导管介入以及长期应用广谱抗菌药物、肾上腺皮质激素与免疫抑制剂等。特别多见于免疫抑制病人及用万古霉素或亚胺培南治疗者。

真菌性医院感染中，绝大多数为内源性感染，是由于宿主消化道正常菌群中的真菌引起感染，或由于以往感染后潜伏下的真菌再度活化而播散所致的感染。外源性感染是由于人体接触外界真菌而感染，如尘土污染环境及经静脉导管和某些诊治措施带入人体。

（四）其它

支原体是一类缺乏细胞壁的原核细胞型微生物，大小为 $0.3\sim0.5\mu m$，可呈球形、杆形、丝状、分枝状等多种形态。最常引起医院感染的支原体是肺炎支原体。肺炎支原体主要通过飞沫传播，可引起非典型肺炎。近年来由肺炎支原体导致医院获得性肺炎的发生率有上升趋势。这可能与医务工作者对其警惕性增强、诊断水平提高有关。

较常引起医院感染的寄生虫包括疟原虫和蠕形螨等。由于接受输血而获得的间日疟原虫感染者时有发生。这是由于供血者为间日疟带虫者或患者，其红细胞中含有间日疟原虫的红细胞内期，而做血液质量检验时没有进行疟原虫检查所致。由于医生给病人做体格检查时没有洗手或床褥被污染，有可能引起住院病人被寄生于皮肤皮脂腺内的皮脂蠕形螨或寄生于毛囊中的毛囊蠕形螨感染。阿米巴原虫、犬弓首线虫和粪类圆线虫感染常见于精神病患者或智能低下的儿童。类圆线虫有时会借器官移植而传播。

弓形虫、隐孢子虫等亦能引起医院感染。多见于免疫缺陷病人。沙眼衣原体所致的结膜炎和肺炎常见于新生儿，尿支原体和阴道加德纳菌可寄生于肾移植后患者，在条件允许时发生感染。在艾滋病患者、器官移植后患者及长期、大量应用免疫抑制剂患者，常可合并肺孢子菌和弓形虫感染。

二、常见医院感染病原体的分布

医院感染病原体的分布是经验性抗菌药物治疗的重要参考，因而成为医院感染监测的重要内容。

在不同的地区和医院，医院感染常见致病菌差异很大。不同的感染部位，常见的致病菌也有差异。1997—1998年欧洲14个国家24个教学医院从血液、院内肺炎、皮肤软组织和泌尿道感染中共分离得到15 704株细菌，发现超过95%的感染是由15个种属的细菌导致，其中葡萄球菌和大肠埃希菌属的比例超过50%。医院感染肺炎中，由这两种菌属导致的比例超过30%；血液和泌尿道感染中，大肠埃希菌所占比例分别达20.8%和49.3%，占第一位；而在院内肺部和皮肤感染中，葡萄球菌属占第一位，所占比例分别达21.5%和37.4%。

根据美国全国医疗安全网络系统（National Healthcare Safety Network，NHSN）监测报告，2006年1月—2007年10月463所医院中心静脉插管相关感染（central line-associated bloodstream infection，CLABSI）、呼吸机相关性肺炎（ventilator-associated pneumonia，VAP）、尿管插管相关感染（catheter-associated urinary tract infections，CAUTI）和手术部位感染（surgical site infection，SSI）、操作相关肺炎（post-procedure pneumonia，PPP）共分离出病原菌33848株，居前八位的病原菌分别为凝固酶阴性葡萄球菌、金黄色葡萄球菌、肠球菌、白假丝酵母菌、大肠埃希菌、铜绿假单胞菌、肠杆菌属和鲍曼不动杆菌。其中CLABSI居前三位的病原菌分别为凝固酶阴性葡萄球菌、肠球菌和白假丝酵母菌，VAP居前三位的病原菌分别为金黄色葡萄球菌、铜绿假单胞菌和肠杆菌属、鲍曼不动杆菌，CAUTI居前三位的病原菌分别为大肠埃希菌、白假丝酵母菌和肠球菌，SSI居前三位的病原菌分别为金黄色葡萄球菌、凝固酶阴性葡萄球菌和肠球菌，详见表3-3。

表3-3 2006年1月—2007年10月NHSN报告各部位感染居前列的病原体分布

病原体 (n=33,848)	CLABSI		CAUTI		VAP		SSI		合计*	
	N	%	N	%	N	%	N	%	N	%
鲍曼不动杆菌	252	2.21	109	1.16	498	8.36	42	0.60	902	2.66
凝固酶阴性葡萄球菌	3900	34.13	234	2.50	79	1.33	965	13.74	5178	15.30
白假丝酵母菌	1342	11.74	1974	21.05	160	2.69	145	2.07	3628	1072
大肠埃希菌	310	2.71	2009	21.42	271	4.55	671	9.55	3264	9.64
肠球菌	1834	16.05	1393	14.85	77	1.29	788	11.21	4093	12.10
肠杆菌属	443	3.88	384	4.10	498	8.36	293	4.17	1624	4.80
铜绿假单胞菌	357	3.12	938	10.00	972	16.31	390	5.55	2664	7.87
金黄色葡萄球菌	1127	9.86	208	2.22	1456	24.43	2108	30.01	4913	14.51

*合计包括PPP

Scott T 等对一所教学医院 2003 年 1 月—2005 年医疗相关性肺炎（health care-associated pneumonia，HCAP）进行研究，病原体分布位于前五位的分别为 MRSA（30.6%）、铜绿假单胞菌（25.5%）、甲氧西林敏感的金黄色葡萄球菌（13.9%）、肺炎链球菌（10.4%）和鲍曼不动杆菌（10.0%）。

2002 年 1—12 月，安徽省医院感染监控网 40 所医院共上报医院感染病例 8 490 例，其中分离出病原菌 3808 株，分离阳性率 45.30%。其病原菌以 G^- 杆菌占 42.33%，居前 5 位的病原菌分别为大肠埃希菌、铜绿假单胞菌、肠埃希菌属、克雷伯菌属、不动杆菌属；其次为 G^+ 球菌占 26.73%，居前 3 位的是金黄色葡萄球菌、表皮葡萄球菌、肠球菌属；其他分别为真菌占 25.68%，其他病原体占 5.25%。病原体来源前 5 位为下呼吸道 1478 株（38.81%）、手术切口 535 株（14.05%）、皮肤软组织 257 株（6.75%）、胃肠道 225 株（5.91%）。下呼吸道、泌尿道、胃肠道常见的病原菌均是真菌居首位；下呼吸道为铜绿假单胞菌、表皮葡萄球菌；泌尿道为大肠埃希菌、肠杆菌属；胃肠道为肠杆菌属、肠球菌属；手术部位为大肠埃希菌、肠杆菌属、表皮葡萄球菌、铜绿假单胞菌；皮肤软组织为金黄色葡萄球菌；菌血症为表皮葡萄球菌；烧伤部位为铜绿假单胞菌。

2003 年 1 月—2005 年 12 月山东省医院感染监控网共收集医院感染病例 43 038 例次，病原菌 5 626 株。其中 G^- 杆菌 3 278 株（58.27%），G^+ 球菌 1 454 株（25.84%），真菌 894 株（15.89%）。G^- 杆菌主要为大肠埃希菌、铜绿假单胞菌、肺炎克雷伯菌、鲍曼不动杆菌、阴沟肠杆菌和嗜麦芽寡养单胞菌。G^+ 球菌主要为金黄色葡萄球菌、凝固酶阴性葡萄球菌、肠球菌属和肺炎链球菌。白假丝酵母菌 243 株，占真菌的 27.18%。下呼吸道感染主要的病原菌为铜绿假单胞菌、大肠埃希菌和肺炎克雷伯菌，分别占 19.62%、12.30% 和 11.90%；手术部位感染主要为大肠埃希菌、金黄色葡萄球菌和凝固酶阴性葡萄球菌，分别占 38.51%、19.08% 和 11.97%；泌尿道感染为大肠埃希菌、真菌和肠球菌属，分别占 37.05%、31.14% 和 7.54%。

2007 年 1、4、7、10 月我国的全国医院感染监控网医院共报告医院感染 15173 例，16895 例次。感染部位居前 5 位的分别为下呼吸道（35.86%）、上呼吸道（21.76%）、泌尿道（10.97%）、胃肠道（9.29%）、手术部位（7.03%），见图 3-1。共分离出 5495 株病原体，其中也以革兰阴性需氧杆菌，占所有分离病原菌的 56.51%，居前 5 位的分别为大肠埃希菌、铜绿假单胞菌、不动杆菌属、克雷伯菌属、肠杆菌属。G^+ 菌占 22.20%，以金黄色葡萄球菌、肠球菌属、其他凝固酶阴性葡萄球菌、表皮葡萄球菌、其他链球菌居前 5 位。真菌占 20.82%。病原菌来源主要为下呼吸道 2944 株（53.58%），排在前 5 位其余部位分别是泌尿道 880 株（16.01%）、菌血症 380 株（6.92%）、表浅切口 263 株（4.79%）、胃肠道 172 株（3.13%）。根据病原菌的来源部位，居首位的病原菌在呼吸道为铜绿假单胞菌；泌尿道、表浅切口、深部切口、菌血症为大肠埃希菌；胃肠道为真菌；皮肤软组织、烧伤部位为金黄色葡萄球菌；血管相关感染为金黄色葡萄球菌和表皮葡萄球菌。下呼吸道、泌尿道、菌血症、表浅切口、胃肠道居前五位的病原体见表 3-4、3-5、3-6、3-7、3-8。同感染率存在地域性差异一样，引起医院感染的流行菌株各个国家和地区也不相同，这可能与抗菌药物选择性压力有关。医院感染各部位主要病原体在总病原体中的构成情况见表 3-9。

病毒也是医院感染的重要病原体。常见的医院病毒感染有呼吸道合胞病毒、副流感病毒引起的呼吸道感染；流感、风疹、病毒性肝炎均很常见。柯萨奇病毒在新生儿中易造成暴发流行，病死率高。单纯疱疹病毒、巨细胞病毒、水痘带状疱疹均可造成感染流行。

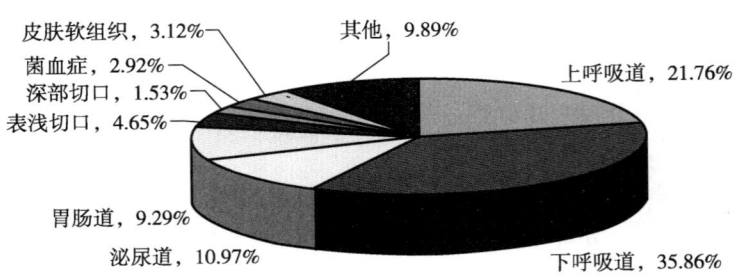

图 3-1 2007 年全国医院感染监测网 1、4、7、10 月份医院感染分布

表 3-4 下呼吸道居前 5 位的病原体

病原体	构成比（%）
铜绿假单胞菌属	13.96
不动杆菌属	13.52
克雷伯菌属	12.67
白假丝酵母菌（白色念珠菌）	12.67
金黄色葡萄球菌	8.56

表 3-5 泌尿道居前 5 位的病原体

病原体	构成比（%）
大肠埃希菌	28.52
肠球菌属	17.05
白假丝酵母菌（白色念珠菌）	8.07
其他真菌	17.05
克雷伯菌属	4.77

表 3-6 菌血症居前 5 位的病原体

病原体	构成比（%）
大肠埃希菌	22.11
凝固酶阴性葡萄球菌	12.11
克雷伯菌属	9.74
金黄色葡萄球菌	8.95
表皮葡萄球菌	7.11

表 3-7 表浅切口居前 5 位的病原

病原体	构成比（%）
大肠埃希菌	30.42
铜绿假单胞菌属	12.17
金黄色葡萄球菌	9.51
肠球菌属	8.37
不动杆菌属	6.46

表 3-8 胃肠道居前 5 位的病原体

病原体	构成比（%）
白色念珠菌	33.14
其他真菌	41.86
大肠埃希菌	5.23
铜绿假单胞菌属	3.49
其他革兰阴性杆菌	3.49

表3-9 各部位主要病原体在总病原中的构成情况

病原体	上呼吸道	下呼吸道	胸膜腔	泌尿道	胃肠道	腹腔内组织	表浅切口	深部切口	器官腔隙	细菌性脑膜炎	血管相关	输血相关	菌血症	皮肤软组织	烧伤部位	其他
金黄色葡萄球菌	0.35	4.59	0.02	0.44	0.00	0.09	0.45	0.27	0.05	0.05	0.20	0.00	0.62	0.47	0.36	0.09
表皮葡萄球菌	0.09	0.86	0.02	0.27	0.02	0.09	0.25	0.05	0.04	0.00	0.20	0.00	0.49	0.15	0.00	0.16
其他凝固酶阴性葡萄球菌	0.05	1.13	0.00	0.45	0.00	0.07	0.24	0.11	0.04	0.22	0.16	0.00	0.84	0.16	0.04	0.09
肺炎链球菌	0.00	0.25	0.00	0.00	0.00	0.00	0.00	0.00	0.00	0.00	0.00	0.00	0.02	0.00	0.00	0.00
其他链球菌	0.02	0.20	0.07	0.35	0.00	0.00	0.09	0.07	0.04	0.02	0.00	0.00	0.18	0.07	0.00	0.05
肠球菌属	0.04	0.58	0.04	2.73	0.09	0.29	0.40	0.31	0.18	0.05	0.13	0.00	0.33	0.15	0.02	0.11
其他G⁺菌	0.04	0.38	0.00	0.15	0.02	0.02	0.05	0.00	0.00	0.00	0.02	0.00	0.15	0.05	0.02	0.00
大肠埃希菌	0.22	4.37	0.04	4.57	0.16	0.38	1.46	0.31	0.20	0.02	0.07	0.00	1.53	0.25	0.11	0.18
克雷伯菌属	0.20	6.79	0.02	0.76	0.04	0.16	0.22	0.16	0.04	0.02	0.16	0.00	0.67	0.16	0.07	0.00
肠杆菌属	0.09	3.09	0.02	0.58	0.00	0.16	0.20	0.09	0.02	0.05	0.04	0.00	0.27	0.20	0.04	0.11
沙雷菌属	0.04	0.71	0.00	0.04	0.00	0.00	0.09	0.00	0.00	0.00	0.02	0.00	0.02	0.02	0.00	0.02
变形杆菌属	0.00	0.29	0.00	0.29	0.02	0.04	0.07	0.02	0.00	0.02	0.02	0.00	0.04	0.05	0.02	0.00
枸橼酸杆菌属	0.00	0.31	0.00	0.11	0.07	0.00	0.07	0.02	0.00	0.00	0.00	0.00	0.02	0.02	0.02	0.00
铜绿假单胞菌属	0.15	7.48	0.04	0.53	0.11	0.09	0.58	0.29	0.05	0.02	0.05	0.00	0.29	0.40	0.20	0.05
其他假单胞菌属	0.05	1.53	0.00	0.16	0.00	0.00	0.09	0.04	0.00	0.00	0.05	0.00	0.20	0.11	0.02	0.02
不动杆菌属	0.16	7.24	0.09	0.40	0.02	0.05	0.31	0.13	0.18	0.02	0.13	0.02	0.31	0.20	0.11	0.09
产碱杆菌属	0.02	0.11	0.00	0.02	0.00	0.00	0.02	0.05	0.00	0.00	0.00	0.00	0.05	0.00	0.00	0.00
嗜麦芽窄食单胞菌	0.07	1.38	0.00	0.09	0.00	0.00	0.02	0.05	0.00	0.00	0.00	0.00	0.04	0.00	0.02	0.02
嗜血假单胞菌属	0.02	0.53	0.00	0.00	0.00	0.05	0.04	0.00	0.00	0.00	0.04	0.00	0.11	0.00	0.00	0.02
其他G⁻菌	0.02	0.67	0.00	0.05	0.11	0.00	0.00	0.04	0.00	0.02	0.02	0.00	0.05	0.00	0.00	0.00
厌氧菌	0.04	0.20	0.09	0.00	1.04	0.11	0.09	0.11	0.02	0.02	0.11	0.00	0.36	0.07	0.02	0.47
白色念珠菌	0.31	6.79	0.05	1.29	1.31	0.07	0.04	0.05	0.04	0.00	0.18	0.00	0.33	0.05	0.04	0.58
其他真菌	0.44	4.09	0.00	2.73	0.11	0.00	0.00	0.00	0.00	0.00	0.00	0.00	0.00	0.00	0.00	0.00
病毒	0.04	0.00	0.00	0.00	0.00	0.00	0.00	0.00	0.00	0.00	0.00	0.02	0.00	0.00	0.00	0.00
合计	2.44	53.58	0.40	16.01	3.13	1.73	4.79	2.18	0.89	0.55	1.60	0.02	6.92	2.60	1.09	2.07

(贾会学　李六亿)

思考题

1. 引起医院感染的 G^+ 菌主要有哪些？有何特点？
2. 引起医院感染的 G^- 菌主要有哪些？有何特点？
3. 医院感染病原体是如何分布的？
4. 不同部位医院感染病原体有何不同？

参考文献

1. 张亚莉，汪能平．医院感染的病原学．现代医院，2004，4（2）：15-19．
2. 刘振声，金大鹏，陈增辉．医院感染管理学．北京：军事医学科学出版社，2000．
3. 杨绍基．医院感染的病原体演变趋势及防治对策．新医学，2006，37（9）：612-613．
4. 周彦娇，张鹏，吴尚为．医院感染的病原体及耐药现状．中华医院感染学杂志，2005，15（7）：1317-1320．
5. 杨琦，童立慈，何源沁．安徽省医院感染监控网医院感染病原菌分布及耐药性分析．中华医院感染学杂志，2004，14（2）：209-211．
6. 任勇，樊悦，申翠华等．2003-2005年山东省医院感染监控网病原菌分布及耐药性监测．中华医院感染学杂志，2007，17（5）：581-583．
7. Alicia I, Jonathan R, Jean P. Antimicrobial Resistant Pathogens Associated with Healthcare-Acquired Infections. www.cdc.gov
8. Scott T, Katherine E, Richard M. Health care-associated pneumonia and community-acquired pneumonia: a single-center. Antimicrob Agents Chemother, 2007, 51 (10): 3568-3573.

第四节　医院感染病原体的变迁及耐药性

一、医院感染病原体的变迁

医院感染的微生物种类随治疗方法、药物种类和诊断技术的发展而变化。20世纪40年代前，医院感染的病原菌几乎全是 G^+ 球菌；进入20世纪60年代，G^- 杆菌取代 G^+ 球菌成为医院感染的主要病原体。近年来头孢菌素尤其是三代头孢和广谱抗菌药物的大量应用以及侵入性操作的增多，在 G^- 杆菌得到有效控制的同时，G^+ 球菌呈上升趋势，同时，真菌在各类病原体中所占的比例越来越大，病毒、衣原体也成为医院感染的重要病原体。

随着侵入性操作的增多以及免疫抑制剂的大量应用，真菌感染率不断上升，居各种病原体感染率上升的首位。Rodriguez Tudela等综述了西班牙国内近20年的真菌感染情况，结果发现自1970年至今念珠菌病和曲霉菌病的发病率分别上升了40倍和6.5倍，占医院感染菌血症的5%～10%。感染的真菌中以白色念珠菌最多。全国医院感染监控网监测的资料表明，真菌感染率从1999年的0.16%上升到2007年的0.23%，感染率差异有统计学意义（$P<0.05$）。我国的陈东科等从3532株念珠菌中分离出白色念珠菌占67.3%，热带念珠菌占14.9%，克柔念珠菌和亚热带念珠菌也有增高趋势。这与抗菌药物的泛用与不合理应用有着密切的关系，在美国对抗菌药物进行严格管理后，细菌耐药性和真菌感染的比例上升速度明显减缓。从总体来看，我国对真菌引起医院感染尚缺乏具体评价，对真菌感染的检测和控制

水平与真菌的发病情况相比还较为滞后。

自从抗菌药物问世以来，很多感染性疾病得到了有效控制。但是由于抗菌药物的长期、广泛使用与滥用，抗菌药物压力导致病原菌获得性耐药性广泛出现及感染菌谱的变迁，一些条件致病性细菌或真菌在医院环境中扩散，病人一旦蒙受相应的感染，使许多抗菌药物失去对它的抗菌效应。

另外新病原体的出现给医院感染的预防与控制提出了严峻的挑战：由于引起感染的病原体是一种新的病原体，人们对它缺乏认识和了解，对其感染源、感染途径不甚清楚，而人群又缺乏特异的免疫力，普遍易感，这时如果这种疾病引起人群感染，就很容易导致医院感染的发生，甚至医院感染的流行。2002年至2003年在全球范围内流行的SARS，导致大量的住院病人和医务人员的感染。近30年来出现了数十种新的传染病如艾滋病、幽门螺杆菌引起的感染、禽流感等。在诊疗这些疾病的同时，医院感染的控制成为我们所面临的重要挑战。

二、医院感染病原体的耐药性

细菌耐药性是指致病微生物对于抗菌药物作用的耐受性或对抗性。它是抗菌药物、细菌本身及环境共同作用的结果。分为天然耐药和获得性耐药，前者因染色体DNA突变所致，后者大多由质粒、噬菌体及其他遗传物质携带外来的DNA片段所致。细菌耐药现象还分为交叉耐药与多重耐药。前者是指细菌对同一作用机制药物中不同种类的药物同时耐药，例如对环丙沙星、氧氟沙星、加替沙星等同时耐药。后者是指细菌对不同作用机制药物同时耐药，例如对青霉素、庆大霉素、氧氟沙星、红霉素等同时耐药。细菌耐药机制主要有四种：第一产生一种或多种水解酶、钝化酶和修饰酶；第二对抗菌药物作用的靶位改变，包括青霉素结合蛋白位点和DNA解旋酶的改变；第三细菌膜的通透性下降，包括细菌生物被膜的形成和通道蛋白丢失；第四细菌主动外排系统的过度表达。在上述耐药机制中，第一、二种耐药机制具有专一性，第三、四种耐药机制不具有专一性。

医院感染中占主要比例的G^-杆菌的耐药基因转移，不但在同种内各株之间发生，也可在异种、异属之间发生。耐药菌对某一抗菌药物抵抗的同时，也可对化学结构相似的药物产生交叉性耐药。耐药菌对结构相似抗菌药物耐药的"泛化"和细菌之间的耐药性传递，使耐药现象滚雪球似地放大，导致多重耐药菌株出现与扩散。由于耐药菌出现和扩散速度越来越快，医院正面临一场前所未有的"抗菌药物耐药性危机"。

2007年1、4、7、10月全国医院感染监控网数据显示G^-杆菌对临床常见抗菌药物的耐药性，以氨苄西林、头孢唑林的耐药率最高，大部分都在85%以上；除嗜麦芽窄食单胞菌属、其它假单胞菌属对亚胺培南的耐药率在60%以上，铜绿假单胞菌属与不动杆菌对亚胺培南的耐药率分别为26.97%、33.58%外，其它对亚胺培南均较敏感，敏感率均在80%以上。嗜麦芽窄食单胞菌属对大多数头孢菌素类耐药，对亚胺培南的耐药率高达93.62%，对复方新诺明、环丙沙星耐药率相对较低，分别为23.26%、34.15%，G^-杆菌对抗菌药物的耐药率见表3-10。金黄色葡萄球菌、表皮葡萄球菌对苯唑西林耐药率分别达77.63%、81.72%，其他凝固酶阴性葡萄球菌对大多数抗菌药物的耐药率较表皮葡萄球菌高，肠球菌菌属除万古霉素外，对其他抗菌药物的耐药性均较高，大多数G^+球菌对万古霉素敏感，G^+球菌对抗菌药物的耐药情况见表3-11。

表 3-10 G⁻ 细菌对抗菌药物的耐药率 (%)

病原体	氨苄西林	哌拉西林	头孢唑林	头孢哌酮	头孢他啶	头孢西丁	亚胺培南	庆大霉素	阿米卡星	诺氟沙星	环丙沙星	四环素	SMZ	氯霉素
大肠埃希菌	91.63	77.32	86.19	73.75	63.04	33.70	2.76	67.40	20.90	68.42	74.39	87.76	77.84	53.19
克雷伯菌属	94.14	74.13	63.93	61.86	49.48	27.64	5.14	48.60	27.30	26.32	47.12	59.26	56.96	36.00
肠杆菌属	97.04	68.46	94.90	64.29	61.01	88.16	3.92	60.10	30.95	33.33	47.80	64.29	72.73	58.97
沙雷菌属	91.30	72.22	88.00	44.44	23.68	87.50	17.24	36.00	40.74	50.00	16.00	100.00	12.50	50.00
变形杆菌属	61.11	40.00	56.52	66.67	24.14	0.00	3.33	50.00	13.04		53.57	50.00	70.59	100.00
枸橼酸杆菌属	95.45	73.68	84.21	50.00	58.33	100.00	10.00	64.71	23.53	66.67	60.00	66.67	90.91	66.67
铜绿假单胞菌属	89.93	48.75	88.89	56.85	41.44	85.37	26.97	43.47	34.12	68.75	43.39	100.00	90.04	90.00
其他假单胞菌属	94.44	52.38	93.10	50.00	36.52	75.00	62.50	70.97	54.55	85.71	61.43	84.62	35.21	57.14
不动杆菌属	90.21	74.03	93.85	47.89	61.15	94.20	33.58	65.06	55.18	60.00	66.87	41.67	63.51	82.61
广碱杆菌属	71.43	22.22	100.00	60.00	21.43	50.00	9.09	90.91	91.67		55.56	0.00	50.00	66.67
嗜麦芽窄食单胞菌	95.00	77.50	94.44	66.67	43.55	100.00	93.62	71.05	78.43	100.00	34.15	66.67	23.26	37.50
嗜血杆菌属	37.50				0.00		0.00	0.00	0.00		0.00	80.00	50.00	0.00
其他 G⁻ 菌	94.12	40.00	63.64	8.89	45.95	62.50	18.18	37.50	31.43	56.25	25.71	100.00	40.91	40.00

表 3-11 G⁺ 球菌对抗菌药物的耐药率 (%)

细菌	青霉素 G	氨苄西林	苯唑西林	哌拉西林	头孢唑林	头孢哌酮	头孢他啶	头孢西丁	亚胺培南	阿米卡星	诺氟沙星	环丙沙星	万古霉素	红霉素	克林霉素
金黄色葡萄球菌	94.05	93.33	77.63	81.25	72.59	63.64	63.49	84.31	61.76	69.06	62.07	82.72	0.00	86.97	90.91
表皮葡萄球菌	92.92	84.38	81.72	60.00	55.17	100.00	66.67	70.00	63.64	20.00	90.00	63.79	0.90	73.50	81.82
其他凝固酶阴性葡萄球菌	93.37	87.80	83.55	100.00	65.31	50.00	75.00	70.37	44.44	20.93	90.00	76.36	1.69	87.86	83.87
肺炎链球菌	9.09		100.00		0.00								0.00	75.00	
其他链球菌	38.64	35.29	84.62	0.00	9.09	100.00	33.33	100.00	50.00	54.55	100.00	47.62	8.16	75.56	50.00
肠球菌属	68.13	65.26	87.50	72.73	85.29	100.00	57.14	66.67	50.00	82.35	83.33	77.10	2.33	90.14	100.00
其他 G⁺ 球菌	73.91	58.33	64.29	33.33	69.23	33.33	60.00	100.00	37.50	25.00	66.67	20.00	0.00	78.95	75.00

2002年1～12月，安徽省医院感染监控网40所医院上报医院感染病例中分离出病原菌3808株，G^-杆菌对抗菌药物的耐药以氨苄西林、头孢唑林及苯唑西林的耐药率最高。除铜绿假单胞菌及嗜麦芽寡养假单胞菌外，对亚胺培南均较敏感。大肠埃希菌对庆大霉素的耐药率为67.93%，而对阿米卡星的耐药率为35.45%，两者比较耐药性差异有非常显著性（$P<0.01$）。对氧氟沙星较敏感，与对环丙沙星耐药性比较差异无显著性（$P>0.05$），铜绿假单胞菌对头孢哌酮、阿米卡星耐药率相对较低，两者分别与同类药物耐药性相比差异非常显著（$P<0.01$）。不动杆菌属对氧氟沙星、复方新诺明、头孢噻肟耐药率相对较低，嗜麦芽寡养假单胞菌对万古霉素、环丙沙星、氧氟沙星敏感。

抗菌药物的耐药问题是研究医院感染的重要组成部分。细菌是引起医院感染最重要的病原体，抗菌药物的广泛使用甚至滥用使医院感染的细菌呈现如下特点：（1）MRSA和MRCNS感染率升高。（2）耐青霉素肺炎链球菌（PRSP）在世界范围内传播。（3）VRE的大量出现。（4）产超广谱β内酰胺酶（ESBLs）和AmpCβ-内酰胺酶的细菌不断上升。（5）多重耐药的假单胞菌属、不动杆菌属明显上升。

（一）MRSA和MRCNS

1961年英国首次报道了MRSA后，世界各国绝大多数地区均有报道，其在金黄色葡萄球菌中的比例越来越高，耐药形势也异常严峻，仍是当前耐药的G^+菌的主要问题。英国的Reacher等对血液中分离出的金黄色葡萄球菌进行了连续9年的监测，结果发现MRSA在9年中显著增加，从1990年的1.7%上升至1993年的3.8%，至1998年上升至34%。加拿大医院感染的监控资料显示，从1995—2000年，MRSA占金黄色葡萄球菌的百分率从1%上升至8%。美国NNIS报告2003年分离的MRSA较1998—2002年上升了11%，在ICU内金黄色葡萄球菌对甲氧西林的耐药率从20世纪90年代中期的30%～40%上升至2002年的57%。欧洲26个国家，151所医院的内置导管相关感染调查发现，最常见的微生物为凝固酶阴性葡萄球菌和金黄色葡萄球菌，且19%的导管上呈多重感染和多重耐药现象。在欧洲某些地区，MRCNS占CNS的60%～70%。美国NHSN监测报告2006年1月—2007年10月463所医院CLABSI、VAP、CAUTI、SSI、PPP病原菌耐药性分析，MRSA占金黄色葡萄球菌的56%，SSI病原体中49%的金黄色葡萄球菌为MRSA。

金黄色葡萄球菌（简称金葡菌）作为我国引起医院感染的主要病原体，已有65%左右为MRSA耐药菌株，近年来我国MRSA引起感染的比例在逐年增加，远远超出发达国家和国际的平均水平，给临床病人的治疗工作带来困难，增加病人的病死率，甚至引起医院感染的暴发；同时由于MRSA在医院与社区的广泛存在，可以引起社会人群的感染。MRSA的感染已经不仅严重威胁到病人和医务人员的健康和安全，同时也是关系到广大人民群众的健康和生命安全的大事。MRSA除对万古霉素和替考拉宁敏感外，对绝大多数抗菌药物的耐药率均>70%，MRCNS情况与MRSA接近。在感染率较高的ICU内，MRSA占金黄色葡萄球菌的百分率达95.5%。余续发等对院内MRCNS感染做了专项调查，结果发现以耐甲氧西林表皮葡萄球菌最多，达44.5%，其中MRCNS引起的尿路感染达41.9%，环境检测中发现留置导管、氧气湿化瓶、吸痰器等因素与MRCNS的感染有关，且对氨基糖苷类和新型喹诺酮类抗菌药物有很高水平的耐药。2007年1、4、7、10月全国医院感染监控网数据显示，MRSA占金黄色葡萄球菌的百分率达77.6%，MRCNS占凝固酶阴性葡萄球菌的百分率达80%以上。

同时应该引起我们高度注意的是自1996年日本报道第一株对万古霉素中介的金黄色葡

萄球菌（VISA）以来，在 2002 年 7 月美国 CDC 确证并公布了世界第一例真正耐万古霉素的金黄色葡萄球菌（VRSA），引起在国际范围内一定程度的恐慌，由这种菌引起的感染已无抗菌药物可用，病死率极高，一旦流行开来，后果将不堪设想，虽然目前仅有 8 株相关菌被报道，但其潜在的公共卫生意义重大。

（二）PRSP

1965 年美国波士顿首先报道了 PRSP，20 世纪 80 年代开始在世界范围内流行。2003 年西班牙的 Viciana 等报道了 2 年中从痰、血液、支气管等部位分离出的 138 株肺炎链球菌的流行病学资料，其中 45.9% 的肺炎链球菌对青霉素耐药，20% 对头孢菌素耐药。Hachiya 等用 MIC 确定的肺炎链球菌的抗药性，结果报道在 140 株肺炎链球菌中青霉素敏感肺炎链球菌（PSSP）占 47.1%，中度敏感青霉素肺炎链球菌（PISP）占 43.6%，PRSP 占 9.3%，一些 PISP 和 PRSP 对头孢菌素和喹诺酮类耐药。近年来我国多中心研究发现无论儿童还是成年人，从中分离的 PRSP 占全部肺炎链球菌的 10.0%~50.0%，这个数据同 Hachiya 的报道相似。2003 年台湾地区在肺炎链球菌感染的患者中，发现 PRSP 的比例在成人和儿童分别为 45.5% 和 41.9%。2002 年上海地区耐药性监测发现肺炎链球菌中青霉素不敏感株（PISP 和 PRSP）的发生率在成人和儿童分别为 7.5% 和 40%，已出现对头孢曲松的耐药株（28.9%），这较 20 世纪 80 年代中期 1% 的 PRSP 的分离率已有明显提高。2007 年 1、4、7、10 月全国医院感染监控网数据显示，PRSP 占全部肺炎链球菌的 9.1%。

（三）VRE

肠球菌属是医院感染的常见重要病原菌之一，肠球菌属为条件致病菌，临床上广谱抗菌药物的使用破坏了正常菌群的保护作用，降低了消化道对外源微生物的抵抗力，有利于肠球菌属的定植并过度生长，增加了其感染的危险性。与其他 G^+ 菌相比，肠球菌属具有更强的天然耐药性，易被诱导产生新的耐药性。其对头孢菌素、低浓度克林霉素和氨基糖苷类抗菌药物等固有耐药，而对含内酰胺类、四环素及红霉素等可产生获得性耐药，临床一般联合用药治疗严重肠球菌属感染。近年来由于广谱抗菌药物和免疫抑制剂的广泛应用及侵入性治疗的增加，肠球菌属感染和耐药日益增多，特别是 VRE 的出现给临床治疗造成极大的困难。

1986 年质粒介导的 VRE 在欧洲首先被检测到，此后大量报道，以美国最为多见。美国 VRE 感染所占的比例由 1989 年的 0.4% 上升至 1993 年的 7.9%，1995 年超过 10%。美国 2004 年对 670 所医院的耐药监测显示 VRE 位于医院耐药菌第二位，到 2005 年 VRE 发生率为 28% 左右，而另一项由 28 个国家 700 个临床微生物实验室参加的欧洲 1999 年—2002 年的 EARSS 监测资料报道粪肠球菌的万古霉素耐药菌株为 7%，屎肠球菌为 37%。2001 年—2002 年哥伦比亚对 5 个城市中 15 所医院的侵入性肠球菌和葡萄球菌进行监控，20.8% 为肠球菌属，其中 9.7% 对糖肽类抗菌药物耐药。这较美国 CDC1989 年 0.3% 的分离率已有显著提高。美国 NHSN 监测报告 2006 年 1 月—2007 年 10 月 463 所医院 CLABSI、VAP、CAUTI、SSI、PPP 病原菌耐药性分析，80% 的屎肠球菌、7% 的粪肠球菌为 VRE，SSI 病原体中 57% 的屎肠球菌为 VRE。

到目前为止，肠球菌属共鉴定出 9 个亚型，VanA、VanB、VanC1、VanC2、VanC3、VanD、VanE、VanF、VanG。尽管只有 VanA 是高度耐药，其他型表现为诱导性耐药，但其在临床上的危害不容忽视。VRE 还存在将万古霉素耐药性传递到金黄色葡萄球菌的危险。1997 年日本报道了第 1 株对万古霉素和替考拉宁敏感性降低的金黄色葡萄球菌，引起了世界范围内的普遍关注。2002 年 7 月美国发现了第 1 例耐万古霉素金黄色葡萄球菌

(VRSA)'-61，至2006年3月共发现4例。由于近年来对万古霉素中度耐药金黄色葡萄球菌（VISA）分离株及万古霉素依赖性肠球菌（VDE）感染的不断增多，VRE的实验室检测和医院感染的控制愈来愈重要。

此外VRE的耐药基因可通过质粒转移给其他肠球菌属或其他种类的细菌如金黄色葡萄球菌，产生多重耐药性。有研究发现，VanA基因在体外可以转移到金黄色葡萄球菌上，从而构建成VRSA，这一现象在临床患者身上也得到证实。一旦VRSA在医院内流行，临床将面临无药可用的被动局面。另一引起关注的抗药性问题是中度耐万古霉素金黄色葡萄球菌（VISA）或中度耐糖肽类抗菌药物金黄色葡萄球菌（glycopeptide intermediate S. aureus, GISA）。该抗药性的产生与VRE抗药机制无关，现已成为美国医院感染监测的重点内容。

我国近年细菌耐药监测结果表明，各地万古霉素耐药肠球菌发生率有较大差异，为0～10%左右。2004年395株粪肠球菌中的VRE发生率在北京协和医院为2%，处于中介的菌株有12.4%；221株屎肠球菌中的VRE则分别为0和4.1%。上海市细菌耐药性监测小组报道，2000年—2001年上海地区医院肠球菌属中粪肠球菌和屎肠球菌对万古霉素的耐药率分别为6.9%和3.3%，与北京地区的报道相近；但于2002年—2004年的监测资料中未见万古霉素和替考拉宁耐药株。中国细菌耐药监测研究组（BRSSG）2002年—2003年度监测251株粪肠球菌与58株屎肠球菌发现粪肠球菌对替考拉宁100%敏感，检出5株Van B型万古霉素中介粪肠球菌，还检出3株Van A型屎肠球菌，对万古霉素、去甲万古霉素和替考拉宁均耐药。这是BRSSG研究组自1998年开始进行细菌耐药监测以来首次发现对万古霉素与替考拉宁都耐药的屎肠球菌。而李家泰的监测结果是14株万古霉素中介肠球菌表型分析均属VanB型，表明国内VRE均为获得性耐药，提示与抗菌药物的滥用密切相关，值得引起注意。2007年1、4、7、10月全国医院感染监控网数据显示，肠球菌属VRE的检出率为2.3%。

VRE感染主要为医院感染获得，VRE的医院感染有其危险因素，如长时间的住院、头孢菌素类和其他广谱抗菌药物的应用；住肾病、肿瘤科、急救监护病房、外科病房者VRE感染的发生率高。VRE可在医院内及医院间传播引起暴发流行。肠球菌可在护士及其他医务人员手上分离出，所以医务人员可能为医院感染的主要传播者。尿路感染是肠球菌引起最常见的感染，多发生在留置导尿管、尿路结构异常的患者；其次是腹部和骨盆感染。菌血症是肠球菌引起的第三位的常见感染，可合并细菌性心内膜炎。有肠球菌引起脑膜炎的报道，但较为罕见。肠球菌很少引起蜂窝组织炎。肠球菌常从痰培养中分离出来，但在成人很少引起呼吸道感染。

（四）产超广谱β-内酰胺酶（ESBLs）和AmpCβ-内酰胺酶的细菌

对目前临床用量最大的抗菌药物——β-内酰胺类抗菌药物而言，G^-杆菌耐药性是其产生β-内酰胺酶的结果。早期单纯的β-内酰胺酶仅能水解青霉素类抗菌药物，但自三代头孢菌素广泛应用于临床以来，细菌产生的β-内酰胺酶已发生了变异。超广谱β-内酰胺酶（ESBL）是由质粒或染色体介导的能赋予细菌对多种超广谱β内酰胺类抗菌药物耐药的酶，既可水解青霉素类药物，也能破坏头孢菌素类药物，特别是三代头孢菌素。ESBLs主要由G^-杆菌如肺炎克雷伯菌、大肠埃希菌、不动杆菌属、铜绿假单胞菌产生。资料显示大肠杆菌中产ESBL菌株约占25%，肺炎克雷伯菌中约为57%，对三代头孢菌素和氨曲南大多耐药。

ESBLs是1982年在英格兰首先被发现，随之在世界各地不断有新的ESBLs被检出。

ESBLs 分为 TEM、SHV、OXA、CTXM 及其他型 5 类。韩国的 Jeong 等在肺炎克雷伯菌和大肠埃希菌中 ESBLs 的检出率为 39.2%，以 TEM 和 SHV 型为主，且有 52% 的 ESBLs 对头孢他啶耐药。并检出一种新型变异株 TEM。美国有关资料显示有 10%～40% 的大肠埃希菌和肺炎克雷伯菌表达 ESBLs，碳青酶烯类抗菌药物是治疗 ESBLs 感染的有效药物。我国的 ESBLs 以 CTXM 为主。周田美等报道了从 330 株大肠埃希菌和肺炎克雷伯菌中共检出 110 株产 ESBLs 菌株，总检出率为 33.3%，产 ESBLs 菌株对亚胺培南 100% 敏感，对头孢西丁、阿米卡星耐药率分别为 5.6%～24.3%、24.3%～44.1%。

AmpC 是一种介导 G^- 杆菌耐药的新型广谱 β-内酰胺酶，是多种 G^- 菌的固有酶，正常情况下含有此酶的 G^- 菌不表现耐药，只有遗传学突变产生过量时才导致耐药。β-内酰胺酶抑制剂对其抑制作用较弱。最初认为 AmpC 基因由染色体携带而不易在细菌中扩散，但近些年不断证明存在质粒介导的 AmpC 酶，主要由原本不携带或携带不完全的 AmpC 基因的细菌如克雷伯菌属、大肠埃希菌、奇异变形菌、沙门菌属以及某些志贺菌属产生。目前质粒介导的 AmpC 已在世界范围内流行。Alvarez 等研究发现，在 757 株耐药的肺炎克雷伯菌、产酸克雷伯菌和大肠埃希菌中，质粒介导的 AmpC 型 β-内酰胺酶分别占所有耐药菌株的 8.5%、6.9%、4.0%，以 ACT1、CMY2、FOX5 为主，且有 11% 的耐药菌株携带有 SHV、TEM 型超广谱 β-内酰胺酶，即 ESBLs 菌株也同时可能产生 AmpC，这就使其耐药性更加复杂。

（五）产碳青霉烯酶（klebsiella pneumoniae carbapenemase，KPC）的细菌

2001 年在美国北卡罗来纳州首次报道了产 KPC 酶的肺炎克雷伯菌，该酶可水解包括碳青霉烯类抗菌药物在内的所有 β-内酰胺类抗菌药物，但对头孢他啶和头孢西丁相对较弱。

产 KPC 酶的细菌包括肺炎克雷伯菌、其他肠杆菌属细菌（如大肠埃希菌、产酸克雷伯菌、沙门菌、肠杆菌属、黏质沙雷菌、奇异变形杆菌等）、铜绿假单胞菌等。

美国 NHSN 监测报告 2006 年 1 月－2007 年 10 月 463 所医院 CLABSI、VAP、CAUTI、SSI、PPP 病原菌耐药性分析，耐碳青霉烯类抗菌药物的肺炎克雷伯菌在 CLABSI、CAUTI、VAP 肺炎克雷伯菌中分别占 10%、10% 和 4%。

2007 年我国报道了首株产 KPC 酶的肺炎克雷伯菌，随后在多省市出现，如浙江、上海、江苏、安徽、广州、郑州。

单产 KPC 酶菌株只表现对碳青霉烯类抗菌药物敏感性降低，若合并膜孔蛋白缺失，则高度耐药。该酶可与其他质粒介导的耐药基因同时存在，如 ESBLs、AmpC、氨基糖苷甲基化酶基因等，可形成所有常规抗菌药物耐药，为临床治疗带来很大困难。

（六）多重耐药的铜绿假单胞菌（MDR‐PA）

世界上所有国家都存在铜绿假单胞菌多重耐药的问题。铜绿假单胞菌的耐药机制异常复杂，主要与以下因素有关：①细菌产生抗菌活性酶，如 β-内酰胺酶、氨基糖苷钝化酶等；②细菌改变抗菌药物作用的靶位，如青霉素结合蛋白（PBPs）、DNA 旋转酶等结构发生改变，从而逃避抗菌药物的抗菌作用；③外膜通透性降低；④生物膜形成；⑤主动泵出系统等等。其中主动泵出系统在铜绿假单胞菌多重耐药机制中起着主导作用。

2007 年 1、4、7、10 月全国医院感染监控网数据显示，铜绿假单胞菌对亚胺培南、阿米卡星、头孢他啶、哌拉西林、环丙沙星的耐药率分别为 27.0%、34.1%、41.4%、43.4%、48.8%，其他均超过 50%，对氨苄西林和头孢唑啉耐药率达到 85% 以上。

美国 NHSN 监测报告 2006 年 1 月－2007 年 10 月 463 所医院 CLABSI、VAP、CAUTI、

SSI、PPP病原菌耐药性分析，铜绿假单胞菌对头孢他啶、喹诺酮类、哌拉西林和碳青酶烯类的耐药率分别为30%、30%、17%、25%。

目前对控制耐药铜绿假单胞菌尚无好方法，最佳策略是控制该菌在医院内的传播。

（七）多重耐药的鲍曼不动杆菌（MDR-AB）

近年来随着抗菌药物的广泛应用，多重耐药（同时耐3种以上不同类型的抗菌药物）的鲍曼不动杆菌的比例在不断增加。

自1991年美国首例报道对碳青霉烯类抗菌药物耐药的鲍曼不动杆菌（CRAB）以来，世界各地陆续出现此类菌株。研究显示碳青霉烯酶和膜耐药是耐碳青霉烯类的重要机制。一旦菌株对碳青霉烯类抗菌药物耐药，就意味着其对现有的常用广谱抗菌药物均耐药，即泛耐药株（PDRA）。由PDRA引起的感染，常无药可用，病死率高，而高毒性的黏菌素或多黏菌素可能是最后无奈的选择。此外米诺环素也是一种有效的选择。

美国NHSN监测报告2006年1月－2007年10月463所医院CLABSI、VAP、CAUTI、SSI、PPP病原菌耐药性分析，对碳青霉烯类抗菌药物耐药的鲍曼不动杆菌在VAP鲍曼不动杆菌中占37%，在CLABSI、CAUTI中分别占29%和26%。

许建成等对2003—2007年分离的563株鲍曼不动杆菌进行动态耐药监测，碳青霉烯类是所有被测药物中对鲍曼不动杆菌抗菌作用最强的抗菌药物，但亚胺培南和美罗培南的耐药率在2007年分别达22.6%和23.2%。β-内酰胺类抗菌药物＋酶抑制剂联合制剂测试结果表明：在β-内酰胺类抗菌药物中，哌拉西林/他唑巴坦、头孢哌酮/舒巴坦的抗菌活性相对较强，但耐药率在2007年分别上升到45.2%和43.9%，而氨苄西林/舒巴坦和替卡西林/克拉维酸的耐药率在2007年高达71.0%及64.5%。鲍曼不动杆菌对三代头孢菌素与四代头孢菌素耐药率逐年升高，2007年达58.1%～65.2%。鲍曼不动杆菌对喹诺酮类抗菌药的耐药率2007年达29.0%～45.2%。氨基糖苷类药物庆大霉素耐药严重，阿米卡星的耐药率2007年为48.4%。

郭彦言等对2002年1月—2006年12月372株鲍曼不动杆菌进行耐药分析显示，鲍曼不动杆菌对β-内酰胺类抗菌药物中亚胺培南、美洛培南的耐药率由2002年的4.7%分别上升到2006年的41.1%和38.8%；头孢吡肟、哌拉西林/他唑巴坦的耐药率也由26.7%、11.9%上升到72.4%、49.1%，其他β-内酰胺类抗菌药物的耐药率也均有所上升，说明在本院这类抗菌药物对鲍曼不动杆菌的抗菌活性已大大降低。鲍曼不动杆菌对β-内酰胺类抗菌药物的耐药机制主要是产生β-内酰胺酶，由于鲍曼不动杆菌极易经质粒结合方式获得耐药性，常有多种耐药质粒共存。可以是质粒介导的TEM-1和TEM-2β-内酰胺酶或是染色体介导的AMPC型头孢菌素酶；也可以是由于青霉素结合蛋白（PBPS）的改变及外膜蛋白通透性降低等原因导致耐药。氨基糖苷类抗菌药物中，庆大霉素、阿米卡星对鲍曼不动杆菌一直保持着高度的耐药性，其耐药率为33.3%～82.8%，其耐药机制主要是外膜蛋白通透性降低及修饰酶的产生。

2007年1、4、7、10月全国医院感染监控网数据显示，不动杆菌属对亚胺培南的耐药率最低，但已达33.6%，其次为头孢哌酮为47.9%，对氨苄西林和哌拉西林耐药率达90.2%和74.0%，对诺氟沙星和环丙沙星的耐药率达60%和66.9%。

目前泛耐药鲍曼不动杆菌（PDRAB）的检出率也越来越高，史利宁等自2005年2月至2006年1月，从腹部外科ICU、呼吸科、老年科、胸外科、烧伤科、肿瘤科、血液科、急诊监护病房等9个科室分离到68株PDRAB，给临床治疗带来极大的困难。

另外一些过去在医院感染中不占重要地位的流感嗜血杆菌、嗜麦芽寡养单胞菌以及多重耐药的奈瑟菌、结核菌也呈逐年攀升的趋势，构成目前医院感染的新特点。

综上所述，目前医院感染在我国以及世界范围内相当普遍，抗菌药物耐药率高，并呈普遍耐药趋势。无可否认，正是抗菌药物的使用使许多感染性疾病得到有效的预防、控制和治疗，但抗菌药物的使用也给医院感染带来突出的问题，即细菌的耐药性和感染细菌谱的变迁。在美国医院获得性感染的年死亡病例就达 40 000，几乎全部由耐药细菌所致。研究证明抗菌药物在医院内的大量应用或滥用是导致细菌耐药株上升的主要诱因，一些重要的医院感染病原体 VRE、MRSA 和耐药的肺炎克雷伯菌、嗜麦芽寡养单胞菌和黄杆菌的流行就与头孢类抗菌药物的大量使用密切相关，尤其与近年来三代头孢菌素与万古霉素的滥用有关；而耐药铜绿假单胞菌感染的急剧增多则是亚胺培南大量应用的结果，临床常用于治疗铜绿假单胞感染的几种抗菌药物包括亚胺培南、哌拉西林、环丙沙星和头孢他啶，其中亚胺培南是最易引起铜绿假单胞菌发生耐药的危险因素。

但是各个国家、地区医院感染监控水准不同、标准各异，对感染率及耐药情况报道差异很大，结果的可比性和相互的参考性较差，甚至会产生误导的作用。在监测细菌抗药性时，使用的 NCCLS 标准不够规范。因此一些感染控制专家提出如下建议：打破地域界限，建立健全区域间、全国、全球的医院感染监测的协作，定期报道致病菌的耐药情况；制订相应的抗菌药物使用管理制度，谨慎合理使用抗菌药物，使医院感染的监控有行之有效的法律为保障；加强教育培训和宏观管理，培育一批高素质的医疗队伍和理智的消费人群；进一步加强细菌抗药机制的研究以及发展快速准确的微生物诊断技术，开展新型的微生态学药物的研制等。

（贾会学　李六亿）

思考题
1. 医院感染病原体变迁历程是怎样的？
2. 医院感染病原体产生耐药的原因有哪些？
3. 医院感染病原体中主要有哪些多重耐药菌？
4. 多重耐药菌有何危害？
5. 如何控制多重耐药菌的感染？

参考文献
1. 张亚莉，汪能平．医院感染的病原学．现代医院，2004，4（2）：15-19.
2. 刘振声，金大鹏，陈增辉．医院感染管理学．北京：军事医学科学出版社，2000.
3. 周彦娇，张鹏，吴尚为．医院感染的病原体及耐药现状．中华医院感染学杂志，2005，15（7）：1317-1320.
4. Alvarez M, Tran JH, Chow N, et al. Epidemiology of conjugative plasmid-mediated AmpC beta-lactamases in the United States. Antimicrob Agents Chemother, 2004, 48（2）: 533-537.
5. Hachiya T, Kubo K, Yanagisawa H. Antimicrobial susceptibility of streptococcus pneumoniae, haemophilus influenzae and pseudomonas aeruginosa isolated in major hospitals in Nagano prefecture. Jpn J Antibiot, 2004, 57（2）: 157-171.
6. Arias CA, Reyes J, Zuniga M, et al. Multicentre surveillance of antimicrobial resistance in enterococci and staphylococci from Colombian hospitals, 2001-2002. J Antimicrob Chemother, 2003, 51（1）:

59-68.
7. Alicia I, Jonathan R, Jean P. Antimicrobial resistant pathogens associated with healthcare-acquired infections. www.cdc.gov

第五节 临床微生物室在感染控制中的作用

完整的医院感染控制体系应当由感染管理学、感染病学、药学、临床微生物学多方面的专家共同协作,才有可能把医院感染控制到最低。临床微生物室在控制医院感染中的重要作用体现在准确鉴定感染病原菌、检测病原菌对抗菌药物的耐药性及流行病学分型,其中流行病学分型逐渐被纳入实验室日常工作日程。

一、快速准确的病原学诊断:促进抗菌药物合理使用

随着医学的发展,诊断和治疗技术的更新,各种创伤性诊疗技术、放疗、化疗、激素的使用及广谱抗菌药物的广泛应用,使得医源性感染不断发生。各种感染性疾病均有其特定的病原微生物,对病原的检出是确诊感染性疾病的主要依据,加强病原微生物检测,提高检出率,对合理规范抗菌药物的应用具有积极重要的作用。因此具有病原学诊断基本职能的临床微生物室重任在肩。

临床微生物室首要的任务是准确快速地检测病原微生物,以对感染性疾病作出准确、快速的诊断,同时报告正确的药敏试验,是微生物室为临床服务的直接体现,也是检验微生物室工作的重要指标。

(一)提供快速、准确的病原学诊断

在临床医师提供病人的临床诊断信息和适当的临床标本,并尽可能获得流行病学资料的情况下,进行微生物检验和药敏试验,要求及时、全面地分析检验结果,为临床提供准确的病原学诊断以便对病人作出恰当的处理。尽管目前微生物的分离鉴定仍作为病原学检测的金标准,但这种"以活菌生长"为基础的传统的细菌学鉴定方法速度较慢,不能适应临床的需要,要求以标本的直接检查为基础,如形态、染色、抗原检测及核酸检测(核酸杂交、PCR和16SrRNA分析),检测致病基因(致病岛、毒力岛)和耐药基因。尽可能在快速诊断方面下功夫。

(二)建立微生物检验分级报告制度

病原微生物检验的目的就是帮助临床医师明确感染源并采取合理有效的措施治愈病人,而现在的微生物检验过分强调检验结果的准确性,而忽视在临床中的应用,现在从标本采集到给临床以明确的检验结果(病原学诊断和抗菌药物敏感试验)往往需要2~3天,有时需要更长的时间,而此时病人的病情可能已发生了变化,检验报告对于病人而言已失去了相应的价值。为了让临床医师及时地了解病原学检验情况,应建立微生物检验分级报告制度,如可根据情况先报告涂片染色结果,再依次报告培养、鉴定或药敏结果以及 ESBLs 的初筛、确认结果。在微生物检验中,用传统的检验方法,即革兰染色标本及光学显微镜检查,对细菌、放线菌和真菌进行观察,并对于选用哪一类抗菌药物有初步指导意义。抗酸染色对鉴别分枝杆菌属有相当高的价值。对一些特殊结构如荚膜、芽孢、鞭毛、异染颗粒等进行特殊染色,负染色法用以观察新型隐球菌及某些细菌的荚膜,暗视野显微镜技术和相差显微镜技术用于不染色的活体形态或某些结果(如鞭毛)的观察,荧光显微镜用于直接观察某些病原

菌，结合荧光免疫技术检查有关抗原，可快速鉴定链球菌属、葡萄球菌属、致病性大肠杆菌等多种细菌。临床标本（如脑脊液、咽拭涂片、痰、尿、粪、脓液等）进行直接涂片检查，对快速诊断或提示某些感染有实用价值，应作为临床微生物实验室检验常规步骤开展。

（三）加强质量控制，增加检验项目

临床微生物室必须加强质量控制，保证各种标本的检验质量，为临床提供可靠依据，并满足临床需要的各种检验项目。当前临床微生物实验室应根据本单位的实际情况增加检验项目，临床要求关注的一些项目有：①呼吸道标本的细菌学筛选和半定量培养方法；②呼吸道非典型病原体的检测，包括衣原体、支原体和军团菌；③非结核分枝杆菌的培养和药敏；④免疫抑制或器官移植患者特殊病原体的检测，如巨细胞病毒，卡氏肺孢子菌等；⑤抗菌药物相关腹泻的病原体（主要是艰难梭菌）的检测；⑥侵袭性真菌的快速检测和药敏试验等。

（四）加强微生物实验室与临床的联系

微生物实验室发出的检验报告，究竟在临床上发挥的作用如何，需要微生物实验室继续追踪服务。近年来不少感染性疾病特别是医院感染的病原谱和药敏谱发生很大变化。以往罕见的微生物频频出现在检验报告单上，药敏试验的方法、受试品种、结果解释也有不少改变。

临床医师常常难以正确理解和利用临床微生物检验资料。面对这一现状，临床微生物室应积极与临床沟通，帮助解决临床医师在判断微生物检验和药敏结果报告单时的困难。指出正常菌群、污染菌和感染菌的鉴别与判断少见菌或罕见菌的意义；培养阴性时的可能原因；药敏试验结果的判断标准和局限性；特殊耐药细菌的耐药特点等，必要时在报告上增加注解。

二、进行细菌耐药监测：提高经验性用药水平

人们通过不断研制新的抗菌药物来对付细菌日益广泛复杂的耐药性，而伴随着一种新的抗菌药物的临床应用又随之而来的是细菌新的耐药性产生。因此对细菌耐药性的监测是临床细菌室又一项重要工作。近年来由于抗菌药物广泛甚至是不合理地使用使得细菌耐药性日益严重和复杂。这就要求医院微生物室不仅要做好各种临床标本的细菌鉴定和药敏试验，还应对临床病原菌的分布及耐药谱进行分析，使临床医生了解医院流行的主要病原菌及其耐药谱。这对临床医生合理使用抗菌药物将起到重要的指导作用。特别是对一些特殊病原菌的耐药分析指导临床用药有着很重要的意义，因此医院微生物室在汇报药敏结果的同时，应对结果进行解释，为临床用药提供科学依据。

三、及时报告实验室资料：有效控制多重耐药菌

在医院感染控制中，多重耐药菌的控制非常困难，在中国的大环境下，抗菌药物的不合理使用，使越来越多的多重耐药菌出现。要想控制这种情况不再恶化或者减轻，除了要合理使用抗菌药物外，还要控制多重耐药菌在院内的传播。目前耐药菌的监测重点是耐甲氧西林葡萄球菌（MRS）、产超广谱酶 G^- 杆菌（ESBLs）、VRE、多重耐药的鲍曼不动杆菌、耐青霉素肺炎链球菌（PRP）等。这时需要微生物室及时报告结果，及时发现该类细菌，及时实施控制措施避免传播。MRS 由于基因介导产生特殊的青霉素结合蛋白（PBP2a），而使得所有的 β-内酰胺类抗菌药物无效；ESBLs 可以水解超广谱头孢菌素及单环类抗菌药物，只要确定为 ESBLs，所有头孢菌素类及单环类抗菌药物均不能使用。

四、准确、有效追踪传染源：控制医院感染暴发

医院微生物是最易发现流行暴发迹象的重要环节。如果在同一病区的相同标本中或同一病区不同标本中分离出多个同种同型病原菌，应警惕有暴发流行的可能。医院微生物室有责任根据常规工作动向，及时向医院提供重要病原菌感染的信息，进行预报。

在感染性疾病暴发流行的调查中，采用分子生物学技术确定菌株有无克隆性，对于追踪感染的传播非常有效。分子分型的方法包括染色体 DNA 的常规电泳、脉冲电泳及核糖体分型。菌株的克隆性说明病人和病人之间的传播，这要求我们必须采用传统的感染控制措施，包括消毒隔离等；非克隆性说明有其他的原因导致暴发流行，比如抗菌药物的选择性压力、护理过程不当等，及早明确是否为克隆传播，有利于我们选择适当的干预政策，控制流行。

五、介入环境、医疗物品微生物监测：评估感染风险与消毒效果

（一）在环境卫生学监测中的地位和作用

环境卫生学包括空气、物体表面、医务人员手等，这些方面的微生物监测在医院感染控制过程中非常重要，尤其在医院感染暴发流行中怀疑与环境相关时，进行空气、物体表面、医务人员手的监测十分必要。在这种情况下，便需要微生物室的配合和协助，及时准确地报告结果，这对判断医院感染暴发流行的原因和及时有效地实施控制措施至关重要。另外在对新的建筑进行验收时，尤其是层流系统，有必要进行环境卫生学监测。

（二）在消毒灭菌效果监测中的地位和作用

医院使用的消毒灭菌方法很多，对消毒灭菌效果的监测使用的方法也很多。实践告诉我们，各种压力蒸汽灭菌效果的质量控制最为可靠的方法是生物指标，如嗜热脂肪芽胞杆菌。为了保证消毒灭菌的彻底性，防止医院感染的暴发流行，医院微生物室应定期对医院的消毒灭菌效果进行监测。

六、教育和培训：保证感染控制质量

医院微生物室要参与对有关人员进行医院感染的教育和培训工作。如讲解临床微生物标本的采集、保存、运送的要求和注意事项，对标本采集前要求患者应该做些什么准备，采集标本应选择什么时机、什么部位、每天采几次、采多少量以及采样部位应该如何消毒等一系列问题进行解释；对人体常见的正常菌群、定植菌、污染菌和感染菌等内容进行培训；对各种细菌耐药酶的检测及其含义和在选用抗菌药物方面的意义与临床进行经常性的沟通等。可采用多种方法如讲座、座谈讨论会、简讯、墙报园地，甚至参与查房等形式，也可以将这些活动融合到医院感染管理的继续教育培训项目之中。

七、设置微生物医师：临床与微生物室沟通的桥梁

目前国外不少医院均有临床微生物专家或检验医师的会诊、咨询制度。如检验开始时发现涂片有问题，即由检验医师主动与临床联系，共同讨论涂片所见的意义。每天微生物室的医师与技师在一起看培养和药敏结果，尤其是痰培养结果要与直接涂片核对，发现问题及时与病房联系。

医院微生物室医师定期参加本院感染疾病科、呼吸科或 ICU 的晨会，并回来向科内医师汇报有关感染病人情况。或定期派出医师带上有关检验结果，参加一些临床科室的感染问

题讨论会,具体解决感染症的治疗问题。如定时参加ICU、肿瘤科、神经外科、儿科等的讨论会,对血培养阳性、脑脊液检查阳性或严重烧伤感染的病人,微生物医师要主动去病房看望,参加治疗方案讨论。对菌血症或脓毒血症病人要协助找出原发症灶。医院微生物医师巡视病人后要在病历上记录意见,必要时可与临床的主管医师、主任一起讨论。各临床科室如有感染问题可与医院微生物室联系,询问检验报告的意义或要求会诊。

微生物室定期召开感染病例讨论会,讨论感染病人的情况,交流发现的问题,并将医院微生物室的意见与临床科室进行交流。微生物室医师也要参与日常检验工作,并接受临床有关微生物学问题的咨询。

八、参与医院感染管理委员会

医院感染管理计划必须有良好的微生物实验室配合才能成功,微生物室成员通过参与医院感染管理委员会,对医院感染的控制尤其医院感染暴发流行的调查提供建议,并为制订医院感染控制措施提供指导,协助医院感染管理科预防与控制医院感染。

(贾会学 李六亿)

思考题

1. 微生物室在医院感染控制过程中的作用主要有哪些?
2. 您认为微生物室人员需具备哪些素质?
3. 在多重耐药菌的控制中,微生物室起着怎样的作用?

参考文献

1. 刘振声,金大鹏,陈增辉. 医院感染管理学. 北京:军事医学科学出版社,2000.
2. 钱培芬,倪语星. 医院感染监控和管理. 北京:军事医学科学出版社,2008:23-29.
3. 肖倩,辛荣传. 现代临床微生物学在感染控制中的作用. 河北医学,2007,13(5):628-630.
4. 黄山,邓小林,许健. 加强临床微生物室在规范抗菌药物应用中的作用. 医学检验与临床,2007,18(1):61-62.
5. 李慧君. 临床微生物学在感染控制中的作用. 临床和实验医学杂志,2007,6(4):14.

第四章 抗菌药物合理应用的管理

抗菌药物合理应用的管理是医院感染管理的主要内容之一。因为抗菌药物的应用遍及临床各科,它对控制、预防和治疗各种感染性疾病和围手术期感染起到重要作用。在抗菌药物治愈并挽救了许多患者生命的同时,也出现了由于抗菌药物不合理应用导致的不良后果。抗菌药物的不合理应用表现在诸多方面:无指征的预防用药,无指征的治疗用药,抗菌药物品种、剂量的选择错误,给药途径、给药次数及疗程不合理等。尽管许多学者早已呼吁人们重视这些现象,然而,几十年来,不合理应用抗菌药的情况仍比较严重,给患者健康乃至生命造成重大影响。

一、细菌耐药现象日趋严重

随着大量抗菌药物应用于临床,抗菌药物耐药性问题越来越严重地影响了临床医疗和病人的安全。目前对各种药物产生耐药性的细菌有逐年增多的趋势。

美国 NNIS(National Nosocomial Infection Surveillance)资料显示,耐甲氧西林的金黄色葡萄球菌(MRSA,methicillin-resistant staphylococcus aureus)在 ICU 及非 ICU 都呈逐年上升趋势,如图 4-1 所示。

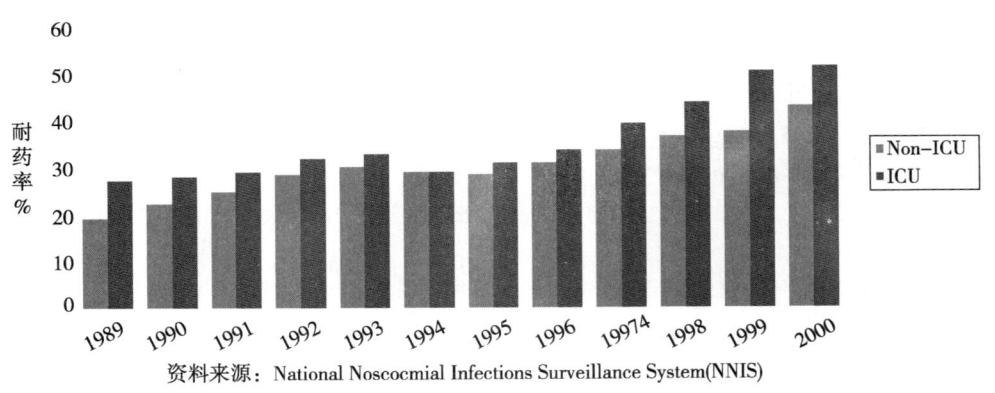

资料来源:National Noscocmial Infections Surveillance System(NNIS)

图 4-1 美国 1989—2000 年 MRSA 耐药趋势

国内细菌耐药情况也比较严重,大肠埃希菌对氟喹诺酮类药物的耐药率已经达到或超过 50%,并有逐年上升的趋势,其中对环丙沙星耐药率居世界之首,如图 4-2 所示,且药物之间交叉耐药严重。

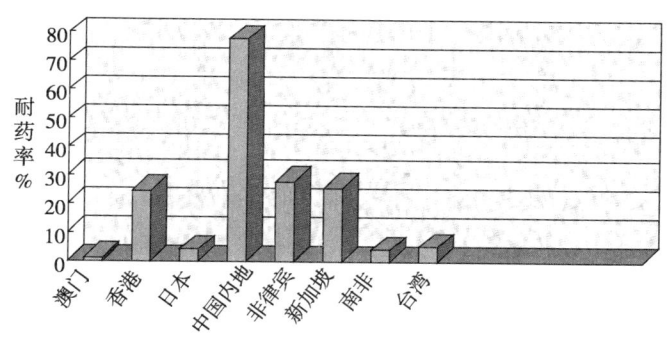

图 4-2　不同国家和地区大肠埃希菌对环丙沙星耐药比较（2000 年）

二、药品不良反应增加

研究表明大多数抗菌药物的安全性良好，但仍有许多抗菌药物伴有多种不良反应，甚至是严重的致命性不良反应，包括对血液系统，可使白细胞或血小板减少，使血小板功能不全，出现临床出血现象等；可能导致皮疹、药物热、变态反应等过敏症状；可能诱发脑病、癫痫、神经肌肉阻滞、失明等神经系统不良反应；可引起肺部、心脏、胃肠道、肝、肾的病变；可能引发代谢异常等其他不良反应。据估计我国每年约有 8 万人死于滥用抗菌药物。我国 182 万聋哑儿童中，其中 50%～70% 是氨基糖苷类抗菌药物的受害者。

三、患者经济负担加重

据统计仅不合理应用三代头孢类抗菌药物一项，就使我国每年浪费掉了 7 亿元的卫生资源。盲目地应用高档抗菌药物，采用不必要的长疗程，极大地加重了患者和国家的经济负担。因为开发新型抗菌药物的速度，远没有耐药细菌产生的速度快，照此下去有专家估计，人类将进入"后抗生素时代"，人类将再次面临很多感染性疾病的威胁。

四、实行抗菌药物合理应用管理的重要意义

抗菌药物合理使用的管理是一个系统的工程，应争取全社会的理解，采取宏观调控、知识培训、信息汇总等综合性干预措施，才能最终达到降低、控制和合理使用抗菌药物的目的。美国对抗菌药物进行严格管理后，细菌耐药性和真菌感染的比例上升速度明显减缓。

我国政府十分重视抗菌药物的合理使用问题。2004 年 8 月，卫生部颁布实施了《抗菌药物临床应用指导原则》，抗菌药物实行分级管理。国家食品药品监督管理局于 2004 年 6 月 11 日制定了《实施处方药与非处方药分类管理 2004—2005 年工作规划》，规定从 2004 年 7 月 1 日起，未列入非处方药药品目录的各种抗菌药物在全国范围内所有零售药店必须凭执业医师处方才能销售。2009 年 3 月卫生部办公厅颁发了《关于抗菌药物临床应用管理有关问题的通知》。这些规范或措施发布以来，对促进临床合理应用抗菌药物产生了深远的影响。有报道通过对抗菌药物的应用实施干预，患者平均药费尤其是抗菌药物费用明显降低，平均住院天数缩短，但医院的总收入却并未减少。由此可见国内抗菌药物合理应用干预措施的有效性和可行性。

由于长期以来不合理用药延续至今，致使管理工作的难度增大，短期内要达到完全扭转是不切合实际的，加大教育和管理的力度需要持之以恒，并且争取全社会的支持和理解，才

能最终达到降低、控制和合理使用抗菌药物的目的。

第一节 抗菌药物合理应用的管理

抗菌药物的不合理应用是一个世界性问题，牵涉社会的各个方面。政府机构、药监部门、医药销售部门、新闻导向、公民素质、医院管理等都可能在其中起着正面或负面的影响。为促进抗菌药物合理应用的管理，需要我们对抗菌药物使用现状及存在的问题进行了解，社会各部门通力合作，才能完成此项艰巨复杂的任务。

一、抗菌药物的应用现状

（一）临床医师不合理用药

临床医师不合理用药原因复杂，其中之一是与抗菌药物专业知识不足有关。许多发展中国家的医生获取重要卫生信息的渠道较少，药商对从业医生的影响很大，甚至可以影响从业人员的处方行为。药品标签经常不能提供准确的信息，有些国家的病人经常要求医生给他们开抗菌药物。

继续医学教育可以改变医师的观念。古巴及巴基斯坦抗菌药物不合理使用的研究中，把继续医学教育作为战胜抗菌药物不合理使用的工具。赞比亚的一项研究已经证明：教育对于降低抗菌药物处方的比例是有成效的。但在许多发展中国家并不能实现抗菌药物合理应用的继续教育，常常是政府或医务工作者没有时间或没有接受继续教育所必需的资金。

（二）无专业技能的从业人员滥用抗菌药物

许多发展中国家（尤其在农村）缺乏受过良好训练的医务人员。无专业技能的从业者很少会意识到不合理应用抗菌药物的危害。例如泰国的药剂师用利福平治疗普通泌尿系感染、给儿童开四环素；在一些发展中国家，没接受专业训练的从业者常会误诊，为没有感染的病人注射抗菌药物进行治疗等。

（三）公众滥用抗菌药物

在许多非洲、亚洲及拉丁美洲国家，人们很容易就可以在医院、药店、专门的药品货摊（杂货店）、路旁货摊及小贩那里买到抗菌药物。例如孟加拉国的一项为期1个月有2000多人参与的用药研究中，95%的药物在药店购买，只有8%有医师处方。卖药者几乎没有如何用药、药品适应证及禁忌证等知识。在喀麦隆、尼日利亚等西非国家，卖药者通常没受过医学训练，他们会尽可能使顾客甚至那些没病的人相信他们，购买他们的药物。许多病人不注意发病原因，认为抗菌药物对大多数感染都会起作用，因此对任何感染都希望医生给他们开抗菌药物。Macfarlane等人做的一项研究中，85%的病人认为他们的呼吸道症状是感染引起的，87%的人认为应该用抗菌药物，20%的患者特别要求医生给他们开抗菌药物。

对抗菌药物的一些认识中，还包括人们认为所有临床症状都可以用抗菌药物，抗菌药物可以医治许多疾病，其中包括消化不良、头痛等，当病人自己怀疑有感染需要用抗菌药物时，就会对医生的处方产生明显影响。病人有关的一些因素会促使抗菌药物不合理使用及耐药菌的增加流行。

（四）我国抗菌药物使用情况

1. 使用率过高

抗菌药物临床应用是否正确、合理，首先应看患者有无明确的用药指征。然而事实却并非如此，抗菌药物在实际应用过程中使用率过高的现象比比皆是。如甘肃某医院 982 例住院患者中，有 714 例应用了抗菌药物，应用率高达 72.7%；广州某医院 1519 例出院患者中，应用抗菌药物的有 1090 人，占 71.8%，其中用于治疗的为 330 例，仅占 30.3%，预防应用的为 720 例，占 66.1%；江苏某医院 1131 例出院患者中，814 例应用了抗菌药物，应用率达 72.1%；河南某医院 422 份病历中，有 325 份应用了抗菌药物，应用率达 77%。以上 4 所医院均为三级医院，而卫生部曾明确规定三级医院抗菌药物应用率应低于 50%。由此不难看出，这些医院均存在不同程度的抗菌药物不合理应用现象。

WHO 对 4 大洲内 15 个国家的 47 所医院调查，病人抗菌药物使用率为 30%，美国为 30%，英国为 20%，反映出我国抗菌药物使用过多十分严重。

2. 围手术期预防用抗菌药物不合理

（1）预防用药范围过广：围手术期应根据术野有无污染或污染可能，以决定是否需要预防应用抗菌药物。对于清洁手术，术野无污染，通常无需预防应用抗菌药物；而对于手术范围大、时间长、污染机会多的手术，以及涉及重要脏器、异物植入、高龄或免疫缺陷等高危人群手术，则需考虑适当应用抗菌药物。但是目前国内各级医疗单位围手术期抗菌药物预防性应用范围过大，且联合应用抗菌药物的问题异常突出。据宋娟报道其所在科室的 104 例手术患者曾全部应用了抗菌药物，术前和术后应用抗菌药物的比例分别为 10% 和 100%，术后抗菌药物二联应用率高达 37%，三联、四联应用抗菌药物的病例也分别达到了 24% 和 15%；广东某医院 1235 例外科、妇科、眼科无菌手术围手术期抗菌药物应用率为 100%，抗菌药物二联应用率高达 94%。

（2）预防用药时间过长：抗菌药物预防手术感染通常不超过 24 小时，只要在手术开始至缝合完毕这段时间人体的抗菌药物血浓度达到有效范围，就可抵御术后可能因细菌引起的感染。目前国内围手术期抗菌药物的应用时间普遍偏长。据报道清洁手术患者应用抗菌药物的时间平均为 4.9 天，污染手术应用抗菌药物的时间平均为 7.7 天。术后应用抗菌药物超过 5 天者占 57.1%。而实际上那种"术前提前用药，术后用药天数越多越保险"的认识是错误的；并且围手术期大量应用抗菌药物并不能有效地降低术后切口的感染率。

（3）预防用药起点高：围手术期预防用抗菌药物起点高，是目前国内抗菌药物应用中普遍存在的问题。其直接后果是导致了多重耐药菌的出现和内源性感染的发生。据报道围手术期预防用抗菌药物以头孢菌素类为主，应用频度较高的药品中，三代头孢菌素类占 3～5 种，如头孢曲松、头孢他定、头孢噻肟、头孢哌酮以及头孢菌素类与 β-内酰胺酶抑制剂的复合制剂，甚至在没有任何严重感染指征的情况下，还应用了碳青霉烯类抗菌药物。

3. 药物选择不合理

抗菌药物品种的选用，原则上应根据病原菌种类及细菌药敏试验结果来确定。尤其是对于住院病人，应在开始实施抗菌治疗前预先留取相应标本，及时送往细菌培养室进行细菌培养，以尽早明确病原菌种类和药敏试验结果。只有在获知具体的细菌培养及药敏结果后，才能根据实际情况确定用药和调整给药方案。然而，目前国内抗菌药物的选择多根据临床经验，细菌培养送检率很低。

4. 忽视特殊人群的合理用药

针对不同的患者须选用不同的抗菌药物，对于特殊人群尤其如此。如肝、肾功能不全患者用药时，应根据其肝、肾功能损伤程度确定可用、慎用或禁用的抗菌药物品种，并确定是否按正常剂量或降低剂量应用。这些问题往往很容易被某些临床医师忽视，如给肾功能不全患者应用万古霉素造成肾功能衰竭，应用大剂量头孢噻肟导致急性肾功能衰竭；或给肝功能障碍患者应用异烟肼造成肝功能衰竭等。小儿易受药物伤害，在用药时尤应谨慎。对于像氨基糖苷类有明显耳毒性、肾毒性的抗菌药物，小儿患者应尽量避免应用，只有当临床提供了明确的用药指征且无其它毒性低的抗菌药物可供选择时，方可选用该类药物，且在治疗过程中须随时严密观察不良反应。有报道广州某医院小儿烧伤病例中，抗感染药物应用率居首位的为奈替米星。尽管奈替米星用于烧伤后致病菌感染符合病原学要求，但大范围应用明显对"小儿"这一特殊群体的用药特点考虑不周。另一类特殊群体是老年人，因其组织器官呈生理性退行性改变，免疫功能减退，故在用药时也应予以充分注意。老年人肾功能呈生理性减退，药物自肾排出减少，导致在体内蓄积，血药浓度增高，很易导致药物不良反应的发生。因此老年患者尤其是高龄患者在接受主要自肾排出的抗菌药物时，应按轻度肾功能减退情况减量给药，且宜选用毒性低和具有杀菌作用的抗菌药物，尽可能避免应用毒性大的氨基糖苷类、万古霉素、去甲万古霉素等。目前国内老年病人因不合理应用抗菌药物所致的不良反应病例比例居高不下。

5. 作为饲料添加剂促进动物的生长

在食用动物中大量使用抗菌药物的现象十分普遍，我国每年有 750 吨～1000 吨的金霉素和 5000 吨～7000 吨的土霉素用于食用动物；1997 年国内氟喹诺酮类抗菌药物的使用量分析表明，我国每年诺氟沙星生产总量 1100 吨，而兽用量占 400 吨；环丙沙星 200 吨，兽用量占 85 吨；氧氟沙星 50 吨，而兽用量占 15 吨。在农业中使用的抗菌药物种类已经囊括了人类自身使用的全部抗菌药物的种类。

二、抗菌药物合理应用的管理

抗菌药物合理应用的管理是一项系统工程，需采取综合措施加强管理，主要包括加强国家宏观调控与行政干预、制订抗菌药物合理应用的指南、重视患者及公众的宣传教育、重视食用动物抗菌药物的管理、努力研制新的抗菌药物等；医疗机构抗菌药物的管理主要包括：建立健全管理组织和制度，加强抗菌药物使用的监测、监督与反馈，加强对医务人员的培训及微生物检测等。

（一）加强国家宏观调控与行政干预

抗菌药物合理应用的管理应加强国家宏观调控与行政干预。我国近年来出台了一系列国家宏观调控与行政干预策略，加强抗菌药物合理应用的管理。

1. 抗菌药物凭医师处方销售

国家食品药品监督管理局于 2004 年制订了《实施处方药与非处方药分类管理 2004～2005 年工作规划》，规定从 2004 年 7 月 1 日起，未列入非处方药药品目录的各种抗菌药物（包括抗菌药物如磺胺类、喹诺酮类、抗结核、抗真菌药物），在全国范围内所有零售药店必须凭执业医师处方才能销售，这对于减少抗菌药物的滥用无疑会起积极作用。

2. 抗菌药物合理应用纳入卫生部《医院管理年和创建人民满意医院考核评价标准》实施细则

为加强医院管理，规范抗菌药物的使用，卫生部将抗菌药物合理应用纳入《医院管理年和创建人民满意医院考核评价标准》实施细则，要求医院应制订《抗菌药物合理应用制度》，并对无菌切口手术（如甲状腺、乳腺、闭合性骨折、腹外疝手术等）抗菌药物用药级别、用药时间、用药时限进行考核评价，促进了围术期抗菌药物的合理应用。

3. 运用医疗保险制度约束不合理用药

目前我国许多地区的医保中心都结合医疗保险给付制度，制订抗菌药物使用保险条款，促使医院对投保者严格按照规范进行预防用药，若发生投保者在保险期限内不合理使用抗菌药物，则减免全部或部分抗菌药物费用，保险受益由医院和保险公司分成。这样可以从一定人群一定时期对抗菌药物的使用费用总量上进行约束。

4. 抗菌药物实行分级管理

2004年8月，卫生部颁布实施了《抗菌药物临床应用指导原则》，要求各医疗机构应结合本机构实际、抗菌药物特点、临床疗效、细菌耐药、不良反应以及当地社会经济状况、药品价格等因素，将抗菌药物分为非限制使用、限制使用与特殊使用三类进行分级管理。

这是国内第一个专门为某类药品制定的指导原则，对进一步提高合理使用抗菌药物，提高细菌性感染的治疗水平，保障医疗质量，减少细菌耐药性具有十分重要的意义。

5. 建立抗菌药物临床应用预警机制

2008年3月19日，卫生部就进一步加强抗菌药物临床应用管理发出通知，要求地方各级卫生行政部门要高度重视辖区内细菌耐药监测情况，根据卫生部全国细菌耐药监测报告的监测结果，结合本地实际情况，逐步建立抗菌药物临床应用预警机制，采取相应的干预措施。

地方各级卫生行政部门要加强辖区内医疗机构细菌耐药监测管理工作，落实抗菌药物临床应用的指导、评价和监督检查的管理职责，对未按规定执行抗菌药物分级管理的医疗机构和违反规定使用抗菌药物的医师应严肃处理。

6. 建立国家抗菌药品储备制度

在临床抗菌药物能够满足的情况下，国家应对新的抗菌药物采取保护性措施，暂缓上市，作为战略储备，以应付突发疫情和致命耐药菌的感染、遏制抗菌药物的滥用、降低细菌耐药性的威胁。

(二) 制定抗菌药物合理应用指南

国外一些发达国家非常重视抗菌药物的合理使用。美国早在1969年就出版了 *The Sanford Guide to Antimicrobial Therapy*；澳大利亚也于1978年编写出版了《抗菌药物的治疗性指南》(*Therapeutic Guidelines：Antibiotic*)，这两本治疗指南对于我国抗菌药物的合理使用起到了积极的促进作用。世界卫生组织 (WHO) 于2000年发布的"遏制抗菌药物耐药性全球战略"中，将制定并定期更新《抗菌药物治疗和预防指南》及《医院抗菌药物处方集》列为重要内容之一。随后不少发达国家和一些发展中国家据此各自制订了适用于本国的"治疗指南"。发达国家对许多感染病的诊治也制订了一系列指南，如《医院获得性肺炎诊治指南》、《控制耐甲氧西林金黄色葡萄球菌指南》等，这些指南对规范化诊断和治疗具有重要的指导作用，取得了很好的效果。

借鉴国际经验，我国于2001年11月决定制订出符合我国国情的指导原则。中华医学会外科学分会危重病与感染学组、全军普通外科专业委员会危重病学组、中华外科杂志编辑部和中国实用外科杂志编辑部共同发起，于2002年4月成立了《应用抗菌药物防治外科感染的指导意见》编写委员会，从2003年6月起在2个杂志上连载公布。由我国卫生部、国家中医药管理局、总后卫生部联合起草的《抗菌药物临床应用指导原则》在2004年出台。该"指导原则"对指导临床合理、规范地应用抗菌药物，提高我国细菌性感染治疗的水平，减少耐药菌的出现和药源性疾病的发生，保障患者的用药安全和减轻患者的经济负担起到了促进作用。

（三）加强医疗机构抗菌药物的管理

医疗机构在抗菌药物合理使用中发挥着至关重要的作用，其管理主要措施包括：①建立健全管理组织和制度；②加强抗菌药物使用的监测、监督与反馈；③加强医务人员的培训；④对抗菌药物实行分级管理并逐步建立临床应用预警机制；⑤重视病原微生物检测等（详见第七章第三节）。

（四）重视患者及公众的宣传教育

造成目前临床抗菌药物滥用的原因是多方面的，其中包括患者及公众缺乏有关抗菌药物使用的必要知识，他们根据电视广告宣传点名开药，对医生临床用药产生严重干扰。

为此，WHO建议重视患者及公众的宣传教育，主要包括：①教育病人及公众合理使用抗菌药物；②教育病人预防感染的重要性；③教育病人在家庭及社区减少感染传播的简单措施，如洗手、食品卫生等；④鼓励病人及公众进行适当及合理的健康活动；⑤教育病人合理使用抗菌药物，除特殊情况外，阻止病人一开始就自行使用抗菌药物进行治疗的习惯。

通过向患者及公众发放健康教育处方、播放录像等多种方式进行宣教，特别是门诊医生要做好耐心的解释工作，让患者积极主动配合医生的治疗，达到合理用药的目的。医院或疾病控制中心可为患者提供各种资料，对患者进行合理使用抗菌药物的教育，改变患者对这类药物过分依赖的观念。如发放健康教育处方和出版疾病防治手册；使公众了解对于病毒引起的感冒、流感、咳嗽、病毒性咽喉炎等上呼吸道感染，若采用抗菌药物治疗不仅无效而且有害，健康教育处方或疾病防治手册上印有上述疾病诊断和针对相应诊断的一般性指导，如告诉患者大量饮水、用冰块冷敷以减轻咽喉疼痛等；当采取上述办法症状没有改善，或有新的症状出现时，告诉患者应去医院做进一步治疗。

（五）加强食用动物抗菌药物的管理

食用动物应用抗菌药物，可以通过在动物体内的药物残渣及耐药菌的选择影响人类健康。其结果主要为：增加了耐药病原体通过直接接触、污染食物及水传播人类的机会；增加了耐药基因从动物传播给人类的机会。

食用动物不合理使用抗菌药物引起全球的关注。为此WHO提议：

1. 所有用于食用动物疾病控制的抗菌药物必须要有处方。

2. 在缺乏公共卫生安全评估的前提下，如果某些抗菌药物已用于人类治疗时，则应中止或尽快分阶段停止作为生长促进剂的使用。

3. 建立国家级食用动物使用抗菌药物情况检测系统。

4. 食用动物应用抗菌药物后，可能对人类耐药性产生潜在影响，因此应引入安全评估许可证制度。

5. 检测耐药性，认识出现的健康问题，及时采取正确措施，保护人类健康。

6. 制定兽医指南，减少在食用动物中滥用和误用抗菌药物。

（六）积极开发新的抗菌药物

随着时间的转移，原来有效的抗菌药物，有朝一日可能不再有效，而且不能排除将出现对抗菌药物治疗均无效的感染。因此在加强抗菌药物的管理，遏制细菌耐药的同时，必须开发新抗菌药物，为应对这类感染准备新的武器。近年来新抗菌药物的开发研究主要有以下几方面：

（1）链阳霉素类抗生素：奎奴普汀-达福普汀（quinupristin-dalfoprisdn）（RP-59500）

是最近发现的 β-内酰胺增强剂,MC-270252。MC-200616 与 β-内酰胺并用可使 β-内酰胺类抗菌药物对铜绿假单胞菌的 MIC(minimal inhibitory concentration)下降至原浓度的 500 分之一。对其他抗生素如万古霉素与喹诺酮等无增效作用。

(2) 抗菌药物灭活酶抑制剂:β-内酰胺类抗菌药物耐药性多因细菌产生 β-内酰胺酶分解抗菌药物使之失活所致,并用 β-内酰胺酶抑制剂可克服此种耐药性。棒状链霉菌产生的克拉维酸(clavulanic acid)和由 6-氨基青霉烷酸(6-APA)合成的舒巴坦(sulbactam)具有很强的 β-内酰胺酶抑制活性,与广谱青霉素、头孢菌素组成的 6 种复合制剂显示出良好临床疗效。

(3) 渗透性促进剂(permeability promoters):磷霉素分子小,可通过主动转运,在菌体内形成高浓度,对 MRSA 的 PBP_s(penicillin binding proteins)等青霉素结合蛋白亲和力强,并能作用于多重耐药性铜绿假单胞菌使其外膜出现破绽。近年报道多种协同疗法,如同时并用磷霉素与诺氟沙星(或氟氧头孢、头孢他啶等)治疗 MRSA 或铜绿假单胞菌感染和静脉注射磷霉素后,再点滴头孢哌酮舒巴坦(或阿贝卡星+头孢哌酮舒巴坦,头孢哌酮舒巴坦+万古霉素等)治疗晚期癌患者重症 MRSA 或混合感染,都获得良好疗效。

(4) 外排泵抑制剂(efflux pump inhibitors):细菌主动外排进入菌体内的药物是获得耐药性的重要机制之一。近年颇重视外排泵抑制剂的探索。在 6 位上连有亲脂性烷硫甲基的四环素类衍生物具有抑制外排作用,与多西环素等合用对耐四环素的大肠埃希菌、金黄色葡萄球菌有明显协同作用。

(5) 新喹诺酮类:吉米沙星(gemifloxacin)与 20 世纪末上市的莫西沙星(moxifloxacin)、加替沙星(gatifloxacin)一样,比较平衡地作用于 DNA 促旋酶与 DNA 拓扑异构酶 IV 两个靶位,抗菌性能明显优于主要作用于 DNA 促旋酶的早期品种,在保持强抗 G^- 菌活性的基础上,增强抗 G^+ 菌与厌氧菌活性,并对支原体、衣原体等有效。正在临床试验中的西他沙星(sitafloxacin)、欧拉沙星(olamufloxacin)、泛斗沙星(fandofloxacin)与卡德沙星(caderofloxacin)等也具有类似的性质。

(赵艳春)

思考题

1. 抗菌药物滥用的后果是什么?
2. 抗菌药物不合理应用主要有哪些表现?
3. 抗菌药物合理应用管理的主要措施有哪些?

参考文献

1. World Health Organization. WHO Global Strategy for Containment of Antimicrobial Resistance. 2001.
2. Okeke IN, Lamikanra A, Edelman R. Socioeconomic and behavioral factors leading to acquired bacterial resistance to antibiotics in developing countries. Emerg Infect Dis, 1999, 5 (1):18-27.
3. 中华人民共和国卫生部. 抗菌药物临床应用指导原则. 2004.
4. 张致平. 抗耐药菌药物研究进展. 中国抗生素杂志, 2005, 30 (7):430.
5. 张志清. 国内抗菌药物应用现状及实施抗菌药物合理应用干预的可行性与难点. 中国药房, 2004, 15 (12):709-710.

第二节 抗菌药物临床应用的基本原则

一、抗菌药物治疗性应用的基本原则

根据卫生部《抗菌药物临床应用指导原则》，抗菌药物治疗性应用的基本原则主要为：①诊断为细菌性感染者，方有指征应用抗菌药物；②尽早查明感染病原，根据病原种类及细菌药物敏感试验结果选用抗菌药物；③按照药物的抗菌作用特点及其体内过程特点选择用药；④抗菌药物治疗方案应综合患者病情、病原菌种类及抗菌药物特点制订。

二、抗菌药物预防性应用的基本原则

（一）内科及儿科预防用药

1. 用于预防一种或两种特定病原菌入侵体内引起的感染，可能有效。
2. 目的在于防止任何细菌入侵，则往往无效。预防在一段时间内发生的感染可能有效。
3. 长期预防用药，常不能达到目的。
4. 患者原发疾病可以治愈或缓解者，预防用药可能有效。原发疾病不能治愈或缓解者（如免疫缺陷者），预防用药应尽量不用或少用。对免疫缺陷患者，宜严密观察其病情，一旦出现感染征兆时，在送检有关标本作培养同时，首先给予经验治疗。
5. 通常不宜常规预防性应用抗菌药物的情况：普通感冒、麻疹、水痘等病毒性疾病，昏迷、休克、中毒、心力衰竭、肿瘤、应用肾上腺皮质激素等患者。

（二）外科手术预防用药

外科手术预防用药基本原则：根据手术野有否污染或污染可能，决定是否预防用抗菌药物（见本章第三节）。

（赵艳春）

第三节 围术期预防性抗菌药物的合理应用

预防性使用抗菌药物在外科领域占有相当重要的地位，这主要是为预防外科手术部位感染，包括外科手术后的切口感染和手术部位的深部器官、腔隙感染，如胸腔感染、腹腔感染、脓肿形成等。美国疾病控制中心（CDC）估计，美国每年发生约50万例手术部位感染。发生手术部位感染者较未发生感染的患者留住重症监护病房时间增加60%，需再次住院治疗的可能性增加5倍，死亡的危险性增加2倍，治疗费用亦显著增加，因此预防手术部位感染的重要性不容忽视。目前已经发表过一些外科预防性抗菌药物应用指南，虽然对抗菌药物选择及给药时机已取得相当的共识，但有些观点仍然有分歧。

一、存在的问题

我国抗菌药物不合理使用中，围手术期预防用药不合理所占比例较高，根据目前文献报道约占抗菌药物不合理应用的42%~61%，是抗菌药物管理的重点之一。目前我国围手术期预防性抗菌药物不合理使用的问题主要表现在：使用率过高、品种选择不合理、给药时机

不当、疗程过长、频繁换药及联合用药不合理等。

二、围术期预防性抗菌药物应用的适应证

抗菌药物对手术部位感染的预防作用确定无疑，但并非所有手术都需要用抗菌药物，应根据手术野有否污染或污染可能，决定是否预防用抗菌药物。

（一）清洁手术

手术野为人体无菌部位，局部无炎症、无损伤，也不涉及呼吸道、消化道、泌尿生殖道等人体与外界相通的器官。手术野无污染，通常不需预防用抗菌药物，仅在下列情况时可考虑预防用药：①手术范围大、时间长、污染机会增加；②手术涉及重要脏器，一旦发生感染将造成严重后果者，如头颅手术、心脏手术、眼内手术等；③异物植入手术，如人工心脏瓣膜植入、永久性心脏起搏器放置、人工关节置换等；④高龄或免疫缺陷等高危人群。

（二）清洁-污染手术

上、下呼吸道，上、下消化道，泌尿生殖道手术，或经以上器官的手术，如经口咽部大手术、经阴道子宫切除术、经直肠前列腺手术，以及开放性骨折或创伤手术。由于手术部位存在大量人体寄殖菌群，手术时可能污染手术野引致感染，故此类手术需预防用抗菌药物。

（三）污染手术

由于胃肠道、尿路、胆道体液大量溢出或开放性创伤未经扩创等已造成手术野严重污染的手术。此类手术需预防用抗菌药物。

术前已存在细菌性感染的手术，如腹腔脏器穿孔腹膜炎、脓肿切除术、气性坏疽截肢术等，属抗菌药物治疗性应用，不属预防应用范畴。

三、围术期预防性抗菌药物的选择

选择抗菌药物应考虑下述因素：手术部位及在该部位常遇到的感染病原菌、抗菌药物的抗菌谱、不良反应及药代动力学特点等。

（一）手术部位常见病原菌

头、颈、胸壁、腹壁及四肢手术，感染病原菌主要是葡萄球菌。胸、腹部手术部位感染，主要是肠道杆菌科细菌，即大肠埃希菌、克雷伯杆菌等，在下消化道还有厌氧类杆菌。如果感染不能迅速控制，还可能有铜绿假单胞菌、不动杆菌等参与。在切口感染中，金黄色葡萄球菌扮演着十分重要的角色。

（二）抗菌药物的抗菌谱

应根据手术部位有所选择，一般使用相对广谱的抗菌药物。可供使用的广谱抗菌药物有广谱青霉素、头孢菌素和氨基糖苷类抗菌药物。在头孢菌素中，一代头孢无疑对 G^+ 葡萄球菌具有最强的杀菌活性，但对于 G^- 肠道杆菌，则其杀菌活性不如二代头孢，更不如三代头孢。因此一代头孢（头孢唑啉、头孢拉定）在预防头、颈、四肢切口感染上有其优势；但在预防胸、腹部手术部位感染时，则使用二代头孢（头孢呋辛等），并取得良好效果，应用三代头孢（头孢曲松等）也日渐增多。

下消化道手术（或创伤）且有明显污染时，预防用药应当覆盖常见的厌氧菌。常采用的方案是在一种不具有抗厌氧菌活性抗菌药的基础上加用专门针对厌氧菌的抗菌药物如甲硝唑。

氟喹诺酮类药物在我国临床应用普遍，使用量大，细菌耐药率高，必须严格掌握临床应

用指征。

（三）不良反应

通常用于预防的抗菌药物品种有限，其不良反应包括过敏、毒性反应和引起肠道菌群紊乱。总体上头孢菌素类和青霉素类不良反应少而轻，停药后会自行消失。该类抗菌药物引起的过敏性休克十分罕见，通过仔细询问病史一般可以避免。

（四）药代动力学特征

所用抗菌药物应能迅速在血清和组织中达到有效浓度，并在手术全过程即从切开皮肤到缝合切口期间维持这一浓度。为了保证手术全程的抗菌药物覆盖，必须掌握所用药物的血清半衰期。一般来说经历2个半衰期以后抗菌药物的有效浓度即难以维持，如果手术尚未结束，应给予第二个剂量。

局部使用抗菌药物，如腹腔冲洗、灌注、伤口周围注射，对感染并无确切的预防效果，不予提倡。抗菌药物缓释系统，如庆大霉素骨水泥（polymethylmethacry-late，PMMA）或胶原海绵，则有一定使用价值。

（四）对β-内酰胺类过敏者抗菌药物的选择

由于β-内酰胺类药物是预防手术部位感染最常用的药物，而且有研究显示病史记载的药物过敏发生率远高于真正药物过敏的发生率。因此首先必须仔细询问病史，分析患者是否真的对β-内酰胺类药物过敏以及严重程度，以免限制药物的选择范围。对β-内酰胺类抗菌药物过敏者，可选用克林霉素预防葡萄球菌、链球菌感染，可选用氨曲南预防G^-杆菌感染。必要时可联合使用。

（五）MRSA感染的预防

MRSA发生率高的医疗机构，如果进行异物植入手术（如人工心脏瓣膜植入、永久性心脏起搏器放置、人工关节置换等），可选用万古霉素预防感染。

有研究显示选用万古霉素的患者如发生感染，病原菌以甲氧西林敏感金黄色葡萄球菌多见，而采用头孢唑林的患者则以MRSA多见，即选用上述2种抗菌药物只会改变感染的病原菌，而不能减少感染的发生。但对于已知有MRSA寄殖的患者宜选用万古霉素作为手术感染预防用药，因此美国医疗保健流行病学学会（Society for Healthcare Epidemiology of America，SHEA）建议医院收治MRSA携带高危人群，如那些先前已在医疗机构停留5d以上的患者，应常规进行MRSA培养，监测寄殖情况，以利后续药物选择。

概括以上内容，预防用抗菌药物必须满足下列要求：①应能覆盖手术部位最常见的病原菌；②要用杀菌剂而不是抑菌剂；③应根据抗菌药物的血清半衰期决定是否需要多次给药；④优先选用不良反应少、轻而且可逆的抗菌药物；⑤剂量要足够，如头孢菌素一次剂量应给1～2g，体重明显超标或手术出血量大者可能还要适量增加；⑥宜静脉给药而不是肌肉注射或口服。一般公认β-内酰胺类，尤其是头孢菌素，是最适宜的预防用药。由于毒性反应，不主张把氨基糖苷类抗菌药物作为首选，如果使用，必须遵循短程用药的原则，不应连用多日。

四、给药时机

许多研究证实，术前1h内给抗菌药物，手术切口感染（SSI）发生率最低。Stone等人在1976年证实，胃肠、胆囊及结肠手术在切皮前1h内给予抗菌药物，SSI最低；如果术后才使用第一剂抗菌药物，SSI与未使用者几乎相同。

我国卫生部"抗菌药物临床应用指导原则"对围手术期抗菌药物给药时机的建议是：对于接受清洁手术者，在术前 0.5～2h 内给药，或麻醉开始时给药，使手术切口暴露时局部组织中已达到足以杀灭手术过程中入侵手术切口细菌的药物浓度。如果手术时间超过 3h，或失血量大（>1500ml），可手术中给予第 2 剂抗菌药物。抗菌药物的有效覆盖时间应包括整个手术过程和手术结束后 4h。

使用万古霉素、氨基糖苷类或喹诺酮类等抗菌药物，为减少快速滴注给药可能发生的不良反应，应在术前 2h 给药。此外术中若需使用近端止血带，所用药物必须在止血带充气前给药完毕。虽然有研究显示在麻醉诱导期给予抗菌药物安全、有效，但抗菌药物是否需要在手术切开前滴注完毕尚未达成共识。

五、用药持续时间

许多研究结果显示，在手术切口缝合后继续预防性使用抗菌药物并无必要，而且预防性使用抗菌药物时，单剂给药与多剂给药相比效果并无明显差异。此外，延长预防性抗菌药物的应用与耐药菌的出现密切相关。鉴于上述研究结果，大多数美国外科手术感染预防计划（National Surgical Infection Prevention，SIP）涉及的各类手术中，现有指南推荐的手术部位感染预防性用药持续时间是术后 24h。

我国《抗菌药物临床应用指导原则》建议外科预防性抗菌药物总的用药时间不超过 24h，个别情况可延长至 48h。手术时间较短（<2h）的清洁手术，术前用药 1 次即可。接受清洁-污染手术时预防用药时间亦为 24h，必要时延长至 48h。污染手术可依据患者情况酌量延长。

六、某些手术的抗菌药物预防性应用

（一）妇产科手术

术后感染的预防宜选用第二代头孢菌素或头孢曲松或头孢噻肟＋甲硝唑。剖腹产患者可分为术后感染高危与低危组。高危组包括已破膜或分娩发动后实施手术者，以及清洁准备不彻底的急诊手术患者。尽管两组患者均需预防性应用抗菌药物，但高危组患者获益更大。剖腹产的预防用药与预防子宫切除术后感染用药相似，这些预防方案均可有效预防剖腹产术后感染。抗菌药物于夹住脐带后静脉滴注。

有多项研究结果显示延长抗菌药物的使用时间并不能提高预防妇产科术后感染的效果，SIP 计划专家组推荐的预防性用药持续时间是术后 24h，但如果手术部位近心端使用了止血带，则抗菌药物应在止血带充气前输注完毕。

（二）全关节（髋或膝）成形术

预防用药通常选用头孢唑林或头孢呋辛。对 β-内酰胺类过敏可选用克林霉素。MRSA 感染发生率高的医疗机构，如果进行人工关节置换等异物植入手术，可选用万古霉素预防感染。

（三）心胸和血管手术

推荐预防手术部位感染的药物仍然是头孢唑林和头孢呋辛，对 β-内酰胺类过敏者，则选用克林霉素。MRSA 感染发生率高的医疗机构，如果进行人工心瓣膜植入、永久性心脏起搏器放置等异物植入手术，可选用万古霉素预防感染。

由于该类手术感染常可危及患者生命，故抗菌药物使用持续时间备受关注。然而现有资

料显示延长用药时间并不能减少感染的发生,反而可导致病原菌的耐药率上升,故 SIP 计划专家组推荐的预防性用药持续时间仍是术后 24h 之内,但美国胸科学会(American Thoracic Society,ATS)推荐的预防用药时间则是术后 24~48h。

(四)结肠手术

感染预防选用第二代头孢菌素或头孢曲松或头孢噻肟+甲硝唑。尽管现有指南尚无口服预防与肠道外预防联合的明确建议,但新近研究认为两者的联合有助于减少术后感染的发生,而且有调查显示,在美国两者的联合是结肠手术部位感染预防的常用方法。

预防感染用药包括口服抗菌药物肠道准备,术前注射抗菌药物,或两者的联合。美国抗感染药物在外科领域的预防性应用指南推荐的口服抗菌药物肠道准备有新霉素加红霉素或新霉素加甲硝唑,在术前 18~24h 开始服用,同时联合灌肠等肠道准备方法。

(赵艳春)

思考题

1. 围术期预防性抗菌药物使用的适应证是什么?
2. 围术期预防性抗菌药物用药持续时间多长为好?
3. 人工心脏瓣膜植入术应选择何种抗菌药物预防感染?

参考文献

1. 卫生部,国家中医药管理局,总后卫生部. 抗菌药物临床应用指导原则. 2004
2. 黎沽良. 合理使用抗生素预防手术部位感染. 中国普外基础与临床杂志,2003,10(1):14-15.
3. Bratzler DW, Houck PM. Antimicrobial prophylaxis for surgery: An advisory statement from the national surgical infection prevention project. Clin Infect Dis,2004,38(15):1706-1714.
4. 徐晓刚,李光辉. 抗感染药物在外科领域的预防性应用指南(美国). 中国抗感染化疗杂志,2005,5(3):180-182.
5. Alicia J. Mangram, MD. Guideline for Prevention of Surgical Site Infection. USA CDC The Hospital Infection Control Practices Advisory Committee. 1999.

第四节 避免细菌耐药的抗菌药物临床应用新概念及策略

当前细菌耐药形势日趋严重,已受到全球的关注。避免细菌耐药是一项非常复杂的系统工程,需要国际社会、各国政府、制药厂商、新闻媒体、广大公众及医务人员的共同努力。在医疗机构中则以抗菌药物的合理使用最为关键。从避免耐药、提高疗效和节约费用的目的出发,近年来提出的抗菌药物新概念与治疗策略值得借鉴。

(一)抗菌药物治疗策略

1. 循环用药策略(antibiotic cycling of strategy)

国外许多文献报道循环使用抗菌药物可减少耐药菌的感染。西班牙巴塞罗那临床医学院 2006 年的研究认为,对 ICU 病人循环使用抗假单胞菌 β-内酰胺抗菌药物与环丙沙星,可减少抗假单胞菌 β-内酰胺抗菌药物的耐药性。目前的一些国外文献认为此策略的目的是降低一些特殊抗菌药物的耐药率,或至少可以使耐药性保持稳定。

循环用药能否降低耐药率也有不少阴性结果,因此对其临床价值有待进一步研究。

2. **抗菌药物干预策略**（antibiotic intervention strategy）

90年代以来在高耐药的病房或医院使用相对不易耐药或所谓"低耐药潜能"的新抗菌药物头孢吡肟和哌拉西林三唑巴坦取代高耐药率的三代头孢菌素等，取得成效，不仅成功治疗病人，而且使肠杆菌科细菌对头孢他定、肠球菌对氨苄西林和万古霉素耐药率显著下降。此称为抗菌药物干预策略或策略性换药，属于循环用药策略之一，不同之处它是在耐药性监测基础上实施换药，因而避免了预先设定循环用药在换药周期和药物选择等问题上的困惑。目前倾向于认为抗菌药物干预策略在耐药菌医院感染暴发流行时有效，应予提倡，但是否普遍适用仍待进一步研究。

3. **降阶梯策略**（de-escalation strategy）

90年代后期的研究表明，在重症医院获得性肺炎包括呼吸机相关肺炎和ICU内血流感染及早地应用覆盖所有可能病原菌的联合、广谱抗菌药物方案经验性治疗，可以显著降低患者病死率，改善预后。在48~72h获得病原学诊断后立即改用针对性的敏感抗菌药物即窄谱或相对窄谱的目标治疗。这种最初的广谱抗菌药物联合治疗被称为"重锤猛击"原则。这一提法遭到部分专家的反对，因为它与抗菌药物治疗一向主张尽量少用广谱或超广谱药物的基本原则相悖，但是反对者依然同意重症感染患者在获得病原学诊断前需要应用覆盖所有可能病原体的广谱抗菌药物。所以2000年先后在欧洲重症监护学术会议和国际化疗会议上将"重锤猛击"改为"降阶梯"治疗策略，强调在获取病原学诊断和药敏报告后应尽快将广谱抗菌药治疗方案降为敏感的窄谱抗菌药治疗。目前重症感染"降阶梯"治疗策略已得到公认，目的在于改善患者预后、减少耐药，也可以间接地节约医疗费用。这一策略仅适用于重症感染，最初的广谱联合治疗应根据不同感染病原谱及其耐药率的流行病学资料进行选择和组合。由于某些商业炒作的缘故，造成部分医务人员对此策略的误解，但这并不损害这一策略本身的科学性和合理性。

4. **转换治疗策略**（switch therapy strategy）

对中重型社区获得性肺炎患者的研究表明早期应用静脉抗菌药治疗，3~5d后病情显著改善，而且没有并发症并能耐受口服药物治疗的条件下，改用口服抗菌药，并可以早期出院。此种轮换治疗与全程静脉抗菌药治疗比较疗效一样，且节约费用和卫生资源，避免长时间住院可能出现的交叉感染等。目前国内医务人员中已逐步接受这一策略，但在概念和用辞上有些偏差。按国际通用的概念，所选用口服抗菌药，其血浆药物浓度能达到与原静脉用抗菌药相似浓度者称为"序贯治疗"，如多西环素、利唑烷酮和大多数喹诺酮类，而口服β-内酰胺类和大环内酯类其血浆浓度会低于静脉给药，但不影响疗效，此称"降级治疗"，两者统称作序贯治疗。这种表达上的差别不利于与国际接轨，需要逐步纠正。目前实施这一策略的困难可能来源于患者，他们总认为静脉给药比口服给药更有效、更放心，这就需要医生多做解释，消除病人的疑虑。

5. **门诊胃肠外抗菌药物治疗策略**（outpatient parenteral antibiotic therapy strategy, OPAT）

不存在致命性危险因素或病理生理状况，但病情又需要静脉给药的感染患者，特别是慢性感染时，可以在门急诊或家庭实施静脉抗菌药物治疗。有访视护士、输液中心、护理之家和自我管理等形式。药物选择除考虑疗效外，尚要求安全性和稳定性高、且半衰期长的抗菌药物品种。1977年美国首先倡导，现已发展为一项产业，每年收益数十亿美元。优点是节约费用，避免医院感染，患者回归社会和家庭的心理因素有助于疾病的治疗与康复。据

Tice AD 报道报道，从 1989 年 1 月起的 14 个月内，290 例患者门诊接受头孢曲松治疗，每日一次静脉给药，共节约医疗费用 120 亿美元。事实上我国临床医生早在使用 OPAT，但我们并未从实践中总结提高，没有形成一种包括质量和安全保障的完整框架体系，抗菌药物选择更没有考虑其理论依据，而带有随意性。此外尚有减量治疗和短程治疗等新概念或新策略，正在临床研究中。前者是指病情有所改善后即将抗菌药主要指 β-内酰胺类等时间依赖药物减量使用，以节约费用和减少不良反应，后者则是在轻症感染患者将抗菌治疗疗程缩短为一天，待感染菌量减少、症状改善后主要依赖自身的免疫防御功能来清除细菌，可以减少抗菌药暴露时间，防止耐药。但对此持异议者甚多，认为抗菌药治疗不彻底，会增加耐药。

以上策略使合理应用抗菌药原则变得具体化，提高了可操作性和实用性。应当强调的是，不同策略有其特定的涵义和应用范围及其指征，不要将它们扩大化和随意更改。无论如何，这些策略不仅使临床有了一些切实可行的办法或措施，而且大大开阔了我们的思路，这对于处在抗菌药利弊权衡十分困难、应用依然混乱的今天显得更有意义。合理应用抗菌药涉及许多方面的理论和实践问题，还存在很多有争议的问题，如经验治疗与目标治疗，一、二线药物的区分标准和分级治疗等。目标治疗是抗菌药的立足之本，但不应排斥经验治疗。当然经验治疗不是凭个人经验，更重要的是得到流行病学和循证医学支持的经验以及对临床病情分析判断。区分一、二线药物的标准应该是疗效和安全性，而不是简单地依据药物问世的时间先后和价格。

（二）根据药动学/药效学理论（PK/PD）制订科学给药方案

抗菌药物发挥作用对浓度和时间都有要求，但是不同抗菌药物对二者要求的程度并不相同，据此抗菌药物分为时间依赖型和浓度依赖型两大类。

1. 浓度依赖型抗菌药物

此类抗菌药物浓度越高杀菌力越强，如喹诺酮类、氨基糖苷类。其重要参数为：C_{max}/MIC（peak concentration/minimal inhibitory concentration）之比值 >8~12 时或 AUC/MIC（area under curve/minimal inhibitory concentration，AUIC）>125~250 时不但起效快，且能有效地杀灭细菌和抑制耐药菌株产生，临床有效率可达 >90%，故应该大剂量每日 1 次给药。如氨基糖苷类为每日 1 次，氟喹诺酮类为每日 1~2 次为宜。

2. 非浓度依赖型抗菌药物（时间依赖型）

其 C_{max} 相对不重要，而药物浓度维持在 MIC 以上的时间对预测杀菌力更为重要，如 β-内酰胺类抗菌药在感染部位药物浓度超过 MIC 的持续时间，即 T>MIC 为 50%~60% 时杀菌率最高，不同菌种要求给药间隔时间的百分比不同。为此需要高效、长效的药物，或每日多次给药，或持续滴注，以维持 MIC 在间隔时间的 50%~60% 内。

应注意，当药物浓度在 MIC 的 4 倍以上时，即使再增加药物剂量也不会增加多少疗效。反之过大剂量，还会导致全身性不良反应和耐药几率增加。实验证明用青霉素和头孢菌素治疗肺炎球菌感染动物，当血药浓度 T>MIC 不超过给药间隔的 20% 时，死亡率为 100%，如达到 40%~50% 或更长时间时，细菌学清除率可达 90%~100%，动物均存活。

（三）关闭或缩小突变选择窗（mutant selection window，MSW）

现行以 MIC 为根据的抗菌治疗策略是着眼于"消除感染"，而在为防止耐药突变菌株被选择导致耐药率上升时，在新喹诺酮类药物以及金黄色葡萄球菌、肺炎链球菌和结核分枝杆菌等的研究中提出一个新概念："防突变浓度"（mutant prevention concentration，MPC）和"突变选择窗"。突变的发生频率是 10^{-7}~10^{-8}，接种菌量为 10^{10} CFU 的琼脂上应用稀释法测定药敏,在此数量级细菌与抗菌药物孵育不出现菌落生长的抗菌药物浓度便可以认为是 MPC,称为暂定 MPC(provisional MPC,MPC pr)。以 MPC 为上界、MIC 为下界的这一浓度范围称为"突变选择窗"。

治疗药物浓度高于 MPC,不仅可以使治疗成功,而且不会出现耐药突变;药物浓度低于 MIC,自然不能达到预期的治疗目的,但也不会导致耐药。药物浓度如果在治疗窗内,即使临床治疗成功,将可能出现耐药突变。一些新喹诺酮类药物对于肺炎链球菌 MPC pr 和 MIC_{90} 十分接近或相等,即"突变选择窗"很窄,明显优于一些老喹诺酮类药物。这一理论来自对喹诺酮类的研究,据认为具有普遍意义。

从临床抗菌药物使用上看,则要求关闭或尽量缩小"突变选择窗",除选择更理想药物、调整剂量方案外,联合用药也可能是一种途径。"突变选择窗"目前仅是体外试验和理论上的探讨,可以认为是"药效学"理论的延伸,尚需在动物模型和临床加以验证。无疑这一理论为防止耐药拓展了思路,也为新药开发提出了更高要求。

(赵艳春)

思考题

1. 什么是抗菌药物干预策略?
2. MSW 有什么临床意义?
3. 什么是转换治疗策略(switch therapy strategy)?

参考文献

1. 何礼贤. 呼唤优化抗生素治疗策略. 中国处方药,2003,7:14-15.
2. Martinez JA, Nicolas JM, Marco F. Comparison of antimicrobial cycling and mixing strategies in two medical intensive care units. Crit Care Med,2006,34(2):329-336.
3. Evans HL, Sawyer RG. Cycling chemotherapy: a promising approach to reducing the morbidity and mortality of nosocomial infections. Drugs Today,2003,39(9):733-738.
4. 何礼贤. 避免抗生素耐药:药动学/药效学的考虑. 中国感染控制杂志,2003,2(1):1-2.

第五章　医院感染主要发病部位的预防与控制

在医院感染预防与控制过程中，通过监测了解主要的感染部位非常重要，这样可以在物质、人力资源有限的情况下有针对性地开展工作，并获得感染控制的最大效益。但是医院感染因其发病部位不同具有不同的临床特点及发病危险因素，因此采取的预防与控制措施均有各自独特的地方。因此，要防控某部位医院感染的发生，便需要了解该部位感染的流行病学资料、主要的感染病原体、发病机制、危险因素及如何针对危险因素采取相应的干预措施等。针对医院感染的常见部位，本章主要介绍呼吸道、手术部位、泌尿系统、消化系统和腹部、血液系统和皮肤软组织医院感染的预防与控制。

第一节　呼吸道医院感染的预防与控制

一、概述

呼吸道感染包括上呼吸道和下呼吸道感染。上呼吸道感染主要指喉及喉以上的呼吸道感染；下呼吸道感染主要指气管、支气管和肺的感染。下呼吸道感染特别是呼吸机相关性肺炎是最常见的医院感染之一。

1999年7月—2001年12月我国全国医院感染监控网共报告医院感染病例122352例，133778例次。其中上呼吸道感染35475例次（26.52%）；下呼吸道感染36464例次（27.26%）；泌尿道感染13955例次（10.43%）；胃肠道感染14431例次（10.79%）；以上4个部位的医院感染例次合计占报告的医院感染总例次数的74.99%。

2003年我国的全国医院感染监控网开展的现患率调查报告显示，159所医院共发生医院感染4518人，下呼吸道感染占33%，上呼吸道感染占18%，下呼吸道感染居第一位。

2007年我国的全国医院感染监控网医院共报告医院感染15173例，16895例次。感染部位居前5位的分别为下呼吸道（35.86%）、上呼吸道（21.76%）、泌尿道（10.97%）、胃肠道（9.29%）、手术部位（7.03%），如图5-1。下呼吸道感染病原体居前5位的是铜绿假单胞菌属、不动杆菌属、克雷伯菌属、白色念珠菌、金黄色葡萄球菌。

2008年我国全国医院感染监控网开展的现患率调查报告显示，269所医院共发生医院感染6779人，下呼吸道感染占44.5%，上呼吸道感染占14.3%，呼吸道感染仍居首位。

从以上数据可以看出，我国医院感染部位中呼吸道感染一直居首位，尤其是下呼吸道感染；另外下呼吸道感染后果严重，且容易发生多重耐药菌的感染，给临床治疗带来很大困难，病死率较高，因此本节主要探讨下呼吸道医院感染的预防与控制。

第五章 医院感染主要发病部位的预防与控制

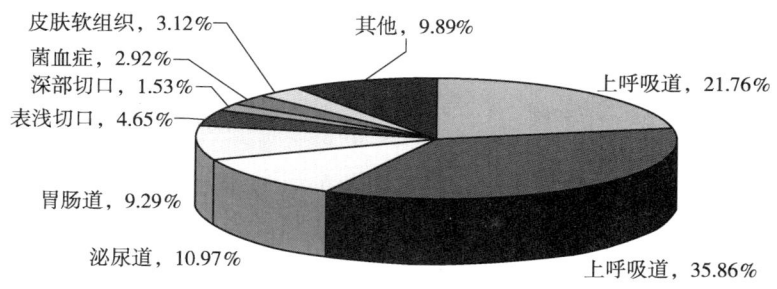

图 5-1 2007 年全国医院感染监测网医院感染分布

(一) 下呼吸道医院感染的诊断与鉴别诊断

1. 临床诊断

符合下述两条之一即可诊断。

(1) 患者出现咳嗽、痰粘稠，肺部出现湿啰音，并有下列情况之一者：

1) 发热。
2) 白细胞总数和（或）嗜中性粒细胞比例增高。
3) X 线显示肺部有炎性侵润性病变。

(2) 慢性气道疾患患者稳定期（慢性支气管炎伴或不伴阻塞性肺气肿、哮喘支气管扩张症）继发急性感染，并有病原学改变或 X 线胸片显示与入院时比较有明显改变或新病变。

2. 病原学诊断

临床诊断基础上，符合下述条件之一即可诊断。

1) 经筛选的痰液，连续两次分离出相同病原体。
2) 痰细菌定量培养分离病原菌数 $\geq 10^6$ cfu/ml。
3) 血培养或并发胸腔积液者的胸液分离到病原体。
4) 经支气管镜或人工气道吸引采集的下呼吸道分泌物病原菌数 $\geq 10^5$ cfu/ml；经支气管肺泡灌洗分离到病原菌数 $\geq 10^4$ cfu/ml；或经防污染标本刷、防污染支气管肺泡灌洗采集的下呼吸道分泌物分离到病原菌，而原有慢性阻塞性肺病包括支气管扩张者病原菌数必须 $\geq 10^3$ cfu/ml。
5) 痰或下呼吸道采样标本中分离到通常非呼吸道定植的细菌或其他特殊病原体。
6) 免疫血清学、组织病理学的病原学诊断证据。

3. 鉴别诊断

应排除非感染性原因如肺栓塞、心力衰竭、肺水肿、肺癌等所致的下呼吸道的胸片的改变。

4. 注意事项

痰或下呼吸道标本采样方法非常重要，直接关系到培养结果的准确性。由于下呼吸道定植菌群的干扰，在选择痰培养检查时应该同时进行痰涂片检查。若痰涂片结果为每低倍视野白细胞>25 个且上皮细胞<10 个，提示这是一份合格的痰标本；若每低倍视野白细胞<10 个且上皮细胞>25 个，则表明标本被唾液污染严重，应重新留取标本。具体采集标本的方法详见第三章第二节——常见医院感染临床标本收集方法与注意事项。

(二) 导致下呼吸道医院感染的易感危险因素

1. 原发病、住院时间、年龄与下呼吸道感染由于原发病的影响，抵抗力低下或在治疗期间用了免疫抑制剂、糖皮质激素，造成免疫机能受损，极易被细菌侵袭而发生感染。颅脑病变或损伤的患者，由于病情危重，常处于昏迷状态，无咳嗽反射，排痰不畅，容易导致坠积性肺炎。重型颅脑损伤、脑出血等严重中枢神经系统损伤病史的患者，大部分曾给予大剂量的皮质激素，绝大多数患者接受气管插管麻醉，这些均被认为是下呼吸道感染的易感因素。若脑血管意外病变在脑干延髓，损伤舌咽、迷走神经出现右神经性球麻痹，患者吞咽、呛咳，食物易吸入气管引起吸入性肺炎。另外，由于慢性病患者住院时间长，尤其是老年和婴幼儿、免疫功能低下患者，而病房内的空气致病菌也可以引起呼吸道感染。老年患者是医院感染的易感人群，这一方面与老年人各器官功能衰退、免疫力降低有关；另一方面，老年人的多种基础疾病进一步降低了老年人的抵抗力；住院后各种侵入性操作的使用，增加了医院感染的机会；且随着年龄的增加，老年人肺泡弹性及支气管纤毛上皮运动减弱，对异物的黏附和清除功能降低，造成分泌物淤积，换气功能差，以及老年人呼吸道分泌型IgA下降，易发生呼吸道感染。

2. 呼吸道侵入操作与下呼吸道感染

有报道证明，患者接受呼吸机辅助呼吸，易并发呼吸机相关性肺炎，发生率可以达到9%～70%。呼吸机相关性肺炎的情况将在后面进行详细介绍。

3. 抗菌药物不合理应用与下呼吸道感染

抗菌药物使用时间长或大量使用，频繁更换并使用多种抗菌药物后使耐药菌大量繁殖，外来菌也乘虚侵入，损坏机体的免疫功能，为病原菌入侵后继发感染创造有利条件，导致菌群失调。

（三）下呼吸道医院感染的预防对策

下呼吸道医院感染发病率高，病死率居高不下，治疗困难，加强预防可能是控制该病流行、降低病死率的最重要途径。呼吸机相关性肺炎的预防与控制措施将在后面进行详细介绍。

1. 加强对医护人员医院感染知识和无菌观念的培训，提高医护人员预防感染的意识，严格执行各项无菌技术操作和消毒隔离制度，尤其是手卫生。病原菌可通过吸痰或其他操作进入下呼吸道引起感染，并可通过手导致病原菌在患者之间传播定植，因此，医务人员需严格执行卫生部颁布的《医务人员手卫生规范》中的要求，这在预防与控制下呼吸道感染尤其是在控制多重耐药菌感染传播方面意义重大。另外，正确吸痰，以免损伤呼吸道粘膜，导致细菌侵入，并注意氧气吸入装置和雾化吸入器的消毒和正确使用。

2. 提高医务人员对下呼吸道医院感染的认识，注意抗菌药物、免疫抑制剂及激素的合理使用，及时送检病原菌，根据药敏结果选用抗菌药物，减少耐药菌株感染和二重感染的发生。对于多重耐药菌感染患者，如耐甲氧西林金黄色葡萄球菌（MRSA）、泛耐药鲍曼不动杆菌、多重耐药铜绿假单胞菌等，建议单间隔离，医疗器械专人专用，防止传播给其他患者。

3. 做好危重病人的基础护理，危重、昏迷、鼻饲者应防止误吸并做好口腔护理，可以减少致病菌在口腔、咽部的寄生繁殖与预防细菌向下移行而引起下呼吸道感染。对意识障碍、长期卧床者应予翻身拍背，防止坠积性肺炎。指导清醒患者深呼吸和有效咳嗽，以使痰液自动排出。

4. 加强病房管理，做好病室的清洁、消毒工作，保持室内空气清新和适宜的温度和湿度。严格控制探视、陪护人员数量，并尽量控制患呼吸道感染的来访者进入病区。

5. 增强重症患者免疫功能,注意营养的摄入,予高营养饮食,必要时静脉予脂肪乳剂、氨基酸等。根据患者病情,可使用免疫球蛋白、疫苗、输血、输入粒细胞提高患者的免疫功能。对接受激素、免疫抑制剂、放疗、化疗患者采取保护性隔离或入住层流病房。尽量避免不必要的损伤性诊疗手段,以免增加感染机会。

6. 应积极治疗基础疾病,改善其器官功能状态,增加抵抗力,严格掌握侵入性操作的适应证,尽量缩短住院时间。对于下呼吸道感染患者,采取积极措施进行治疗,既是治疗需要也是预防的重要环节。下呼吸道感染的治疗包括抗感染治疗、氧疗、机械通气、支持治疗、免疫治疗、痰液引流等综合措施。成功的治疗取决于感染病原体种类、宿主免疫功能状态、基础疾病种类及严重程度和抗感染治疗的选择,其中抗感染治疗最为重要,这就需要正确采集标本,及时送检,按照药敏结果针对性用药。

二、呼吸机相关性肺炎的预防与控制

呼吸机相关性肺炎(ventilator-associated pneumonia,VAP)是指原来无肺部感染的呼吸衰竭患者,在气管切开或气管插管行机械通气治疗48h以后,或拔管48h内发生的肺部感染,是机械通气的常见并发症,其发生率为9%~70%,病死率高达20%~71%。患者一旦发生VAP,则易造成脱机困难,从而延长住院时间,增加住院费用,严重者甚至威胁患者生命,导致患者死亡。因此早期预防、及时诊断、及时治疗非常重要。合理使用抗菌药物,减少耐药菌株、真菌感染,严格无菌操作,缩短机械通气时间,是控制VAP发生的根本措施。

(一)流行病学

接受机械通气(mechanically ventilation,MV)患者发生肺炎的危险性比非MV患者要高3倍~21倍,每增加MV一天,发生肺炎的危险性增加1%~3%。国外报告的VAP发病率为9.0%~69%,病死率为24%~76%,VAP相关病死率约为30%~50%。国内报告VAP发病率约为60%,病死率为32%~39.1%。美国每例VAP延长住院时间6d~30d,增加医疗费用超过5000美元。VAP不同于其它的医院获得性肺炎,其治疗预后和转归均有别于其它肺炎,虽然在诊断技术和抗菌药物应用方面有所进展,但VAP的病死率并无明显下降,属于难治性肺炎,令临床医生感到棘手。

2002年,美国估计发生250 000例医疗相关肺炎,其中36 000例死亡与肺炎有关,而呼吸机机械通气是发生医疗相关肺炎的高度危险因素。美国全国医疗安全网络系统(National Healthcare Safety Network,NHSN)2006年~2007年监测报告显示,大概有5400例VAP患者,各类ICU的医院感染千日感染率为2.1‰~11.0‰。

VAP与机械通气患者病死率之间有无关系,目前尚有争议。但许多研究表明,VAP可使机械通气患者的病死率增加2倍~10倍。

(二)VAP发生的危险因素

VAP发生的危险因素分为两类:第一类为患者本身的原因包括年龄、原有基础疾病的严重程度、是否合并其他疾病或并发症。第二类为医源性因素,如医疗操作技术、治疗方法以及药物因素如上机前使用过抗菌药物、长期使用H_2受体阻断剂等。

1. 年龄

老年人由于呼吸系统的结构和功能发生改变,呼吸道分泌型IgA水平下降,纤毛对粘液痰的清除功能减弱,容易造成痰液淤滞、不易咳出,细菌不能及时随痰液排出体外。此外，老年人常伴有多种基础疾病，如糖尿病、心脑血管病、肝肾功能不全等。一旦发生感染，很难得到有效控制。故高龄是发生VAP一个重要危险因素。

2. 机械通气

通常机械通气持续时间越长越容易发生VAP。大量文献证实，VAP的发生与气管插管、机械通气的时间成正比。有研究表明，呼吸机通气时间增加1d，发生肺炎的危险性增加1%～3%。张亚莉等报道，机械通气时间<1周，VAP发生率为20.9%，机械通气时间1周～2周VAP发生率显著升高，达到了73.68%，>3周者VAP发生率为83.33%。

另外，气管导管的气囊压较低、一些镇静肌松药的使用、脱机失败后再次气管插管、留置鼻胃管、支气管镜检查、长期全胃肠外营养、长期处于仰卧位等都是VAP发生的危险因素。

(三) 病原学

根据国内多项研究，VAP常见病原菌以条件致病菌为主，革兰阴性杆菌占主要地位，革兰阳性球菌感染中葡萄球菌占首位，其中MRSA和耐甲氧西林的表皮葡萄球菌（MRSE）不断增多，且耐药现象明显，但对万古霉素敏感率接近100%，故为治疗首选。王美霞等报道，革兰阴性杆菌占77.2%，常见菌依次为铜绿假单胞菌、鲍曼不动杆菌、肺炎克雷伯杆菌、大肠埃希菌等；革兰阳性球菌占17.7%，主要有金黄色葡萄球菌、肺炎链球菌等；真菌占5.8%。VAP感染病原菌耐药现象非常严重，随着多重耐药铜绿假单胞菌、泛耐的鲍曼不动杆菌不断增加，给临床治疗带来很大困难。另外，葡萄球菌属和肠球菌属引起的VAP也在逐年上升，而且多重耐药现象也越来越严重，常可危及患者生命，因此，应加强葡萄球菌属和肠球菌属的耐药监测。目前，产超广谱β-内酰胺酶菌如大肠埃希菌、肺炎克雷伯菌等也越来越引起人们的关注，应重视对其监控和防治。由于广谱抗菌药物的广泛应用，真菌感染在VAP中所占的比例也增多，故不应忽视。

(四) VAP的发病机制

VAP发病机制与多种因素有关，主要包括以下几点：

1. 人工气道的建立

人工气道是为了保证气道通畅而在生理气道与其他气源之间建立的连接，分为上人工气道和下人工气道，是呼吸系统危重症患者常见的抢救措施之一。上人工气道包括口咽气道和鼻咽气道，下人工气道包括气管插管和气管切开等。

气管插管及气管切开后破坏上呼吸道屏障，削弱纤毛的清除及咳嗽机制，加之频繁的吸痰，损害呼吸道上皮，引起炎性反应。同时为病原微生物的迁移提供通道，机械通气患者声门下与气管导管气囊之间的间隙常有严重污染的积液存留，易形成细菌贮存库，该积液可流入下呼吸道引起VAP。许多研究已经证实了气管导管生物被膜的存在。

2. 口咽部定植菌"误吸"

口咽部定植细菌是并发肺部感染的主要细菌源，接受机械通气的患者，极易口咽部细菌定植，尤其是革兰阴性杆菌的定植。研究表明，口腔定植菌是VAP的独立危险因素，在VAP发病机制中起关键作用。研究数据显示，约有10%的健康人口腔中有革兰阴性杆菌定居，而住院或应激状态可显著增加细菌的定居。30%～40%的普通患者入院后48 h内即有细菌定居，而危重患者则达70%～75%。口腔定植菌数量和种类的增多，增加了这些细菌被误吸或被气管插管引入下呼吸道的机会，因此与VAP的发生密切相关。健康人体的口腔具有自净能力，一方面口腔中的纤维连接素覆盖着上皮细胞表面与细菌结合的受体，使细菌无法粘附和定植;另一方面唾液中含有溶菌酶和免疫球蛋白等成分,能抑制细菌的生长和繁殖,但在应激状态下,患者唾液中的蛋白水解酶升高,可清洁上皮细胞表面的纤维连接素,使其受体暴露,细菌在其表面的粘附和定植率增加;病情危重时,患者唾液分泌量减少,唾液的免疫功能降低,细菌得以生长和繁殖,容易导致口腔感染,也可引起细菌在口腔中大量定植和繁殖,使口腔细菌成为 VAP 的供给源。

3. 胃、十二指肠定植菌的误吸

VAP 患者往往需要留置胃管行肠内营养,留置胃管可减弱食管下端括约肌的功能,且使口咽部分泌物淤积,同时增加了胃、食管反流及误吸的机会。为预防应激性溃疡的发生,临床常使用制酸剂和 H_2 受体阻滞剂,使患者胃酸的 pH 值明显升高。当胃液 pH 值>4 时,胃内革兰阴性杆菌增殖达 $10^7 \sim 10^9$ cfu/ml,有临床研究显示,当胃液 pH<4 时,肺炎发生率为 14%;而当胃液 pH 值>4 时,有 59% 的患者胃内有革兰阴性杆菌生长,其中 70% 将发展为肺炎。张庆玲等发现,胃内定植菌与 VAP 致病菌有关的占 45.8%。

4. 呼吸机及呼吸机管道的管理不当

含有液体的装置如雾化器、湿化器、呼吸机连接管道中的冷凝水极易引起细菌在水中大量繁殖,通过呼吸机直接引起微生物在下呼吸道种植,并发 VAP。

5. 广谱抗菌药物使用,易导致菌群失调,发生耐药菌及真菌感染。

(五) 临床特点

作为医院内肺炎的一种特殊重症类型,VAP 仍是 ICU 内主要的致死原因,且有其自身的临床表现特点:

1. 发热多为不规则热型,可伴有畏寒、寒颤,免疫力低下和老年患者可无发热或体温降低。
2. 气道分泌物明显增多,多呈黄绿色黏痰,有时为仅有的表现及怀疑 VAP 的线索。
3. 肺部广泛的湿性啰音。
4. 胸片显示肺部斑片状或片状阴影,双下肺部位多见。
5. 周围血白细胞增高或降低,中性粒细胞核左移。
6. 并发症多见,主要为呼吸衰竭和上消化道出血。
7. 难治性,大部分致病原为多重耐药细菌,疗效差,疗程长。
8. 反复发作性,气管插管和机械通气的持续应用,使宿主防御机制受损和病原侵袭机会增多。

(六) VAP 的诊断

参照中华医学会呼吸病学分会医院获得性肺炎诊断治疗指南 (1999),VAP 临床诊断标准为:机械通气 48h 后发生的肺炎,与机械通气前胸片比较出现肺内浸润性阴影或显示新的炎症病灶,肺实变征和(或)湿性啰音,并具备以下条件之一者:①血白细胞>10.0×10^9/L 或<4.0×10^9/L,伴或不伴有核左移;②体温>37.5℃,呼吸道分泌物增多且脓性;③起病后从支气管中分离到新的病原体。但该标准中的征象缺乏特异性,故到目前为止 VAP 的诊断是有关 VAP 的问题中最重要和最有争议性的,至今尚没临床上真正实用的诊断 VAP 的金标准。目前,采用肺组织微生物学检查联合病理学诊断属最为合理的诊断方法。但是,这种诊断方法的主要问题是先要取得感染部位的肺组织,这种创伤性检查临床医师一般不主张采用。临床医师应结合患者的资料、各种诊断技术的结果综合分析评价,否则可能会导致早期的漏诊和延迟治疗,造成不良预后。近年来,诊断技术发展迅速,已经可以影响患者临床预后,对各种诊断技术的研究和评价主要应观察是否改善了患者的预后,患者的临床情况仍是可靠的诊断肺炎和监测治疗的方法。

(七) VAP 的治疗

最初的经验性应用抗菌药物是影响 VAP 预后最重要的因素。因此,在高度怀疑 VAP 时,其抗感染治疗原则是早期、合理、足量、足疗程。Kollef 等证实,VAP 初始治疗所选择的抗菌药物应足以确保覆盖所有可能的致病菌,包括革兰阴性杆菌(包括产超广谱 β-内酰胺酶细菌)和革兰阳性球菌(包括 MRSA),避免传统的"由低到高"的"阶梯治疗"。

在怀疑有 VAP 发生的 12h 内应使用抗菌药物,或在诊断 VAP 的 12h 内根据病原学结果更换抗菌药物。一些研究表明,对早发型 VAP 患者应用单一抗菌药物的治疗成功率与联合用药相似。但晚发型 VAP 的病原体大多是革兰阴性菌,以铜绿假单胞菌、不动杆菌为主。铜绿假单胞菌耐药率高且耐药机制复杂,主要为产 β-内酰胺酶,特别是产碳青霉烯酶,还有膜通透性的改变及主动外排系统;不动杆菌对 β-内酰胺类耐药率高,对氨基糖苷类耐药≥70%,对氟喹诺酮类≥97%,故最好用碳青霉烯类、含 β-内酰胺酶抑制剂的混合制剂或者联合用药。机械通气>6d、用糖皮质激素、年龄>25 岁、原有结构性肺病或已用多种抗菌药物等是 MRSA 导致 VAP 的高危因素,应使用万古霉素。念珠菌属是条件致病菌,在危重患者尤其已用抗菌药物者的呼吸道标本中经常可见,使用支气管镜取样时发现,只要患者不存在免疫抑制状态,即应认为是污染。中性粒细胞减少的患者,要考虑念珠菌感染所致 VAP。VAP 患者的标本可培养出厌氧菌,但是否给予抗厌氧菌治疗尚有争议。较多专家认为,厌氧菌是口咽部的共生菌。

细菌在低浓度的抗菌药物环境中易产生耐药,因此使用足量抗菌药物是必要的。通常由敏感菌引起的医院感染,疗程 7d~10d 已足够;而由铜绿假单胞菌、不动杆菌属等引起的肺炎、重症肺炎、有空洞、营养不良者,其疗程应为 14d~21d。

(八) VAP 的预防与控制

1. 教育与培训

对医务人员加强 VAP 预防与控制知识的培训,掌握相关技术,增强医院感染控制意识,严格遵循相应的干预措施,以更有效地预防与控制 VAP 的发生。

2. 监测

要加强 ICU 患者 VAP 的监测,了解发病趋势,明确危险因素,预防流行或暴发。医院感染的监测系统应及时准确地反映医院感染发生率、病原微生物耐药状况和流行病学的基本资料,以早期识别医院感染和暴发趋势,从而有效指导预防 VAP 以及其他潜在医院感染。

3. 降低口咽部和上消化道定植

(1) 口腔护理

1) 提高对口腔护理的认识

口腔护理在预防 VAP 中具有重要的意义,但临床实施口腔护理操作时,一些护士对口腔护理的重要性认识不足,常因经口气管插管阻挡了口腔护理的通路而回避口腔护理,或由于担心气管插管脱出和移位而采取快速擦洗口腔的做法,VAP 预防效果受到影响。因此,对于口腔护理,首先要提高认识,必要时进行口腔护理的系统培训,以提高护理效果,有效预防 VAP 的发生。

2) 口腔护理方法

机械通气患者的口腔护理方法主要包括冲洗法和擦洗法。①冲洗法是将患者床头摇高

45°角,气囊冲气 1~2ml,一人持注射器抽吸冲洗液接吸痰管从上方冲洗颊部、舌面、上颚,另一人从下方吸出冲洗液,冲洗完毕后更换胶布及牙垫,最后检查气囊压力,抽去增加的气体以防压力过高导致黏膜糜烂坏死。②擦洗法是将固定气管导管的胶布去除,一名护士用手固定好气管导管,检查门齿处刻度并记录,将牙垫移置于患者一侧磨牙之间,另一名护士持止血钳夹住棉球擦洗另一侧牙龈、牙齿、口腔和舌面,以同样方法擦洗对侧口腔后,用吸痰管洗净口腔内的积水,将气管导管及牙垫移回口唇上,再次检查气管插管于门齿处的刻度,确定与操作前无误后用胶布固定好气管导管。上述两种方法的护理效果孰优孰劣尚无定论。

(2) 选择性消化道脱污染 (SDD)

通过局部用药杀灭口咽部和胃肠道的条件致病菌,避免其移行和易位,但能否降低VAP 的病死率仍有争议。此外,这是一种预防性使用抗菌药物的措施,细菌易产生耐药,故目前不作为常规方法,仅用于高危群体。

(3) 通气时间较长的患者避免鼻腔插管

鼻腔插管管径较小,不利于气道及鼻窦分泌物的引流。经口气管插管可减少医院获得性鼻窦炎的发生,而医院获得性鼻窦炎与呼吸机相关性肺炎的发病有着密切关系。

4. 防止口咽部分泌物吸入

(1) 半卧位,头部抬高 30°~45°角

误吸和胃内细菌的逆向定植是目前公认的 VAP 发病机制,但具体是胃内细菌的逆向定植还是误吸,仍然是一个争议性的问题。国内外大多数学者认为细菌性肺炎是口咽部及胃肠道定植的细菌误吸入下呼吸道引起,而仰卧位增加了患者细菌吸入和胃内细菌逆向定植。

半坐卧位有利于食物通过幽门进入小肠,减少胃内容物潴留,从而有效减少反流及误吸,从而减少 VAP 的发生。多数研究显示头部抬高 30°~45°角效果较好。当然也可以通过加强患者身体的被动运动,根据病情定时变换患者体位,多行翻身、叩背及肢体被动运动,以促进局部血液循环,促进肺部分泌物排出,以减少 VAP 的发生。

(2) 经常校正鼻饲管位置,调整进食速度和量以避免反流

胃肠营养一次大量注入后,胃排空延迟,胃内潴留量过多易发生胃内容物反流而误吸入呼吸道,从而引起吸入性肺炎。另外,注入量过多或速度过快可使胃内压力急剧升高,刺激迷走神经及交感神经末梢,产生恶心、呕吐,对于危重患者,特别是有意识障碍的患者可发生误吸,从而导致吸入性肺炎的发生,因此一定要调整进食速度和量以避免反流。

(3) 使用超过幽门的鼻饲管如鼻十二指肠、空肠管

接受肠内营养的患者经常出现胃容量过多,胃 pH 值升高,潜在病原微生物定植增加,而且放置胃管会减弱食管括约肌功能,可能造成消化道食物反流,定植菌逆行和易位,易引起患者误吸和 VAP。若将鼻饲管插至幽门后(如插至空肠)可以减少误吸,酸化或间歇,持续少量灌注营养液以降低胃液 pH 值,以减少胃病原菌微生物定植,从而减少 VAP 的发生。

(4) 使用特殊的 ETT 管,能进行声门下吸引

接受机械通气治疗的 ICU 患者易出现口咽部细菌定植,而污染的口咽分泌物可以滞留在人工气管气囊上部并通过气囊周围的空隙进入气道,另外在气囊间断放气或气囊漏气时,增加吸入危险,而清除滞留的分泌物可能降低 VAP 的发病率。引流气囊上的分泌物,可降低由原发内源性菌群(G^+球菌、流感嗜血杆菌等)引起的 VAP,对继发内源性菌群(肠杆

菌属细菌和铜绿假单胞菌等）预防效果差。同时，要适当保持气囊内压，Rello等发现气囊内压持续<20cmH$_2$O是VAP发生的危险因素。

Valles等学者据此设计出背侧附加吸引腔的气管导管装置。吸引腔开口于气囊顶部，通过持续吸引滞留在气囊上部的分泌物，显著降低了VAP的发病率（主要为气管插管最初2周、流感嗜血杆菌和革兰阳性球菌相关感染的发病率）。气囊上滞留分泌物吸引能够推迟VAP的发生发展，对需要长期接受机械通气治疗（>3d）的患者可能更为有效。另外，机械通气过程中，应始终保持气囊压力合适。准备拔除或移动气管导管时，在气囊放气前应确保清除滞留在气囊顶部的分泌物。气管导管以及气囊等设计方面的改变也影响吸入的可能性，例如使用高容低压气囊导管比使用低容高压的气囊导管更能够降低误吸的可能性。

5. 保护胃粘膜的特性

（1）尽可能肠内营养

肠内营养可改善和维持肠道黏膜结构与功能的完整性，维持肠道机械、化学、生物、免疫屏障功能，防止细菌易位。肠内营养支持应注意避免胃内容物过多，并观察胃内残余食物量，如胃内残留量过多或腹部肠鸣音消失应暂停管饲。对胃内残留量过多的患者可以考虑增加胃动力药。对于有误吸史、临床消化道反流症状明显以及不能耐受经胃肠内营养的患者，可以考虑选用弹性好、小口径的肠饲管进行幽门后管饲。

（2）使用硫糖铝，胃粘膜保护剂

防治应激性溃疡常用药物有抗酸剂、H$_2$受体拮抗剂和硫糖铝，前两种可显著升高胃内pH值，当pH>4时，胃内细菌过度生长，会增加定植于下呼吸道的机会，而选用硫糖铝可减少此种情况的发生。

6. 减少外源性污染

（1）合格的手卫生

洗手是预防医院感染最简单有效的方法，特别强调工作人员的有效洗手和诊疗前、后必须洗手或手消毒，戴一次性手套不能替代洗手。

严格执行消毒隔离及无菌操作技术，防止交叉感染。对MRSA、产超广谱β-内酰胺酶多重耐药菌等感染的患者应实行隔离，患者使用的监护和医疗设备、器材专人专用，病房保持通风，定时对周围环境消毒，预防多重耐药菌的传播，加强呼吸机管路系统的消毒灭菌。

（2）密闭气管腔内吸引系统

呼吸机吸引管道系统主要有两类：一次性开放式导管系统和封闭式多次用导管系统，两者在降低医院获得性肺炎发病率方面无显著差异。内嵌封闭式吸引系统可以在不撤离呼吸机支持的同时进行吸引，还可以预防肺泡复张后的再萎陷，且费用低，能够降低环境污染，也不需要像一次性开放式吸引系统那样每日更换管道。因此，可能特别适用于需要长期机械通气治疗的患者。

（3）使用湿鼻替代加热的湿化器

湿化吸入气体是接受机械通气治疗患者的标准护理常规之一。湿化装置有主动湿化型（如蒸汽加温湿化器）和被动湿化型（人工鼻）。人工鼻可以被动湿化吸入气体（不需要用电或主动加热），将患者呼出气体中的水分和热量返还到患者随后的吸气过程中，而管道本身保持干燥。人工鼻通过减少呼吸机管道内冷凝水，能够比蒸汽加温湿化器更有效地降低VAP的发病率，而且价格较蒸汽加温湿化器低。人工鼻应用特性的改良（如可过滤等）使其应用更加安全方便。

(4) 减少回路管道的更换频率

呼吸机管道（包括呼吸环路、加热蒸汽湿化器、人工鼻、内嵌式封闭吸引管道等）的更换频率目前尚无定论，但美国CDC《医疗相关肺炎预防指南2003》中建议在可见管道污染以及管道工作性能障碍情况下更换管道即可。呼吸机管道内的冷凝水为污染物，应及时清除。在离断管道、变换患者体位及处理冷凝水时注意勿使冷凝水倒流引起患者误吸。接触或处理冷凝水原液之前应戴手套，之后应更换手套并消毒双手。

(5) 呼吸机及相关装置的消毒

呼吸机及相关装置（如呼吸机管道、人工气管、支气管导管、复苏包、吸引管道等），可根据其理化性质选择适当消毒方法。其中小容量药用雾化器（内嵌式、手携式等）易被污染，而气溶胶中的病原微生物吸入后可直接寄植到宿主下呼吸道而引发感染。最好以无菌技术操作向雾化器内灌装无菌水，同一患者每次使用后应及时清洗、消毒。

7. 缩短机械通气时间

当患者病情稳定符合拔管条件时，应尽快停机拔管或尽早使用鼻面罩机械通气治疗以缩短机械通气时间，减少感染的机会。对于慢性阻塞性肺疾病患者，发生呼吸衰竭常见原因为感染加重所致，依据"肺部感染控制窗"理论，当通气改善，感染控制后尽早脱机改为无创通气和拔管，可减少VAP的发生。

8. 合理使用抗菌药物，明确给药次数和时间，尽可能根据药敏试验结果选用有效的抗菌药物，同时应经常监测重症监护病房内致病菌的流行情况，提高经验使用抗菌药物的正确率，防止全身性真菌感染。

9. 增强机体免疫力，加强重症患者的营养支持，积极维持机体内环境的平衡，同时合理使用免疫调节剂。

10. 其他

(1) 抗菌气管插管可有效预防VAP相关细菌在气管插管上的生长。

(2) 对估计需较长时间使用呼吸机并系肺炎球菌易感患者如老年、慢性心肺病、糖尿病、免疫抑制者，可采用肺炎球菌酯多糖疫苗预防感染。

总之，VAP是医务工作者面临的新挑战，其诊断、治疗、预防等还有待进一步研究。这就要求在临床工作中要高度警惕，对高危患者要细心观察，及时治疗，尽可能地降低VAP的发生率和病死率。

（贾会学　李六亿）

思考题

1. 下呼吸道医院感染的危险因素有哪些？
2. VAP的危险因素有哪些？
3. VAP的发病机制是怎样的？
4. 如何预防与控制VAP的发生？

参考文献

1. USA CDC. Guidelines for preventing healthcare associated pneumonia, MMWR, 2004, 53 (RR03): 1-36.
2. Masterton RG, Galloway A, French G, et al. Guidelines for the management of hospital-acquired pneumo-

nia in the UK: Report of the working party on hospital-acquired pneumonia of the British society for antimicrobial chemotherapy. Journal of Antimicrobial Chemotherapy, 2008, 62: 5-34.
3. 刘明华, 张庆玲, 府伟灵. 呼吸机相关性肺炎的流行病学和诊断进展. 中华医院感染学杂志, 2004, 14 (1): 116-118.
4. 卜宝英, 孙德俊, 杨敬平. 呼吸机相关性肺炎的研究进展. 临床肺科杂志, 2006, 11 (4): 501.
5. 马荣华, 左泽兰. 关注气管导管预防呼吸机相关性肺炎的研究进展. 中华护理杂志, 2008, 43 (8): 747-749.
6. 黄敏, 周泽云, 孙晓容. 口腔护理预防呼吸机相关性肺炎的研究进展. 中华现代护理杂志, 2008, 14 (10): 1236-1237.
7. 凌如芳. 呼吸机相关性肺炎的研究进展. 医学综述, 2008, 14 (5): 703-705.
8. 曾如, 钟海强, 黎映静等. 下呼吸道医院感染调查分析及对策. 中华医院感染学杂志, 2009, 19 (13): 1652-1653.
9. 余兰, 朱艳萍. 老年患者下呼吸道医院感染与控制对策. 中华医院感染学杂志, 2005, 15 (10): 1121-1122.
10. 曾慧. 呼吸机相关性肺炎的相关因素及预防策略. 护理实践与研究, 2009, 6 (14): 103-105.
11. 盖红波, 胡英红, 修学宝等. 糖尿病下呼吸道医院感染临床特点分析. 中华医院感染学杂志, 2007, 17 (7): 801-802.

第二节 手术部位医院感染的预防与控制

一、概述

1988年美国疾病控制中心 (Center for Disease Control, CDC) 发表了医院感染的定义, 所谓医院感染广义地讲是指病人在住院期间获得的微生物引起的感染。其中外科伤口感染 (Surgical wound infection, SWI) 一词用来描述外科手术后的切口感染。通过临床实践人们逐渐发现, 1988年定义中SWI规定不够明确, SWI未能说明深部感染的解剖位置, 况且"伤口"一词也包括了外伤后需要处理的创口。四年以后即1992年由美国感染控制与流行病学专业协会 (Association for Professionals in Infection Control and Epidemiology, APIC)、美国医院流行病学学会 (Society for Healthcare Epidemiology of America, SHEA) 和外科感染协会组成的联合小组修正了这一定义, 改名为手术部位感染 (Surgical site infection, SSI)。七年之后即1999年美国CDC新制定了预防手术部位感染的准则, 将SSI分为切口和器官/腔隙感染。SSI可分为皮肤皮下组织感染 (表浅切口感染) 和深部软组织感染 (深部切口感染)。器官/腔隙SSI可发生于机体的任何部位 (如器官或腔隙), 而不是发生在手术切口的体表层, 后者是开放的。2004年美国卫生系统药师学会 (American Society of Health-System Pharmacists, ASHP)、美国CDC和多个专业组织共同制定了预防手术感染指南。指南刊登在Clin Infect Dis 2004年第38期。

2006年中华医学会外科学分会与中国医师协会联合指定中华医学会外科学会外科感染与重症医学组和手术学组, 制定了针对中国国情的SSI预防指南。该指南在"中国SSI预防指南全国委员会"第一次会议启动后, 先后获得了北京、广州、杭州、武汉、上海、南京、成都和沈阳当地SSI预防指南委员会的讨论与支持, 并再次经中国SSI预防指南全国委员会第二次会议通过。

SSI包括手术切口及手术脏器的感染,是常见的医院感染。大约2%～5%非腹部清洁手术如胸部外科手术、整形外科手术等患者和20%腹部手术患者会发生手术部位感染。造成手术部位感染的主要原因系手术技术自身所决定,因为外科手术必然破坏人体宿主抵抗力的第一道防线——皮肤和黏膜屏障,易使细菌进入体内。其感染率在不同的国家和地区差异颇大,可能与所施行的手术和研究人群之间的差异不同有关。据美国CDC估计,美国每年发生约50万例手术部位感染。发生手术部位感染者较未发生感染的患者留住重症监护病房时间增加60%,需再次住院治疗的可能性增加5倍,死亡的危险性增加2倍,治疗费用亦显著增加。我国近年统计资料显示SSI感染率约为13%～18%。

二、流行病学

手术部位感染的流行病学特征,大体上可归纳为三个方面:①感染源;②感染途径;③危险因素。

(一) 感染源

手术部位感染的感染源主要来自于医护人员、患者及医院环境。一般说来清洁切口感染绝大部分是外源性感染,与医院工作人员和环境有关,也与患者本身因素有关。引起感染的大多数细菌可来源于患者以外的地方,也可为患者自身携带,包括呼吸道、生殖泌尿系统、胃肠道和皮肤等。

1. 医护人员

(1) 手术组人员的手是术后感染的潜在菌源,据有关调查显示,即使手术人员的手经过正规洗手消毒后,手上仍残留有细菌,一旦手套破裂,便成为感染的来源。

(2) 手术组人员和患者的皮肤是潜在而相当重要的感染源,因为临床上手术室所使用的手术衣和消毒巾并不能完全阻止皮肤上的细菌进入手术野,一旦手术衣或消毒巾被浸湿后,会使细菌穿透速度加快。根据诸多调查显示,医护人员不佩戴帽子、口罩与手术切口感染密切相关,因为呼气、说话、咳嗽或打喷嚏时,可使鼻腔内细菌排出到空气、物体和人体上直接或间接污染切口。

(3) 手术人员的头发也是导致切口感染的传染源之一,国际上已有多次报道切口感染暴发源于手术人员头发中携带金黄色葡萄球菌。

2. 环境因素

(1) 空气中的微粒、尘埃、飞沫等均可携带细菌。这些带菌的微粒既可直接落入切口,也可先落到器械或物品上然后污染切口。

(2) 手术器械、医疗用品、药物等在临床使用时按规定不应该有细菌存在。只有在误用未经消毒的器械、敷料或布垫实施手术,将未消毒或消毒未达到标准的导管插入血管,静脉输入被细菌污染的液体等,才会引起严重的感染。

3. 患者因素

(1) 患者自身的皮肤、消化道,呼吸道中正常菌群被认为是手术切口的重要感染源。

(2) 隐蔽部位如脐、会阴部、指(趾)甲下及毛发等,如不保持清洁亦存在大量的细菌。

(3) 有伤口感染的患者,其伤口及周围皮肤存在大量致病菌。

(4) 体内感染灶在手术过程中切开或穿刺,可使正常组织受到污染,不但易引起局部感染,细菌也可通过淋巴系统、循环系统播散到手术野甚至全身。

(二) 感染途径

手术部位感染的途径主要分为两个方面,即接触感染(包括直接接触感染和间接接触感染)和空气传播而致的感染。

1. 接触感染

(1) 直接接触感染:①手术人员手上的细菌可通过手套破裂直接进入手术野;②手术切口附近表肤上的细菌通过浸湿后的消毒巾直接进入手术野;③病人手术切口附近皮肤鳞屑内的细菌可通过潮湿的消毒巾直接进入手术野;④空腔脏器切开或切除后,细菌经手术人员的手、器械、沙布垫、冲洗液直接进入手术野;⑤被污染的器械、敷料、绷带和消毒液直接传入手术切口。

(2) 间接接触感染:皮肤鳞屑、飞沫、头发上的细菌等通过流动空气和污染的物体媒介进入切口引起感染。

2. 空气传播感染

尽管现代化的手术室消毒方式较以往有了很大的改进,但仍然未能达到空气中绝对无菌的要求,尤其是在一般手术室实行的清洁手术切口,迄今仍时有切口感染发生。因此加强手术室中空气监测仍是一项十分艰巨的任务。

(三) 危险因素

鉴于临床上与手术部位感染相关的危险因素甚多,如何从实践中正确认识这些危险因素显得十分重要。因为导致手术切口感染的先决条件是必须有细菌的来源,合适的传播载体,加之有足够的细菌数量、毒力以及患者自身抵抗力下降等因素,才会引起感染。临床造成手术部位感染的危险因素可归纳为以下几个主要方面。

(1) 年龄因素:年龄因素中主要指老年人和婴幼儿术后易发生感染,目前已被公认为手术部位感染独立的危险因素。其原因是前者因机体老化导致全身免疫防御功能低下,后者则系免疫系统发育尚未健全而罹患感染。

(2) 肥胖因素:临床流行病学调查显示,肥胖者术后感染率大约为 13.5%~16.5%,明显高于非肥胖患者,也被视为切口部位感染的独立危险因素。肥胖感染机遇增大的原因可能与脂肪组织血供量少以及影响手术暴露,延长手术时间,并难以完全避免脂肪层死腔形成有关。

(3) 慢性疾病:患慢性肾脏疾病、糖尿病、粒细胞减少、免疫缺陷、严重营养不良、尿毒症等患者,由于全身抵抗力下降对细菌的易感性增加,属高危人群。高血糖是 SSI 已知的独立危险因素。Furnary 和他的同事证明深部胸骨切口感染在术后实施持续胰岛素输注严格控制血糖能显著改善疗效。如果有必要,术前、术中和术后都应优化控制血糖。

(4) 住院时间:住院时间越长,手术部位感染率越高。据统计术前住院 1d 患者清洁切口感染率为 1.2%,一周为 2.1%,二周为 3.4%,三周以后则高达 14.7%,感染率与日俱增的原因可能是患者皮肤上和体内存在的细菌与医院环境中和医护人员身上携带毒力强且具耐药性的细菌相交融所致。

(5) 手术持续时间:手术持续时间越长则术后发生切口部位感染的机率越高,已被诸多的临床调查所证实。因为长时间的暴露、牵拉和摸弄可直接损伤组织;大量出血甚至休克,加之麻醉时间太长导致机体免疫力下降;手术医师疲劳而疏于无菌操作规程等也使感染机会增多。

(6) 防御屏障的损伤:SSI 继发于手术导致机体防御屏障的损伤。皮肤菌群常为典型的污染源。外界的污染源例如手术操作人员、手术器械或手术环境也可能导致污染的发生。细菌密集程度超过机体防御能力时即可导致显性临床感染。术前备皮与 SSI 风险增加有关联。这种风险是由于皮肤上的小切口允许细菌定居增殖，造成污染所致。

（7）外科无菌技术操作：抗菌药物的使用不能代替良好的外科技术。术中忽视无菌技术操作、组织处理不当、切口冲洗不够、缝线放置不当、缝合部位缺血、引流管放置不当或局部存在死腔等，均可增加 SSI 的机会。

（8）治疗因素：免疫抑制剂治疗对手术切口修复愈合有不利影响并可增加术后的感染率。文献报道应用激素等免疫抑制剂 2~3 个月以上的患者，发生感染机率明显增加。此外诸如接受放射治疗、抗癌药物治疗等患者更为易感。

三、病原学

引起手术部位感染最常见的病原菌是 G^- 杆菌，其中以大肠埃希菌、铜绿假单胞菌和变形杆菌为主，G^+ 葡萄球菌，特别是金黄色葡萄球菌亦很常见。此外厌氧菌和肠球菌也不容忽视，高耐药或多重耐药菌种虽然不是很多，但不易治疗，如耐甲氧西林金黄色葡萄球菌（MRSA），耐万古霉素的肠球菌（VRE）等。由于手术部位感染的病原学在不同国家、地区和医院存在很大差异，即使在同一所医院的不同时期也有变化。况且随着时代的变迁，大量新的抗菌药物不断问世，检测技术的提高等使人们对手术部位病原学也有了一个逐渐认识的过程，如 20 世纪 60 年代主要为金黄色葡萄球菌（45%）、大肠埃希菌（22%）、葡萄球菌、大肠埃希菌混合（15%）、变形杆菌及铜绿假单胞菌（13%）。70 年代则演变为需氧/厌氧杆菌（55%）、金黄色葡萄球菌（25%）、其它混合感染（10%）。80~90 年代的病原菌则发生了新的变化，主要以大肠埃希菌（16%）、金黄色葡萄球菌（13%）、铜绿假单胞菌（13%）、肠杆菌属（10%）、厌氧菌（8%）等为主要病原菌。目前最普遍的病原菌是金黄色葡萄球菌和大肠埃希菌（12%）。SSI 中金黄色葡萄球菌为最常见的病原菌（19%），其次为凝固酶阴性葡萄球菌（14%）、肠球菌（12%）、大肠埃希菌（8%）和铜绿假单胞菌（8%）。

尽管手术部位感染的病原菌各家报道不尽一致，但总体趋势仍倾向于以 G^- 杆菌为主，G^+ 球菌为辅，某些少见的微生物如支原体属、军团菌属、非典型分枝杆菌和真菌等亦不容忽视。

四、发病机理

手术部位感染的发生是宿主防御与微生物之间相互作用，相互斗争的结果，其过程极其复杂。迄今为止确切的发病机理仍未充分阐明。因为感染的发生取决于多种因素，如致病菌的数量、毒力以及宿主自身防御能力等。一旦切口中微生物的数量和毒力总和足以克服局部宿主防御机制并得以生长，手术切口部位的感染就会发生。

（一）细菌因素

某些种系的细菌其表面成分能抑制细胞吞噬作用而产生致病力（如克雷伯菌和肺炎链球菌的包被）。G^- 细菌的表面成分（内毒素或脂多糖）具有毒性，其它诸如梭状芽胞杆菌和链球菌某些株系，均能产生很强的外毒素，这些毒素一旦时机成熟便可引发切口部位感染。此外细菌的增殖往往会产生多种酶与毒素，从而激活凝血-补体-激肽系统以及血小板和巨噬细胞等，导致炎症介质，诸如补体活化成分、缓激肽、肿瘤坏死因子、白介素 1、血小板活化因子、血栓素等的生成，引发相应的症状如红、肿、热、痛等。这些炎症介质又可以引起血管通透性的增加及扩张，使感染部位的血流增加，形成恶性循环，加重感染。

(二) 局部伤口因素

组织缺血或手术切口处血流减少,如血管闭塞状态、低血容量休克、局部使用血管收缩药会增加感染发生,干扰吞噬细胞直接接触和杀死细菌能力的因素容易引起切口感染,如使用异物(缝合线、引流管)、组织没有对齐、缝线太紧造成组织绞窄、局部血肿或血清肿,均能增加切口感染。

(三) 免疫功能受损

患者术前曾患严重的基础病,如白血病、尿毒症、糖尿病、肝硬化及先天性免疫缺陷症等。接受多种免疫抑制剂疗法或长期使用抗菌药物,手术后会使体内总体抗体水平下降,从而对新抗原产生抗体的综合能力降低,加上中性多形核细胞趋向作用异常,周围血中T、B细胞总数减少,抑制性T细胞/辅助性T细胞比值异常,使机体免疫功能受到抑制而引起感染。

五、临床表现

1. 正常情况下,手术后切口在2~3d后局部疼痛感会逐渐减轻,体温、脉搏、周围血中白细胞计数等恢复正常。如果这种规律性变化发生改变,如切口部位疼痛不但不减轻,反而持续加重或出现发热甚至呈不规则高热、寒战、脉搏加快、白细胞计数明显升高,在排除其它原因所致时,应考虑为手术部位感染。

2. 表浅切口与深部切口感染,表浅切口感染主要表现为切口局部的红、肿、热、痛或波动感。深部切口感染,检查时可见局部稍隆起,红肿多不明显,压痛十分显著,可伴有高热、寒战、全身乏力、纳差等不适。如果表浅切口与深部切口感染未能及时控制而进一步发展时,切口内所产生的渗出物逐渐浑浊并成脓性,由于脓腔内压力不断增加,以致于破出切口向外流出。

3. 不同部位及不同病原菌引起的SSI则有各自的临床特点,如部位表浅的清洁切口发生感染,致病菌大多为病人皮肤或手术室空气中细菌,常常以G^+球菌为主。如果切口局部出现明显的红、肿、热、痛甚至有波动感者,临床应考虑葡萄球菌或链球菌感染可能性大。涉及胃肠道及其他腹部手术,或术前已认为有感染存在可能的切口,其致病菌大多为肠源性G^-杆菌,包括需氧和厌氧菌,特别是位置较深而位于筋膜下者,临床仅表现为肿胀、压痛明显而局部发红较轻等特征时,应特别注意深部感染的可能。

4. 手术部位感染分类及SSI的发生率

(1) 清洁切口(Ⅰ类切口)手术中未进入炎症区,不涉及呼吸道、胃肠道、泌尿生殖道手术切口,以及闭合性创伤手术符合上述条件者。清洁切口的感染率一般不超过1.5%。

(2) 清洁-污染切口(Ⅱ类切口):指手术进入呼吸道、消化道或泌尿生殖道而无明显污染的切口,如无感染证据的胆道手术,无特殊污染的阑尾切除术等。这种切口的感染率在5%~10%。

(3) 污染切口(Ⅲ类切口):手术涉及有明确细菌存在的手术,如新鲜开放性创伤或术中遇到明显炎性病变;空腔器官内容物明显溢出手术切口,包括感染性胆道手术,空腔脏器穿孔时间较短的急症手术,未经肠道准备或准备不充分的肠道手术;手术中违反无菌操作或无菌技术存在明显缺陷(如开胸心脏按压者)。污染切口的感染率较高,可高达10%以上。

(4) 污秽切口:指器官穿破或有脓液的手术,包括穿孔时间较长的胃肠道手术、创伤坏死组织、异物、脓液等严重污染的切口。此类切口的SSI感染率可高达40%。

六、诊断

为加强医院感染管理，提高医院感染诊断水平，2001年我国卫生部组织有关专家，参考美国CDC1992年标准制定了我国的《医院感染诊断标准（试行）》，有关手术部位感染诊断标准如下。

（一）表浅手术切口感染

仅限于切口涉及的皮肤和皮下组织，感染发生于术后30d内。

1. 临床诊断：

具有下述两条之一即可诊断。

1）表浅切口有红、肿、热、痛、或有脓性分泌物。

2）临床医师诊断的表浅切口感染。

2. 病原学诊断

临床诊断基础上细菌培养阳性。

3. 说明

1）创口包括外科手术切口和意外伤害所致伤口，为避免混乱，不用"创口感染"一词，与伤口有关感染参见皮肤软组织感染诊断标准。

2）切口缝合针眼处有轻微炎症和少许分泌物不属于切口感染。

3）切口脂肪液化，液体清亮，不属于切口感染。

（二）深部手术切口感染

无植入物手术后30d内，有植入物（如人工心脏瓣膜，人造血管，机械心脏，人工关节等）术后1年内发生的与手术有关并涉及切口深部软组织（深筋膜和肌肉）的感染。

1. 临床诊断

符合上述规定，并具有下述四条之一即可诊断。

1）从深部切口引流出或穿刺抽到脓液，感染性手术后引流液除外。

2）自然裂开或由外科医师打开的切口，有脓性分泌物或有发热≥38℃，局部有疼痛或压痛。

3）再次手术探查，经组织病理学或影像学检查发现涉及深部切口脓肿或其他感染证据。

4）临床医师诊断的深部切口感染。

2. 病原学诊断

临床诊断基础上，分泌物细菌培养阳性。

（三）器官（或腔隙）感染

无植入物手术后30d内，有植入物手术后1年内发生的与手术有关（除皮肤、皮下、深筋膜和肌肉以外）的器官或腔隙感染。

1. 临床诊断

符合上述规定，并具有下述三条之一即可诊断。

1）引流或穿刺有脓液。

2）再次手术探查，经组织病理学或影像学检查发现涉及器官（或腔隙）感染的证据。

3）由临床医师诊断的器官（或腔隙）感染。

2. 病原学诊断。

临床诊断基础上，细菌培养阳性。

3. 说明

1) 临床和（或）有关检查显示典型的手术部位感染，即使细菌培养阴性，亦可诊断。

2) 手术切口浅部和深部均有感染时，仅需报告深部感染。

3) 经切口引流所致器官（或腔隙）感染，不需再次手术者，应视为深部切口感染。

七、治疗

SSI 的诊断一经确立，应积极予以治疗，临床上通常采用的措施有三种方法：①抗菌药物疗法；②切口局部疗法；③全身支持疗法。

（一）SSI 抗菌药物疗法

1. SSI 选用抗菌药物原则：①应根据致病菌的种类与敏感试验选用抗菌药物。为使抗菌药物选用更为合理，可行切口分泌物、穿刺物、引流液或血培养，并作药物敏感试验，以确定菌种及耐药程度；②要选用杀菌剂而不是抑菌剂；③应根据抗菌药物的血清半衰期决定是否多次给药；④优先选用不良反应少、轻而且可逆的抗菌药物；⑤剂量要足够，如头孢菌素一次剂量应给 1~2g；⑥应根据感染部位及感染发生、发展规律选择用药，如头面部、软组织骨骼、肺、脑膜等部位手术的 SSI 以 G^+ 球菌为主，腹部手术 SSI 则以 G^- 杆菌为主，往往与厌氧菌感染混合等特点；⑦宜静脉给药而不是肌肉注射或口服。⑧多数 SSI 经有效抗菌药物治疗 5~7d 后便可控制，临床可结合体温正常、症状消失、全身及局部病灶情况好转后及时停药，严重感染如脓毒血症，疗程可以适当延长，骨髓炎常需要感染控制 2~3 周后停药，过早停药容易引起复发；⑨多种细菌引起的混合感染或单一抗菌药物不能控制的感染，如耐药金黄色葡萄球菌或铜绿假单胞菌脓毒血症等可以选用万古霉素或联合使用抗菌药物。

（二）SSI 局部疗法

1. 皮肤浅层的感染可挑开缝线引流，筋膜以下深层组织的感染则需切开引流，体腔内感染则应使用强力有效的抗菌药物，如脓肿形成则依据具体情况切开引流或置管引流。

2. 物理疗法　物理疗法在治疗 SSI 中占有极其重要的地位，如紫外线中心重叠照射法（每日一次），可用于 SSI 早期急性阶段。可见光或红外线疗法适用于感染已经控制、分泌减少阶段。超短波疗法，每日一次，每次 5~15min，对切口深部 SSI 及部分器官/腔隙 SSI 有效。

（三）全身支持疗法

对 SSI 严重且有全身中毒症状患者，治疗中应特别注意全身支持治疗，以增强体质和机体抗感染能力。少量多次输入新鲜全血不但能改善营养状况，而且可补充抗体、补体等成分，从而提高患者的免疫力。此外尚需注意保持内环境稳定和酸碱平衡，及时纠正水电解质紊乱。

八、预防与控制

根据 SSI 的分析，预防与控制应从以下几个方面入手：①术前预防性应用抗菌药物；②手术前的预防；③手术中的预防；④手术后的预防；⑤切口的监测。

（一）术前预防性应用抗菌药物

循证医学证实术前 0.5~2h 一次性应用抗菌药物即可有效预防 SSI，且效果优于术后多次长时间使用抗菌药物。其中某些清洁切口可不使用抗菌药物。尽管如此国内外外科医生们已经接受术前预防性应用抗菌药物的概念。

但在临床实施上往往在术前应用的基础上，还要加上术后短则 1d、长则数天的抗菌药物应用。其主要原因当然是为安全考虑，但这种做法并不能进一步减少 SSI 的发生，反而会增加菌群失调与耐药菌的发生。术前一剂抗菌药物足矣，但使用一些半衰期较短的抗菌药物和手术时间较长时，可在术中增加一剂抗菌药物的使用。

需要强调的是应根据手术部位常见的致病菌选择抗菌药物，尽可能广谱地覆盖手术部位的致病菌。如腹部手术部位的细菌感染除葡萄球菌等 G^+ 菌外，还有可能合并胃肠道来源的 G^- 菌、厌氧菌的感染，此时可选择二代头孢菌素或第四代喹诺酮类药物。对于阑尾炎行阑尾切除的患者、穿透性的腹部创伤和胸部创伤，需要注意区别是预防性的抗菌药物使用还是治疗性的抗菌药物使用。

阑尾炎的不同病变是术后 SSI 发生的重要决定因素。穿孔性或坏疽性阑尾炎术后 SSI 的发生率是单纯阑尾炎的 4~5 倍。前瞻性的研究表明，阑尾切除术后 SSI 发生与无抗菌药物使用和阑尾炎的病变程度有关。但由于术中不能准确判断阑尾炎的病变程度，所有阑尾炎行阑尾切除的患者均应预防性使用抗菌药物。应选用既针对需氧菌又针对厌氧菌敏感的抗菌药物。

胃肠液中含有大量细菌，胃肠道外伤破裂常合并细菌的污染，也是 SSI 发生的重要原因之一。腹部损伤如合并有胃肠道的破裂，预防性抗菌药物的使用时间应延长至术后 1d~3d。腹部损伤如无胃肠道破裂，术前一剂抗菌药物足可预防 SSI 的发生。SSI 高危患者，采取敞开切口、生理盐水纱布填塞可降低 SSI 的发生。对于因创伤而致的血胸、气胸而行胸腔闭式引流，预防性抗菌药物应用可降低 SSI 的发生。

（二）手术前的预防

1. 择期手术或延期手术前应及早发现及时治疗远离手术部位的感染，直至感染痊愈。
2. 手术前原则上不要去除毛发，除非毛发生长在切口部位或周围而影响手术实施。如需去除毛发，最好用电剪在术前去除。
3. 对所有糖尿病手术应尽量控制血糖水平，以免出现围手术期高血糖症。
4. 至少在手术前 30d 停止吸烟。
5. 手术前晚应进行沐浴。
6. 在进行皮肤抗菌准备前，应彻底清洗切口周围部位以去除污垢。
7. 选择合适的消毒剂准备皮肤。术前皮肤的消毒应从中心向周围扩展，准备区要大于切口范围，应事先考虑到延长切口，增加新的切口可能。
8. 不主张为了防止 SSI 的发生而限制使用必需的血液制品。
9. 应尽可能缩短住院前天数。
10. 不推荐采取加强外科患者营养支持治疗、创口供氧等，预防 SSI。
11. 对有适应证的患者，术前可以预防性地应用抗菌药物。抗菌药物的选用应根据某种手术引起 SSI 最常见的致病菌而定。同时要注意给药时间、途径、剂量等。
12. 选择性结肠、直肠手术前要进行灌肠及口服泻药。术前一天分次给予不吸收性抗菌药物。
13. 勿以万古霉素作为常规的预防抗菌药物。
14. 手术人员准备

（1）遵守《医务人员手卫生规范》的要求，严格做好手卫生。

（2）按照要求佩戴帽子、口罩，盖住头、口及鼻部，将头发全部包住。

(3) 不采用穿鞋套预防 SSI。
(4) 手术服及覆盖布料能阻止液体通过。
(5) 手术服有明显污斑、污染、血液或其它感染物渗透时，需及时更换。
(6) 术中手套一经刺破需立即更换。
(7) 患有传播性感染疾病的工作人员，未治愈前不应进入手术室。

（三）手术中的预防

一些多年实践证明的传统手术原则仍应严格遵守。如手术中应轻柔地对待组织，保持有效地止血，尽可能减少失活组织和异物（如缝线、焦化组织、坏死碎屑），在手术部位消灭死腔。保温即保持术中体温正常是近年来预防 SSI 的重要进展之一。已认识到低体温、代谢性酸中毒和凝血机制异常是创伤患者的致死性三联征，三者之间可互为因果，并形成恶性循环。低体温可导致凝血机制的障碍，也使多种免疫功能无法发挥正常作用，长时间的低体温还会导致能量消耗的增加。低体温是 SSI 发生的重要原因之一。因此对各种手术，除非有控制性降温的需要，均应采取各种措施保持体温的正常，如将室内空调温度调高、围手术期及手术过程中使用保温毯。术中腹腔冲洗与胸腔冲洗时，也应使用接近体温的生理盐水进行冲洗。

丝线不能吸收，且容易吸附细菌，在手术部位形成异物，进而引起手术部位的感染。临床常可见到，手术已完全成功，患者已经出院，但部分患者还常常需要前往医院，去除切口部位发生异物反应并伴感染的"线头"。肠吻合口与修补口处的缝线也是影响肠瘘患者自行愈合的因素之一。因此在手术部位，应尽可能使用可吸收缝线。

研究表明皮下全层连续缝合法在切口的抗张强度与预防 SSI 方面明显优于丝线逐层缝合法，使用可吸收缝线进行皮下全层连续缝合是预防 SSI 的最佳方法。即使发生了切口部位的感染，也不需拆除缝线，只需按常规伤口换药，缝线仍可保持进一步张力，并可进而吸收，不会影响感染伤口的愈合。对于可以拆除切口皮肤的缝线则可选择不会吸附细菌的单股不吸收缝线。对污染和污秽伤口，还可使用含抗菌药物的可吸收缝线缝闭切口。

具体措施如下：

1. 手术室保持正压通风，使走廊、通道内未经过滤的空气不易进入手术室内。
2. 除必要的工作人员外，严格限制进入手术室的人数，避免不必要的交谈。
3. 手术过程中，环境表面（如桌面、地面、墙面、天花板、灯等）或设备被体液、血液污染，在下一台手术前应用消毒剂进行局部清理。当日或当夜最后一台手术后，应常规用消毒剂对地面进行清洗，并进行空气消毒。
4. 手术器械和用品的灭菌，应符合国家的有关要求。
5. 尽可能缩短手术时间。
6. 手术过程中接触组织时要轻柔，以保持有效的血液供应，减少组织的失活、异物（如缝线、烧焦组织、坏死物）及消除手术部位死腔。
7. 如需引流可采用闭合式引流。
8. 认真收集污染物品置于不漏水的塑料袋内，按双袋法运出后处理。

（四）手术后的预防

1. 切口缝合后 24～48h 内盖上敷料。
2. 更换敷料及接触手术部位前应清洁洗手。
3. 切口处敷料需要更换时，应严格按照无菌操作规范进行。

4. 教育患者及家属了解保护切口方法及 SSI 的症状，如有症状出现时及时报告医护人员。

5. 医院应建立对手术部位感染的监测并应有向外科医师反馈信息的制度，以便于手术医师及时采取相应的措施，防止和减少术后切口感染的发生。

（五）监测与管理

1. 预防 SSI 的有关规章制度

无菌术是预防 SSI 的重要措施之一。一些传统的行之有效的无菌操作规则，应继续坚持。如外科医生不应留长发、不能留长指甲，手术过程中手指不能戴珠宝戒指、手术全程均需戴口罩。当进入手术室时须戴上能够盖住头面部毛发的清洁帽子或兜帽，还要限制进入手术室参观人员的人数，限制人员在手术室内的频繁走动与聊天，应保持手术室门关闭。限制手术衣只能在手术室内穿着。严格遵守《医务人员手卫生规范》等。这些措施简单、有效，即使在欧美的指南里，也都强调了上述措施的重要性。

近年来预防 SSI 的经验与研究还表明，层流手术室可显著降低 SSI 的发生率。地面湿性吸尘远优于消毒剂拖地。手术室门前的湿性蹭鞋垫并不能有效地防止 SSI 的发生。这些实践已经证明的措施应在临床逐渐加以贯彻实施。

2. 监测哪类手术应由外科医师和感染控制专职人员共同选择，因为医院每天实施的手术种类太多，临床没有必要对那些感染率较低的手术花费较多的人力和物力进行监测，监测的重点应针对感染危险性高的手术。

3. 住院患者 SSI 监测，可由外科医师或受过培训的专职护士进行，也可由感染控制专职人员通过查阅病历、实验室报告单获得间接监测资料。监测内容包括手术日期、手术类别、外科医师、患者、年龄与性别、手术时间、切口分类、全身或局部麻醉的应用、临床治疗方法、侵袭性操作应用及出院日期等。将监测的结果及时反馈临床，以便采取相应的预防措施。

4. 出院患者 SSI 监测，由于术后患者住院日的不断缩短，部分患者可能在住院期间未能发现存在 SSI，再次入院时又不一定在所做手术的医院住院而造成漏诊。监测的方法包括：①嘱咐患者出院后定期到门诊观察切口；②通过邮件或电话询问患者；③对部分远道患者，电话询问中患者本人在评估自己手术部位可能有感染时，建议到当地医院诊治。

（邓　敏）

思考题

1. 试述手术部位感染流行病学特征？
2. 手术部位感染的分类及发生率？
3. 不同手术部位感染的诊断标准？
4. 手术部位感染的预防与控制应遵循哪些基本原则？
5. 如何合理预防性应用抗菌药物？

参考文献

1. 徐秀华. 临床医院感染学. 第 2 版. 湖南：湖南科技出版社，2005.
2. 刘振声，金大鹏，陈增辉. 医院感染管理学. 北京：军事医学科学出版社，2000.
3. 陈萍，陈伟，刘丁. 医院感染学教程. 北京：人民卫生出版社，2003.

4. 任建安. 手术部位感染的预防. 临床外科杂志, 2007, 15 (9): 590-591.
5. Fry DE, Fry RV. Surgical site infection: the host factor. AORN J, 2007, 86 (5): 801-810.
6. Cheadle WG. Risk factors for surgical site infection. Surg Infect (Larchmt), 2006, 7 Suppl 1: S7-11.
7. Hedrick TL, Anastacio MM, Sawyer RG. Prevention of surgical site infections. Expert Rev Anti Infect Ther, 2006, 4 (2): 223-233.
8. Narong MN, Thongpiyapoom S, Thaikul N, et al. Surgical site infections in patients undergoing major operations in a university hospital: using standardized infection ratio as a benchmarking tool. Am J Infect Control, 2003, 31 (5): 274-279.
9. Poveda Ved B, Galvao CM, Hayashida M. Analysis of risk factors related to the incidence of surgical site infections in gastrosurgeries. Rev Esc Enferm Usp, 2003, 37 (1): 81-89.
10. 徐晓刚, 李光辉. 抗感染药物在外科领域的预防性应用指南 (美国). 中国抗感染化疗杂志, 2005, 5 (3) 180-183.
11. Bratzler DW. Antimicrobial prophylaxis for surgery: an advisory statement from the National Surgical Infection Prevention Project. Clin Infect Dis, 2004, 38 (12): 1706-1715.

第三节 泌尿系统医院感染的预防与控制

一、概述

泌尿系感染又称尿路感染 (urinary tract infection, UTI) 是指致病菌在尿路中生长繁殖而引起的炎症。根据感染的部位分为上尿路感染和下尿路感染。感染累及肾、肾盂及输尿管时称为上尿路感染；累及膀胱和尿道时称为下尿路感染。医院内尿路感染最常见的病原体是细菌，其他如真菌、病毒、立克次体、螺旋体、寄生虫等亦可引起。本病临床上极为常见，是医院感染的常见部位，可见于内、外、妇、儿各科，女性多见。因为女性尿道短而阔，且与外生殖器官相比邻，所以尿路感染的发病率明显高于男性，尤其是处在新婚期、生育期的青年女性以及老年女性。2007年1.4.7.10月我国的全国医院感染监控网医院共报告医院感染15173例，16895例次，泌尿道感染占10.97%，主要原因与使用导尿管和其他泌尿道的操作有关。

二、流行病学

医院内尿路感染的流行病学特征：流行感染的形式以局限性流行为主，如局限在一个病区或一个病房，也可以发生暴发性流行，多因消毒不严的膀胱镜、导尿盘、冲洗液和污染的皮肤黏膜消毒剂引起的感染。感染源多为患者自身，以无症状性菌尿患者为主。感染途径主要与导尿有关，约占80%左右，其次是尿路器械操作，大约占20%左右，无尿道插管史而发生尿路感染仅占1.4%~2.9%。此外尚有少部分患者为交叉感染、医护人员接触感染和医疗用品消毒不彻底所致。易感因素有：①插管时间长；②女性患者；③未用集尿器；④糖尿病；⑤机体抵抗力低下（如慢性肝病、慢性肾病、营养不良、恶性肿瘤、先天性免疫缺陷或长期应用免疫抑制剂等）；⑥集尿袋中有细菌定殖；⑦肾功能不全等。

三、病原学

医院内尿路感染的病原菌大约80%为G^-杆菌，其中以肠杆菌属和假单胞菌属最为多见。其它为副大肠杆菌、变形杆菌、克雷伯菌、沙门菌、产气杆菌、铜绿假单胞菌等。而 G^+ 球菌及其它病原体约占 20% 左右，包括葡萄球菌（金黄色葡萄球菌、表皮葡萄球菌）、链球菌、粪链球菌等。值得注意的是，近几年来随着抗菌药物的广泛使用甚至滥用，真菌性尿路感染呈增多的态势。纵观我国医院感染监控中心 25 所医院 20 世纪 80 年代（1987 年 9 月—1988 年 6 月），90 年代（1994—1996 年，1999—2002 年），以及近几年上报的资料显示，医院内尿路感染病原菌分布随着年代的不同而有所差异，但总的趋势是大肠埃希菌和变形杆菌增加不明显，而沙雷菌及铜绿假单胞菌则呈上升。值得注意的是，近年来发现尿路感染的病原菌中，细菌 L 型变异现象增多，并且以 G^+ 球菌多见，达 70% 以上，其主要优势菌有葡萄球菌属和肠球菌属等。

常见的病原菌包括：大肠埃希菌、克雷伯菌、变形杆菌、肠球菌、假单胞菌、肠杆菌、沙雷菌和念珠菌。其中大部分为抗菌药物的耐药菌株，如多重耐药阴沟肠杆菌、变形杆菌、克雷伯菌、葡萄球菌、枸橼酸菌等，部分病原菌为正常菌群。

四、发病机理

正常情况下泌尿系统自身具有一系列防御机制，如尿液 pH 值偏酸性，所含的氨、溶菌酶、尿素、有机酸和免疫球蛋白等抗菌活性物质以及膀胱黏膜局部和全身抗感染机制等。这些均不利于细菌的生长与繁殖，所以说尿道一般是无菌的。即使有细菌进入膀胱，通过正常排尿也可将细菌排出体外。然而临床上往往由于病情的需要，给患者导尿、置留尿管或进行一些泌尿道操作时，则给细菌入侵尿道提供机会，从而造成医源性尿路感染。尤其是长期留置导尿管，不仅为细菌入侵敞开门户，同时也影响了膀胱的排空能力，加之操作过程中的损伤，尿管对尿道壁的直接压迫，使得血液供应受阻，尿道周围腺管排出不畅，尿道黏膜水肿，这些均有利于细菌的生长繁殖，形成细菌生长的生态系统。如果细菌顺留置导管逆行向上抵达膀胱，而膀胱内又出现所谓膀胱输尿管反流现象，那么细菌则沿着输尿管侵入肾盂，引起肾脏感染。

临床较为多见的是引起肾盂肾炎，后者主要病变部位在肾髓质，此部位为高渗透压，细菌在高渗状态、抗体和抗菌药物作用下发生变异，形成细菌 L 型。细菌 L 型可在肾髓质高渗状态下长期生存，一旦环境有利，便可重新返回为普通型而致病。

细菌的数量和毒力对感染的形成也起重要作用。一般认为尿液细菌定量培养菌落数 $\geqslant 10^5$ cfu/ml 时，则视为细菌尿；绝大多数致病细菌有丝状菌毛，菌毛能产生黏附素，与尿路上皮细胞受体结合，使细菌粘附于尿路黏膜，继而侵袭尿路上皮而引起感染。通常认为每个细菌大约有 100～400 根菌毛，主要由亚单位菌毛蛋白构成，其分子量为 17kD～27kD。按照其功能和抗原不同可分为 I 型、P 型两种。带有 I 型菌毛的细菌易引起下尿路感染，而 P 型菌毛的细菌，由于致病力强，是肾盂肾炎的主要致病菌。大肠埃希菌表面具有多种多聚糖抗原，如 K 抗原、O 抗原和 H 抗原。表达 O 抗原和 K 抗原的大肠埃希菌对尿路上皮细胞具有较强的粘附力，易引起尿路感染。此外近年来研究发现尿路感染的易感性也可能与血型抗原、基因特征、内分泌失调等因素相关。

五、临床特点

医院内尿路感染在临床上多呈良性经过，大部分患者无明显临床症状，导尿管拔除后可自然痊愈。只有少部分患者发生尿路感染后可持续合并前列腺炎、膀胱炎、肾盂肾炎等，极少数患者可并发菌血症,甚至败血症而死亡。本病临床上常表现为三种形式:①无症状性菌尿;②症状性菌尿;③菌血症。

1. 无症状性菌尿

通常是指患者主观上无尿路感染的症状,但尿培养细菌数在 10^5 cfu/ml 以上,称为无症状性菌尿。在医院尿路感染的患者中,约 65%~75% 属无症状性菌尿。

2. 症状性菌尿

患者排尿时主观上感觉有尿频(正常成人白天平均排尿 6 次~8 次,夜间 0~2 次),即排尿次数明显增多;尿急和尿痛(排尿时膀胱区及尿道口产生疼痛或烧灼感)等膀胱、尿道刺激症状。一部分患者可出现排尿困难和终末血尿等。除了局部排尿异常外,亦可表现为发热、全身乏力和腰痛。体检时可有肋脊角压痛及耻骨上触痛。

3. 菌血症

如尿路感染未能及时控制,细菌入侵循环系统,便出现菌血症。临床上主要表现为寒战、高热(体温在 39℃ 以上)、恶心、呕吐、腹泻或虚脱。病情严重者可出现败血症,甚至中毒性休克,如心动过速、呼吸急促、四肢冰凉、皮肤苍白、血压降低、意识障碍等。医院尿路感染一旦并发菌血症,往往病情发展迅速,尤其是老龄患者大多预后欠佳。

六、实验室检查

实验室检查主要包括尿常规、尿细菌学、血液生化检查。

(一)尿液常规检查

包括尿液颜色、透明度、pH 值、比重、蛋白、葡萄糖、潜血及显微镜检查。显微镜检查时应注意有无红细胞、白细胞、管型、晶体等。若白细胞明显增多或出现脓细胞则表明有炎症,如出现红细胞,需与肾炎、肾结石、肾结核、泌尿系肿瘤等鉴别。

(二)尿细菌检查

是诊断尿路感染的关键手段,尿细菌检查包括以下三种方法。

1. 尿细菌定性培养 尿标本可取自导尿或中段尿液进行培养,通过这两种方法收集的尿液均存在一个污染的问题(如导尿法收集尿液易将尿道中细菌送进膀胱;中段尿标本容易被前尿道和尿道周围寄生细菌污染)。临床诊断符合率分别为 69% 和 53%。因此不能完全依靠导尿或中段尿的细菌培养结果来诊断尿路感染,如果培养为阴性结果,对排除尿路感染有一定价值。与上述两种尿标本不同的另外一种尿液收集方法是用膀胱穿刺尿作细菌定性培养,其可靠性几乎为 100%,但它是一种有创性检查方法,只能选择性使用。

2. 尿细菌定量培养 尿路感染的确诊,通常应建立在尿细菌定量培养的基础上,为避免假阳性,中段尿标本的收集必须严格按照操作规程。尿细菌定量培养的方法较多,目前普遍采用的方法有:简易式稀释倾碟法、浸片法、定量环划线法、滤纸法和吸管法等。这些方法均具有简便、可靠性高等优点。

3. 尿涂片细菌检查 取清晨第一次新鲜的清洁中段尿,离心后取沉渣涂片,用革兰染色或不染色直接镜检找细菌。检查 10 个高倍镜视野,如平均每个视野≥1 个细菌,大致相当于尿细菌定量培养菌落数≥10^5cfu/ml,应视为有意义的细菌尿,可靠率达 90% 以上。这种方法设备简单、操作方便、可快速获得结果,假阳性率低,同时可确定是杆菌或球菌,是 G^- 或 G^+ 细菌,对选用抗菌药物治疗有一定参考价值,也适用于基层医疗单位或大规模筛选检查。

（三）血液生化检查

包括钾、钠、氯、钙、磷、尿素氮、肌酐、尿酸等物质，对了解肾功能状况有重要参考价值。

（四）影像学和尿动力学检查

包括尿路平片、排泄性尿路造影、膀胱及尿道造影、B超、CT、放射性核素检查等，必要时还应进行尿动力学方面的检查。

七、诊断与鉴别诊断

（一）医院内尿路感染的诊断

本病的诊断不能单凭临床症状和体征，应结合实验室检查，总的原则是凡有真性细菌尿（膀胱穿刺尿培养有细菌生长；清洁中段尿培养菌落计数$\geqslant 10^5$ cfu/ml）者，患者以往无尿路感染症状或入院前尿培养阴性者，可诊断为医院内尿路感染。若患者入院时已有尿路感染，入院后培养新的细菌，菌落计数$\geqslant 10^5$ cfu/ml，也应定为医院内尿路感染。

患者入院时尿常规检查正常而入院后出现发热、尿频、尿痛、排尿困难，肋脊角压痛及耻骨上触痛，结合实验室检查，尿培养菌落计数$\geqslant 10^5$ cfu/ml，多次尿培养为同一细菌或未经离心的尿标本直接镜检，每高倍视野超过10个白细胞脓尿，可诊断为医院内尿路感染。

入院前患者尿常规及尿培养正常，入院后出现尿路感染的症状与体征，但缺乏实验室检查的资料，临床上可疑为医院内尿路感染。

（二）医院内尿路感染的定位诊断

真性细菌尿的存在，只能说明有尿路感染，但不能区别细菌尿究竟来自上尿路（肾盂），还是下尿路（膀胱），临床上需进一步确定尿路感染的部位——即定位诊断。就定位诊断而言，如果仅凭临床症状和体征来判断病变的部位，往往不够准确。因为上、下尿路感染的临床表现可相互重叠，所以必须依靠一定的实验室检查手段来确定部位。

1. 膀胱冲洗后尿培养法 此法由Fairley（1967）首先提出，迄今仍被视为尿路感染定位诊断的标准方法。具体做法是先插入导尿管，排空尿液，并留取尿标本作尿细菌定量培养（0号标本），然后从导尿管内注入无菌生理盐水100ml（内含卡那霉素1.0g和α-糜蛋白酶100mg），停留45min后排空膀胱，再用2000ml无菌生理盐水反复冲洗膀胱，排空后收集最后数滴尿作培养（1号标本）。以后每隔15min收一次尿作定量培养，共4次（分别为2、3、4、5号标本）。结果判断：①0号标本菌落数$>10^5$ cfu/ml，表明存在菌尿；②如膀胱全部标本均无细菌生长，则定位于下尿路感染；③如2～5号标本的菌落数$>10^2$ cfu/ml，且比1号标本的菌落数至少大10倍，则定位于上尿路感染。

2. 抗体包裹细菌检查（antibody coated bacteria test，ACB）：此法临床应用较为普遍，其基本原理是肾盂肾炎为肾实质感染，机体可产生抗体将致病菌包裹，通过免疫荧光技术能观察到被抗体包裹的细菌。而膀胱炎为浅表黏膜感染，机体不产生抗体，所以细菌无抗体包裹，故呈阴性结果。ACB法敏感性约80%，特异性约90%，虽然无创，但亦有假阳性和假阴性结果，迄今用ACB作为尿路感染定位诊断依据仍有争议。

3. 其它检查方法，如输尿管导尿法，尿β_2-微球蛋白测定，最大尿浓缩试验，塔-霍蛋白（Tamm-Horsfall protein）及其抗体测定，尿酶测定，尿沉渣检查白细胞管型等多种检查方法对尿路感染的定位诊断均有一定帮助。

综上所述，尽管尿路感染定位诊断的方法甚多，就临床而言，仍以膀胱冲洗后尿培养法和 ACB 检查法常用且准确性高。

(三) 医院内尿路感染的鉴别诊断

1. 全身感染性疾病 当尿路感染以全身急性感染症为突出表现,而膀胱刺激症状不明显时,应注意与流行性感冒、疟疾、伤寒、败血症等疾病鉴别。院内尿路感染者,大多有留置导尿管或尿路器械操作史,加之尿路感染的局部症状,结合尿细菌学检查,一般不难鉴别。

2. 肾结核 如果尿路感染以血尿为主,加之膀胱刺激征明显者,易误诊为肾结核。一般说来肾结核膀胱刺激征更为突出,尿沉渣检查可找到抗酸杆菌,静脉肾盂造影可发现肾结核 X 线征象,部分患者可有肺、生殖器等肾外结核病灶以及抗结核治疗有效等可资鉴别。

3. 尿道综合征 又称无菌性尿频-排尿综合征。本病临床上往往有尿频、尿急和排尿不适等症状,但多次(3次以上)中段尿细菌定量培养无真性细菌尿,又排除了各种假阴性的可能,可诊断为尿道综合征。该综合征临床上有两种类型:①感染性尿道综合征:通常由衣原体、支原体感染所致,如患者和其配偶有不洁性交史;②非感染性尿道综合征:病因未明,可能是一种焦虑精神状态,与心理因素有关。

八、治疗

院内尿路感染治疗的原则是:①首先是明确感染的性质即致病菌,可根据细菌培养和药敏试验结果,针对性用药是治疗的关键。暂时无尿细菌培养结果,也应参照尿沉淀涂片革兰染色推测致病菌,选择适当的药物;②其次是判断尿路感染是上或下尿路感染,两者在治疗上有所差别,前者症状重、预后差,后者症状轻、预后好;③正确使用抗菌药物,因为治疗泌尿系感染的目的是要达到尿液中无菌,因此需要在尿液中达到足够浓度的抗菌药物,一般尿液中浓度要比血液浓度高数百倍,才能达到治疗的目的。其基本原则是抗菌药物应用至症状消失、尿细菌培养转阴后 2 周,方可停药。为避免耐药菌株产生,必要时可选用两种以上的药物。

(一) 无症状性菌尿治疗

与导尿管相关性尿路感染,临床无症状者,可暂不使用抗菌药物,拔管即可。对那些有可能上行感染或并发菌血症时才加用抗菌药物治疗。

(二) 症状性菌尿治疗

1. 急性细菌性膀胱炎

(1) 多饮水、口服碳酸氢钠碱化尿液。可选用阿托品、地西泮、膀胱区热敷、热水坐浴等解除膀胱痉挛;

(2) 选用复方磺胺甲噁唑、头孢菌素类、喹诺酮类药物;

(3) 单纯性膀胱炎,可选择敏感抗菌药物,采用 3 日疗法。

2. 急性肾盂肾炎

(1) 卧床休息、输液、多饮水,使每日尿量达 1.5L 以上,有利于炎症产物排出;

(2) 选择有效抗菌药物,如复方磺胺甲基嘧啶(sulfamerazine trimethoprim, SMI-TMP)对除铜绿假单胞外的 G^+ 及 G^- 菌均有效;喹诺酮类药物、第一、二代头孢菌素可用于产酶葡萄球菌感染。第二、三代头孢菌素对严重 G^- 杆菌感染作用显著;亚胺培南-西拉司丁纳(泰能)抗菌谱广,较适合于难治性医院感染。抗菌药物使用应个体化,疗程 7d~14d。

3. 慢性肾盂肾炎

（1）首先应寻找不利因素如尿路结石、畸形、尿道颈梗阻、前列腺炎、尿道内炎症病灶、膀胱输尿管反流等，并设法纠正。

（2）根据药敏谱选择抗菌药物 1~2 种，单独或联合治疗 2 周，停药 1 周后复查，如尿菌仍阳性，则可另选有效药物治疗 2 周。如经 3 个疗程，症状虽减退，但尿菌仍阳性者，可改用抑菌疗法。

（3）抑菌疗法，选择有效的抗菌药物，每晚睡前排空膀胱后服 1 个剂量抗菌药物，如复方新诺明 2 片或呋喃坦啶 0.1g 或强力霉素 0.1g，增效磺胺（TMP）0.1g 等，连续 3~6 个月，必要时可服 1 年，以抑制尿中细菌繁殖，控制尿感发作。据报道经 3~6 个月后，约 60% 的尿菌可转阴。

（4）支持身体抗病能力，可按中医辨证施治。

4. 对无明显发热、腰痛等表现的尚未作定位尿路感染，可选用：

（1）单剂大量 1 次疗法。如为膀胱炎则大部分可治愈。

（2）如单剂量治疗不能控制，则多数为肾盂肾炎，可选择恰当的药物，给予 2 周的治疗。

5. 尿道综合征

对尿菌检查阴性，但症状明显者可试用四环素 0.5g，每日 4 次共 3 天，或强力霉素 0.1g，加增效磺胺 0.1g，每日 2 次共 3 天。对症状不重者，则可对症治疗。

（三）疗效评定

1. 治愈 疗程完毕后症状消失，尿菌阴性，并于第 2、第 6 周复查尿菌 1 次，如均为阴性，可认为近期治愈，追踪 6 个月无再发者为完全治愈。

2. 治疗失效 ①疗程完毕后尿菌定量检查仍阳性，或者于第 2、第 6 周复查时尿菌为阳性，且为同一菌种（株）者；②疗程完毕后症状不久又再现（多在 6 周内），而且尿菌数 $\geq 10^5$ cfu/ml，菌种（株）与上次相同者。

九、预防与控制

据描述性临床流行病学调查资料显示，在我国医院内尿路感染的发生约 95% 与导尿或尿器器械操作密切相关。因此针对可能诱发医源性尿路感染的各种因素，采取行之有效的预防控制措施，可使尿路感染率降低至最低程度。

1. 加强教育与培训，包括医务人员、家属及患者，都应掌握或熟悉无菌导尿及留置尿管的护理及注意事项。

2. 不是病情需要，应避免导尿，确因病情需要导尿者，尽可能缩短尿管置留时间。

3. 严格导尿管管理，保持集尿系统密闭性。医护人员在导尿管的插入过程和留置期间的管理都必须严格执行消毒隔离和无菌操作的原则，如每日检查导尿管有无移位、是否保持通畅、集尿系统有无破损漏尿等，封闭性引流装置出现问题应立即更换。

4. 对需要长期留置导尿管的患者，很难避免尿路感染的发生，但可选用三腔道气囊导尿管，用新霉素和多粘菌素间断冲洗膀胱，然后再使用无菌封闭引流装置，在一定程度上能防止尿路感染的发生。

5. 多饮水，勤排尿（每 2~3h 一次），以冲洗尿路，避免细菌繁殖。

6. 使用留置导尿管发生尿路感染的患者应与非尿路感染患者适当隔离。

7. 导尿管粗细选择对预防尿路感染十分重要，通常选择合适的导尿管，最好是带有壶腹的硅胶导尿管，因硅胶对黏膜刺激反应小，带有壶腹用于内固定，可避免胶布外固定的污染及刺激，防止脱落。

8. 不提倡膀胱冲洗，因为膀胱冲洗易增加感染机会或加重尿路感染，除非治疗所需。多鼓励使用尿不湿代替放置导尿管，若导尿管有阻塞应立即更换。

9. 尿路感染可通过医护人员的手进行传播，故在导尿或其它泌尿道的操作时必须严格洗手和进行手的消毒。

10. 插入尿管时不主张会阴剃毛，剃毛易损伤会阴部皮肤，使细菌易于定植，增加尿路感染机会，并且要经常保持会阴部皮肤清洁。

11. 提倡临时导尿，坚决杜绝为减轻护理负担而盲目留置或延长导尿时间。

12. 对神志不清，躁动不安的患者，必要时可使用束约带，防止其粗暴拔尿管，同时要加强护理和对陪护人员的卫生宣教，以助减少尿路感染。

13. 对尿路感染的患者是否使用和如何使用抗菌药物目前仍存在争议。因为对长期留置导尿管的患者，尿路感染是不可避免的，对无症状性菌尿症，抗菌药物使用既无预防也无治疗作用，因此在临床上一般对明显症状的菌尿症、膀胱炎、肾盂肾炎方才考虑使用抗菌药物，并严格按照药敏结果合理选用。

14. 对于留置导尿管的患者是否需每天或隔日进行菌尿的检测目前亦有争论，其优点是早期诊断和治疗病人，但缺点是经常收集尿液标本可能污染集尿系统，引起交叉感染，故一般不主张频繁进行菌尿检测。

（邓　敏）

思考题

1. 何谓尿路感染？
2. 尿路感染的流行病学特征是什么？
3. 医院内尿路感染较常见的病原菌有哪些？
4. 如何预防与控制医院内尿路感染？
5. 医院内尿路感染治疗原则有哪些？

参考文献

1. 徐秀华. 临床医院感染学. 第2版. 湖南：湖南科技出版社，2005.
2. 刘振声，金大鹏，陈增辉. 医院感染管理学. 北京：军事医学科学出版社，2000.
3. 陈萍，陈伟，刘丁. 医院感染学教程. 北京：人民卫生出版社，2003.
4. Wagenlehner FM, Pilatz A, Naber KG, et al. Anti-infective treatment of bacterial urinary tract infections. Curr Med Chem, 2008, 15 (14): 1412-1427.
5. Saint S, Kowalski Cp, Forman J, et al. A multicenter qualitative study on preventing hospital-acquired urinary tract infection in US hospitals. Infect Control Hosp Epidemiol, 2008 Apr, 29 (4): 333-341.
6. Hatt JK, Rather PN. Role of bacterial biofilms in urinary tract infections. Curr Top Microbiol Immunol, 2008, 322: 163-192.
7. 陈建波. 成人医院尿路感染菌群分布及药敏结果分析. 中华医院感染杂志, 2001, 11 (5): 389-391.
8. Hashmi S, Kelly E, Rogers S. Urinary tract infection in surgical patients. Am J Surg, 2003,

186:53-56.

第四节 消化系统和腹部医院感染的预防与控制

消化系统和腹部感染通常包括胃肠系统感染、肝炎、腹（盆）腔内感染。在医院感染中，消化系统感染涵盖范围缺少明确界定。我国医院感染诊断标准中将其与腹部感染一并罗列，范围甚广。本节重点讨论感染性腹泻、抗菌药物性相关性腹泻、急性病毒性肝炎。

一、感染性腹泻

（一）概述

感染性腹泻是指患者在住院期间获得的急性胃肠道感染引发的2日或2日以上的腹泻，潜伏期是区分感染系医院获得或社区获得的决定条件。医院内胃肠道感染类似于社区感染，可呈散发、小流行、暴发流行趋势。其病因不同，临床特点各异。主要表现有恶心、呕吐、腹泻、有水样便或黏液血便。轻者可自限，重者出现明显脱水、电解质紊乱，可有毒血症及肠外并发症。

（二）流行病学

在我国，感染性腹泻并不少见。从2001年、2003年、2005年三次全国医院感染横断面调查结果进行比较分析，胃肠道医院感染例次现患率由0.47%（505/107466）下降至0.29%（335/115143）。2005年全国165所医院感染现患率调查显示，胃肠道感染居第六位，占医院感染例次数的5.78%。近年来在不少医院的新生儿及儿科病房发生鼠伤寒沙门菌肠炎流行，其罹患率高达15%～30%，医院内经水传播而致伤寒、细菌性痢疾、病毒性腹泻暴发在我国已有多次报道。在加拿大多伦多医院由诺如病毒空气传播引起急性胃肠炎暴发，4日内竟有500多名工作人员和49名患者感染（Sawyer报道）。经调查认为感染的发生很可能是由于患者剧烈呕吐、腹泻，使病毒离子污染空气，被其他人吸入或咽下后而引起发病。据美国疾病控制与预防中心（CDC）的监测资料显示，感染性腹泻发病率是10.5/万出院患者，其中60岁以上占60%，93%是细菌感染；但在儿科病室，则以病毒感染最常见。

1. 传染源

感染性腹泻传染源主要是患者，其次是患者家属和医务人员中的带菌者。

2. 传播途径 主要为粪-口途径传播。

（1）进食污染的食物。

（2）接触周围污染环境及物品如被服、病历夹、玩具、水龙头、门把手、餐具等，而未洗手又取食物食用。

（3）通过医务人员及陪护者污染的手等接触传播，在婴儿室或新生儿室内较为常见。陪护者和医务人员污染的手在传播中起重要作用。

（4）肠道病毒也可通过呼吸道传播。

（5）可在宫内及分娩过程中（偶见）感染。柯萨奇病毒、埃可病毒等病毒血症可致胎儿在宫内获得感染，晚期的宫内感染可在出生后发病，在婴儿室或新生儿室内发生病毒的广泛传播。

3. 易感人群及危险因素

普遍易感，男女无性别差异。免疫缺陷患者如骨髓移植受者、免疫缺陷综合征患者及胃酸缺乏患者，特别是新生儿、营养不良儿童、老年人、严重基础疾病患者易感。

4. 流行季节

全年均可发病并出现夏季及秋冬季两个发病高峰。夏季多为细菌性感染，秋冬季多为病毒感染，其中70%~80%为轮状病毒。

（三）病原学

感染性腹泻可由多种病原引起。包括细菌、病毒、真菌、原虫等。居首位的是细菌性痢疾及轮状病毒感染；第二位是致病性大肠埃希菌感染；第三位是空肠弯曲菌及沙门菌感染，其中B群沙门鼠伤寒杆菌常引发医院感染暴发流行，占沙门菌感染的40%~80%。

主要病原体包括：

（1）细菌：志贺菌属、沙门菌属、致病性大肠埃希菌、产肠毒素性大肠埃希菌、侵袭性大肠埃希菌、O157：H7大肠埃希菌、空肠结肠弯曲菌、耶尔森菌属、爱德华菌属、霍乱弧菌（包括O139）、亲水气单胞菌、金黄色葡萄球菌、艰难梭菌、脆弱拟杆菌等。

（2）病毒：柯萨奇病毒、埃可病毒及1968年以来新发现的肠道病毒68-71型等病毒。

（3）寄生虫：溶组织内阿米巴、隐孢子虫、人滴虫、蓝色贾第鞭毛虫。

（4）真菌：白色念珠菌、毛霉菌、曲霉菌。

（四）发病机制

发病由宿主抵抗力、病原数量及毒力所决定。

（1）非侵袭型腹泻（毒素型）：细菌不侵入肠黏膜而附于肠黏膜上大量繁殖并产生肠毒素，肠毒素迅速与小肠细胞上的受体-神经节苷脂结合，促进细胞内一系列酶反应，导致小肠细胞的分泌和吸收功能障碍，肠腔内Na^+、Cl^-和水量增加导致水样腹泻。霍乱弧菌、产肠毒素性大肠埃希菌等致病属于此类机制。

（2）侵袭型腹泻（炎症型）：细菌侵入黏膜固有层，使之出现广泛炎症反应，肠黏膜充血、水肿、炎性细胞浸润、溃疡和渗出，初期大便为水样便，随即出现黏液便或黏液血便为主。志贺菌、侵袭型大肠埃希菌、空肠弯曲菌、鼠伤寒沙门菌等均可引起侵袭性腹泻。

（3）病毒引起感染性腹泻：有关病毒引起胃肠炎的发病机制，目前不十分清楚，主要病变见于小肠近端，以十二指肠和空肠最严重，且可波及局部淋巴结。小肠绒毛发生形态学改变，表现为绒毛变短、数量减少、排列不整齐或不规则。感染病毒细胞向绒毛顶部移行，其原部位的细胞被从隐窝处移行而来的立方形细胞所取代，两者移行时间相等，由于基底部细胞向绒毛移行速度加快，致使尚未发育成熟的细胞移至绒毛顶部补充，故其吸收功能与双糖酶活力降低导致渗透性腹泻。

（五）临床特点

感染性腹泻潜伏期为数小时至12d，多数为1~2d。临床表现特异性不强。根据不同发病机理，粪便性状有所不同，病情轻重不等，轻者自限，重者出现脱水、电解质平衡紊乱，毒血症及周围循环衰竭等症状，甚至死亡。不同病原体所致的症状可略有不同，如轮状病毒有2/3患者可以先有呼吸道症状，然后出现水样便；诺如病毒肠炎可伴有肌痛；耶尔森菌肠炎除腹泻外常有肠外表现，如关节痛、结节红斑、肺炎、肝脓肿、败血症等。

1. 非侵袭型腹泻

非侵袭型腹泻包括肠毒素性、病毒性腹泻和大多数细菌性食物中毒导致的腹泻。表现为轻微腹痛或缺如，无里急后重，全身中毒症状不明显，大便为水样便，量多，易致水、电解质丢失和酸碱失衡。大便镜检无炎性细胞，病程一般较短。

2. 侵袭型腹泻

侵袭型腹泻包括阿米巴病在内。全身中毒症状显著，腹痛明显，有里急后重。大便多为黏液脓血便，次数多而每次量少，镜检有较多脓细胞、白细胞及红细胞。

（六）诊断与鉴别诊断

感染性腹泻应在排除慢性腹泻和非感染性腹泻基础上，结合临床、实验室及流行病学资料进行诊断。

1. 感染性腹泻

医院内感染性腹泻指入院48小时后发病，大便稀且每日超过3次，持续2天以上，既往无慢性腹泻，也无非感染性因素（如诊断治疗原因、基础疾病、心理紧张所致的腹泻）。

临床诊断：

符合下述三条之一即可诊断。

（1）急性腹泻，粪便常规镜检白细胞≥10个/高倍视野。

（2）急性腹泻，或伴发热、恶心、呕吐、腹痛等。

（3）急性腹泻每天3次以上，连续2天，或1天水泻5次以上。

病原学诊断：

临床诊断基础上，符合下述四条之一即可诊断。

（1）粪便或肛拭子标本培养出肠道病原体。

（2）常规镜检或电镜直接检出肠道病原体。

（3）从血液或粪便中检出病原体的抗原或抗体，达到诊断标准。

（4）从组织培养的细胞病理变化（如毒素测定）判定系肠道病原体所致。

说明：急性腹泻次数应≥3次/24小时。

2. 胃肠道感染

临床诊断：

患者出现发热（≥38℃）、恶心、呕吐和（或）腹痛、腹泻，无其他原因可解释。

病原学诊断：

临床诊断基础上，符合下述三条之一即可诊断。

（1）从外科手术或内镜取得组织标本或外科引流液培养出病原体。

（2）上述标本革兰染色或氢氧化钾浮载片可见病原体、多核巨细胞。

（3）手术或内镜标本显示感染的组织病理学证据。

（七）治疗

一般轻型腹泻多可自愈，不需要特殊处理。对较重或脱水明显的，应给予相应的处理。

1. 非特异性治疗

（1）对轻度、中度脱水患者，可单用口服补液盐及时纠正脱水（口服补液盐配方为100ml水中加氯化钠3.5g、枸橼酸钠2.9g、氯化钾1.5g、无水葡萄糖20g）。对重度脱水患者应静脉输液，按等渗、低渗、高渗补充累积丢失液量，同时纠正酸中毒与电解质紊乱。

（2）根据临床症状对症治疗。

2. 病原治疗

（1）病毒性腹泻目前尚无特异性治疗方法，如水样便腹泻（约占70%）多为病毒或产毒素性细菌感染，一般不用抗菌药物治疗。

（2）大多数细菌性腹泻，应根据药物敏感试验结果，服用相应的抗菌药物。一般选用喹诺酮类、磺胺类、氨苄西林或氨基糖苷类等药物治疗。

(3) 真菌性肠炎首先停用抗菌药物，采用抗真菌药物如制霉菌素、酮康唑等进行治疗。

(八) 预防与控制

抓好流行过程中三个基本环节的综合管理，实施世界卫生组织（WHO）提出的标准预防及接触传播预防，是预防与控制感染性腹泻的关键，而有效的手卫生是最简单，最重要的预防措施。

1. 控制感染源

(1) 对患者要做到早发现、早诊断（并及时作病原学检查）、早隔离、早治疗。

(2) 对腹泻患者特别是细菌学培养阳性患者应当隔离，取消隔离至少需 2 次大便培养（需间隔 24h 以上）阴性。如条件限制不能进行细菌培养，经过治疗，临床症状、体征消失后应继续抗菌治疗 3 日，并采取严格的个人卫生措施，方可解除隔离。

(3) 患者应单间隔离，若无条件，同一房间内可安置同种病原体感染的患者，患者安置应考虑疾病流行病学基本特征和患者数量。

(4) 医务人员出现急性腹泻，应立即进行大便培养，并调离食物处理及与患者直接接触的岗位。2 次大便培养（需间隔 24h 以上）阴性时，才考虑回原岗位工作。

2. 切断传播途径

(1) 医务人员应严格执行《医务人员手卫生规范》，接触患者前后、接触患者呕吐物、排泄物及其污染的物品后应洗手或使用速干手消毒剂消毒。

(2) 进入隔离病房，戴清洁或消毒的手套，脱手套后洗手。

(3) 如果进入隔离病房后，必须接触患者、环境表面或病房内其他物品，应预先准备穿戴清洁或消毒的隔离衣。

(4) 限制被隔离患者的活动和接送，如果必须接送患者，应采取预防措施，减少传播风险。

(5) 加强饮食卫生、不食生食；婴儿室加强母乳库、配奶间管理。无菌操作收集、储存乳汁，新生儿使用的奶瓶、奶嘴应一人一用一消毒，用后彻底清洗干净，煮沸 30 分钟，烘干备用。产妇哺乳前应洗手、清洁乳头。

(6) 鼻饲等操作应严格按照无菌操作流程进行。

(7) 暴发流行期间对患者实行分组护理。暴发流行时，应对工作人员进行手、粪便、咽拭子、环境采样进行细菌培养，检出带菌者及发现可能的传播途径。

(8) 加强饮水和食品卫生管理、监督、检查，重点加强营养食堂的卫生管理，加强餐具消毒，医院采购、保存、烹调食物，以及向病房运输和分发食物的整个过程应按卫生学标准建立完善的规章制度，严格管理。

(9) 严格执行消毒制度，保持病室通风。被患者呕吐物、排泄物污染的物体表面、地面等，先用纸巾或重复使用的布料擦净，再用清洁剂或含有效氯 1000mg/L 的消毒液进行清洁。用过的纸巾应当放入感染性废物中焚烧；重复使用的布料放进临床可回收废物袋中，送指定的部门处理。

(10) 对可能导致传播和污染的各种途径均应采取措施，加以防范。无菌、清洁的物品与污染的物品应分开放置。在患者出院、转院（床）后，对患者衣物、床单等都应采取煮沸消毒或用含有效氯 250～500mg/L 的消毒剂浸泡 30 分钟再清洗干净；对物体表面、床头柜、床、地面等用含有效氯 500mg/L 的消毒剂擦拭、拖扫。

（11）严格探视制度，特别是婴儿室、新生儿室要严格执行。

3. 保护易感人群

（1）对有严重基础病及使用免疫抑制剂的患者应积极治疗原发病，尽量避免与传染源接触，必要时实施保护性隔离。

（2）鼓励母乳喂养，增强婴儿免疫力。

（3）对有腹泻或肠道病原菌培养阳性母亲所生新生儿需隔离观察。

二、抗菌药物相关性腹泻

（一）概述

抗菌药物相关性腹泻（antibiotic associated diarrhea，AAD）是由艰难梭菌（clostridium difficile，CD）引起的一种肠炎，轻者表现为腹泻，严重者表现为假膜性肠炎（pseudomembranous colitis，PMC）。1978年Bartlett等首次证明CD与AAD和PMC有关。PMC中CD引起者可达70%～95%。最严重者可出现致死性出血性腹泻，病死率为10%～20%，但也可能只有轻度腹泻呈自限性。CD有芽孢，抵抗力强，并可存在耐药质粒，在医院感染中可以引起暴发流行，是当今广为关注的医院感染之一。

（二）流行病学

1. 传染源

（1）患者、无症状带菌者（接受抗菌药物的患者中有20%～30%）及医务人员中带菌者均可成为传染源。医务人员中带菌者，在医院感染中有重要意义。

（2）患者亦可从外周环境中获得该菌。

（3）患者入院已带菌，在接受抗菌药物治疗或患者免疫功能低下时易发病，为CD内源性感染方式。

2. 传播途径

CD可通过患者及带菌者大便污染环境，由污染环境和人与人之间接触传播流行，甚至暴发流行。往往通过医务人员手、医院用具、餐具等传播，造成医院感染。

3. 易感因素

使用广谱抗菌药物的住院患者和免疫功能低下患者特别是术后癌症患者及老年人易感。

（三）病原学

艰难梭菌是引起AAD、PMC的病因。CD是严格厌氧的G^+杆菌，有芽孢。对热和消毒剂有抗力，一般不产生毒素，一旦成为优势菌群之后，能产生A、B两种外毒素，毒素A有强大的肠毒性（肠毒素）引起临床症状。毒素B（细胞毒素）在A毒素的基础上通过胞内微丝破裂增加细胞损害。毒素A、B两者有协同作用。

（四）发病机制

1. 主要机制是抗菌药物破坏了肠道正常菌群的生态平衡，CD过度生长并产生毒素，是引起PMC的最重要的原因。

2. 某些抗菌药物可诱导肠内微生物产生β-内酰胺酶，分解破坏对CD有效的抗菌药物，使CD大量繁殖。

3. 抗菌药物能降低肠黏膜对毒素的抵抗力，导致机体易感性增加。

4. CD的毒素，其中以肠毒素和细胞毒素的致病作用尤为重要。毒素A具有强烈的肠毒素，能引起肠黏膜细胞浸润、出血和绒毛损害，致肠壁通透性增加，刺激肠上皮细胞的腺苷环化酶，使肠黏膜分泌过多，产生 PMC 的各种临床症状。据报道 PMC 患者毒素 B 的检出率为 98%，AAD 为 90%，病情越重检出率越高。

（五）临床特点

AAD 的潜伏期通常在抗菌药物治疗的 1~10d，亦有在抗生素停用后 2~6 周后发病。临床症状轻重不一，典型病例在使用抗菌药物后发生水泻或绿色黏液恶臭便。所有患者均有腹泻，多于一天 4 次的水泻达 90%~95%，血性腹泻占 5%~10%。80.9% 患者有痉挛性腹痛，10%~20% 患者腹部有压痛及反跳痛。80% 患者有发热及外周血白细胞增高，大便检查有白细胞及隐血阳性。轻者停用抗菌药物后腹泻即可消失，最严重为 PMC，因极度严重菌群失调，腹泻每日 20 次~30 次。大便常有块状假膜、血便、肠出血，甚至发生肠穿孔及电解质平衡紊乱，病死率可达 10%~20%。

（六）诊断与鉴别诊断

根据临床表现、抗菌药物使用史结合实验室检查进行诊断，也可以用甲硝唑、万古霉素进行诊断性治疗，治疗后病情好转，有助于 CD 腹泻的诊断。

临床诊断：

近期曾应用或正在应用抗菌药物，出现腹泻，可伴大便性状改变如水样便、血便、黏液脓血便或见斑块条索状伪膜，可合并下列情况之一：

1. 发热≥38℃。
2. 腹痛或腹部压痛、反跳痛。
3. 周围血白细胞升高。

病原学诊断：

临床诊断基础上，符合下述三条之一即可诊断。

1. 大便涂片有菌群失调或培养发现有意义的优势菌群。
2. 如情况许可时作结肠镜检查见肠壁充血、水肿、出血，或见到 2~20mm 灰黄（白）色斑块伪膜。
3. 细菌毒素测定证实。

（七）治疗

1. 停用相关抗菌药物，轻者不必治疗。
2. 重者 PMC 先用甲硝唑（0.8~1.2）g/d，无效者用万古霉素（0.5~2）g/d，疗程 7~14d。
3. 加用微生态制剂恢复肠道正常菌群。

（八）预防与控制

实施标准预防与接触传播预防措施。

1. 治疗 CD 带菌者，口服甲硝唑。
2. 合理使用抗菌药物，用微生态观点指导抗菌药物的选用。
3. 其他详见感染性腹泻的预防与控制。

三、急性病毒性肝炎

（一）概述

急性病毒性肝炎（acute viral hepatitis）是多种肝炎病毒引起的传染性疾病，以肝炎症和坏死为基本病理特征。临床主要表现为乏力、食欲减退、肝肿大及肝功能异常。病情严重程度从无症状到重症肝炎个体差异很大。急性病毒性肝炎医院感染主要源于亚临床感染及病毒携带者（包括患者和医务人员）造成的污染和接触传播，以及经血液传播，偶见医院食品污染引起感染。

（二）流行病学

1. 经消化道传播的病毒性肝炎

经消化道传播的病毒性肝炎，主要有甲型肝炎和戊型肝炎。我国甲型肝炎病毒（hepatitis A virus，HAV）感染率高，多为隐性感染，成人血中抗 HAV IgG 阳性高达 80% 左右。戊型肝炎病毒（hepatitis E virus，HEV）的感染率约 17%。

（1）传染源：传染源是显性感染者及隐性感染者。隐性感染是最重要的传染源。

（2）传播途径：HAV、HEV 主要通过消化道传播，即粪-口传播。在一般情况下，日常生活接触传播是散发病的主要传播方式，病毒污染食物和水源是暴发流行的主要传播方式。

（3）易感人群：人群普遍易感。6 个月至学龄儿童是 HAV 易感和高发人群。HEV 易感性无年龄之间差异，但儿童隐性感染发病率高，成年人以显性感染为主。

2. 消化道外传播的病毒性肝炎

经血液传播的病毒性肝炎主要有乙型肝炎、丙型肝炎和丁型肝炎。我国乙型肝炎病毒（hepatitis B virus，HBV）感染率在 50% 左右，HBsAg 阳性率为 10%；丙型肝炎病毒（hepatitis C virus，HCV）为 1%~3%；丁型肝炎病毒（hepatitis D virus，HDV）感染率较低约 1%。

（1）传染源：携带 HBV、HCV 感染者均可成为传染源，包括无症状的 HBV、HCV 感染者，急、慢性肝炎患者。

（2）传播途径：传播途径较多，主要传播途径有：

1）经血液与体液传播：经血液与体液传播是 HBV、HCV、HDV 感染的主要传播途径。HBV、HCV、HDV 的医院感染可发生在各种诊疗过程中，如输血、输注血制品；血液透析、器官移植；注射器、手术器械、口腔器械消毒、灭菌不严；被 HBV 污染的针刺伤、刀片割伤等均可传播这些病毒。也可发生在医务人员与患者之间或患者与患者之间的交叉感染。

2）唾液、汗液、精液、阴道分泌物、乳汁等体液中也可带病毒，因此密切的生活接触、共用牙刷和性接触造成 HBV、HCV 的感染和传播。

3）母婴垂直传播：HBV、HCV、HDV 均可经母婴垂直传播。据调查 HBV 母婴垂直传播占我国婴儿 HBV 感染的 1/3，虽不属医院感染，但严重性不容忽视。

3. 易感人群　普遍易感 HBV。凡未感染 HCV 人群对 HCV 易感，不同 HCV 株之间无交叉免疫。HDV 易感者为 HBsAg 阳性者。

（三）病原学

肝炎病毒是病毒性肝炎的主要病原体，包括 HAV、HBV、HCV、HDV、HEV。此外，在输血后肝炎患者血中曾先后发现了庚型肝炎病毒（hepatitis G virus，HGV）和输血传播病毒（transfusion transmitted virus，TTV）。

（四）发病机制

病毒性肝炎发病机理复杂，与病毒类型和机体免疫应答差异密切相关。主要包括三方面：病毒直接毒性作用；病毒感染后，通过诱导免疫病理反应导致肝细胞损伤；病毒血症、病毒抗原及代谢物在细胞内堆积影响细胞代谢与功能。

（五）临床特点

急性病毒性肝炎临床症状和体征变化很大，轻者无症状（亚临床型），重者可出现急性肝坏死和肝功能衰竭，病死率很高。各型肝炎病毒引起的急性肝炎临床表现基本相同，均可表现为黄疸型或无黄疸型。

1. 潜伏期　病原体不同，潜伏期各异。甲型肝炎 15～45d，平均 1 月左右；乙型肝炎 28～160d，平均 70～80d；丙型肝炎 30～83d，平均 52d；丁型肝炎 4～20 周；戊型肝炎 15～75d，平均 36d。

2. 黄疸前期　患者有乏力、倦怠、纳差、厌油、恶心及尿色加深等。部分患者出现类似流感样症状，有寒战、发热、咽痛、咳嗽。此期通常为 3～10d，肝功能出现异常。

3. 黄疸期　主要特征是尿色加深、巩膜、皮肤黄染，伴有肝脾肿大，肝功能异常。黄疸严重时大便颜色变浅、皮肤瘙痒。

4. 恢复期　症状和肝功能逐步恢复正常。

（六）诊断与鉴别诊断

急性病毒性肝炎有赖于临床和病毒血清学检测，结合流行病学史进行诊断。在医院内获得性肝炎特别需要与药物性肝炎鉴别，肝炎标志物检查非常有帮助。

临床诊断

有输血或应用血制品史、不洁食物史、肝炎接触史，出现下述症状或体征中的任何两项并有肝功能异常，无其它原因可解释。

1. 发热。
2. 厌食。
3. 恶心、呕吐。
4. 肝区疼痛。
5. 黄疸。

病原学诊断

在临床诊断基础上，血清甲、乙、丙、丁、戊、庚等任何一种肝炎病毒活动性标志物阳性。

说明：应排除非感染性病因如 α_1-抗胰蛋白酶缺乏、酒精、药物等和胆道疾病引起的肝炎或损害。

（七）治疗

急性期应卧床休息，给予清淡、营养丰富的饮食，附加充足的维生素。进食少时，可静脉输液补充热量和营养，酌情使用中药或抗肝细胞损伤的药物，促进肝功能恢复。

（八）预防与控制

预防与控制病毒性肝炎的医院感染，应实施 WHO 提出的标准预防及接触传播预防措施。

1. 甲型肝炎、戊型肝炎的预防与控制

粪-口传播是甲型肝炎、戊型肝炎的主要传播方式，有效的手卫生是最简单、最有效、最重要、最经济的预防措施。

（1）控制感染源：患者应立即转入传染病房进行隔离治疗，甲、戊型肝炎自发病之日起隔离 3 周；对密切接触者应进行医学观察 45d。对接触者早期（不超过接触 7d～14d）注射丙种球蛋白。对学龄前及学龄期儿童可注射甲型肝炎灭活疫苗或减毒活疫苗。

（2）若发生医院内急性肝炎暴发流行，应按照流行病学和医院感染控制要求，进一步追溯传染源，加以清除和阻断。

（3）患者所产生的生活垃圾按感染性废物处理。

（4）其他：甲型肝炎、戊型肝炎与感染性腹泻同为粪-口传播，预防与控制措施可参照感染性腹泻执行。

2. 乙型肝炎、丙型肝炎、丁型肝炎的预防与控制

乙型肝炎、丙型肝炎、丁型肝炎的预防与控制应严格执行标准预防。

（1）应采取以注射乙肝疫苗接种为主的综合性措施。对新生儿及医院内高危人群（开展肾透治疗者、传染病区、血库等工作人员）应注射乙肝疫苗。

（2）隔离传染源，乙型肝炎、丙型肝炎、丁型肝炎患者隔离治疗至症状改善。

（3）加强医务人员职业防护教育，避免利器损伤，发生职业暴露的医务人员，疑有HBV感染者应进行医学观察60日，并注射乙肝免疫球蛋白。

（4）接触患者血液、体液、分泌物、排泄物等时应戴手套；接触不同患者之间更换手套，脱手套后洗手或手消毒；进行任何血液、体液溅出、喷溅的操作时，要加穿防渗隔离衣，加戴口罩、护目镜或防护面罩。

（5）各种医疗器械如采血针、针灸针、手术器械、口腔器械、腹腔镜、脑室镜、宫腔镜等用后彻底清洗干净后进行灭菌，确保达到灭菌水平。

（6）严格输血及输注血制品的应用指征，非必要时，不要输血及输注血制品。

（7）食具、刮面用具等专用。

（8）严格执行消毒制度，被患者血液、体液、分泌物等污染的物体表面、地面等，先用纸巾或重复使用的布料擦净污染物，再用清洁剂或含有效氯1000mg/L消毒液进行消毒。

（9）患者生活垃圾放入感染性医疗废物袋中，按照医疗废物处置。

（罗晓黎）

思考题

1. 感染性腹泻常见的三种传播方式是什么？
2. 预防与控制感染性腹泻最有效、最重要的预防措施是什么？
3. 经消化道传播的病毒性肝炎有哪几种？
4. 抗菌药物相关性腹泻主要发病机制是什么？

参考文献

1. 任南，文细毛，吴安华．全国医院感染横断面调查结果的变化趋势研究．中国感染控制杂志，2007，6(1)：16-18
2. 刘振声，金大鹏，陈增辉．医院感染管理学．北京：军事医学科学出版社，2003．
3. 徐秀华，吴安华，易霞云等．临床医院感染学．长沙：湖南科技技术出版社，2005．
4. 诸福棠，吴瑞萍，胡亚美．实用儿科学．第6版．北京：人民卫生出版社，1995．
5. 医疗卫生机构感染控制实用指南．世界卫生组织编写．李六亿，胡必杰，巩玉秀译，2007．
6. 中华人民共和国卫生部．医院感染诊断标准．2001．

第五节 血液系统医院感染的预防与控制

血液系统感染属全身性感染,由于感染病原体和感染途径较多,血液系统感染的预防与控制涉及感染控制的各个环节,本节重点讨论血管导管相关感染的预防与控制,脓毒症的预防与控制,输血相关感染的预防与控制。

一、血管导管相关感染的预防与控制

(一)概述

导管相关性血流感染(catheter-related bloodstream infection,CRBSI)是指带有血管内导管患者的菌血症或真菌血症,且除导管外无其他明显的血行感染源。

外周静脉导管作为静脉通路使用最为频繁。虽然外周静脉导管相关的局部感染和血流感染发生率通常比较低,但由于使用率高,使用范围广,每年也有相当多的严重感染发生。然而多数严重的导管相关性感染都是与使用中心静脉导管有关,尤其是重症监护病房(intensive care unit,ICU)中需要多次置管的患者。在ICU中患者感染的发生率通常比普通病区高。

(二)流行病学

美国医院ICU每年约有1500万个中心静脉置管日,如果ICU中心静脉导管相关性血流感染的发生率平均是5.3例/1000导管日,每年大约有80 000例中心静脉导管相关性血流感染发生。每次感染所造成的相关花费估计在34 508~56 000美元;每年用于治疗中心静脉导管相关性血流感染患者需花费2.9亿~23亿美元。如果除ICU外其他科室也进行监测,每年诊断的中心静脉导管相关性血流感染可达250 000例。在这类病例中,每次感染的归因病死率为12%~25%。

全部导管相关感染率(包括局部感染和系统感染)很难确定。CRBSI由于可以代表最严重的导管相关性感染形式而成为一个理想的参数,但感染率依然与CRBSI的定义有关。

从1970年开始,美国CDC的国家医院感染监测系统(NNIS)开始医院感染监测,大部分医院获得性血流感染都与中心静脉置管有关,中心静脉置管患者的血流感染率显著高于没有中心静脉插管的患者。感染率与医院大小、医院设置、导管类型有关。1992年—2001年间,NNIS报告中心静脉导管相关性血流感染率从每1000导管日2.9(心胸外ICU)至11.3(在体重<1 000g的新生儿病房)。与成人相同,儿童中主要的血流感染也与使用血管内导管有关。从1995年到2000年,所有儿科ICU报告给NNIS系统的导管相关性血流感染的平均感染率为7.7/1000个导管日。新生儿ICU脐静脉导管和中心静脉导管相关性血流感染率为从出生体重<1000g新生儿的11.3/1000个导管日,到出生体重>2500g新生儿的4.0/1000导管日。成人ICU和新生儿ICU的导管使用率相似。某三级甲等综合医院综合ICU中心静脉导管相关血流感染率2008年与2007年比较见表5-1。

表 5-1 某三级甲等综合医院综合 ICU 导管相关性血流感染率

年份	住院天数	留置导管天数	中心静脉导管使用率（%）	感染例数	中心静脉导管相关血流感染率（‰）
2006年11月—2007年10月	4109	1087	26.45	8	7.36
2007年11月—2008年10月	4369	1312	30.0	3	1.98

导致医院获得性血流感染的主要致病菌随着时间的推移在不断发生着变化。从表 5-2 可以看出，NISS 资料显示在 1986—1989 年间，凝固酶阴性葡萄球菌和金黄色葡萄球菌是血流感染中最常见的细菌，分别占 27% 和 16%。而 1992 年—1999 年间的数据显示，凝固酶阴性葡萄球菌和肠球菌是医院获得性血流感染中分离出最多的细菌。所有病原菌中，凝固酶阴性葡萄球菌占 37%，金黄色葡萄球菌和肠球菌各占 12.6%，特别值得注意的是 1999 年 NNIS 报告耐甲氧西林金黄色葡萄球菌（MRSA）占金黄色葡萄球菌的构成比已经超过 50%。1999 年肠球菌占所有血流感染病原菌的 13.5%，比 1986—1989 年报告的 8% 有所增加。从 ICU 分离出的肠球菌对万古霉素的耐药率从 1989 年的 0.5% 增加到 1999 年的 25.9%。1986 年—1989 年间，8% 的医院获得性血流感染是由念珠菌引起的。在 1992 年—1999 年间耐药的念珠菌随着抗真菌药的普遍使用而越来越多。来自有重要流行病学意义病原菌监测的数据显示，从患者血液中分离出的白色念珠菌 10% 对氟康唑耐药。另外有 48% 的念珠菌性血流感染不是由白色念珠菌所致，包括平滑念珠菌和克柔念珠菌，他们很可能比白色念珠菌更容易对氟康唑和伊曲康唑耐药。

1999 年—2001 年我国卫生部医院感染监测网的资料见表 5-2，在我国 G⁻ 细菌仍是主要的血流感染病原体。

表 5-2 医院获得性血流感染常见的病原体

病原体	NISS1986—1989（%）	NISS1992—1999（%）	中国 1999—2001（%）
凝固酶阴性葡萄球菌	27	37	13.37
金黄色葡萄球菌	16	13	8.14
肠球菌	8	13	3.64
大肠埃希菌	6	2	17.19
肠杆菌属	5	5	6.32
铜绿假单胞菌	4	4	6.77
肺炎克雷伯菌	4	3	9.05
念珠菌	8	8	10.69*

注　*包括所有真菌

（四）发病机理

最普遍的感染路径是穿刺点部位皮肤的病原菌定植在导管尖端并随之进入导管隧道。患者抵抗力低也是重要危险因素，导管中心的污染造成了长期置管管腔内细菌的定植，无菌操作置管过程和导管护理中的缺陷，输注液体污染等都是重要危险因素。导管相关性感染发病的重要决定性因素有：①导管的材质。②感染病原菌的毒力。③导管内外表面生物膜的形成。

某些特殊病原菌的黏附特性也是导管相关性感染发病原理的重要部分。例如金黄色葡萄球菌通常黏附在导管表面上。同样凝固酶阴性葡萄球菌相比其他细菌（大肠埃希菌、金黄色葡萄球菌），更易于黏附在聚合体表面。另外凝固酶阴性葡萄球菌的某些菌株可以产生一种细胞外的多聚糖黏液。在导管留置期间，这种黏液可以通过帮助细菌抵抗宿主的防御机制（如作为一种屏障免于被白细胞吞噬和杀灭）和降低对抗菌药物的敏感性（在抗菌药物接触到细菌细胞壁前形成矩阵把抗菌药物包围起来）来增强细菌的致病性。某些念珠菌在遇到含有葡萄糖的液体时，可以产生一种和自身很相似的黏液，肠外营养的患者真菌血流感染的比例较高可能与之有关。

（五）临床表现

局部感染，当只有细菌在导管局部定植时，没有临床症状、体征，仅导管中心、导管尖端和导管皮下段发现有意义的细菌生长（>15CFU）。穿刺部位感染时，表现为导管出口部位 2cm 内有红肿或硬块，甚至化脓，没有血流感染的全身症状体征。临床穿刺部位感染（或隧道感染）表现为穿刺部位局部触痛、红肿或>2cm 的硬块，从插管位置沿着隧道式导管皮下走行，没有血流感染的全身症状体征。

导管相关性血流感染，为带有血管内导管患者的菌血症或真菌血症，至少一次外周静脉血培养阳性，除导管外没有明显的感染源。临床主要表现为发热、畏寒或寒颤和/或血压降低，可以表现为高热甚至超高热，以弛张热多见，部分患者表现为畏寒、寒战、高热、大汗，少数感染严重者伴随血压下降或休克等脓毒症的临床表现。如果患者为老年人、体质衰弱者也可以表现为不发热，仅表现为低血压或休克症状。导管相关性血流感染还须排除身体其他部位感染出现上述表现，如手术部位感染、尿路感染、肺部感染等，以及其他部位感染所致的继发性菌血症。

外周血 WBC 升高，中性粒细胞比值增加；严重感染者外周血 WBC 可以不升高反而降低，但中性粒细胞比值仍增加。

（六）诊断与鉴别诊断

1. 临床诊断

临床诊断血管导管相关感染，主要根据临床表现，包括局部感染症状、体征和全身感染的症状、体征以及血管留置导管病史，如诊断导管相关血流感染还需要排除其他原因继发的血流感染。当根据临床表现怀疑时或已经作出临床诊断时，应及时取导管插管部位分泌物，经导管采血和对侧静脉采血进行细菌培养，拔除导管时取导管尖端进行细菌半定量培养协助诊断。还可以取导管插入部位分泌物或穿刺物进行革兰染色检查辅助诊断。

2. 实验室诊断

（1）导管相关血流感染至少需具备以下一项：导管段细菌定量培养阳性（10^3CFU/导管段）或半定量培养阳性（大于 15CFU/导管段）；从导管段和外周血分离出同一种致病菌（种类和抗菌药物敏感试验谱）；同时进行的定量血培养中心静脉与外周血的细菌浓度比例为≥5∶1；中心静脉导管比外周血培养阳性报警时间早 2 小时。

导管培养，仅在怀疑导管相关血流感染时进行，建议进行定量或半定量导管培养，不建议进行肉汤定量导管培养，当培养中心静脉导管节段时，导管顶端和皮下节段均应进行培养，对可疑肺动脉导管感染，应进行引导器顶端培养，因为与肺动脉导管顶端培养相比前者阳性率更高。

血液样本培养，对所有可疑中心静脉导管相关血流感染新发患者应取两套血样本进行培养，其中至少一套经皮肤穿刺采血，配对定量血培养或配对的连续监测阳性时间差的定量血培养用于导管相关感染的诊断，尤其是不能移除长期导管时。

外周静脉导管，如果怀疑短程外周导管感染，应移除导管，应用半定量法培养导管顶端，在开始抗菌药物治疗前应取两份不同的血样本作培养，有局部感染的征象，出口部位的任何渗出物均应作革兰染色和培养。

（2）实验室证实导管相关血液感染诊断标准

1）短期外周导管：经由患者外周静脉采取 2 套血培养，同时在无菌状态下拔除导管，并进行半定量 Maki 培养。其结果解释如下：如果一套或多套血培养阳性，同时导管段培养为阳性（半定量≥15 CFU），而且两种培养为同一种细菌提示可能为 CRBSI；如果一套或多套血培养阳性，同时导管片段培养为阴性：无结论；如培养结果为金黄色葡萄球菌，或念珠菌属同时缺乏其他可鉴别的感染源时则提示可能为 CRBSI；如果两套血培养为阴性而导管片段培养为阳性，不管菌落计数如何提示为导管寄生菌，不是 CRBSI；如果两套血培养与导管片段培养均阴性：不是 CRBSI。保留血管导管患者的诊断解释见表 5-3，已经拔除血管导管患者的诊断解释见表 5-4。

表 5-3 保留导管者结果解释

导管血	外周静脉血	条件	结果判断
+	+		CRBSI 可能
+	+	导管血较外周血报阳性快 120min 导管血细菌浓度较外周血高 5 倍	提示为 CRBSI
+	−		不能确定
−	−		不是 CRBSI

表 5-4 已拔除导管结果解释

导管尖端	外周静脉血 1	外周静脉血 2	结果判断
+	+	+	CRBSI 可能
+	+	−	CRBSI 可能
−	+	−	培养为金黄色葡萄球菌或假丝酵母菌、且缺乏其它感染的证据则提示可能为 CRBSI
−	+	+	培养为金黄色葡萄球菌或假丝酵母菌、且缺乏其它感染的证据则提示可能为 CRBSI
+	−	−	导管定植，不是感染
−	−	−	不是 CRBSI

鉴别诊断需要注意两方面的问题，一为是否是感染，二要考虑是否为导管相关性，需要与非感染性发热原因鉴别和非导管相关感染鉴别。

（七）治疗

1. 及时拔除不需要的导管。部分导管相关感染拔除导管后不用抗感染治疗亦可消除；

对仍需要保留导管的病人，在抗感染治疗的同时密切观察感染的变化；对积极抗感染治疗仍无效的需要保留导管的病人，要果断拔除导管或拔除后重新放置导管。

2. 抗感染治疗。在临床诊断或高度怀疑导管相关感染的患者，在及时采集有关病原学检测标本后，应及时开始经验性抗感染治疗，有病原学检查结果后根据经验治疗的效果和药物敏感结果进行目标治疗，对血流感染尤其是保留导管的血流感染，抗感染的疗程相对较长。

3. 支持治疗，增强患者免疫功能。

（八）预防与控制

预防血管导管相关感染的关键措施：

1. 掌握留置血管导管的指征，包括放置和保留两个方面，每日观察及时评价，避免无指征放置和无指征保留血管导管。

2. 放置导管时坚持无菌操作和最大隔离屏障原则，穿刺部位消毒范围要够大，避免污染和隔离屏障过小，最大隔离屏障要求覆盖患者穿刺部位以外的身体部位，置管者穿手术衣，戴口罩、帽子和无菌手套。

3. 坚持手卫生，戴手套不能代替洗手，在放置导管、护理导管、拔除导管时都应该做好手卫生。

4. 正确地使用合格的敷料，透明透气敷料适合于大多数情况，纱布敷料可以弥补不能使用透明敷料的情况。

5. 中心静脉导管置管部位首选锁骨下静脉。

6. 提高对预防血管内导管相关感染的认识，尤其是使用血管内导管的适应证、血管内导管正确的置管和维护操作、适当的感染控制措施来预防血管内导管相关性感染。定期评估置管者的知识掌握和指导方针遵守情况。确保 ICU 护理人员适当的水平与数量，以减少 CRBSI 的发生率。

7. 进行血管导管相关血液感染的监测与持续质量改进。

二、脓毒症的预防与控制

1991 年由美国胸科医师学会（the American College of Chest Physicians，ACCP）、美国危重病医学会（Society of Critical Care Medicine，SCCM）联席会议上提出了脓毒症（sepsis）的有关定义，并在 1992 年发表的会议公报上，首次提出了全身炎症反应综合征（systemic inflammatory response syndrome，SIRS）的概念。为对脓毒症有关定义重新审定和修改，2001 年 12 月在美国华盛顿由 SCCM、ACCP 联合欧洲加强治疗医学会（European Society of Intensive Care Medicine，ESICM）、美国胸科学会（American Thoracic Society，ATS）和外科感染学会（Surgical Infection Society，SIS）等 5 个学术团体共同组织，有北美和欧洲 29 位专家参与的名为"国际脓毒症定义会议（International Sepsis Definitions Conference）"的共识性会议上再次确定，并增订了脓毒症的诊断要点。2002 年 10 月在西班牙巴塞罗那发表了著名的"巴塞罗那宣言（Barcelona Declaration）"，并提出 5 年内将脓毒症病人的病死率降低 25% 的行动目标。2004 年美国胸科年会和欧洲呼吸病年会上，脓毒症再一次成为关注的热点。

（一）概述

传统的观点认为，感染和机体全身反应系同一病理概念，即感染到一定程度势必产生全身性反应,这样细菌等病原微生物入侵与机体的各种反应发生了直接联系。因此长期以来,感染(infection)、菌血症(bacteremia)、脓毒症、败血症(septicemia)、脓毒综合征(sepsis syndrome)、脓毒症性休克(septic shock)等名词常互换使用。这些名词术语定义不清且易混淆,不能确切反映疾病的本质以及临床的病理过程和预后,给感染和脓毒症的基础与临床研究造成了一定困难。由此可见继续沿用传统的概念和定义显然已不相适宜。近10多年来对感染和脓毒症的研究已成为危重病医学中十分活跃的领域之一,所取得的进展已使人们从本质上更深刻、更准确地理解感染与脓毒症,从而为临床上争取更有效的手段解决这一棘手问题开辟了新的途径。

(1) 感染:指微生物在体内存在或侵入正常组织,并在体内定植和产生炎性病灶。这一定义旨在说明一种微生物源性的临床现象。

(2) 菌血症:指循环血液中存在活体细菌,其诊断依据主要为阳性血培养。同样也适用于病毒血症(viremia)、真菌血症(fungemia)和寄生虫血症(parasitemia)等。

(3) 败血症:以往泛指血中存在微生物及其毒素。这一命名不够准确,歧义较多,容易造成概念混乱。为此建议不宜再使用这一名词。

(4) 全身炎症反应综合征(SIRS):指任何致病因素作用于机体所引起的全身性炎症反应,且具备以下2项或2项以上体征:体温>38℃或<36℃;心率>90次/min;呼吸频率>20次/min或动脉二氧化碳分压($PaCO_2$)<32mmHg(1mmHg=0.133kPa);外周血白细胞计数>12.0×10^9/L或<4.0×10^9/L,或未成熟粒细胞构成比>10%。

(5) 脓毒症:指由感染引起的全身炎症反应综合征,证实有细菌存在或有高度可疑感染灶,病原体包括细菌、真菌、寄生虫及病毒等。

(6) 严重脓毒症:又称全身性严重感染,表现为脓毒症伴有器官功能障碍、组织灌注不良或低血压。低灌注或灌注不良包括乳酸酸中毒、少尿或急性意识状态改变。

(7) 脓毒症性休克:指严重脓毒症患者在给予足量液体复苏后仍无法纠正的持续性低血压,常伴有低灌流状态(包括乳酸酸中毒、少尿或急性意识状态改变等)或器官功能障碍。其诊断标准为:收缩压<90mmHg或收缩压减少>40mmHg;毛细血管再充盈时间>2s。

(8) 多器官功能衰竭综合征:指机体遭受严重创伤、休克、感染及外科大手术等急性损害24h后,同时或序贯出现2个或2个以上的系统或器官功能障碍或衰竭,即急性损伤患者多个器官功能改变不能维持内环境稳定的临床综合征。

(二) 流行病学

1. 发病率

脓毒症及脓毒症休克发病率及病死率均很高。Martin等研究发现,2000年在美国确诊近70万例脓毒血症患者,结合美国2000年的人口调查结果,脓毒血症的发病率为总人口的2.4/1000。Martin及其研究小组利用ICD-9CM系统,回顾了全美1979年至2000年间脓毒症的流行病学情况,结果显示美国每年有约660 000例脓毒症患者,并且人口发病率在以每年8.7%的速度增长,虽然近年来死亡率有下降趋势,但是由于发病率的增加,每年死于脓毒症的病例数仍在增加。每例患者平均花费22 100美元,全美每年用于治疗重症脓毒症的总费用达167亿美元。

程宝莉等对我国10所大学附属医院的重症监护病房对于2004—2005年重症脓毒血症患者的发病率、死亡率及死亡危险因子进行了资料采集和整体分析。2004年12月1日至2005年11月30日入住全国六大省市10所大学附属医院ICU共6653人,有318人诊断为重症脓毒血症，发病率为8.68%。其中男性患者206人（64.8%）。并得出了重症脓毒血症是一项发生率较高、病死率高及医务人员工作负担重的综合征的结论。

2. 感染途径

病原体可以直接进入血流，通常发生在动、静脉导管置管时，或者心导管操作时，最常见的为中心静脉导管相关感染；或者因输注不洁的药物、液体、血液、血浆等引起。病原体也可以经局部病灶进入血流，这些局部病灶包括但不限于肺部、泌尿道、创口（烧伤、外伤、手术切口和皮肤感染）。

3. 易感者

有研究资料显示，脓毒症的发病率与年龄密切相关，欧美国家均发现严重脓毒症患者平均年龄为65岁左右。病死率也与年龄有很密切的关系，从儿童患者的10%到85岁以上患者的40%。另外易感人群还有各种慢性病患者，包括糖尿病、营养不良、贫血、血液病，或者中性粒细胞减少的患者、肿瘤患者、先天性或获得性免疫缺陷患者，大面积烧伤、大手术后患者，器官移植后接受免疫抑制治疗的患者。

（三）病原学

导致脓毒症的病原体有细菌、真菌、病毒及寄生虫，其中细菌感染占了绝大多数，但在部分脓毒症患者中我们很难明确病原体类型。卫生部全国医院感染监控网报道，1998年7月—2001年12月，医院内血流感染2371例，培养分离到病原体1757株，其中G^-菌962株，G^+菌585株，真菌186株，其他病原体24株，最常见的依次为大肠埃希菌、表皮葡萄球菌和其它凝固酶阴性葡萄球菌、金黄色葡萄球菌、铜绿假单胞菌、其他肠杆菌。目前引起烧伤脓毒症的细菌以G^-细菌为多，尤以铜绿假单胞菌最为常见，G^+细菌中以金黄色葡萄球菌最为常见，真菌中则以白色假丝酵母菌多见。在最近20几年中，脓毒症的病原学出现了变化，在19世纪80年代，G^-菌是脓毒症最常见的致病菌，而最近几年G^+菌感染逐渐突出，所占比例明显增大，并且各种多重耐药菌也明显增多，尤其是耐甲氧西林金黄色葡萄球菌（MRSA），而真菌感染引起的脓毒症也呈现出增多的趋势，真菌感染引起的脓毒症至少占所有脓毒症总数的5%，真菌感染与脓毒症的相关性呈现出每年10%的上升趋势。

（四）发病机制

一般认为脓毒症是由于机体对病原体的过度炎症反应或严重反应失调所致，并不是细菌或毒素直接作用的结果，内毒素、外毒素、细菌、病毒及寄生虫感染等在机体的脓毒性反应中可起触发剂的作用，但脓毒症可以不依赖细菌或毒素的持续存在而发生发展。

细菌内毒素（又称脂多糖，lipopolysaccharide，LPS），是所有G^-细菌细胞壁外膜的主要结构成分。多年研究显示内毒素是引起脓毒症的主要致病因子。目前研究表明有两种信号转导通路：①当LPS进入血液循环后，迅速与血清中的LPS结合蛋白（LPS binding protein，LBP）结合形成LPS-LBP复合物，随后与单核/巨噬细胞表面CD14分子特异性结合，该分子的羧基端借助糖酯酰肌醇结构锚定于细胞膜上，并借助膜上的TOLL样受体（toll like receptor4，TLR4）将内毒素信号转给下游的胞浆分子。LPS膜受体除CD14、TLR4外，还有白细胞整合素CD16、CD18、K^+通道、CD55等，TLR4在辅助受体MD-2的帮助下，通过酪氨酸蛋白激酶激活胞内连接蛋白MyD88，随后通过磷酸化IL-1受体相关激酶（IL-1 receptor associated kinase，IRAK）、TNF受体相关因子（TNF receptor associated factor 6，TNF6）等级联反应，最后激活核因子AP1和NF-κB，从而启动靶基因的转录和表达。②LPS还可通过细胞内受体——植物抗疾病样蛋白（nucleotide binding oligomerization domain，NOD）转导信号，经一未知途径活化NF-κB，以上两种主要通路共同诱导多细胞因子如IL-1、IL-6、IL-8和TNF-α等的释放，随后活化炎症级联反应的二级水平和激活获得性免疫系统，即刺激中性粒细胞、单核巨噬细胞、淋巴细胞等释放更多的细胞因子、脂类介质（前列腺素、白三烯、血栓素）、活性氧、细胞黏附分子（ICAM-1、VCAM-1、ECAM-1），在杀灭病原菌的同时也促进了炎症级联反应的放大，若机体对炎症、免疫反应调节失控，则可引起全身性炎症反应综合征、脓毒性休克、弥漫性血管内凝血和多器官功能障碍综合征。

脓毒症早期炎症介质增加，晚期则转变为免疫抑制状态。活化的CD4 T淋巴细胞能分泌两种不同的、相互拮抗的物质，即炎症细胞因子TNF-α、INF-γ和IL-2和抗炎症细胞因子IL-4和IL-10。决定CD4细胞分泌何种物质的因素尚不清楚，但可能受病原体的种类、细菌体积和感染部位影响。临床发现，烧伤和创伤病人体内炎症细胞因子降低，而抗炎症细胞因子增加，病人预后不良。其他研究也发现，脓毒症病人IL-10增加，病死率增高。无免疫反应（anergy）是一种对抗原无反应状态。T淋巴细胞在其特异抗原刺激下不能增殖或不能分泌细胞因子的状态即为无免疫反应状态。有研究发现，腹膜炎病人体内T淋巴细胞炎症细胞因子分泌功能降低，也不能增加抗炎症细胞因子分泌，这与无免疫反应观点一致。创伤或烧伤病人T细胞水平降低，且这些T细胞处于无免疫反应状态。脓毒症时的无免疫反应状态可能由细胞凋亡所诱发。传统观点认为，细胞坏死引起细胞死亡。目前认为细胞凋亡（程序性细胞死亡）引起细胞死亡。细胞凋亡过程中，活化的蛋白激酶分解细胞，引起细胞自杀。脓毒症时大量淋巴细胞和胃肠道上皮细胞由于细胞凋亡而死亡。淋巴细胞凋亡可能与应激引起的内源性糖皮质激素释放有关。细胞死亡方式决定存活淋巴细胞的免疫功能。细胞凋亡引起的无免疫状态和抗炎症细胞因子影响机体对病原体的反应，而细胞坏死能刺激免疫和增强抗微生物的能力。

（五）临床特点及诊断

1. 全身性症状或体征，包括：①情绪突然改变，如兴奋、烦躁、易怒、淡漠、嗜睡、幻觉、幻视等；②食欲突然改变、厌食或贪食；③体温突然改变，体温升高超过39℃或降低到35.5℃以下；④呼吸浅促、窘迫；⑤脉搏增快，与体温变化不成比例；⑥无其它原因的少尿或多尿；⑦过度通气、皮肤潮红；⑧局部肌肉震颤；⑨明显腹胀，难以控制的不明原因的腹泻。

2. 实验室检查：血白细胞计数明显升高，或每日变化超过$5.0\times10^9/L$，血小板计数明显减少；动脉血气分析显示代谢性酸中毒；血培养可呈阳性，但阴性结果不能排除脓毒症；心、肺、肝、肾等脏器功能有不同程度改变。

3. 诊断

根据2003年国际脓毒症定义讨论公报脓毒症诊断的标准（已明确或疑似的感染[a]，并伴有下列某些征象）

1）一般指标：①发热（中心体温＞38.3℃）；②低体温（中心体温＜36.0℃）；③心率＞90次/min或大于不同年龄段正常心率范围2个标准差；④气促、呼吸频率＞30次/min；⑤意识改变；⑥明显水肿或液体正平衡（＞20ml/kg超过24 h）；⑦高血糖症（血糖＞120mg/dl或7.7mmol/L）而无糖尿病史。

2）炎症反应参数：①白细胞增多症（白细胞计数＞$12\times10^9/L$）；②白细胞减少症（白细胞计数＜$4\times10^9/L$）；③白细胞计数正常，但不成熟白细胞＞10%；④血浆C反应蛋白＞

正常值之上 2 个标准差；⑤前降钙素＞正常值之上 2 个标准差。

3）血流动力学参数：①低血压（收缩压＜90mmHg，平均动脉压＜70 mmHg，或成人收缩压下降＞40mmHg，或低于年龄正常值之下 2 个标准差）；②混合静脉血氧饱和度＞70%[b]；③心排血指数＞3.5L/(min·m^2)[c,d]。

4）器官功能障碍指标：①动脉血氧含量过低（PaO_2/FiO_2＜300）；②急性少尿［尿量＜0.5/(ml·kg·h) 至少 2h］；③肌酐增加≥0.5mg/dl；④凝血异常（国际标准化比值＞1.5 或活化部分凝血活酶时间＞60s）；⑤腹胀（肠鸣音消失）；⑥血小板减少症（血小板计数＜100×10^9/L）；⑦高胆红素血症（总胆红素＞70mmol/L）。

5）组织灌流参数：①高乳酸血症（＞3mmol/L）；②毛细血管再充盈时间延长或皮肤出现花斑。

注：a：定义为一个由微生物所引发的病理过程。b：在儿童，混合静脉血氧饱和度＞70%是正常的（正常参考值为 0.75～0.80），因此在新生儿和儿童不应被视为脓毒症的征象。c：对儿童来讲，3.5～5.5L/(min·m^2) 是正常的，因此在新生儿和儿童不应被视为脓毒症表现。d：对婴幼儿，脓毒症诊断标准是机体炎症反应的体征或症状再加上感染，并且伴有发热或低温（直肠温度＞38.5℃或＜35.0℃）、心动过速（在低温时可以缺乏）及至少有意识障碍、低氧血症、血乳酸升高和跳跃式脉搏 4 项中 1 项器官功能改变的提示。

（六）治疗原则

根据 2004 年严重感染和感染性休克治疗指南，脓毒症治疗原则主要包括：

（1）早期复苏：一旦临床诊断严重感染，应尽快进行积极的液体复苏，6h 内达到复苏目标：中心静脉压 8～12cm H_2O（1cm H_2O＝0.098 kPa）；平均动脉压≥65mmHg；尿量≥0.5ml/(kg·h)；中心静脉或混合静脉血氧饱和度（$ScvO_2$ 或 SvO_2）≥0.70。

（2）及时病原学诊断：抗菌药物治疗前应及时进行微生物培养。

（3）抗感染治疗：诊断严重感染后 1 h 以内，立即给予静脉抗菌药物治疗。早期经验性抗感染治疗应根据社区或医院微生物流行病学资料，采用覆盖可能致病微生物（细菌或真菌）的广谱抗菌药物，而且抗菌药物在感染组织具有良好的组织穿透力。为阻止细菌耐药，降低药物毒性，减少花费，应用抗菌药物 48h～72h 后，根据微生物培养结果和临床反应评估疗效，选择目标性的窄谱抗菌药物治疗。抗菌药物疗程一般 7d～10d。若临床判断症状由非感染因素所致，应立即停用抗菌药物。

（4）控制感染源：若感染灶明确（如腹腔内脓肿、胃肠穿孔、胆囊炎或小肠缺血），应在复苏开始的同时，尽可能控制感染源。若深静脉导管等血管内有创装置被认为是导致严重感染或感染性休克的感染源时，在建立其他的血管通路后，应立即去除。

（5）液体治疗：复苏液体包括天然的或人工合成的晶体或胶体液，对于疑有低容量状态的严重感染患者，应行快速补液试验。

（6）升压药的应用：如果充分的液体复苏仍不能恢复动脉血压和组织灌注，有指征时应用升压药。去甲肾上腺素和多巴胺是纠正感染性休克低血压的首选升压药。

（7）强心药物的应用：充分液体复苏后仍然存在低心排量，应使用多巴酚丁胺增加心排血量。若同时存在低血压，应联合使用升压药。

不推荐提高心排指数达到目标性的高氧输送。

（8）糖皮质激素的应用：对于经足够的液体复苏仍需升压药来维持血压的感染性休克患者，推荐静脉使用糖皮质激素。无休克的全身性感染患者，不推荐应用糖皮质激素。

(9) 其它支持疗法：包括血液制品的应用，感染所致急性肺损伤（acute lung injury，ALI）和/或急性呼吸窘迫综合征（acute respiratory distress syndrome，ARDS）时应进行机械通气，必要时进行镇静、镇痛和使用肌松药，控制血糖，肾脏替代治疗，碳酸氢盐治疗，深静脉血栓的预防，应激性溃疡的预防。

（七）预防与控制

脓毒症病死率高，关键在于预防和早期治疗。预防和控制感染是降低脓毒症病死率的关键。

1. 老年人

Martin 等研究发现年龄是脓毒症发病率及病死率的一项独立危险因素，随着年龄增加，脓毒症发病率逐渐增高。在 1 岁～29 岁人群中，脓毒症患病率为 29.6/10 万人，而在 90 岁～99 岁年龄段，脓毒症患病率为 2422.3/10 万人。老年人容易发生脓毒症可能与其合并多种慢性疾病及对耐药细菌的易感性有关，因此加强对基础疾病的治疗、预防感染或者早期积极抗感染治疗，积极防治急性脏器功能不全的发生，能明显改善患者预后。

2. 外科手术感染

外科手术导致手术部位感染和全身其它系统感染是增加外科手术患者脓毒症发病率的主要原因。对于手术部位感染的预防可以采取以下措施：（1）尽量缩短病人术前住院时间。（2）严格手术部位皮肤消毒及手术人员手卫生。（3）术前预防性应用抗菌药物：适用于污染手术、清洁-污染手术及手术范围大、时间长、污染机会增加，手术涉及重要脏器，一旦发生感染将造成严重后果者如头颅手术、心脏手术、眼内手术等，异物植入手术如人工心瓣膜植入、永久性心脏起搏器放置、人工关节置换等，高龄或免疫缺陷者等高危患者的清洁手术。（4）手术中措施，包括手术技巧、缩短手术时间、正确放置引流。（5）术后预防感染措施与手术部位感染监测。

3. 侵入性诊疗相关感染

包括静脉导管感染、输血相关感染、导尿相关感染、透析相关感染、呼吸机相关感染等。因此要减少脓毒症的发生，我们要积极防范上述侵入性操作相关感染。

4. 免疫功能低下宿主感染

长期免疫抑制剂治疗患者、肿瘤患者、器官移植术患者、造血干细胞移植等患自身免疫功能低下患者，脓毒症发生率较免疫状态正常人群会显著增加。针对这些患者感染的预防较困难，主要措施包括：（1）加强护理，做好患者口腔、皮肤、会阴及各种穿刺部位的护理。（2）对于免疫缺陷者尤其是中性粒细胞严重减少者（$<1.0\times10^9$/L）应予保护性隔离措施。（3）预防性抗菌药物的应用。（4）提高机体防御功能。

5. 加强重症监护病房（ICU）的感染预防措施

国际脓毒症论坛关于如何定义 ICU 感染的会议表明，ICU 最容易发生的感染有肺部感染、血行感染、导管相关感染、腹腔感染、泌尿系感染及手术部位感染等，各种感染均可造成重症患者脓毒症的发生和增加病死率。

防止住 ICU 患者发生医院感染的主要措施包括：（1）制定严格的病室管理制度，限制无关人员进入，谢绝探视及陪护。（2）及时发现感染病例，做好环境表面的清洁消毒与感染患者隔离。（3）尽量减少有创性操作、各种侵袭性诊疗措施，按病情许可尽早撤除各种导管。（4）做好 ICU 医院感染监测，落实呼吸机相关肺炎、导管相关血流感染与尿路感染、腹腔感染、外科手术部位感染等各种感染的控制措施。（5）当有感染流行或暴发时及时进行流行病学调查，切断传播途径，控制高危因素。

三、输血相关感染的预防与控制

（一）概述

输血相关感染是指因输入含有病原体的血液（包括输全血、成分输血、血液制品和血浆制品等）所致的感染。病原体以病毒多见，也可以有原虫和细菌等病原体。

卫医发〔2006〕25号文件卫生部通报吉林省德惠市人民医院经输血传播艾滋病事件，该事件的发生发人深省，再次敲响我国血液安全的警钟。

（二）病原学

理论上所有可以在血液中存在的病原体都可以引起输血相关感染性疾病，尤其是可以在血液中存留而不出现临床症状、体征的病原体更容易引起输血相关感染。目前已知可经输血传播的感染有乙型肝炎病毒（hepatitis B virus，HBV）、丙型肝炎病毒（hepatitis C virus，HCV）、丁型肝炎病毒（hepatitis D virus，HDV）、庚型肝炎病毒（hepatitis G virus，HGV）、输血传播病毒（transfusion transmitted virus，TTV）、人类免疫缺陷病毒（human immunodeficiency virus，HIV）、B-19病毒、巨细胞病毒（CMV）、EB病毒感染，节肢动物传播的病毒病、登革热、朊毒体（prion，克雅病、病毒性海绵状脑病）感染，梅毒螺旋体、回归热螺旋体、鼠咬热螺旋体、钩端螺旋体感染，疟原虫（疟疾）、巴贝虫病（babesiosis）、梨浆虫病，损伤红细胞膜致溶血、巴尔通体（附红细胞体病），成人T细胞白血病病毒及细菌等感染。

（三）流行病学与常见输血传播感染

我国经血液传播病原体的传播方式主要是经静脉注射毒品传播，其次为输血或血液制品。此外我国尚存在第三种情况，即由于不规范采血（或血浆）不仅引起受血者感染流行，还引起献（卖）血（浆）者感染的流行，感染的病原体不仅包括HBV、HCV、还有HIV传播。1993年我国开始整顿血站取得初步成效，1995年再次大规模整顿血站，1998年10月开始实施献血法。实施献血法后输血相关感染已明显减少，但并不能完全杜绝。我们必须永远牢记这个惨痛的教训，不清洁血液可以传播经血液传播疾病。

血源性感染在20世纪80年代前以乙型病毒型肝炎为主，80年代末—90年代初则有丙型肝炎、疟疾、性病（艾滋病、梅毒），一段时间血源性HIV感染成为突出严重问题。卫生部疾控司报道截至1998年底12639例HIV感染者中，8811例经血传播（69.7%），包括静注毒品8776例，输血22例，输血制品13例。1999年3月选择我国中部某县农村730名农民中发现HIV感染22例（3.0%）。易发生血源性感染的医疗操作有：血液透析的病人HCV感染率可达13.5%（9/66），牙科手术328例中20例抗-HCV阳性（6.1%），另外器官移植、内镜检查、针灸等均有引起血源性感染的报导。

在众多输血传播性疾病中，输血后肝炎（post-transfusion hepatitis，PTH）最为多见，发生率为7.6%～19.7%。主要通过输血传播的病毒性肝炎有乙型、丙型、丁型、己型和庚型肝炎病毒（HGV）性肝炎。HCV是引起PTH最常见的病原体，国外30%～90%的PTH为输血后丙型肝炎（PTH-C），我国PTH-C占PTH的90%～95%。由于HBV血清标志物的检测技术已比较成熟，检测HBsAg的敏感度达到0.1～0.5ng/ml水平，故PTH-B已大为减少。在输血后乙型肝炎（PTH-B）中约有3.1%同时有输血后丁型肝炎PTH-D。己型肝炎病毒（HFV）是1994年发现的第6型肝炎，有报道可通过血液传播。

但至今尚无检测该病毒的抗原抗体的方法。1997 年 Nishizawa 等从 PTH 患者的血中分离出一种新的 DNA 病毒，命名为输血传播病毒（TTV），TTV 单独感染不引起 PTH，有学者认为 TTV 可能加重 PTH-C 的恶化。此外疱疹病毒、巨细胞病毒、SEN 病毒、Epstein-Barr 病毒等亦可引起 PTH，如心脏移植病人的 PTH 有 83% 是由于 SEN 病毒引起的。有一组 299 例 PTH 报道，其中 CMV 引起者达 15.4%。甲型和戊型肝炎主要通过粪-口途径传播，但如果输入来自甲型和戊型肝炎献血员病毒血症（无症状）或输入被甲型和戊型肝炎病毒污染的红细胞、血小板、血浆，也可以造成 HAV、HEV 的传播，尤以浓缩Ⅷ因子为甚，婴儿易感。意大利、德国、比利时和芬兰四个国家血友病病人由于注射Ⅷ因子浓缩制剂曾发生 85 例甲型肝炎，经再消毒Ⅷ因子制剂后未再发生甲型肝炎；虽然传播机理尚未明确，但通过输血而获得感染是肯定的。

输血相关艾滋病，HIV 潜伏期平均为 8 年～10 年，但因大量输血而发生的感染者，病情可快速进展，病毒载量维持高水平，CD4 细胞计数下降快，潜伏期可能缩短至 2～5 年。发病 1 年内病死率为 50%，3 年内 80%，5 年内几乎全部死亡。意大利报道接受输血而患艾滋病者的诊断至死亡时间总的中位生存时间为 9.2 个月。AIDS 的主要临床表现为免疫功能低下引起的各种感染和肿瘤。

所有血液及其血液成分包括全血、红细胞、白细胞、血小板、血浆、凝血因子等均可传播 HIV。献血者有 HIV 感染，受血者必然发生感染。有些血液制品如白蛋白、球蛋白、血源性乙型肝炎疫苗由于经过了病毒灭活处理，故不易传播 HIV。输血感染 HIV 的危险性与输血量、输血次数呈正相关，大量输入抗-HIV 阳性的血液，HIV 感染率可达 100%；浓缩Ⅷ因子制剂、凝血酶原复合物是从大量混合血浆中制备的，而血友病患者大多需要定期输注这些制品，因此感染 HIV 的危险性最大。

细菌污染血液在以前曾是威胁输血安全的一个重要问题。随着输血医学的发展，改善了采血条件（如密闭的三联采血袋的应用），加强了献血者的筛选，库存血的细菌污染逐渐减少。随着成分输血的发展，特别是血小板制品的广泛应用（在发达国家已经超过 40%），细菌污染血液的问题又引起了广泛关注。血小板要求在 22℃±2℃ 保存，这种条件适合细菌生长繁殖，而悬浮血小板的血浆又是细菌繁殖良好的培养基。

目前我国没有输血相关感染发病率与危险因素详尽的流行病学资料。但对供血者输血相关感染病原体的流行病资料较多。

侯佩强采集 1995 年某市有偿献血员的血清，通过酶联免疫吸附实验、明胶颗粒凝集实验和胶体金实验来检测血清中的四种传染病病原体的相应抗体，抗-HIV 阳性确认实验是蛋白印迹实验。结果在检测的既往有偿献血员 3852 例中，共检测出 HIV 感染者 7 例；其他三种病原体的感染状况分别是：HCV 感染者 323 例（8.39%），HBV 携带者 231 例（6.00%），梅毒感染者 50 例（1.30%）。

北京红十字血液中心高东英等为了解献血员戊型肝炎感染情况，对 2002 年 7 月—8 月向北京市血液中心义务献血的所有人员进行整群抽样并抽血，应用 ELISA 检测戊型肝炎病毒（HEV）IgG 的感染率。结果发现北京献血员 HEV IgG 总感染率为 26.59%，性别、年龄、省份分布存在着差别，男性比女性感染率高，年龄越大感染率越高，来自高感染省份（四川、江苏、福建、云南等）者感染率也高，但 ALT 与 HEV 感染无关。因此男性、年龄大、来自高感染省份具有较高的 HEV 感染风险。

刘成国等应用逆转录套式聚合酶链反应（RT-Nested PCR）和半套式聚合酶链反应

(Semi-nested PCR)分别检测来自浙江省3个地区165例献血员血清标本中的庚型肝炎病毒（HGV）RNA和输血传播性病毒（TTV）DNA。结果14.6%（24/165）和12.7%（21/165）的血清标本分别检出HGV RNA和TTV DNA，其中3.6%的血清标本（6/165）可同时检出HGV RNA和TTV DNA。

艾彩莲等为了解延安市无偿献血人群弓形虫感染和分布情况，采用酶联法（ELISA）检测标本血清中抗弓形虫IgG、IgM抗体。共检测368份血清，其中抗弓形虫IgG抗体阳性30例，阳性率为8.15%（30/368）；抗弓形虫IgM抗体阳性3例，阳性率为0.82%（3/368）；抗弓形虫IgG和IgM抗体阳性33例，阳性率为8.97%（33/368）。

（四）输血后感染机制

1. 献血者的血液（浆）带有病原体，病原体直接从输入的血和血制品由供血者进入受血者，受血者获得病原体感染。如1985年我国浙江省4例血友病患者因输进口浓缩Ⅷ因子制品而感染HIV。

2. 血液进入受血者前，各个操作环节中消毒不严将微生物带入受体。如采血时献血者皮肤带有细菌，如果皮肤消毒不严，或消毒液不合格，皮肤细菌很容易污染采集的血液。血液在分离、制备、运输、发放、输注过程中如不严格按操作规程进行操作，极易导致细菌污染血液。

浓缩血小板需在22℃±2℃保存，细菌容易生长，因此血小板输注引起的细菌性输血反应报道较多，某市有5名患者由于输注了保存5天的单采血小板发生了细菌性败血症。在日本已将血小板保存期由5天缩短为3天。一次性注射器、输血器材、环境及工作人员手的污染可导致血液微生物污染，此类污染多为毒力低的条件致病菌。

3. 含有微生物的血液污染了输血器材、采浆器和医务人员的手，在医疗操作中造成交叉感染。多见于单采血浆、口腔科医生操作、检验人员采血和血液透析过程中的传播，危害性大。如某地区非法单采血浆使3万～5万献血浆者发生HIV感染，造成局部地区的流行。据美国疾控中心（CDC）报道，1995年全美血液透析病人HCV感染率为10.4%，是普通人群的2倍～10倍。

4. 输血的免疫抑制作用，有研究表明输血特别是输全血有免疫抑制作用，是导致创伤后及术后感染的重要因素之一。Jensen对197例择期手术患者进行前瞻性随机研究，比较56例术中和术后输全血，48例输不含白细胞的过滤血以及93例不输血病例的术后感染发生率，结果表明输全血组有13例（23%）发生感染，输过滤血和不输血组分别有1例（2%）和2例发生感染。

（五）常见输血后感染的潜伏期与主要临床表现

部分输血后感染的潜伏期已经明了，部分输血后感染的潜伏期仍在观察中，与经典感染相比，由于输血感染的病原体直接进入血流，一些输血后感染的潜伏期变短，如输血后疟疾等。

输血后感染的临床表现依据感染病原体的不同而异，基本类似于同种病原体的感染的临床表现。

部分常见输血后感染的潜伏期与主要临床表现见表5-5。

表 5-5 部分常见输血后感染的潜伏期与主要临床表现

感染名称	潜伏期 平均	潜伏期 范围	临床表现
丙型肝炎	40d 左右	15d～180d	病毒性肝炎的各种表现。HCV 感染后临床表现有 4 种：①急性自限性肝炎，病毒被清除。②急性自限性肝炎，病毒持续复制。③无症状 HCV 携带状态，可有肝损害。④病毒持续复制，伴有临床表现，包括慢迁肝、慢活肝。可从急性而来，也可隐匿起病。
乙型肝炎	60d～90d	45d～180d	病毒性肝炎的各种表现。
丁型肝炎	重叠感染 3 周～4 周，或混合感染 6 周～12 周		加重乙型肝炎。
甲型肝炎	30d 左右	15d～45d	急性病毒性肝炎的各种表现。
艾滋病		2 年～10 年	分为急性感染期（为非特异性急性感染的临床表现）、无症状感染期（相当长时间无症状）、艾滋病前期（仅有全身淋巴结持续肿大）和艾滋病期（可出现各种病原体在各个系统器官的机会性感染和以淋巴瘤与卡波齐肉瘤为主的肿瘤）。
细小病毒 B19	1 周～2 周		咽痛，轻咳，鼻炎等上感症状，伴有全身不适、肌肉疼痛、低热等全身症状，有的仅持续 2d～3d。少数可表现为红细胞再生障碍性贫血危象，血管性紫癜、传染性红斑、肢端瘀斑综合征、雷诺样症候群等皮肤血管受损性疾病，关节病，肢端麻木、刺痛症等。
巨细胞病毒感染			成人接受输血治疗后出现单核细胞增多、出现变异淋巴细胞，发热、皮疹、肝脾肿大等表现。
EB 病毒感染			不规则发热、淋巴结肿大、咽痛，周围血液单核细胞显著增多，出现异常淋巴细胞，嗜异凝集试验以及抗 EB 病毒抗体阳性等。
登革热	5d～8d	3d～15d	急性起病，发热，全身肌肉、骨、关节痛，极度疲乏，皮疹，淋巴结肿大，血液白细胞及血小板减少。
梅毒			通过输血感染梅毒者直接进入二期梅毒。表现为早期流感样症状，而后出现玫瑰疹、丘疹性梅毒疹、梅毒性脓疱疹、黏膜斑等皮肤黏膜损害，梅毒性骨膜炎与关节炎，二期眼梅毒、神经梅毒、复发梅毒，未经有效治疗或治疗不充分则进入晚期梅毒的损害。
回归热	7d～8d	2d～14d	阵发性高热伴全身疼痛，肝、脾肿大，严重者可出现黄疸和出血现象。
疟疾	7d～10d		间隙性寒战、高热与大量出汗。

续表

感染名称	潜伏期		临床表现
	平均	范围	
弓形体感染			后天获得性感染临床表现主要取决于患者的免疫状态。免疫功能正常者可能仅出现单纯淋巴结肿大；而免疫抑制或免疫缺陷者可发生致命性的急性暴发性肺炎和脑炎。
巴贝虫病		1周~6周	寒战、发热、溶血性贫血、血红蛋白尿、黄疸、肝脾肿大等。
附红细胞体病			畜牧地区人群中附红体感染率相当高，多表现为亚临床感染，有临床症状体征可诊断为附红体病者多见于重度感染，常发生于慢性基础性疾病及免疫功能低下者，主要表现为发热、贫血、淋巴结肿大、皮肤瘙痒、肝脾肿大、腹泻等。
成人T细胞白血病病毒	不定		健康带病毒状态，HTLV相关性疾病较多，主要包括成人T细胞白血病/淋巴瘤、T多毛细胞/巨粒细胞白血病，中枢神经系统损伤如软脑膜病变症状和脊髓病变状态。

（六）诊断与鉴别诊断

临床诊断，必须同时符合下述三种情况才可诊断：①从输血至发病，或从输血至血液中出现病原免疫学标志物的时间超过该病原体感染的平均潜伏期。②受血者受血前从未有过该种感染，免疫学标志物阴性。③证实供血员血液存在感染性物质，如血中查到病原体、免疫学标志物阳性、病原DNA或RNA阳性等。

病原学诊断，在临床诊断基础上，符合下述四条之一即可诊断：①血液中找到病原体。②血液特异性病原体抗原检测阳性，或其血清IgM抗体效价达到诊断水平，或双份血清IgG呈4倍升高。③组织或体液涂片找到包涵体。④病理活检证实。

同时要注意：①病人可有症状、体征，也可仅有免疫学改变。②艾滋病潜伏期长，受血者在受血后6个月内可出现HIV抗体阳性，后者可作为初步诊断依据，但需进一步进行确证试验。

鉴别诊断：主要是输血相关感染之间的鉴别，以及与输血相关感染类似的其他疾病的鉴别，还有输血相关感染与原发病表现之间的鉴别等。需要鉴别的疾病依据感染病原体不同而不同。

（七）治疗

1. 隔离与休息，根据感染病原体采取适当的隔离措施，主要是血液体液隔离，部分可能需要虫媒隔离等。患者按病情需要休息。

2. 对症支持治疗，如护肝等保护机体重要器官功能的治疗，补充液体和电解质等。

3. 抗病原治疗，依照感染病原体不同采取相应的抗病原治疗，如抗病毒治疗，抗细菌治疗，抗原虫治疗等。部分输血相关感染的有效病原治疗方法仍在研究中。

（八）预防

1. 行政管理

政府干预是预防输血相关感染的重要手段之一。预防输血相关感染的主要环节在于加强对献血者的管理,采供血机构的管理,加强临床用血和血制品的筛检,促进临床合理用血,大力推广无偿献血。1995年卫生部提出的三统一(统一采供血机构、统一血源管理、统一采供血)政策的全面落实,1998年10月1日开始施行的《中华人民共和国献血法》,正式确立了我国的无偿献血制度,为预防输血相关感染奠定了很好的基础,应该坚定不移地贯彻。为保证血浆制品的安全,必须执行《单采血浆站管理办法》。

实行无偿献血和严格按健康标准挑选献血者是保证输血安全的基础和根本措施,实行无偿献血将使经输血传播病毒性疾病的危险减少至 $1/10 \sim 1/5$。

卫医发〔1999〕第6号关于下发《医疗机构临床用血管理办法(试行)》规定临床用血包括使用全血和成分血。医疗机构不得使用原料血浆,除批准的科研项目外,不得直接使用脐带血。医疗机构临床用血应当遵照合理、科学的原则,制定用血计划,不得浪费和滥用血液。医疗机构临床用血,由县级以上人民政府卫生行政部门指定的血站供给。医疗机构开展的患者自身储血、自体输血除外。医疗机构应当设立由医院领导、业务主管部门及相关科室负责人组成的临床输血管理委员会,负责临床用血的规范管理和技术指导,开展临床合理用血、科学用血的教育和培训。

2. 严格筛选献血者,预防血站内感染

《中华人民共和国献血法》规定血站对献血者必须免费进行必要的健康检查;身体不符合献血条件的,血站应当向其说明情况,不得采集血液。血站对献血者每次采集血液量一般为200ml,最多不得超过400ml,两次采集间隔期不少于6个月。

在无偿献血的前提下,对献血者详细询问病史、生活习惯及冶游史等,以排除高危人群献血。严格进行血液中病毒标志物的检测。目前我国要求作为常规筛检的项目有HBsAg、抗-HCV、抗HIV及梅毒血清学检查,ALT/AST作为检测肝炎的非特异性指标也在必检之列。

按需还可检测抗-CMV、弓形体抗体等,以排除巨细胞病毒和弓形体感染等,高疟区可测疟原虫抗体水平。需要注意的是即使以上方法筛选供血员,也不能保证血液无感染性,因为筛选的病种有限,存在有病原抗体在血中空窗期,现有检测方法不够敏感和特异,可能存在尚未知的经血传播病原体等。

对于供血员,尤其是供血浆者,凡抗-HBs、抗-HBc双阴性者应进行乙型肝炎疫苗注射,按0月、1个月、6个月,三角肌注射疫苗 $20\mu g$(重组疫苗 $10\mu g$),第一针后抗-HBs阳性率达 $30\% \sim 48\%$;第2针后达 $78\% \sim 91\%$;第3针后1~3个月可大于 96%。抗-HBs是HBsAg多肽刺激机体产生的特异性保护性抗体,应用疫苗后应达到10mIU/ml抗体浓度者才能供血。随着时间推移,当抗-HBs少于10mIU时,即应加强注射一次。

血站内应执行血液体液预防隔离措施,切实做好清洁消毒,使用合格的医疗用品。医务人员定期体检。检测乙型肝炎、丙型肝炎和艾滋病的病毒标志物,HBsAg阴性者需注射疫苗,有肝炎、艾滋病者应隔离治疗。工作人员患有皮肤疾患,尤其有手部皮肤溃烂、破损情况时应及时进行诊治并停止与血液接触。废血或污染血应置入耐高温容器内,压力蒸汽灭菌处理或直接焚烧;污染血迹的棉球、纱布等应置入塑料袋,捆扎袋口后焚烧处理,用后的针头置入耐刺容器,压力蒸汽灭菌后废弃,或直接焚烧。

3. 重视临床输血工作,加强血液应用环节操作的规范化管理

切实贯彻卫医发〔2000〕184号卫生部关于印发《临床输血技术规范》的通知,临床上降低输血相关感染的最直接而有效的方法就是合理用血和节约用血(尽量有指征使用血制品和血液成分),提倡成分输血和自身输血。成分输血不仅可提高疗效,还可明显减少输血相

关感染。如果血液带病毒,病毒在血液成分中的分布是不均匀的,病毒含量最多的是白细胞,其次是血浆、血小板,病毒在红细胞分布相对较少。

临床上尽量不输 3 天以内的新鲜血。

采集血液的包装、储存、运输、分离制备成分血过程中都应该严格遵守有关的操作规范的要求,避免细菌污染。在临床输血和血制品过程中,严格无菌操作,防止输血过程中细菌污染。

《医疗机构临床用血管理办法(试行)》规定医疗机构要指定医务人员负责血液的收领、发放工作,要认真核查血袋包装,血液包装不符合国家规定的卫生标准和要求应拒领拒收。医疗机构对验收合格的血液,应当认真作好入库登记,不同品种、血型、规格和采血日期(或有效期),应分别存放于专用冷藏设施内储存。经办人要签名和签署入库时间。禁止接受不合格血液入库。医疗机构的储血设施应当保证完好,全血、红细胞、代浆血冷藏温度应当控制在 2℃~6℃,血小板应当控制在 20℃~24℃(6h 内输注),储血保管人员应当作好血液冷藏温度的 24h 监测记录。储血环境应当符合卫生学标准。医疗机构的医务人员应当严格执行《临床输血技术规范》。

4. 认真监测输血相关感染,发展和研究输血相关感染的预防与控制技术

对于受血者进行输血前相关检查,对于输血后发生输血相关感染者,及时进行相关检查,确认的输血相关感染要报告有关部门并积极治疗感染者。成批的可能的输血相关感染,也要及时报告有关部门,以便及时采取措施和开展调查,确认或排除输血相关感染,寻找原因,制定对策和积极救治感染者。

要重视现有输血相关感染的检验筛查技术,努力将含有现在已知输血相关感染病原体的献血员以及他们的血液拒之临床用血之外;积极发展血液病原体的新灭活方法,保证血液制品的安全;密切关注可以经血液传播的新传染病,以及这些新传染病的筛查技术的发展。

5. 保护易感者

(1) 对需经常接受输血或血制品的患者接种乙型肝炎疫苗,肌注免疫球蛋白。

(2) 医务人员要注意自身防护,在医疗操作中防止受伤,接触有可能污染的血液或体液时应戴一次性手套。

(3) 在疟疾流行区,受血者可同时接受全程抗疟治疗。

(4) 低体重儿、免疫缺陷者,抗-CMV(一)的器官移植病人,需提供 CMV-IgM 抗体阴性的血液或静脉注射 CMV 免疫球蛋白。

(李春辉　吴安华)

思考题

1. 试述血管导管相关感染的发病机制。
2. 预防血管导管相关血流感染的基本原则有哪些?
3. 血管导管置管部位护理时如何正确使用敷料?
4. 进行导管穿刺时如何执行无菌操作?
5. 血管导管相关感染的治疗原则?
6. 试述脓毒症和严重脓毒症的概念。
7. 脓毒症的感染途径有哪些?
8. 脓毒症的全身性症状和体征有哪些?

9. 如何预防侵入性操作尤其是各种置管引起的脓毒症？
10. 什么是输血相关感染？常见的病原体有哪些？
11. 简述输血相关感染的感染机制。
12. 输血相关感染的诊断标准包括哪些？
13. 如何重视临床输血工作，加强血液应用环节操作的规范化管理？

参考文献

1. O'Grady NP, Alexander M, Dellinger EP, et al. Guidelines for the prevention of Intravascular catheter-related infections. MMWR, 2002, 51（RR-10）.
2. Mermel LA, Farr BM, Scherertz RJ, et al. Guidelines for the management of intravascular catheter-related infections. CID, 2001, 22：222-242.
3. 吴安华，文细毛，任南，等. 医院内菌血症发病率及病原学分析. 中华医学杂志，2003（5）：395-398.
4. 吴安华，罗晓燕. 血管内导管相关感染诊断和治疗的循证医学指南. 中华医院感染学杂志，2002，12（11）：875-878.
5. 吴安华，罗晓燕. 预防医院感染的标准原则. 中华医院感染学杂志，2002，12（10）：799-800.
5. 徐秀华. 临床医院感染学. 第2版. 湖南：湖南科学出版社，2005：178-179.
6. 姚咏明，盛志勇，林洪远等. 脓毒症定义及诊断的新认识. 中国危重病急救医学，2004，16（6）：321-324.
7. 吴安华，文细毛，任南等. 医院内菌血症发病率与病原体分析. 中华医学杂，2003，83（5）：395-398.
8. 程宝莉. 中国十家大学附属医院重症监护病房重症脓毒血症流行病学研究. 硕士学位论文 http：//202.197.83.71：85/mst.dll？DATABASE=CDDBFT&FMT=CDDBFTN&OP=I&MFN=150139.
9. Martin GS, Mannino DM, Eaton S, et al. The epidemiology of sepsis in the United States from 1979 through 2000. N Engl J Med, 2003, 348（16）：1546-1554.
10. 李军，周红. 脓毒症发病机制及其防治措施的研究进展. 重庆医学，2006，35（16）：1503-1505.
11. 樊寻梅，周涛. 脓毒症PIRO分级系统. 中国小儿急救学，2006，13（1）：4-6.
12. 李云婷. 脓毒症发病机制与治疗进展. 中国实用内科杂志，2006，26（17）：1349-1352.
13. 任建安，摘译. 重症脓毒症和脓毒症休克治疗指南. 中国实用外科杂志，2005，25（1）：37-41.
14. Lubelchek RJ, Weinstein RA. Strategies for preventing catheter related bloodstream infections：the role of new technologies. Crit Care Med, 2006, 34（3）：905-907.
15. Veenstra DL, Saint S, Sullivan SD. Cost effectiveness of antiseptic impregnated central venous catheters for the prevention of catheter related bloodstream infection. JAMA, 1999, 282（6）：554-560.
16. 王鸣，彭炜，蔡敏，等. 外科重症监护室645例脓毒症患者临床流行病学调查. 中国危重病急救医学，2006，18（2）：74-77.
17. 李娅娜. 克-雅病在输血医学中的研究现状. 医学综述，2007，13（15）：1145-1146.
18. 侯佩强. 泰安市既往有偿献血员血源性传播疾病感染状况调查分析. 泰山医学院学报，2007，28（11）：9-11.
19. 高东英，彭耿，朱家明等. 北京血站献血员戊型肝炎流行病学调查. 病毒学报，2004，20（4）：322-325.
20. 刘成国，陈小青，严杰等. 浙江省献血员HGV和TTV感染情况的调查. 微生物学杂志，2001，21（4）：28-29.
21. 艾彩莲，惠清法，孙小敏等. 延安市义务献血员弓形虫感染调查研究. 陕西医学杂志，2007，36（7）：884-886.
22. 穆士杰，张献清，苏明权等. 西安地区献血员HCMV和EBV感染情况. 第四军医大学学报，2001，22（6）：517.
23. 中华人民共和国国务院. 血液制品管理条例. 1996.
24. 全国人大常委会. 中华人民共和国献血法. 1997.

25. 中华人民共和国卫生部. 关于印发《临床输血技术规范》的通知. 2001.
26. 中华人民共和国卫生部. 关于印发《血站基本标准》的通知. 2000.
27. 中华人民共和国卫生部. 血站质量管理规范. 2006.
28. 中华人民共和国卫生部. 单采血浆站质量管理规范. 2006.
29. 中华人民共和国卫生部. 单采血浆站管理办法. 2008.

第六节 皮肤软组织医院感染的预防与控制

皮肤软组织感染是常见的医院感染，种类繁多。1993年5月～1994年7月，英国对包括英格兰、威尔士、苏格兰、爱尔兰的157所不同规模的医院进行医院感染流行监测，结果显示医院感染发病率为9.0%，皮肤感染率达占9.6%，高于平均感染率，居第四位。2003年我国153所监控网医院现患率调查显示皮肤软组织感染居第五位，占医院感染总数的6.7%，发病率为0.75%。该病好发于婴儿、老年人以及糖尿病等免疫功能低下人群，病程迁延，难以控制。我国医院感染诊断标准中，皮肤软组织感染包括了皮肤感染、软组织感染、褥疮感染、烧伤感染、乳腺脓肿、乳腺炎、脐炎、婴儿脓疱病。本节主要介绍常见的疖、痈、蜂窝组织炎、褥疮及烧伤感染。

一、皮肤软组织感染

（一）概述

皮肤软组织感染在医院感染中占重要地位，皮肤软组织感染虽为局部感染，但当患者有免疫缺陷、粒细胞减少、糖尿病、营养障碍等因素，一旦发生感染，即可扩散至其他部位，甚至发生败血症，也可能成为感染源传播给其他患者。

（二）流行病学

皮肤有病原菌携带及皮肤感染的患者和医务人员是医院感染的感染源。

皮肤软组织感染发生于各年龄组，以婴儿、老年人更易罹患。据美国国家医院感染监测系统监测资料表明，皮肤感染儿科占14%，5%～8%属医院感染，以导管插入部位感染及脓疱疮最常见。一份研究报告显示，皮肤感染病原菌90%以上是葡萄球菌，其它报道葡萄球菌达50%以上，念珠菌及假单胞菌属分别占8.5%、7.5%，老年人常见的皮肤软组织感染有褥疮、皮肤溃疡、链球菌感染、带状疱疹、真菌及少量的寄生虫感染。Bliss报道，老年股骨骨折患者褥疮感染达66%。

（三）病原学

皮肤软组织感染病原菌种类很多，包括细菌、真菌、病毒及寄生虫，与医院感染有关的皮肤软组织感染病原菌较少，但其危害性很大。

1. 常见细菌

金黄葡萄球菌：能引起脓疱疮、毛囊炎、疖、痈、汗腺炎。

化脓性链球菌：引起脓疱疮、蜂窝组织炎、丹毒。

2. 其它病原体

大肠埃希菌、变形杆菌、克雷伯菌属、假单胞菌属、不动杆菌属等需氧或兼性厌氧菌及真菌等也可存在于皮肤软组织感染病灶。

（四）发病机制

当皮肤不清洁、搔抓、多汗、浸渍或经常受到摩擦刺激及全身和局部抵抗力下降时，若细菌如金黄色葡萄球菌和溶血性链球菌在皮肤表面达一定数量（$\geqslant 10^5$），且侵入皮肤，导致感染。

外来压力较长时间作用于皮肤，若压力超过毛细血管填充压力导致局部血液循环障碍，皮肤、皮下组织缺血、坏死；也可因皮肤被细菌穿透，巨噬细胞参与的正常炎症反应不足，细菌将在缺血皮肤繁殖，细胞毒素增强缺血组织的坏死，导致褥疮。

（五）临床特点

感染细菌不同、侵犯部位不同呈现出临床症状、体征不同。临床常见的有疖、痈、蜂窝组织炎、褥疮感染。

1. 疖

疖是单个毛囊及其所属皮脂腺急性化脓性感染。发生于全身任何部位，以毛囊、皮脂腺丰富部位好发，如头、面、颈、腋下、腹股沟、会阴部等。初起表面为皮肤局部红肿和疼痛小结，以后逐步增大，呈锥形隆起，疼痛加重。数日内结节的中心组织坏死、化脓，形成黄白色脓栓，表皮破溃，脓液流出，炎症逐渐消退，形成瘢痕而愈合。

常见局部感染可扩散，当患者有免疫缺陷、粒细胞减少、糖尿病等可发生败血症等全身感染。如感染发生在血管丰富部位，全身抵抗力下降时，亦可引起畏寒、发热、食欲减退等全身症状。如发生在面部，特别是危险三角区，受挤压或挑刺，可引起颅内感染出现严重全身症状，高热甚至昏迷。

2. 痈

痈与疖基本相似，痈是多个相邻毛囊及其所属皮脂腺的急性化脓性感染。初期皮肤呈现大片紫红色浸润水肿，坚硬稍隆起，边界不清，局部压痛明显。以后病损中出现多个脓头，组织坏死、溃破。全身症状较疖严重，有不同程度畏寒、发热、头痛、乏力，严重时扩散或全身感染，如脓毒症。血常规检查白细胞计数升高，中性粒细胞增多。

3. 蜂窝组织炎

蜂窝组织炎是皮下、筋膜下或深部疏松结缔组织的急性化脓性感染。浅部蜂窝组织炎以局部红、肿、热、痛为主。深部蜂窝组织炎局部红肿不明显，但有局限性水肿和深压痛，常伴有全身症状，可出现寒战、高热、头昏、乏力等症状。血常规检查白细胞计数增高，核左移。

4. 褥疮

褥疮初期表现为红、肿、热、触痛，解除压迫后可阻止其发展；红肿部位如继续受压，受压表面呈紫红色，皮下产生硬结，皮肤水肿变薄，产生水疱；如水疱溃破则浅层组织感染，脓液流出，形成溃疡；严重者坏死组织发黑，脓性分泌物增多。感染向深部发展可达骨骼，引起脓毒症。

（六）诊断与鉴别诊断

1. **皮肤感染**

临床诊断：

符合下述两条之一即可诊断。

（1）皮肤有脓性分泌物、脓疱、疖肿等。

（2）患者有局部疼痛或压痛，局部红肿或发热，无其它原因解释者。

病原学诊断：

临床诊断基础上，符合下述两条之一即可诊断。

(1) 从感染部位的引流物或抽吸物中培养出病原体。
(2) 血液或感染组织特异性病原体抗原检测阳性。

2. 软组织感染

软组织感染包括：坏死性筋膜炎、感染性坏疽、坏死性蜂窝组织炎、感染性肌炎、淋巴结炎及淋巴管炎。

临床诊断：

符合下述三条之一即可诊断。

(1) 从感染部位引流出脓液。
(2) 外科手术或组织病理检查证实有感染。
(3) 患者有局部疼痛或压痛、局部红肿或发热，无其它原因解释。

病原学诊断：

临床诊断基础上，符合下述两条之一即可诊断。

(1) 血液特异性病原体抗原检测阳性，或血清 IgM 抗体效价达到诊断水平，或双份血清 IgG 呈 4 倍升高。
(2) 从感染部位的引流物或组织中培养出病原体。

3. 褥疮感染

褥疮感染包括：褥疮浅表部和深部组织感染。

临床诊断：

褥疮局部红、压痛或褥疮边缘肿胀，并有脓性分泌物。

病原学诊断：

临床诊断基础上，分泌物培养阳性。

4. 乳腺脓肿或乳腺炎

临床诊断：

符合下述三条之一即可诊断。

(1) 红、肿、热、痛等炎症表现或伴有发热，排除授乳妇女的乳汁淤积。
(2) 外科手术证实。
(3) 临床医生诊断的乳腺脓肿。

病原学诊断：

临床诊断基础上，引流物或针吸物培养阳性。

5. 脐炎

临床诊断：

新生儿脐部有红肿或有脓性渗出物。

病原学诊断：

临床诊断基础上，符合下述两条之一即可诊断。

(1) 引流物或针吸液培养阳性。
(2) 血液培养阳性，并排除其它部位感染。

说明：与脐部插管有关的脐动静脉感染应归于心血管系统感染。

6. 婴儿脓疱病

临床诊断：

符合下述两条之一即可诊断。

(1) 皮肤出现脓疱。
(2) 临床医生诊断为脓疱病。
病原学诊断：
临床诊断基础上，分泌物培养阳性。

（七）治疗

1. 局部治疗：皮肤软组织感染以局部治疗为主，对全身症状明显者，应用抗菌药物及支持疗法。

皮肤软组织感染早期局部可以碘伏或乙醇涂擦，也可局部热敷、涂擦20％鱼石脂软膏或莫匹罗星软膏促进局部炎症消退；切忌挤压；有组织坏死或脓肿形成应切开引流。

2. 褥疮局部处理的原则：解除压迫以增加局部血流量，保护疮面。如有坏死组织应予及时清除，定期取创面分泌物作病原菌培养及药物敏感试验，选用敏感抗菌药物进行治疗。

3. 全身治疗：患者宜休息加强营养，针对病原菌培养和药敏结果选用抗菌药物进行全身治疗。

（八）预防与控制

皮肤感染本身虽不是严重疾病，但它们是贮菌所，可将微生物传播至自身其他部位或其他患者，导致严重感染，因此必须严格预防与控制。可采用下列措施。

1. 应保持患者皮肤清洁干燥，避免摩擦皮肤，尤其是被汗或尿等浸渍的皮肤。
2. 对昏迷、瘫痪、老年等患者定时变更体位，2~3h一次。因治疗需要不允许过多翻身者，应用特殊床垫、器具可有效防止褥疮发生。
3. 定期检查受压部位皮肤，若有局部水肿、皮肤微红或发白等应立即采取措施。
4. 腰穿、骨髓穿刺、活检、关节穿刺、静脉输注等必须严格皮肤消毒，认真执行无菌操作。
5. 严格执行手卫生规范，接触患者前后认真洗手或使用速干手消毒剂消毒。
6. 接触皮肤感染部位分泌物、脓液、血液及其污染物品必须戴手套，脱手套后洗手。
7. 严格器械清洗、灭菌。被感染性分泌物、脓液、血液污染的诊疗器械，应先彻底清洗干净，再进行消毒或灭菌。
8. 严格环境消毒，若被感染者的分泌物、脓液、血液污染后的环境，可先用纸巾或可回收布巾擦干净，再用含有效氯500mg/L消毒剂擦拭消毒。
9. 接触皮肤、软组织感染创面的物品如敷料、棉球等应放入感染性医疗废物袋中焚烧。

二、烧伤感染

（一）概述

烧伤感染是导致烧伤患者病死率高的主要原因。烧伤创面感染通常在烧伤48h后发生。烧伤感染的发病率随烧伤面积大小而不同。据我国几所军医大学9329例烧伤病例分析，烧伤死亡原因中，死于感染者占首位（51.8％）；国外烧伤中心的分析，大面积烧伤死亡病例中，死于感染者占75％。

（二）流行病学

烧伤感染的流行病学特点包括：

1. 外源性医院感染病原体来源

(1) 其他烧伤感染患者及其他有明显感染症状患者。

(2) 烧伤隔离病区、手术室带菌的工作人员、陪护人员。

(3) 污染病原体的环境如隔离病区、手术室均存在大量病原微生物，一些生活、治疗设施如水龙头、床单、吸氧管等也是烧伤感染细菌的来源。

2. 内源性感染病原体来源

来自患者本身皮肤、消化道、呼吸道、泌尿生殖系统的正常菌群及烧伤创面的致病菌，这些细菌在机体抵抗力低下时能造成烧伤患者感染，如来源于胃肠道的铜绿假单胞菌、肠杆菌科、沙雷菌属；来源于皮肤的金黄色葡萄球菌等。

3. 烧伤创面以接触感染为多，其次是残留毛囊和周围正常皮肤皱褶中的细菌引起感染。

4. 烧伤面积越大，深度越深，烧伤后的感染发病率越高，患者烧伤前患有糖尿病及免疫缺陷患者、长期使用激素及放射化疗治疗患者、营养不良患者、老年人及婴幼儿等易发生医院感染。

（三）病原学

烧伤创面感染可来源于环境中外源性细菌污染，亦可来源于定植在人体内的条件致病菌。除细菌外还有真菌和病毒。

多数引起烧伤感染的常见菌处于一个动态的变迁过程中，这与烧伤局部、全身抗菌药物的应用密切相关。20世纪80年代中期开始，由于第三代头孢菌素大量使用，G^+菌在感染中所占比例逐渐上升，其中耐甲氧西林金黄色葡萄球菌（MRSA）感染率显著上升，而G^-杆菌感染率有所下降，同时一些条件致病菌，特别是肠杆菌科细菌的感染发病率较前增加，也有产超广谱β-内酰胺酶（ESBLs）肠杆菌科细菌的感染。各烧伤治疗中心抗菌药物使用不完全相同，烧伤创面微生态学并不完全一致。烧伤感染常见病原菌主要有以下几种：

1. 细菌

常见的致病菌有：金黄色葡萄球菌、表皮葡萄球菌、链球菌属、粪球菌属、铜绿假单胞菌、产气肠杆菌、阴沟杆菌、大肠埃希菌、爱德华菌属、克雷伯菌、变形杆菌、沙雷菌属、不动杆菌属、脆弱拟杆菌、产黑色素普雷庆菌、消化球菌属、梭杆菌属、消化链球菌属等。

2. 真菌

常见有白假丝酵母菌、曲霉菌、毛霉菌、地霉菌、新生隐球菌等。

3. 病毒

常见有单纯疱疹病毒、巨细胞病毒、水痘-带状疱疹病毒。病毒感染多见于儿童，表现为创面感染。

（四）发病机制

烧伤创面由于血管坏死组织构成了大的开放性伤口，烧伤产生的坏死组织是细菌的良好培养基，细菌在创面渗出液中生长速度与在肉汤培养基中相似，微生物很容易繁殖，并侵入临近正常组织导致感染。

烧伤应激和烧伤休克期的低血容量、肠道微生态改变、肠麻痹和内毒素血症等多种原因可破坏肠黏膜完整性和对细菌侵袭的屏障功能，加上烧伤后免疫功能损害，导致肠源性感染。

（五）临床特点

烧伤感染按病原体定植部位分为创面感染和全身感染，全身感染包括呼吸道感染、泌尿道感染、脓毒症等，本文主要介绍创面感染和脓毒症。

1. 创面感染的局部症状

(1) 创面分泌物增多,异味,痂下出现脓液或脓肿。
(2) 焦痂迅速分离,创面溃烂加深、出血或创面延迟愈合,出现灰色或黑色坏死斑,创缘下陷,真菌感染时,痂皮或焦痂创面上可出现灰白色斑点,进而融合成片状的绒毛状物。
(3) 肉芽组织水肿、红肿或坏死,色泽暗而干枯。
(4) 创面周围出现红肿、出血点或坏死斑。

2. 脓毒症临床表现

(1) 精神状态　可表现为兴奋、谵妄、幻视,严重时出现狂躁,或表现为淡漠少语、嗜睡、甚至昏迷。
(2) 体温　高热或低体温,体温波动幅度大,一般为 39.5℃～40℃,或降至 36℃以下。
(3) 脉搏　加速达 140 次/分以上,病危期常变得缓慢。
(4) 呼吸　表现为呼吸急促、浅快、鼻翼扇动等呼吸困难。
(5) 胃肠功能　食欲不振、恶心、呕吐、腹泻,出现肠麻痹时表现为腹胀。
(6) 实验室检查　白细胞上升到 $20\times10^9/L$ 以上,血小板降至低水平。各脏器损伤后出现相应的实验室改变,如心肌酶水平上升、血糖升高、尿素氮、肌酐升高,血气分析改变等。血液、尿液、脑脊液及活组织、焦痂均可培养出致病菌。

(六) 诊断与鉴别诊断

临床诊断:

烧伤表面的形态或特点发生变化,如焦痂迅速分离,焦痂变成棕黑、黑或紫罗兰色,烧伤边缘水肿。同时具有下述两条之一即可诊断。

1. 创面有脓性分泌物。
2. 患者出现发热＞38℃或低体温＜36℃,合并低血压。

病原学诊断:

临床诊断基础上,符合下述两条之一即可诊断。

1. 血液培养阳性并除外有其它部位感染。
2. 烧伤组织活检显示微生物向临近组织浸润。

说明:

1. 单纯发热不能诊断为烧伤感染,因为发热可能是组织损伤的结果或患者在其它部位有感染。
2. 移植的皮肤发生排斥反应并伴有感染临床证据(炎症或脓液),视为医院感染。
3. 供皮区感染属烧伤感染。

(七) 治疗

小面积浅表烧伤按外科原则,清创、保护创面。大面积深度烧伤的全身性反应重,治疗原则是:

1. 早期及时补液,维持呼吸通畅,纠正低血容量休克。
2. 深度烧伤组织感染是全身性感染来源,应早期切除,自、异体皮肤移植覆盖。
3. 及时纠正休克、抗感染。
4. 重视形态功能的恢复。

(八) 预防与控制

烧伤感染的预防与控制是一个多学科任务。外科、微生物学专家、医院感染管理科及护理人员尽可能联合起来,共同预防。应实施标准预防及接触传播预防措施。

防止外源性感染：

1. 烧伤患者应收治在有消毒隔离条件的病房。对 MRSA、ESBLs 感染者，需单独房间隔离（或同一病原菌感染者同住一室），连续 3 个标本（每次间隔＞24h）均未培养出 MRSA、ESBLs 方可解除隔离。必要时对病情严重患者进行保护性隔离。

2. 烧伤隔离病房内空气保持清洁、流通，必要时进行动态空气消毒。

3. 进入烧伤隔离病房，医护人员应清洁双手，接触患者时戴口罩、手套，接触不同患者之间更换手套，脱手套后洗手。

4. 进入烧伤隔离病房后，如果必需接触患者、环境表面或病房内其他物品时，视情况穿隔离衣。

5. 严格无菌操作，静脉穿刺或静脉切开应远离烧伤创面。

6. 接触创面的敷料、床单等物品应严格无菌。

7. 病房医疗器械如血压计、听诊器、体温表等专人专用。

8. 严格探视制度。

9. 接触皮肤、软组织感染创面的物品如敷料、棉球等应放入感染性医疗废物袋中焚烧。

10. 患者出院、转院、死亡应进行终末消毒。

防止内源性感染：

及时纠正休克、维护机体防御功能，保护肠黏膜的组织屏障，对防止内源性感染有重要意义。

1. 局部使用抗菌药物，减少细菌定植。

2. 注意饮食卫生，清除来自食物中的病原菌。

3. 医院应及时发布该病房细菌感染分布和药敏结果，指导临床合理应用抗菌药物。

4. 应反复作创面分泌物、痰、大便、尿细菌培养，掌握菌群动态变化及药敏情况，一旦发生感染，及早用药。

（罗晓黎）

思考题

1. 医院内皮肤感染的感染源是什么？
2. 褥疮发生的原因是什么？
3. 烧伤感染分为哪两大类？
4. 如何预防与控制烧伤患者的外源性感染？

参考文献

1. 刘振声，金大鹏，陈增辉等. 医院感染管理学. 北京：军事医学科学出版社，2003.
2. 徐秀华，吴安华，易霞云等. 临床医院感染学. 长沙：湖南科技出版社，2005.
3. 医疗卫生机构感染控制实用指南. 世界卫生组织编写，李六亿，胡必杰，巩玉秀译，2007.
4. 中华人民共和国卫生部. 医院感染诊断标准. 2001.
5. 吴在德，吴肇汉. 外科学. 第六版. 北京：人民卫生出版社，2003.
6. Richard P, Wenzel MD. Prevention and Control of Nosocomial Infection. //李德淳，汤乃军译医院内感染的预防与控制. 第 4 版. 天津：天津市科技翻译出版公司，2003.

第六章 医院重点部门的医院感染管理

在医院不同的科室,由于收治病人的种类、开展的诊疗方式不同,医院感染的预防与控制有其自身的特点,而且不同部门发生医院感染的风险相差很大,为了使有限的资源发挥更大的效益,我们对医院不同的科室与部门医院感染防控的策略不同,防控措施不同并有所侧重。本章主要介绍医院感染高发科室和对预防与控制医院感染具有重要作用的科室,包括普通病房、重症监护病房、新生儿病房、手术部(室)、消毒供应中心(室)、内镜室、口腔科、血液透析室、急诊室、检验科(实验室)等科室与部门的医院感染管理。

第一节 普通病房的医院感染管理

一、概述

我国医疗服务数据调查显示,2008年我国医院床位285.2万张,入院人数6800万人,年内平均每百居民7.8人住院。全世界有60多亿人口,根据大多数国家统计,每年有5%的人住院,全球每年约有3亿住院患者。在医疗机构内,虽然普通病房医院感染发生率较ICU低,但因为住院患者人数众多,发生医院感染的总例数多,而且涉及医院的各个病区,进行医院感染的预防控制的卫生学意义重大。随着每一个病区所救治患者的原发病和基础情况不同,所采取的诊疗措施的特点不同,发生医院感染的危险因素也不尽相同,导致发生医院感染的部位也不同,因此在预防与控制医院感染时所要采取的措施也要针对重点人群和危险因素而定。另外,患者及探视、陪护人员流动性较大,一旦发生医院感染,如若控制不及时,控制措施不完善,引起暴发的可能性较大,波及范围和累及人数难以预料。

据我国医院感染监控网2003年现患率调查结果,医院感染现患率为4.77%,例次现患率为5.07%,远远低于综合ICU现患率27.7%。随医院规模增大,现患率与例次现患率递升。下呼吸道感染仍是我国最常见的医院感染,其次为上呼吸道、泌尿道、手术部位、胃肠道和皮肤软组织感染。内科组中以血液病组和神经内科组较高,分别达到11.38%和7.35%,传染病组和内分泌组较低;外科组中以烧伤组和神经外科组较高,分别达10.38%和9.44%,整形外科和泌尿外科组较低;儿科新生儿组较非新生儿组高,分别为4.65%和3.27%。

二、医院感染的预防与控制措施

(一)建筑布局合理

病房和治疗室、换药室、处置室、配膳室、盥洗室、污物间、卫生间等辅助用房布局合理,洁污分开,区域划分明确,标志清楚,防止因人员流程、物品流程交叉导致污染。有条件的单位应在病区的一端设立一间或多间带卫生间的隔离病室,用于特殊感染患者如MRSA感染患者的临时隔离。

病房内病床的排列应平行于采光窗墙面。单排一般不超过3床,特殊情况不得超过4

床；双排一般不超过 6 床，特殊情况不得超过 8 床。平行两床的净距离不应小于 0.8m。单排病床通道净宽不应小于 1.1m，双排病床（床端）通道净宽不应小于 1.4m。病房门应直接开向走廊，不应通过其它用房进入病房。

（二）建立健全医院感染管理组织及贯彻落实医院感染管理相关法规及制度

建立健全病房医院感染管理组织是预防与控制医院感染的前提，科室应成立医院感染管理小组，成员包括科主任、护士长、监控医生、监控护士。

医院感染管理小组主要职责是在医院感染管理委员会的领导下，负责科室医院感染管理的各项工作，认真执行《医院感染管理办法》、《消毒技术规范》等法律法规及技术规范。根据本科室医院感染的特点，制定管理制度及防控措施并组织实施，使科室医院感染管理做到管理科学化、行动规范化、工作制度化；定期开会总结近期本科室医院感染发生情况；监督本科室人员执行无菌技术操作规程及消毒隔离制度；组织本科室进行预防、控制医院感染知识的培训；做好对卫生员、配膳员、陪住、探视者的卫生学管理；对医院感染病例及感染环节进行监测，采取有效措施，降低本科室医院感染发生率；发现有医院感染流行趋势时，及时报告医院感染管理科，并积极协助调查；一旦发生医院感染暴发事件，应按照《医院感染管理办法》规定，逐级上报。

（三）做好病房消毒隔离

1. 患者安置

患者的安置应遵循感染与非感染患者分开安置，同类感染患者集中安置，特殊感染及传染病患者单间隔离的原则。

2. 空气消毒

病房内空气可采用自然通风，必要时安装可人机共处的空气净化装置等方法对空气进行消毒。采用自然通风时，每天至少通风换气 2 次，每次至少 30min。

3. 公共区域物体表面以及地面的清洁与消毒

病房床头桌、床档、床旁小桌等每日清洁，保持干燥，清洁用品每病人一换，清洁消毒后备用；患者出院后，用浸有 500mg/L 含氯消毒剂的小毛巾擦拭，进行终末消毒。病房地面每日清洁 1~2 次；病床每天湿式清扫 2 次，一床一套。各种物体表面如遇污染随时消毒。病室、配膳室、卫生间等处墩布严格分开，专区专用，用毕洗净晾干备用。按照产品使用说明书的要求规范使用消毒剂。

4. 患者用品

应保持清洁，每周更换不少于一次，如遇污染随时更换。被褥、枕芯、床垫污染后随时更换消毒。严禁在病房、走廊清点衣物及被服。餐具、便器等一人一用一消毒。

（四）严格无菌医疗用品管理

一次性使用无菌医疗用品应依据《一次性使用无菌医疗器械管理办法》建立采购、验收、保管、发放等制度，严格执行并做好记录。一次性使用无菌医疗用品，以最小包装存放于无菌物品柜内；用后的处理按照《医疗卫生机构医疗废物管理办法》中的有关规定执行。

可重复使用的无菌物品应一人一用一灭菌，用毕送供应室统一清洗及灭菌。无菌物品需存放于无菌物品柜内，按灭菌时间先后顺序放置，严格执行先灭菌先使用原则，在有效期内使用。打开无菌包前须检查指示胶带变色是否合格，不合格者严禁使用；包内放置的化学指示卡变色不合格者严禁使用。严防操作过程中的污染，遇有污染随时更换。

使用无菌物品前应仔细检查外包装，超过灭菌有效期、包装破损和（或）潮湿时均不得使用。

（五）做好手卫生

各种诊疗、护理操作都离不开医务人员的双手，病人之间、医务人员之间、医务人员与患者之间，都可能通过手的直接接触而导致病原体的传播，而医务人员的手由于经常接触各种感染性物质及其污染品，在医院感染的接触传播中的作用不能低估。而这些手上的病原体又通过接触患者、各种医疗器械、病房内的物品等传播给易感者，从而导致医院感染的发生。

据报道医务人员洗手前手污染严重，手部平均带菌量为 (161.21 ± 8.98) cfu/cm^2，经洗手后，手部带菌量明显减少，平均带菌量降至 (15.87 ± 6.96) cfu/cm^2，说明了洗手的重要性。

在防控医院感染的诸多措施中，手卫生是预防和控制医院感染、保障病人和医务人员安全最重要、最简单、最有效、最经济的措施。

病房、护理站及相关辅助用房等处均须安装流动水洗手设施，有条件者安装非手触式流动水洗手设施及防止交叉污染的干手设施，还应配备速干手消毒剂。

当手部有血液或其他体液等可见污染时，应用肥皂或皂液和流动水洗手。手部没有可见污染，宜使用速干手消毒剂消毒双手代替洗手。

洗手要使用流动水，采用"六步"洗手法，认真揉搓双手。

使用速干手消毒剂消毒双手时，应取适量的速干手消毒剂于掌心，按照六步洗手法揉搓的步骤进行揉搓。揉搓时保证手消毒剂完全覆盖手部皮肤，直至消毒剂干燥。

（六）合理使用抗菌药物

抗菌药物的应用涉及临床各科，正确合理应用抗菌药物是提高疗效、降低不良反应发生率以及减少或减缓细菌耐药性发生的关键。依照《抗菌药物临床应用指导原则》合理使用抗菌药物，治疗用药时积极查找病原菌、做药敏实验、减少经验用药。以减少耐药菌株的产生及保护患者正常菌群的微生态平衡。

（七）合理膳食，加强营养，增强患者抗病能力。

（八）加强各类人员培训，树立防控医院感染的理念。

实现有效的医院感染防控，重要的是提升各类人员防控医院感染的理念。各级医疗机构可以针对本机构的不同特点开展专项培训和人员分层培训。专项培训包括手卫生、抗菌药物合理使用、加强耐药菌监测、标准预防、职业防护等；人员分层培训包括医师的培训、护理人员的培训、护工的培训以及患者及家属的培训等。

医师的培训重点在严格无菌操作、规范侵入性操作、合理诊治患者、合理使用抗菌药物，提高患者自身抵抗力等方面。医师在进行各项诊疗操作中均应严格遵守无菌操作原则。自身患有感染性疾病的应积极治疗并采取适宜措施，防止将感染传播至患者或同事。侵入性操作极易破坏人体的正常屏障，可能将某些条件致病菌带入机体内或将正常菌群异位定植，因此要求医生在进行各项诊疗操作时均需严格遵循无菌技术操作原则，减少有创性检查治疗的频度，尽量减少各种导管的留置时间，根据病情及时拔除。抗菌药物的合理应用体现在选择的药物品种、剂量、用药时间、给药途径及疗程是否与患者的感染状况及其生理、病理状态相适应，目的是有效控制感染，同时防止人体内菌群失调，减少患者药品不良反应及细菌耐药性的产生。

预防感染的措施首先涉及护理人员，要做好任何护理操作，都离不开消毒、灭菌和隔离技术。正确应用隔离技术和严格执行护理管理制度是预防外源性感染的前提，而运用现代护理和管理手段则是降低医院感染发生的重要途径。护理人员在护理操作中均应严格遵守无菌操作原则，如导尿、抽血、注射、输血等。规范操作，减少利器伤等感染性职业伤害。我国大量流行病学调查资料分析证明，哪里护理管理工作做得好，哪里的医院感染发生就少。要加强护理人员相关知识培训，如手卫生、标准预防、职业防护等。在进行护理工作时，要严格执行消毒灭菌原则和无菌操作技术规范。

目前很多综合医院使用护工进行患者日常的护理，对护工上岗前的培训非常重要。培训内容应包括生活护理、消毒隔离知识，其中应重点培训正确洗手及手消毒的时机及方法。

对患者及家属进行预防感染知识宣教，做到个别教育与集中宣传相结合，文字宣传与口头宣传相结合。利用查房、定期召开工作座谈会、召集探视亲属宣传等多种形式，介绍有关预防医院感染的方法，使患者及家属懂得感染的危害性及预防方法，主动配合医疗护理工作，减少感染机会。加强病区管理、减少探视人次等，也是防控医院感染的重要措施。

（马文晖　王力红）

思考题
1. 普通病房医院感染的预防与控制应从哪几方面入手？
2. 试述患者安置的原则。

参考文献
1. 吴安华，任南，文细毛等. 159所医院医院感染现患率调查结果与分析. 中国感染控制杂志，2005，1(4)：12-17.
2. 中华人民共和国建设部，中华人民共和国卫生部. 综合医院建筑设计规范（JGJ49-1988）. 1988.
3. 中华人民共和国卫生部. 医院感染管理办法. 2006.
4. Widmer AF. Replace hand washing with use of a waterless alcohol hand rub. Clin Infect Dis，2000，31(1)：136-143.
5. 中华医院管理学会药事管理专业委员会. 抗菌药物临床应用指导原则. 2004.

第二节　重症监护病房的医院感染管理

一、概述

重症监护病房（intensive care unit，ICU）起源于二十世纪50年代～60年代，它的创立对提高危重症病人的抢救成功率起到了至关重要的作用。ICU应用先进的诊断、监护和治疗设备与技术，对病情进行连续、动态的定性和定量观察，并通过有效的干预措施，为重症患者提供规范的、高质量的生命支持，改善生存质量。ICU的技术水平，直接反映医院的综合救治能力，是现代化医院的重要标志。

二、ICU医院感染的特点

医院感染是伴随着医院的建立而产生的、严重阻碍医学发展的医疗质量缺陷，并随着医学的进步而不断变换着自身的特点。在现代医学日新月异的今天，大量新兴介入性诊疗技术不断问世,器官移植发展迅速,各类广谱抗菌药物的使用日益增多,人均寿命明显延长,客观上造成医院感染易感人群队伍迅速扩大,感染的防控难度不断增加。

(一) ICU 医院感染现状

众多医院感染高危因素的聚集存在,使得 ICU 患者发生医院感染的机率大大增加,其医院感染发生率高达 26%。ICU 患者虽然只占整个住院病人数极小的比例,但其医院感染病例数却占全院医院感染病例总数的 20% 以上。国内李革等报道 ICU 医院感染的发病率为 29.33%。首都某三级甲等医院 2007 年 4 月至 2008 年 12 月共调查入住 ICU 患者 1897 例,发生医院感染 191 例,医院感染发生率 10.07%,是同期普通病房医院感染发生率 2.43% 的 4.14 倍。

ICU 患者发生医院感染的部位以下呼吸道为首位,首都某三级甲等医院 2007 年 4 月至 2008 年 12 月的调查显示,肺部感染占 50%,泌尿道感染占 18%,胃肠道占 10.8%。任南等报道,下呼吸道感染占 28.09%,泌尿道感染 14.60%。

当前导致 ICU 患者发生医院感染的病原菌中以 G^- 杆菌为主,G^+ 球菌及真菌较前有上升趋势,各种耐药菌占多数。Richards 报道,造成医院感染的肺部感染病原菌中需氧的 G^- 杆菌占 64%,其中铜绿假单胞菌占 21%;金黄色葡萄球菌占 20%。造成医院感染的血液感染病原菌中凝固酶阴性葡萄球菌占 36%,肠球菌属占 16%,金黄色葡萄球菌占 13%,真菌占 12%。造成医院感染的泌尿道感染病原菌中以白色念珠菌最为常见,占真菌性泌尿道感染的一半以上。李革等报道,造成医院感染病原菌中,铜绿假单胞菌占 27.72%,鲍曼不动杆菌占 18.81%,金黄色葡萄球菌占 10.89%,大肠埃希菌占 6.93%,真菌占 11.88%。Urli 等调查分析了 178 个 ICU 的医院感染情况,常见病原菌为金黄色葡萄球菌、铜绿假单胞菌及其他 G^- 杆菌和念珠菌;铜绿假单胞菌耐药率达 76%,耐甲氧西林金黄色葡萄球菌(MRSA)在金黄色葡萄球菌中达 68%。MRSA 在医院尤其是 ICU 中变得越来越流行,耐万古霉素肠球菌(VRE)在 ICU 医院感染中也呈明显增高趋势。

ICU 不仅具有较高的医院感染发生率,其发生医院感染者的病死率也高达 60.9%,与无医院感染者的 22.1% 的病死率在统计学上有显著性差异。

(二) ICU 医院感染成因

国内外学界在医院感染危险因素方面的研究已有很多报道,由于 ICU 收治的危重症患者比较集中、病人基础疾病严重、各种侵入性操作频繁等诸多因素,客观上决定了它是一个众多医院感染危险因素高度集中的场所,在提高危重症病人的抢救成功率的同时,必然存在相关的隐患——医院感染。除一些公认的医院感染危险因素外,ICU 患者还有一些特殊的医院感染危险因素:医护人员多、医疗仪器多;病人基础病严重、免疫力低下、并发症多;病人接受侵入性的监护及治疗操作多;医护人员皮肤及口咽部定植菌多等特点。由于 ICU 中各种检查、治疗较多,工作量较大,消毒灭菌的效果及无菌操作执行的严格与否也是 ICU 医院感染的危险因素之一。

1. 病人的易感性

(1) 年龄:年龄 <2 岁及 ≥60 岁是医院感染发病的高危年龄。

(2) 各种基础病:在综合 ICU 中,患有糖尿病、肝硬化、肿瘤、肾功能衰竭等基础病者易发生医院感染。

(3) 疾病的严重程度:病人疾病的严重程度与医院感染呈明显的相关性。2007 年至 2008 年对首都某三级甲等医院 ICU 1897 位病人进行 APACHE Ⅱ 评分,结果表明,随分值增加，医院感染的发生率逐渐增加。

（4）免疫抑制剂、H_2受体拮抗剂及质子泵抑制剂的应用：免疫抑制剂的应用势必使病人的免疫功能下降，容易发生医院感染。H_2受体拮抗剂及质子泵抑制剂的使用可使得胃液pH值升高，诱发医院感染。

（5）抗菌药物的使用：抗菌药物的广泛应用和不合理使用，尤其是预防性抗菌药物的使用，可破坏体内的正常菌群，增加细菌耐药。

2. 侵入性操作

侵入性操作使得防御屏障被破坏，插管繁多成为病原微生物入侵的门户。Richards报道，在血液感染中87%与中心静脉插管有关，86%的医院肺炎与使用呼吸机有关，95%的泌尿道感染与留置尿管有关。首都某三级甲等医院前瞻性研究表明，随着侵入性操作置管时间的延长，留置尿管相关感染、动静脉插管相关感染、呼吸机相关感染的发生率逐渐增加。

3. 环境及医疗仪器的污染

（1）环境的污染：ICU多为卧床、意识障碍、四肢活动障碍的病人，其排泄物中的病原微生物可形成气溶胶播散，造成空气传播。工作人员的检查及治疗操作可造成病原菌的接触传播。

（2）先进的仪器设备如呼吸机及其管道等难以消毒，可造成感染的传播。

4. 肠外营养

完全胃肠外营养破坏了肠道菌群的微生态平衡，正常菌群的生物拮抗作用被削弱，成为医院感染的危险因素。

5. 耐药菌株增加

造成ICU医院感染的病原菌多为耐药菌。抗菌药物的使用加重了细菌耐药性的产生，由于引起医院感染的病原体以多重耐药菌株居多，因此在治疗上具有更大的难度。为治疗这些难治性医院感染，大量应用广谱抗菌药物，后者又进一步加重了细菌耐药性的产生，形成恶性循环。应引以重视的是MRSA、产ESBL菌、VRE的出现。

6. 其它

（1）布局不合理：有些ICU床单元面积过于狭小，不利于做好消毒隔离工作，易造成交叉感染。

（2）各项诊疗护理操作十分频繁，手卫生的依从性及无菌操作技术的规范性受到影响。

（3）对医院感染管理工作重视不够，有些ICU工作人员常以工作繁忙为理由忽视医院感染管理工作，造成医院内交叉感染。

三、医院感染的预防与控制

医院感染涉及患者的健康和生命，医院感染的发生不仅增加了病人的痛苦，延长了住院时间，还增加了医疗费用和其它经济负担，而且还严重影响了原发病的治疗，甚至导致抢救失败，使得病死率增加，因此，医院感染已成为医学界所关注的焦点，控制和预防ICU内医院感染已成为当今重要的研究课题。

虽然ICU医院感染的防控十分重要，但迄今为止，国内外尚无专门的ICU医院感染防控标准或规范。我国目前部分ICU存在着诸多问题，如建筑格局和工作流程不合理，洁污交叉；布局不合理，ICU床单元面积过于狭小，不利于做好消毒隔离工作，易造成交叉感染；有些ICU工作人员常以工作繁忙为理由忽视医院感染防控工作，造成医院内交叉感染；

ICU工作人员资质和数量管理存在漏洞等。

有效的医院感染防控，不仅会带来良好的社会效益，同时还可以带来较好的经济效益。国外报道医院感染使每位患者增加费用1909～38656美元不等，增加ICU的住院日4.3天～15.6天不等。俄国某新生儿ICU的一项研究发现：平均1例院内血液感染需要额外支出1100美元。

医院感染的防控是当今全球范围内医疗卫生领域的一个重点和热点话题，WHO和世界患者安全联盟2005年～2006年提出的首个患者安全挑战："清洁卫生更安全"。2007年11月27日，在我国参加"全球患者安全倡议活动"启动仪式上，卫生部发表了"支持和控制医院感染、保障患者安全"的声明，并提出要不断完善并实施预防和控制医院感染的技术性标准，促进医院感染管理的科学化、规范化。防控ICU医院感染应包括以下几个方面：

（一）ICU的建筑布局

ICU的室内应有安全感、舒适感，光线充足，保持清洁安静。ICU的病室应分为单间和大房间，每张床占地面积$12m^2$～$14m^2$，床间距不小于1.5m，室温21℃左右，湿度60%～70%。病室应为圆形或"U"形，中心设控制台。应配有护士站、治疗室、处置室、医生办公室、贮藏室、仪器存放室、卫生间等。工作区域划分规范，流程合理，明确清洁区、潜在污染区及污染区；明确划分治疗室（区）、监护（区）、医护人员生活办公区和污物处理区。地面、墙面材料应易清洁、易擦洗。空气应符合卫生部《医院空气净化标准》中的相应要求。室内应配备非手触摸式洗手设施，每个床单位应配备速干手消毒剂。

（二）ICU医院感染的管理、预防与控制

1. 限制人员的出入可降低医院感染病原体的传播。循证医学证实严格更衣、换鞋制度不能降低医院感染的发生率。

2. 建立健全各项规章制度，规范管理，包括《ICU工作管理制度》、《ICU探视制度》、《ICU消毒隔离制度》、《抗菌药物使用管理制度》等，实行制度管人的自我约束机制。加强教育培训，提高管理水平。ICU医护人员应具有较强的预防医院感染的理念，了解和掌握医院感染监测的各种知识和技能，并且能自觉执行各种规章制度。

3. 隔离预防：耐药菌的传播方式主要是通过接触传播，要有效控制医院耐药菌必须首先要隔离感染源。资料表明，对MRSA、VRE感染或定植者予以隔离，可以减少和预防这些耐药菌的传播。隔离的目的是为了预防疾病在患者、工作人员之间传播。隔离的对象主要是已感染者及易感染者。早在美国1996年《医院隔离预防措施的指南》中就提出了全面性屏障隔离和标准预防等概念，这些预防措施的出台对预防医院感染的发生起到了非常重要的作用。美国CDC《医疗机构隔离预防指南2007》对各种隔离措施又进行了重新修订。隔离预防技术主要包括洗手、手消毒、戴口罩、手套、穿隔离衣、设立隔离室、正确处理医疗器械、随时与终末消毒等，医务人员在对病人进行诊疗操作时应严格遵照执行。对特殊感染或多重耐药菌感染的病人，应严格执行消毒隔离措施。易忽略的是诊疗器具如血压计、听诊器、叩诊锤等的管理与消毒，应每个床单位独立设置，禁止与其他床单位交叉使用。病人转出或出院、死亡，清洁消毒后再转为他用。

4. 严格无菌操作：在实施各种操作时要严格执行无菌操作技术及技术操作规程。

5. 严格手卫生：手卫生是预防医院感染发生的最重要的措施之一。手卫生能极大地减少医院感染并降低医院感染的危险性。接触血液、体液、分泌物、排泄物等可疑污染操作时应戴手套，操作结束立即脱掉手套并洗手。

6. 合理使用抗菌药物：Shlaes 等提出建立细菌耐药和抗菌药物使用的监测系统、制定抗菌药物使用的规范、实施消毒隔离、专职人员负责监督等，可有效降低细菌耐药性的产生。滥用抗菌药物是引起细菌耐药的主要因素，广谱或超广谱抗菌药物的应用使多重耐药菌产生增多，给重症感染的治疗带来了困难。

Swanston 研究显示 MRSA 的产生与使用抗菌药物有关，18 例感染 MRSA 患者中有 17 例使用过抗菌药物，其中 13 例使用过多种。Fridkin 等调查显示，美国 20 所医院 50 个 ICU 中减少万古霉素使用的，VRE 的发生率下降了 7.5%，而未实行监管的，VRE 发生率平均上升了 5.7%。因此，合理应用抗菌药物，掌握最佳剂量和疗程，是预防耐药菌产生的有效措施之一。

合理应用抗菌药物的宗旨是安全、有效。核心是有效，条件是安全。

（1）为达到这一宗旨每位医生应在应用之前认真思考以下问题：①致病菌对所选抗菌药物是否敏感？②给药途径是否恰当？③药物剂量是否合适？④给药次数是否合理？⑤药物能否到达感染部位？⑥药物在体内代谢及排泄对患者的影响。⑦药物的毒副不良反应。

（2）合理应用抗菌药物应包括两个方面：

1）合理选择抗菌药物：①正确的诊断：肯定是细菌感染，掌握原发病的情况，了解患者的一般情况如肝肾功能等。②致病菌：菌种鉴定、药敏测定。③抗菌药物：抗菌谱及抗菌作用特点、抗菌药物的临床药理特点、抗菌药物毒副不良反应等。

2）合理给药：治疗成功的重要保证，包括：①剂量与药敏及毒性的关系；②血药浓度与时间的关系；③给药途径对血药浓度的影响；④给药速度及浓度对血药浓度的影响；⑤连续给药及间歇给药的合理选择；⑥药物相互作用与环境因素的影响；⑦监测药物不良反应及其毒性。

（3）临床使用抗菌药物时应遵照卫生部《抗菌药物临床应用指导原则》，合理使用抗菌药物，使用过程中应注意以下问题：

1）诊断不明确时除危重抢救病人外，一般不应乱给抗菌药物，以免影响正确诊断、延误治疗及造成不必要的浪费和加重毒副反应。

2）治疗方案应个体化。

3）抗菌药物的选择取决于其抗菌作用及临床药理特点，并要考虑价格因素，应克服新药、贵药就是好药的错误概念。

4）选择对致病菌有效的抗菌药，要做到心中有数，不宜短期内反复更换品种。根据临床表现适时停药，不应为"保险"而过久用药。

7. 建立有效的细菌监测系统。医院感染控制是以科学监测为基础，以现代管理为手段，以预防控制为目标，应用系统工程的原理为医院感染控制服务。有条件的医院均应建立耐药性监测网络，对常见病原菌进行耐药性监测，以指导临床医师合理选抗菌药物。当病人发生或疑有感染发生时，应立即留取相应的标本做细菌培养及药物敏感性实验。定期对 ICU 内患者感染的病原体进行分析，以便及时掌握细菌种类及细菌耐药的变迁。细菌耐药谱的发布有助于提醒临床医师与管理者对抗菌药物的合理使用和监管。

8. 环境消毒。ICU 环境是耐药菌的重要储藏所，耐药菌通过患者污染的空气、物体表面可使易感宿主获得感染，因此，要重视环境的定期消毒。

9. 提高机体免疫防御功能。文献显示，合理使用免疫调节剂有助于预防和控制感染。

10. 加强基础护理，特别是意识丧失昏迷患者的皮肤、口腔护理，注意患者的体位更换、翻身叩背等综合性护理，以防止肺、皮肤等部位的感染。注意病人各种留置管路的观察，局部护理与清洁消毒，加强医院感染监测。

（王力红）

思考题
1. 重症监护病房医院感染的成因有哪些？
2. 重症监护病房医院感染的管理、预防与控制措施。

参考文献
1. Erbay H, Yalcin AN, Serin S, et al. Nosocomial infections in intensive care unite in a Turkish university hospital: a 2-year survey. Intensive Care Med, 2003, 29 (9): 1482-1488.
2. Wenzel RP, Thompson RL, Landry SM, et al. Hospital-acquired infections in intensive care unit patients: an overview with emphasis on epidemics. Infect Control, 1983; 4 (5): 371-375.
3. 李革，卢仙娥，邓济苏，等．重症监护室获得性感染与传播机制研究．中华医院感染学杂志，2000，10 (6): 404-406.
4. 任南，徐秀华，吴安华，等．医院感染横断面研究报告．中华医院感染学杂志，2002，12 (1): 1-3.
5. Richards MJ, Edwards JR, Culver DH, et al. Nosocomial infections in medical intensive care units in the United States. National Nosocomial Infections Surveillance System [see comments]. Crit Care Med, 1999, 27 (5): 887.
6. Urli T, Perone G, Acquarolo A, et al. Surveillance of infections acquired in intensive care: usefulness in clinical practice. J Hosp Infect, 2002, 52 (2): 130.
7. Slonim AD, Singh N. Nosocomial bloodstream infection and cost. Crit Care Med, 2001, 29: 1849.
8. Diaz MC, Garcia MM, Bueno CA, et al. The estimation of the cost of nosocomial infection in an intensive care unit. Med Clin (Barc), 1993, 100: 329-332.
9. Miller ZC. Excess length of stay, charges, and mortality attributable to medical injuries during hospitalization. JAMA, 2003, 290: 1868-1874.
10. Brown SM, et al. Use of an alcohol-based hand run and quality improvement interventions to improve hand in a Russian neonatal intensive care unit. Infection Control and Hospital Epidemiology, 2003, 24: 172-179.
11. Christensen A, Scheel O, Urwitz K, et al. Outbreak of methicillin resistant Staphylococcus aureus in a Norwegian hospital [J]. Scand J Infect Dis, 2001, 33 (9): 663-666.
12. Ostrowsky B, Steinberg JT, Farr B, et al. Reality check: should we try to detect and isolate vancomycin-resistant enterococci patients. Infect Control Hosp Epidemiol, 2001, 22 (2): 116-119.
13. Shlaes DM, Gerding DN, John J F Jr, et al. Society for Healthcare Epidemiology of America and Infectious Diseases Society of America Joint Committee on the Prevention of Antimicrobial Resistance: guidelines for the prevention of antimicrobial resistance in hospitals. Infect Control Hosp Epidemiol, 1997, 18 (4): 275-291.
14. Swanston WH. Methicillin resistant staphylococcus aureus. West India Med J, 1999, 48 (1): 20-22.
15. Fridkin SK, Lawton R, Edwards JR, et al. Monitoring antimicrobial use and resistance: comparison with a notional benchmark on reducing vancomycin use and vancomycin-resistant enterococci. Emerg Infect Dis, 2002, 8 (7): 702-770.

第三节 新生儿病房的医院感染管理

一、概述

从娩出到生后28天内的婴儿称作新生儿（neonate）。以胎龄超过32周、体重1500克以上、病情相对稳定不需重症监护治疗的新生儿为主要收治对象的病房叫做新生儿病房（neonatal ward）。随着围生医学和儿科学的发展、新生儿病房的建立，新生儿的发病率和病死率明显下降。但是由于新生儿免疫功能低下，正常菌群尚未建立，易发生医院感染，使患儿病情加重甚至死亡，给其家庭带来巨大的经济负担和精神损伤。近年来发生的数起重大新生儿医院感染暴发事件，在社会上及医疗卫生领域引起强烈反响。因此，新生儿病房作为医院感染预防和控制的重点部门，应受到高度的关注和重视。

二、新生儿病房医院感染的特点

我国医院感染的预防与控制工作起步较晚，但工作进展较快，医院感染发病率有逐年下降趋势，新生儿的医院感染控制也取得了一定的进步。但是新生儿是一个特殊的群体，他们各个系统尤其是免疫系统尚未发育成熟，抵抗力差，适应外界环境能力差，仍然是医院感染的高发人群。

（一）新生儿病房医院感染的现状

我国卫生部2001年颁布的《医院感染诊断标准》规定，新生儿在分娩过程中和产后获得的感染都属于医院感染。受各种高危因素的影响，新生儿医院感染的发生率通常较高。国内的文献报道中新生儿病房的医院感染率为4.5%～11.4%。有调查表明在我国医院感染的暴发事件中，新生儿医院感染的暴发占了整个医院感染暴发事件的60%。

新生儿医院感染部位以呼吸道为主。河南郑州市妇幼保健院2002年～2005年非感染性疾病收治的2136例新生儿中发生医院感染的129例，呼吸道感染占48.83%，其中上呼吸道感染占37.98%，下呼吸道感染占10.85%，其次为消化道感染，占22.48%，其他为口腔感染占13.95%、尿布皮炎占6.98%、脐炎占7.75%。

新生儿感染的病原菌，过去以金黄色葡萄球菌为最常见，而近年来出现多元化趋势。新生儿常见的G^+病原菌包括凝固酶阴性葡萄球菌、金黄色葡萄球菌、表皮葡萄球菌、肺炎链球菌、肠球菌等，常见的G^-病原菌包括肺炎克雷伯菌、大肠埃希菌、假单胞菌、鲍曼不动杆菌、枸橼酸杆菌等。新生儿真菌感染比例也有增加趋势，最常见的病原菌是白色念珠菌。特别要注意，与成人不同的是，新生儿由于免疫功能不成熟，缺乏暴露和疫苗接种，容易受到病毒的侵袭，主要病原有柯萨奇病毒、埃可病毒、麻疹病毒、轮状病毒、巨细胞病毒、腺病毒等。由于病毒感染的临床表现无特异性，诊断上往往缺乏病原学证据，如果不能早期发现、治疗和采取隔离措施，可能在新生儿病房造成感染流行和暴发。

（二）新生儿医院感染的高危因素

新生儿脱离母体后，一切在瞬间发生巨大变化，从清洁的宫腔内环境来到复杂多变的外环境，要经历呼吸、循环、消化、代谢、免疫等许多生理功能的变化。新生儿非特异性和特异性免疫功能均不成熟。皮肤黏膜薄嫩易损伤；脐残端未完全闭合，离血管近，细菌易进入血液；呼吸道纤毛运动差，胃酸、胆酸少，杀菌力差，同时分泌型IgA缺乏，易发生呼吸道和消化道感染,对细菌、病毒和真菌具有普遍易感性。新生儿病房的医院感染率较高,且有下列危险因素的患儿更易发生医院感染。

1. 新生儿的易感因素

(1) 胎龄

早产儿免疫系统和其他各个系统的发育较足月儿更加不完善,并且住院时间长,受侵入性操作的机会多,易受到各种病原菌侵袭。胎龄越小,医院感染的危险性越高。黄国萍调查,小于37周的新生儿感染率(9.15%)明显高于≥37周的新生儿医院感染率(4.42%)。

(2) 出生体重

许多资料表明,医院感染的危险程度与新生儿的出生体重呈线性关系。新生儿体重每降低500g,医院感染的发生率明显增加。周亚玲等报道,体重<2kg新生儿医院感染的危险性是体重≥4kg的新生儿的2.5倍。美国国家卫生安全系统的监测数据表明,与插管相关的血液感染和与呼吸机使用相关肺炎的感染率在≤750g的低体重儿为≥2500g新生儿的2～10倍。

(3) 先天性疾病

患有先天性疾病的新生儿,由于生长发育异常,住院时间长,受到的诊疗操作多,更易发生医院感染。有室间隔缺损、房间隔缺损、动脉导管未闭等左向右分流型先天性心脏病的患儿,由于肺循环压力增高,肺部血管充血,易发生肺部感染,且与正常新生儿相比难以治愈。

(4) 异常产程

在分娩过程中胎儿吸入了污染的羊水或产道中的分泌物而致病,叫做产程感染。孕母在分娩过程中发生难产、产程长、产伤或羊水早破等现象,婴儿就易在产时遇到感染威胁。国外报道,Apgar评分低于8分的新生儿医院感染率明显升高。孕母在妊娠末期产前患感染性疾病,如肺炎、败血症等,均大大增加了新生儿感染的风险。

2. 侵入性操作

随着医学技术水平的提高,侵入性诊断和治疗操作逐渐增多,如气管插管、吸痰、插入各种导管等。在所有侵袭性操作中,以机械通气致医院感染的发生率最高。因气管插管时可将咽部定植菌带入气管内,而机械通气时,呼吸机气路、管道污染无疑是引起呼吸机相关性肺炎的一个重要原因。另外,暖箱应用时因箱内需要较高的湿度而有利于细菌的繁殖,也是医院感染的重要因素。

3. 不合理使用抗菌药物

临床抗菌药物的使用是一把双刃剑,一方面能有效治疗感染,使感染患儿早日康复,另一方面,会使机体正常菌群遭到破坏,造成患儿菌群失调,产生内源性感染,增加革兰阴性杆菌和真菌感染机会,易发生肠炎、鹅口疮、尿布皮炎。同时导致细菌产生耐药性,给临床治疗带来困难。

4. 控制医院感染的制度及措施欠缺

对近年来发生的数起重大新生儿医院感染暴发事件的调查结果显示出我国新生儿医院感染管理存在的一系列问题:医院领导对医院感染管理工作重视不够,造成医院感染管理组织机构不健全,专职人员缺乏,新生儿病房预防医院感染的规章制度不健全、制度老化或缺乏针对性,控制医院感染的基本设施欠缺;宣传培训力度不够,导致医务人员医院感染预防和控制意识与知识欠缺,表现为手卫生方法不正确,诊疗、护理流程不合理等;对医院感染的监测不到位,未能及时发现新生儿病房医院感染的聚集性发生。

三、新生儿病房医院感染的预防与控制

新生儿是一类特殊人群,易发生医院感染,由于没有主诉,临床表现不典型,不易早期发现,病情变化快,稍有疏忽,极易演变成医院感染暴发,且病死率高,给家属及医院都造成沉重打击。因此新生儿医院感染的防控是医院感染管理工作的重点之一。

(一)新生儿病房的建筑布局

1. 新生儿病室应当设置在医院清洁的环境中,远离传染源和噪声,接近新生儿重症监护病房和产房。工作区域相对独立,可分非限制区、半限制区和限制区。非限制区在最外侧,包括家属接待区、工作人员沐浴更衣室、值班室、污物间;半限制区在中间,包括办公室、治疗室、配奶室;限制区在最内侧,包括新生儿普通病室、隔离病室、洗澡间,有条件的可设置早产儿病室。各区之间应有门隔开,标志明显。

2. 新生儿病房设计应注意通风、采光和向阳,保证空气清新和新生儿有足够的日光照射,空气中的细菌总数≤200cfu/m³,相对湿度保持在60%~65%。足月新生儿室适宜的温度为22~26℃,早产儿室适宜的温度为24~28℃。室内墙壁和天花板应无裂隙、不易落尘,地面应防滑、便于清洗和消毒。各病室之间应装有大型玻璃窗以利于观察。

3. 新生儿病室床位数应满足患儿医疗救治的需要,无陪护病区每床净使用面积不少于$3m^2$,床间距不小于1m。有陪护病区宜一患一房,净使用面积宜不低于$12\ m^2$。

4. 新生儿病室应当配备必要的清洁和消毒设施,每个病室内至少设置1套洗手池及干手设施。病室内洗手池应为非手触式。并在病房入口处设置洗手设施及洗手标志。

(二)新生儿病房医院感染的管理、预防和控制

1. 人员要求

新生儿病室应当根据床位数配备足够数量的医师和护士,医师与床位的比例不低于0.3:1,护士与床位的比例不低于0.6:1。人员梯队结构合理,定期参加新生儿专业知识的培训。

有下列情况的医护人员不适于在新生儿室工作:①患有急性呼吸道感染,包括咽炎、百日咳和结核等;②非特异性发热;③肠胃炎;④开放性或引流的皮肤病变;⑤活动性疱疹病毒感染;⑥健康带菌(如痢疾杆菌、伤寒杆菌、沙门菌)者。患有感染性疾病工作人员在患病期间,应暂时调离新生儿病室,防止交叉感染。

2. 制度要求

新生儿病室应当加强医院感染管理,建立并落实医院感染预防与控制相关规章制度和工作规范,认真遵守"标准预防"的原则,并按照医院感染控制原则设置工作流程,降低医院感染风险。

3. 严格手卫生

(1)医务人员在实施诊疗过程中,严格执行《医务人员手卫生规范》,严格执行无菌技术操作。任何人在接触患儿前后均应认真洗手或使用速干手消毒剂。接触血液、体液、分泌物、排泄物等可疑污染操作时应戴手套,操作结束后应立即脱掉手套并洗手。

(2)新生儿病室工作人员上班时要衣帽整齐、着工作服和工作鞋,工作服保持清洁,污染后及时更换。进入治疗室及进行各项操作时一律要求洗手、戴口罩帽子,必要时戴手套。未穿工作服不能随意在病房走动。

4. 限制人员流动

(1) 应严格限定探视时间和探视人员数，患感染性疾病者不得探视。

(2) 应严格限制非工作人员进入，无陪护病区、医疗区非卫生专业技术人员不得进入。

5. 预防环境污染

(1) 应通过采取有效的空气质量控制、环境清洁管理、医疗设备的消毒等措施，减少发生感染的风险。

(2) 应保持空气的清新与流通，每日通风不少于2次，每次15～30min。有条件者可使用动态空气消毒器。

(3) 按照规定建立新生儿病室医院感染监控和报告制度，定期对空气、物体表面、医护人员手、使用中的消毒剂进行细菌学监测。监测结果不合格时，应分析原因并进行整改，如存在严重隐患，应当立即停止收治患儿，并将在院患儿转出。

(4) 定期清洁与消毒，保持病房的清洁与干燥，如遇污染随时消毒。

(5) 新生儿病室应制定并执行配奶制度及流程，配奶间工作人员应经过消毒技术培训，配奶室环境设施应符合国家相关规定。

(6) 新生儿病室的医疗废物管理应当按照《医疗废物管理条例》及有关规定进行分类、处理。

6. 加强对医疗器械和设备的管理

(1) 接触患者皮肤、粘膜的器械、器具及物品应当一人一用一消毒，如雾化吸入器、面罩、氧气管、体温表、听诊器、浴巾、浴垫、爽身粉等。呼吸机湿化瓶、氧气湿化瓶、吸痰瓶每日更换清洗消毒；吸痰管一次性使用或一用一灭菌。

(2) 患儿使用后的奶嘴、奶瓶用清水清洗干净，消毒，干燥保存；盛放奶嘴、奶瓶的容器每日必须清洁消毒；治疗室冰箱及奶制品存储箱要专人定期清洁与消毒。

(3) 暖箱的湿化液每日更换，暖箱内外表面每日用250mg/L含氯消毒剂擦拭消毒，用毕终末消毒。

(4) 一次性使用的医疗器械、器具应当符合国家有关规定，不得重复使用。

(5) 新生儿使用的被服、衣物等应保持清洁，每日至少更换一次，污染后及时更换。患儿出院后床单位要进行终末消毒。

7. 新生儿沐浴的管理

(1) 新生儿应每日沐浴（危重儿除外），并制定新生儿沐浴操作流程，流程应符合医院感染管理的要求。

(2) 新生儿沐浴方式应为淋浴，水温以38～40℃为宜。沐浴时先洗脸部、头部、上半身，再洗下半身，并注意观察全身情况。注意保护眼睛、耳朵，勿将水灌入耳鼻及口腔内，防止发生中耳炎及吸入性肺炎。新生儿沐浴用品应一用一消毒，或使用一次性用品，禁止交叉使用。

(3) 夏天沐浴后在皮肤皱褶处，如：臀部、腹股沟、腋下、颈下洒爽身粉，以保持皮肤干燥。冬天沐浴后可以涂润肤油，保持皮肤润滑。爽身粉和润肤油应专婴专用，使用时避免污染。

8. 合理使用抗菌药物

(1) 制定本科室或病房的合理使用抗菌药物制度和使用原则，避免预防性使用抗菌药物。对新生儿尽量使用一种抗菌药物，减少联合用药，并要考虑药物对新生儿肝、肾的不良反应。

（2）有感染的新生儿需进行细菌培养加药敏试验，根据药敏结果选择用药，避免滥用。慎用广谱抗菌药物，严禁滥用及频繁换药，应掌握给药的方法和用药的时间，感染控制后尽快停药，尽量缩短用药时间，避免造成细菌耐药、菌群失调的发生，增加内源性感染的风险。

（3）新生儿感染，得到药敏结果之前经验性使用抗菌药物有如下建议：原则上避免使用氨基糖苷类及喹诺酮类抗菌药物；出生后3天内发生的新生儿肺炎，首先考虑宫内感染，病原菌以G⁻菌多见，宜选用氨苄青霉素或二、三代头孢菌素治疗，但若考虑病原菌为B组溶血性链球菌或李斯特菌感染，首选青霉素；出生3天后发生的新生儿肺炎，大多数由细菌感染引起，或在病毒感染后继发细菌感染，轻度肺炎一般先用青霉素类或二代头孢菌素，对青霉素类过敏者改用红霉素；严重的院内染性肺炎，考虑为金黄色葡萄球菌感染时选用苯唑西林，耐甲氧西林的葡萄球菌感染选用万古霉素，考虑为铜绿假单胞菌、流感嗜血杆菌感染者，宜选用三代头孢菌素、耐酶或含酶抑制剂的青霉素类、碳青霉烯类抗菌药物；婴儿腹泻的病因除喂养不当外，主要是通过粪便传播使其感染一种特殊的病毒——轮状病毒所致，确诊为轮状病毒性肠炎，不推荐使用抗菌药物，注意对症处理，必要时用免乳糖奶粉喂养及口服轮状病毒免疫球蛋白，抗菌药物仅适合于侵袭性肠道细菌感染，如志贺痢疾杆菌、空肠弯曲菌、沙门菌等，轻症患儿可选用黄连素口服，重者选用二、三代头孢菌素静滴，一旦出现肠道菌群紊乱或继发真菌性肠炎时，应停用抗菌药物，给予微生态制剂如双歧杆菌活菌制剂、乳酸杆菌制剂等；新生儿败血症一般选用三代头孢菌素，考虑有耐甲氧西林的葡萄球菌感染时选用万古霉素，铜绿假单胞菌选用头孢他定，厌氧菌选用甲硝唑。

9. 严格隔离制度

（1）新生儿病室应积极采取措施，对有感染高危因素的新生儿进行相关病原学检测，避免造成医院感染。

（2）对高危新生儿采取保护性隔离措施，有条件的医院正压病室隔离。传染病或疑似传染病的新生儿、有多重耐药菌感染的新生儿应当采取隔离措施，标识明显。有条件的医院，经空气传播疾病的患儿需在负压病室隔离。如单间隔离、专人护理，在没有条件的医院，可采取同类病原体感染的患儿置于一室，所用物品应专婴专用，不得交叉使用。

10. 预防医院感染暴发

新生儿感染的临床表现常不典型，而病情的进展、变化又非常快，一系列的高危因素易导致病原菌容易在新生儿之间传播。如果新生儿病房发生医院感染暴发，造成的后果可能不堪设想，因此对新生儿感染暴发的控制尤为重要。我们应该做到：

（1）医院领导和临床医务人员应重视新生儿医院感染。医院感染管理人员要与新生儿病房、产科、检验科微生物室等多科室的工作人员密切合作，加强对新生儿感染病例的主动监测，将医院感染暴发控制在萌芽阶段。

（2）加强临床医务人员医院感染防控知识的培训，提高对医院感染的甄别与诊断水平；患儿一旦发生医院感染，主管医师应按照《医院感染管理办法》的要求，于24小时内报告医院感染管理部门。做到早发现、早报告、早治疗和早采取控制措施。

（3）一旦发生医院感染的暴发，即3例以上医院感染暴发或5例以上疑似医院感染暴发，医院应组织与协调有关部门开展调查，采取相应的控制措施；并按照《医院感染管理办法》和卫生部《医院感染暴发报告及处置管理规范》的要求进行报告与控制。

（要　慧　汤泽中）

思考题

1. 新生儿医院感染的常见病原菌有哪些？
2. 新生儿病房的医院感染高危因素是什么？
3. 新生儿病房的医院感染的管理、预防和控制措施主要有哪些？

参考文献

1. 刘振声，金大鹏，陈增辉等．医院感染管理学．北京：军事医学科学出版社，2000．
2. 徐秀华．临床医院感染学．长沙：湖南科学技术出版社，1998：176-183．
3. 李六亿．我国新生儿医院感染防控面临的挑战．中国新生儿杂志，2009，24（2）：65-67
4. 黄国萍．新生儿医院感染的影响因素．现代预防医学，34（6）：1198-1199．
5. 詹伟．新生儿医院感染因素分析及预防措施．中国妇幼保，2007，22：1493-1494．
6. 黄明海．新生儿病房医院感染病原菌分布及耐药性分析．中华医院感染学杂志，2009，19（13）：1716-1717，1727．
7. 周亚玲，耿琪智，曾正义．新生儿体重与医院感染的调查．中国全科医学，2001，4（10）：807-808．
8. Elizabeth F, Mary DM, Alexis E. Ventilator-associated pneumonia in neonatal and pediatric intensive care unit patients. Clinical Microbiology Reviews, 2007, 20 (3): 409-425.
9. Ihn Sook Jeong, Jae Sim Jeong, Eun Ok Choi. Nosocomial infection in a newborn intensive care unit (NICU), South Korea. BMC Infectious Diseases, 2006, 6: 103.
10. National Healthcare Safety Network (NHSN) Report, data summary for 2006. AJIC, 2007, 35 (5): 290-301.
11. Carmem LP, Stéphane , Riccardo P. Reduction of health care-associated infection risk in neonates by successful hand hygiene promotion. Pediatrics, 2007, 120 (2): 382-390.

第四节　手术室（部）的医院感染管理

手术室（部）由若干手术间及为手术服务的辅助房间组成的辅助区组建而成。是手术患者获得手术部位感染的重要环节。除基础疾病外，在手术过程中患者还面临以下感染危险，如接受麻醉、留置导尿管、可能需要气道插管、皮肤和组织完整性被破坏、手术过程可能失血、皮肤消毒不符合要求、消毒剂被污染、可能植入人工装置、手术野长时间暴露空气中、手术室通风不当等。手术部位感染可分为内源性感染和外源性感染，内源性感染细菌主要来自患者皮肤，外源性感染细菌来源于手术室空气、手术相关人员与器械、植入物等。预防手术部位感染必须加强手术室管理。

一、一般手术室（部）医院感染管理的基本要求

（一）手术室（部）的建筑与布局要求

1. 手术室（部）由若干手术间及为手术服务的辅助房间组成的辅助区组建而成。手术室（部）在医院内的位置应远离明显的污染源，自成一体，且尽可能临近外科病房、输血科、消毒供应室中心、重症监护室（ICU）、放射科、病理科等相关科室。手术间数量能满足手术需要，手术间与辅助用房的面积以1∶1为宜。辅助区又分为直接辅助用房如无菌敷料存放室、麻醉室、外科洗手与手消毒区（间）、消毒后器械储存室、准备室和护士站等和间接辅助用房如办公室、会议室、教学观摩室、值班室等。

2. 布局合理，手术部应严格按照洁污分开的原则，明确分区、有效合理。设限制区、

半限制区和非限制区。限制区包括无菌手术间（设在干扰最小的区域）、一般手术间和隔离手术间（设在近限制区的入口处）、手术准备间、外科洗手与手消毒区（间）、无菌物品间等；半限制区包括护士站、麻醉准备室和麻醉复苏室、消毒室等；非限制区设在外侧，包括更衣室、值班室、卫生间、麻醉医师办公室、会议室、工作人员休息室及餐厅、标本间等。限制区、半限制区和非限制区应当严格划分，标识明显，避免交叉污染。

3. 手术间应分一般手术间和隔离手术间，有条件的可设净化手术间，手术准备间、麻醉室、复苏室、石膏冰冻切片室及家属等候室。

4. 手术间内设备应简单、清洁，以满足手术需要为原则，如手术床、无影灯、器械桌、麻醉机等，各种气体、吸引器、电源等可采用悬吊式装置。

5. 手术间的墙壁、地面应光滑、无裂隙，便于清洁和消毒，手术间内不设地漏。

6. 手术间多时，外科洗手与手消毒区（间）宜分区域布置，每2~4间手术间设一间刷手区（间），以便外科洗手后能最短距离进入手术间，降低再次污染的危险。

7. 洁净手术部建设应符合《医院洁净手术部建筑技术规范》GB50333-2002的要求。

（二）手术室（部）环境卫生学管理要求

1. 手术间日常清洁工作

每日手术前用清水湿式擦拭各种设施、物体表面及地面。术毕对物体表面、地面先用消毒剂擦拭，再用清水擦拭，保持干燥；局部被患者血液、体液、分泌物、排泄物污染时，先清除污染物后再用合适的消毒剂消毒后清水擦拭。手术台床单一人一用一清洁消毒；辅助用房及走道每日湿式清扫2次，若有污染及时清洁消毒。未经清洁、消毒的手术间不得连续使用。

2. 手术人员工作鞋、洗（涮）手衣一人一用一清洗。

3. 接送患者的推车应每日进行清洁消毒，车上物品保持清洁干净，若有污染及时更换；接送隔离患者的推车用后及时清洁消毒并更换车上用品。

4. 设立每周卫生日，对天花板、墙面、地面、物体表面进行全面清洁与消毒，尤其是通风系统（空调等）的出风口、进风口。

5. 不同区域的清洁、消毒的墩布、抹布应分开使用，宜选择不易脱落纤维的织物或者材料。每个手术间清洁时更换清洁的墩布和抹布。

6. 保持手术室良好的通风和新风的输入。重视消毒剂、麻醉剂、烧灼烟雾等对手术室环境的污染，尽量选择对环境和人体健康无害的消毒剂进行环境清洁消毒。

7. 规范管理医疗废物，按照《医疗卫生机构医疗废物管理办法》进行分类与运送，生活垃圾放入黑色垃圾袋内，感染性医疗废物放入黄色垃圾袋内，锐器放入锐器盒内收集，垃圾袋或容器内医疗废物达到其容积的3/4时应密封，由专门人员回收。每个容器外贴上警示标识及标签。

（三）定期检测清洁消毒效果

除日常巡视检查外，定期对空气、物体表面、医务人员手进行监测，同时对消毒剂、灭菌剂等进行生物监测。监测频度与监测方法应符合国家有关法规或标准的要求。另外当遇医院感染暴发，怀疑与上述因素有关时，应及时进行相应指标的监测及致病微生物的检测。监测结果应符合要求，否则应查找原因进行改进，直到合格为止。

（四）手术室（部）工作人员的医院感染管理

1. 限制进入手术室人员的数量，无关人员不得进入。教学和观摩手术人员也应限制在一定范围。进入手术室人员需要适当的培训,接受手术室工作制度和感染控制要求,进入手术室后按规定着装,服从手术室管理人员的安排,在手术室内不串手术间。

2. 手卫生与着装要求,进入手术室人员须换上手术室(部)专用鞋、帽、口罩、工作服,要求自己的衣服、头发与口鼻不能外露,指甲短于指尖且清洁,须从工作人员通道进入。参与手术者应按规定进行外科洗手与手消毒,穿无菌手术衣,戴无菌手套,其他手术室人员必须按照卫生洗手法及时进行清洁洗手。外科洗手后手臂即不能接触未消毒灭菌物品;穿无菌手术衣及戴好无菌手套后,双手应在胸前区域活动,不能触摸腋中线以后、腰部以下和肩部以上区域。

外科洗手与手消毒应符合《医务人员手卫生规范》的要求。手消毒剂应获得卫生部颁布的消毒产品卫生许可批件。

3. 遵守无菌操作技术,参加手术人员应遵守术中无菌原则,限制进入手术间人数,通常一般手术不超过8～10人,特殊手术视情况而定,其他无关人员不准进入手术间。原则不安排人员参观手术,如需安排时每间手术室参观人数不宜超过2人,参观人员距术者及无菌区域30cm以上且不能站得过高,不可在室内频繁走动或说话。手术时门窗关闭,尽量减少人员出入和在室内走动。手术过程中保持安静,尽量避免咳嗽、打喷嚏,不得已时须将头转离无菌区。口罩若潮湿应及时更换。手术时手术人员不能触及手术台及无菌器械台边缘以下布单,不得使用下垂超过手术床、器械台边缘以下的器械、敷料等无菌物品。

无菌区内的所有物品都必须是无菌的,若无菌包破损、潮湿、可疑污染时均应视为有菌,不得使用。无菌区域布单若被血液或水蘸湿,应加盖无菌巾或更换,尽量缩短手术器械暴露时间,长时间手术时可根据需要分批上器械。取用无菌物品时必须使用无菌持物钳,并与无菌区保持一定距离,任何无菌包及容器的边缘均视为有菌,取用无菌物品时不可触及。

手术中若手套破损或接触到有菌物品,应立即更换,前臂或肘部若受污染应立即更换手术衣或加套无菌袖套。

4. 手术结束后,医务人员脱下的手术衣、手套等物品应当放入手术间的指定位置,洗手后方可离开手术室(部)。

(五)隔离手术的要求

1. 甲类传染病和按甲类管理的乙类传染病患者、朊毒体感染患者、气性坏疽患者、耐万古霉素金黄色葡萄球菌、VRE、泛耐药G⁻杆菌感染患者,以及不明原因感染患者的手术应当在隔离手术间或负压手术间内进行,手术通知单上应注明感染诊断。隔离手术间限置一张手术台,手术间外应有隔离标志,手术结束后,应对手术间的物体表面及环境物品、仪器、空气、地面等进行终末消毒。

2. 凡参加手术人员进入手术间后不得随意外出,巡回护士应设内外两名,如需要从手术间外拿取物品时,应由手术室外巡回护士传递。此类手术应拒绝参观。

3. 手术间用物应尽量准备齐全,手术用过的器械、敷料和各种用物应及时消毒处理,切除的组织如坏死的肢体等应放入双层黄色医疗废物袋内密封后送焚烧,手术人员出手术间时应将隔离衣裤、口罩、帽子、鞋(套)脱在手术间,并消毒双手后方可离去。

4. 手术间空气的消毒,可以使用过氧乙酸加热熏蒸消毒($3g/m^3$用量,稀释成1%溶液,关闭门窗,保持相对湿度60%～80%),或甲醛加热熏蒸消毒(福尔马林$50ml/m^3$,关闭门窗),或其他具有相同作用水平的消毒剂熏蒸消毒3h,负压手术间进行负压持续运转15 min,再用清水抹净,封闭24h,经细菌培养合格后方可使用。

5. 手术间物体和环境表面清洁消毒，在手术间空气消毒后进行。

（六）手术器械的清洗、消毒灭菌

1. 手术器械（包括各种手术用内镜）属高度危险物品，必须灭菌处理。在灭菌处理前务必清洗干净。灭菌方法首选压力蒸汽灭菌，不能压力蒸汽灭菌的器械可选择过氧化氢低温等离子体或环氧乙烷灭菌，无此类设备时采用化学浸泡灭菌的方法灭菌。化学浸泡灭菌浸泡时间必须达到《消毒技术规范》对该种消毒剂的要求，使用前须用无菌水将残留灭菌剂冲洗干净。情况紧急采用快速压力蒸汽灭菌时应即灭菌即使用。

2. 手术使用各种敷料必须灭菌。一次性使用医疗用品不得重复使用。

3. 手术器械原则上送消毒供应中心（室）清洗灭菌，不在手术室内处理。如在手术室处理也应该按消毒供应中心的要求进行处理。少量精密手术器械（如腔镜）可以由手术室负责清洗灭菌，但应符合消毒供应中心有关标准的要求。

4. 麻醉机及用具应定期清洁、消毒，接触患者的用品应一人一用一消毒，不重复使用一次性医疗用品。

5. 压力蒸汽（预真空或脉动真空）灭菌器、快速压力蒸汽灭菌器、环氧乙烷灭菌器或低温过氧化氢等离子体灭菌器等的灭菌效果的监测应遵循《医院消毒供应中心第3部分清洗消毒灭菌效果监测标准》的要求进行监测。所使用的消毒剂、灭菌剂的监测应符合国家的有关法规。

6. 经常打开的无菌物品盒，每天更换，放置的器械或敷料定期清理、定期灭菌，注意更换灭菌标记，过期敷料或可疑污染的物品应重新灭菌。

7. 医务人员使用无菌物品和器械时，应当检查外包装的完整性、包内化学指示卡和灭菌有效日期，包装不合格或者超过灭菌有效期限以及肉眼发现可见污垢的器械、敷料和物品不得使用。

8. 新设备及外租设备器械的管理：新设备必须经过医院设备科采购并对其进行检查、审核，设备需去除外包装清洁处理后方可进入手术室，手术器械经检查、清洗、灭菌合格后方能使用。因手术需要外租设备、器械的清洗灭菌应符合消毒供应中心有关标准的要求后方可进入手术室。

9. 无菌物品的管理：灭菌物品外包装清洁、完整、干燥，化学指示卡（管）、胶带的性状或颜色均变至规定的条件，生物学检测灭菌合格；一次性使用无菌物品的包装必须由医院统一采购，包装符合要求，有灭菌方法、批号、有效期标识，必须去除外包装放置于无菌区内，不能与有菌物品混放；灭菌物品必须在有效期范围内。

（七）手术部位皮肤清洁及备皮

择期及限期手术患者手术前应尽可能沐浴洗净手术部位，不能沐浴的应擦洗手术部位皮肤，保持手术部位皮肤清洁，因为手术部位皮肤的清洁是保证其消毒效果的基础。备皮时间尽可能在手术前短时间内进行，如手术当天较好。备皮方法，在毛发可能影响手术操作时、采用剪去毛发的方法或脱毛剂的方法较好，因为这样可以比剃毛的方法减少对皮肤的损伤。头颅手术目前缺乏相关研究，仍采用剃发的方式备皮。保持手术区域皮肤的完整性对预防手术部位感染具有积极意义。

（八）手术前预防性使用抗菌药物

手术前预防性使用抗菌药物是预防手术部位感染的有效方法，适应于少部分清洁手术（手术范围大、时间长、污染机会增加；手术涉及重要脏器，一旦发生感染将造成严重后果者,如头颅手术、心脏手术、眼内手术等;异物植入手术,如人工心瓣膜植入、永久性心脏起搏器放置、人工关节置换等;高龄或免疫缺陷者等高危人群)、清洁-污染手术和污染手术。预防用药目的在于预防手术部位感染。给药时间和方式为切皮前30~60min静脉给药(非要使用万古霉素时提前到切皮前120分钟给药,剖宫产时在取出新生儿结扎脐带后马上给药)。原则上选择一代头孢菌素如头孢唑啉,涉及肠道与生殖道的手术或可能发生厌氧菌感染时可以选择二代头孢菌素如头孢呋辛或加用甲硝唑。手术超过3h或失血1500ml时可以重复给药一次,预防用药原则不超过24h,特殊情况不超过72h。

(九)手术人员着装

手术人员进入手术室应着刷手衣,戴圆帽,外科洗手与手消毒后应穿无菌手术衣,戴无菌手套。可能发生血液、体液喷溅时,需着防渗漏的手术衣,戴眼罩或面罩。尽可能选择质地较好不易掉纤维、掉灰尘的手术衣、帽、口罩。在手术中手套容易破损,破损的手套要及时更换。

(十)手术室工作人员的个人防护

在手术过程中手术患者可能作为传染源将病原体传染给手术室工作人员,传播途径包括空气、飞沫、接触传播,最重要的是经过血液体液传播。因此手术室应该制订职业暴露应急预案,配备必要的防护用品与设施,除隔离手术按隔离手术的要求外,非隔离手术也需注意:(1)正确着装;(2)保持手术室良好的空气流通;(3)坚持标准预防措施;(4)谨慎操作,防止锐器伤;(5)手术室工作人员注射乙肝疫苗。万一不幸发生职业暴露,根据具体暴露情况及时采取应急措施,评估损害程度,咨询感染管理部门或感染疾病科,以便进一步处理。

二、洁净手术室(部)的医院感染管理

洁净手术部的医院感染管理除达到一般手术部的要求外,还需要注意以下要求。

(一)洁净手术室(部)的建筑布局及相关要求

1. 洁净手术室(部)的建筑布局、基本装备、净化空调系统和用房分级等应符合《GB50333-2002医院洁净手术部建筑技术规范》的标准。洁净手术室和洁净辅助用房分级,见表6-1和表6-2

表6-1 洁净手术室分级

等级	手术室名称	手术切口类别	适用手术提示
I	特别洁净手术室	I	关节置换手术、器官移植手术及脑外科、心脏外科和眼科等手术中的无菌手术等
II	标准洁净手术室	I	胸外科、整形外科、泌尿外科、肝胆胰外科、骨外科和普通外科中的一类切口无菌手术等
III	一般洁净手术室	II	普通外科(除去一类切口手术)、妇产科等手术等
IV	准洁净手术室	III	肛肠外科及污染类等手术等

表6-2 主要洁净辅助用房分级

等级	用 房 名 称
Ⅰ	需要无菌操作的特殊实验室
Ⅱ	体外循环灌注准备室
Ⅲ	刷手间 消毒准备室 预麻室 一次性使用无菌物品、无菌敷料及器械与精密仪器的存放室 护士站 洁净走廊 重症护理单元（ICU）
Ⅳ	恢复（麻醉苏醒）室与更衣室（二更） 清洁走廊

2. 平面布置与通道形式，洁净手术室（部）的平面布置应对人员及物品（敷料、器械等）分别采取有效的净化流程，净化程序应连续布置，不应被非洁净区中断。洁净手术室（部）内部平面组合和通道形式的重要原则是应符合功能流程合理、洁污流线分明并便于疏散。根据医院具体平面，在尽端布置、中心布置、侧向布置及环状布置等形式中选取洁净手术部的适宜布局。

在单通道、双通道和多通道等形式中按以下原则选取合适的通道形式：（1）单通道布置：应具备污物可就地消毒和包装的条件，将手术后的污物或废物经就地初步处理后，可进入洁净通道。（2）多通道布置：对人和物均可分流的条件，当平面和面积允许时，多通道更有利于分区，减少人流、物流量和交叉污染。（3）洁、污双通道布置：可将医务人员、术前患者、洁净物品供应的洁净路线与术后的患者、器械、敷料、污物等污染路线分开。（4）中间通道宜为洁净走廊，外廊宜为清洁走廊。

3. 洁净手术室（部）的建筑装饰应遵循洁净分级不同，墙面材料可用整体或装配式壁板或大块瓷砖或涂料。缝隙均应抹平，墙体交界处宜做成小圆角。

4. 洁净手术室（部）的门，净宽不宜小于1.4m，宜采用电动悬挂式自动推拉门，并设有自动延时关闭装置。洁净手术室（部）在手术中应保持正压状态，洁净区与相邻洁净区的静压差应符合标准（Ⅰ、Ⅱ级＞8pa；Ⅲ、Ⅳ级＞5 Pa；洁净区对非洁净区＞10 Pa）要求。室内温度应控制在22～25℃，相对湿度为40%～60%，噪声为40～50分贝，照明的平均照度为500LX左右。洁净手术部的净化空调系统应当在手术前30min开启。

5. 进入洁净手术室（部）清洁区、洁净区域内的人员应通过各区域的缓冲区，应当设有明显标识和屏障，各区域的门应当保持关闭状态，并有连锁装置，不可同时打开出、入门。

6. 医务人员应在气流的上风侧进行无菌技术操作，有可能对空气产生污染的操作应选择在回风口侧进行。

7. 洁净手术部每周定期对设备层的新风机组设备进行彻底清洁，每两周对净化机组设备进行彻底清洁，并进行记录。消毒气体、麻醉废气应有单独系统排放，不可回风进入循环。

(二)洁净手术室(部)空气净化设备的日常管理要求

1. 对洁净区域内的非阻漏式孔板、格栅、丝网等送风口,应当每周进行清洁,若有污染应随时清洁。对洁净区域内回风口格栅应当使用竖向栅条,每天擦拭清洁1次,每周彻底清洁,若有污染应随时清洁。

2. 各种滤料层的更换,对保持层流效果和提高成本效益非常重要。应按表6-3要求更换。

表6-3 洁净手术部过滤设施检查与更换周期

类 别	检查内容	更换周期
新风入口过滤网	网眼是否一半以上已堵	1周清扫1次,多风沙地区增加清扫次数
粗(低)效过滤器	阻力已超过额定初阻力60Pa,或等于2×设计或运行初阻力	3～6个月,超过标准随时更换
中效过滤器	阻力已超过额定初阻力80Pa,或等于2×设计或运行初阻力	6～12个月,超过标准随时更换
亚高效过滤器	阻力已超过额定初阻力100Pa,或等于2×设计或运行初阻力(低阻亚高效时为3倍)	1年以上,超过标准随时更换
高效过滤器	阻力已超过额定初阻力160Pa,或等于2×设计或运行初阻力	3年以上,超过标准随时更换

3. 负压手术室每次手术结束后应当进行负压持续运转15min后再进行清洁擦拭,达到自净要求方可进行下一台手术。过滤致病性气溶胶的排风过滤器应当每半年更换一次。热交换器机组散热器应当每周进行高压自来水喷射冲洗,并保持清洁干燥。对空调器内部加湿器和表冷器下的水盘和水塔,应每周进行清洗去除污垢并保持干燥清洁。对挡水板应当每周进行清洗并保持干燥。

4. 对凝结水的排水点应当每天检查,并每周进行清洁。

(三)清洁卫生是确保洁净效果的基础

如果没有良好的清洁卫生,即使有很好的空气净化系统,也难以达到洁净效果,如果室内清洁卫生做得不好,到处是灰尘,在层流空气的作用下扬尘,甚至可能比没有空气净化系统更差。洁净手术室(部)的清洁卫生对于保持洁净效果的作用不亚于空气净化系统。同时应该注意,要尽可能减少放置在洁净手术间的物品,便于清洁卫生。

(四)洁净手术室(部)的质量评价及监测要求

1. 洁净手术室(部)投入运行前,应当经有资质的工程质检部门进行综合性能全面评定,并作为手术部基础材料存档。

2. 洁净手术室(部)实行日常监测,必测项目为细菌浓度和空气的静压差,监测标准应符合表6-5的规定;静态含尘浓度和沉降菌浓度以综合性能评定的测定数据或年检数据为准。消毒后的染菌密度以每次消毒后的检测数据为准。

3. 每天可通过净化自控系统进行机组监控并记录,发现问题及时解决。

4. 每月对非洁净区域局部净化送、回风口设备进行清洁状况的检查,发现问题及时解决。

5. 每月对各级别洁净手术室（部）至少进行1间静态空气净化效果的监测并记录。

6. 每年对洁净手术室（部）进行一次包括尘埃粒子、高效过滤器的使用状况、测漏、零部件的工作状况等在内的综合性能全面评定，监控并记录。

7. 每半年对洁净手术室（部）的正负压力进行监测并记录。

（吴安华　吕一欣）

思考题

1. 隔离手术的感染控制要求有哪些？
2. 手术器械和用品的消毒灭菌管理要求是什么？
3. 请列表说明洁净手术部过滤器滤料检查内容和更换时间的周期。

参考文献

1. 徐秀华主编. 临床医院感染学（修订版）. 第2版. 湖南：湖南科学技术出版社，2005.
2. 中华人民共和国卫生部. 消毒技术规范. 北京. 2002.
3. 中华人民共和国卫生部. 医疗卫生机构医疗废物管理办法. 北京 2003.
4. 中华人民共和国国家标准. 医院消毒卫生标准. 北京. GB 15982-1955.
5. 中华人民共和国国家标准. 医院洁净手术部建筑技术规范. 国家技术监督局. 北京. GB 50333-2002.

第五节　消毒供应中心（室）的医院感染管理

一、概述

消毒供应中心（室）是指医院内承担各科室所有重复使用诊疗器械、器具和物品清洗消毒、灭菌以及灭菌物品供应的部门。消毒供应中心（室）无论规模大小，其工作直接影响着医疗质量、患者和医护人员的安全，与医院感染有着密切的关系。

我国对医院消毒供应工作比较重视，1988年卫生部从行政管理角度颁布了《消毒供应室验收标准（试行）》（以下简称《验收标准》），对解决当时医院输液热源反应和注射部位感染频发的问题发挥了积极作用。自《验收标准》颁布20年来，社会经济快速发展，大量一次性使用无菌医疗用品应用于临床；以缩短平均住院日、降低医疗支出为目的，医院改革逐步深化，医院手术台次增加，致使医院消毒供应承担的任务发生变化，从玻璃输液瓶、玻璃注射器转为手术及各种需要消毒/灭菌的诊疗器械，而成为医院感染控制的重要部门。随着现代医学诊疗技术水平的提高，医疗专业分工趋向细化，大量介入性诊断、微创手术及治疗技术的普遍开展，高科技在诊疗设备上广泛应用，伴随而来的是诊疗器械的更新换代，从单一的金属制品，向复合材质制品转化，对清洗、消毒或灭菌处理的要求提高、难度加大。为此，对医院消毒供应中心的工作要求也在不断提高。

二、消毒供应中心的管理模式

目前，我国医院消毒供应中心（室）的设置与国外基本相同，根据消毒供应中心（室）与手术室的相关程度主要分为分散管理模式和集中管理模式两大类。

分散管理模式的特点为消毒供应中心与手术部消毒物品供应中心同时存在。手术室消毒物品供应中心对手术部内使用的器材实行管理,它的优点是可复用器材直接在手术室进行处理,可省去传递和交接过程,便于手术室器具的专门管理。也有部分医院采用在手术室清洗、打包后送消毒供应中心(室)灭菌,使用物品由各个使用部门分别进行管理,消毒供应中心处于从属地位,故又称为手术室与供应中心混合管理模式。分散管理模式的缺点是由于各部门条件和人员的配备情况不同,难以确保清洗质量,灭菌效果可能受影响,同时占用了科室空间,护理人员除负责本科室护理任务外,还需承担清洗消毒的工作,增加工作量。

集中管理模式是将医院所有需要清洗消毒和灭菌的器械、器具和物品回收至消毒供应中心进行处理。其优点在于回收、清洗、消毒、干燥、检查、包装、灭菌、监测、储存和发放等过程均由有经验和经过培训的专业人员来完成,形成了高效的循环流程,规范、简化作业程序,减少污染扩散,减少设备投入和人员编制。这种形式同时便于管理和质量控制,有利于操作上的安全性、专业性、科学性和质量的一致性及经济上的合理性。

我国于2009年4月正式颁布了WS310.1-2009《医院消毒供应中心第1部分:管理规范》、WS310.2-2009《医院消毒供应中心第2部分:清洗消毒及灭菌技术操作规范》和WS310.3-2009《医院消毒供应中心第3部分:清洗消毒及灭菌效果监测标准》,并于2009年12月1日正式实施。在我国建立集中式的消毒供应中心是我国医院消毒供应工作发展的必然趋势,因此本文主要根据集中式消毒供应中心的医院感染管理展开论述。

三、消毒供应中心医院感染的预防与控制

(一)建筑布局

消毒供应中心的布局合理化,是医院消毒供应的保障,是减少医院感染的重要措施。因此消毒供应中心宜接近手术室和临床科室,或与手术室有直接物品传递通道。周围环境应清洁、无污染源,区域相对独立;内部通风、采光良好。建筑面积应符合医院建设标准的规定,并兼顾未来发展规划的需要。布局应分为工作区域和办公区域。工作区域的划分应遵循"物品由污到洁,空气流向由洁到污,不交叉、不逆流"的原则,划分为去污区、检查包装及灭菌区和无菌物品存放区。三区之间应设实际屏障。去污区和检查包装及灭菌区应分别设置人员出入缓冲间(带)和物品传递通道。办公区域包括工作人员更衣室、值班室、办公室、休息室、卫生间等。工作区域的天花板、墙壁应无裂隙,不落尘,便于清洗和消毒。电源插座应采用嵌墙式防水安全型。地面应防滑、易清洗、耐腐蚀。地漏应采用防反溢式。污水应集中至医院污水处理系统。洁具清洗间应采用封闭式设计。工作区域洗手设施应采用非手触式水龙头开关。检查包装及灭菌区和无菌物品存放区不应设洗手池。工作区域墙角宜采用弧形设计以减少死角。

(二)清洗、消毒与灭菌

1. 清洗

医疗器械的清洗在医院感染控制中,是最基本、最重要的环节,清洗彻底是保证消毒或灭菌成功的关键。

影响清洗的因素有:

(1)物品本身的复杂性,如管腔和表面不光滑的物品很难清洗;一般情况下,复杂物品必须尽可能拆开,用含酶洗涤剂浸泡后手工仔细刷洗。

(2)污染微生物的数量和类型。

(3)物品上残留有机物的数量和状况;有机物会影响灭菌的成功,有机物越多,则灭菌

成功的可能性越小；如物品上有机物变干，则清洗时很难将有机物彻底去除。

清洗方法包括机械清洗和手工清洗。机械清洗适用于大部分常规器械的清洗。手工清洗则适用于精密、复杂器械的清洗和有机物污染较重器械的初步处理。清洗步骤包括冲洗、洗涤、漂洗和终末漂洗。精密器械的清洗，遵循生产厂家提供的使用说明或指导手册。

注意事项：手工清洗时水温宜为15～30℃；去除干固的污渍应先用酶清洁剂浸泡，再刷洗或擦洗；刷洗操作应在水面下进行，防止产生气溶胶。管腔器械应用压力水枪冲洗，可拆卸部分应拆开后清洗；不应使用钢丝球类用具和去污粉等用品，应选用相匹配的刷洗用具、用品，避免器械磨损；清洗用具、清洗池等应每天清洁与消毒。超声波清洗时设备运行中，应确认清洗消毒程序的有效性，观察程序的打印记录，并留存；被清洗的器械、器具和物品应充分接触水流；器械轴节应充分打开；可拆卸的零部件应拆开；管腔类器械应使用专用的清洗架。精细器械和锐利器械应固定放置；冲洗、洗涤、漂洗时应使用软水，终末漂洗、消毒时应使用纯化水，预洗阶段水温应≤45℃；金属器械在终末漂洗程序中应使用润滑剂，塑胶类和软质金属材料器械，不应使用酸性清洁剂和润滑剂；定时检查清洁剂泵管是否通畅，确保清洁剂用量准确；设备舱内、旋臂应每天清洁、除垢。

2. 消毒

消毒是杀灭或清除传播媒介上病原微生物，使其达到无害化的处理，是切断传播途径，防止医院感染发生的重要手段之一。

清洗后的器械、器具和物品需进行消毒处理。消毒的方法首先选择热力消毒，也可以采用75%乙醇、酸性氧化电位水或取得国务院卫生行政部门卫生许可批件的消毒药械进行消毒。湿热消毒方法的温度、时间参照下表的要求。消毒后直接使用的诊疗器械、器具和物品，湿热消毒温度应≥90℃，时间≥5min，或A_0值≥3000；消毒后继续灭菌处理的，其湿热消毒温度应≥90℃，时间≥1 min，或A_0值≥600。

表6-4 湿热消毒的温度与时间

温度（℃）	消毒持续时间（min）
90	≥1
80	≥10
75	≥30
70	≥100

3. 灭菌

灭菌是杀灭或者消除传播媒介上的一切微生物，包括致病微生物和非致病微生物，也包括细菌芽胞和真菌孢子。进入人体组织、无菌器官的医疗器械、器具和物品必须达到灭菌水平。清洗、消毒、干燥等措施都可以看作是灭菌前的准备。

影响灭菌效果的因素主要包括病原体数量、种类、消毒因子（包括灭菌器械）、消毒对象、灭菌时间、实施过程等。

选择灭菌方法时，应遵循以下基本原则：①耐高温、耐湿的器材，应首选压力蒸汽灭菌。②耐高温的玻璃器材、油剂类和干粉类物品等可选用干热灭菌。③不耐热、不耐湿的器械，可选择低温等专门的灭菌设备进行灭菌。如环氧乙烷灭菌器、过氧化氢等离子体灭菌器等。④一些基层医院的医疗器械也可以根据医疗器械的特点直接使用戊二醛等腐蚀性低的灭菌剂浸泡灭菌。⑤对于污染较严重的器械、器具或物品，应加大消毒剂量。使用化学因子进行灭菌时特别需要注意污染情况及其他因素如各种离子、水分、包装材料等。

物品在灭菌前应采取措施使待灭菌物品干燥，同时在打包前应认真检查器械清洗是否彻底，清洗不干净的物品不得包装，应重新进行清洗；同时应根据灭菌方法的不同，选择合适的包装材料或容器，包外与包内放置合格的监测材料，包括达到可追溯要求的标识等。

下面就目前较常使用的灭菌方法介绍如下。

（1）压力蒸汽灭菌

压力蒸汽灭菌适用于耐高温、耐高湿的医疗器械和物品的灭菌。不能用于凡士林等油类和粉剂的灭菌。根据排放冷空气的方式和程度不同，压力蒸汽灭菌器分为下排气式压力蒸汽灭菌器和预真空压力蒸汽灭菌器两大类。预真空压力蒸汽灭菌器根据一次性或多次抽真空的不同，分为预真空和脉动真空两种，后者因多次抽真空，空气排除更彻底，效果更可靠。

压力蒸汽灭菌器操作程序包括灭菌前准备、灭菌物品装载、灭菌操作、无菌物品卸载和灭菌效果的监测等步骤。

灭菌前准备包括每天设备运行前进行安全检查，包括灭菌器压力表处在"零"的位置；记录打印装置处于备用状态；灭菌器柜门密封圈平整无损坏，柜门安全锁扣灵活、安全有效；灭菌柜内冷凝水排出口通畅，柜内壁清洁；电源、水源、蒸汽、压缩空气等运行条件符合设备要求。灭菌物品装载应使用专用灭菌架或篮筐装载灭菌物品。灭菌包之间应留有间隙，利于灭菌介质的穿透。宜将同类材质的器械、器具和物品，置于同一批次进行灭菌。材质不相同时，纺织类物品应放置于上层、竖放，金属器械类放置于下层。手术器械包、硬式容器应平放；盆、盘、碗类物品应斜放，包内容器开口朝向一致；玻璃瓶等底部无孔的器皿类物品应倒立或侧放；纸袋、纸塑包装应侧放；利于蒸汽进入和冷空气排出。下排气压力蒸汽灭菌器中，大包宜摆放于上层，小包宜摆放于下层。下排气压力蒸汽灭菌器的装载量不应超过柜室容积的80%。预真空和脉动真空压力蒸汽灭菌器的装载量不应超过柜室容积的90%；同时不应小于柜室容积的10%和5%。无菌物品卸载应待物品温度降至室温时方可移动，冷却时间应>30min；每批次应确认灭菌过程合格，包外、包内化学指示物合格；检查有无湿包现象，防止无菌物品损坏和污染。无菌包掉落地上或误放到不洁处均应视为被污染。

医院某些部门采用快速压力蒸汽灭菌，该法主要适用于临时需要少量物品的灭菌，不能作为临床上物品灭菌的常规方法。灭菌物品一般裸露，建议使用卡式盒或专用灭菌容器盛放裸露物品。灭菌过程不包括干燥，因而具有灭菌周期短的显著特点。在设定灭菌程序时，对于不带孔的物品可以不需要过多的脉动排气周期，也不考虑蒸汽穿透时间，一般在132℃维持3分钟即可；对于灭菌物品中含有带孔的物品，下排气灭菌的时间为10分钟，预真空为4分钟，灭菌温度均为132℃。因为物品裸露、没有干燥等原因，运输时应注意避免污染，在灭菌后需要立即使用。我国规定的最长存放时间是4小时，不可以长时间储存。

（2）干热灭菌

干热灭菌适用于耐热、不耐湿、蒸汽或气体不能穿透物品的灭菌，如玻璃、油脂、粉剂等物品的灭菌。灭菌方法主要包括烧灼和干烤。烧灼用于耐高温物品、小件金属器械的灭菌。干烤用干热灭菌箱进行灭菌。

干热灭菌温度为160℃时，灭菌时间为2h；170℃时，灭菌时间为1h；180℃，灭菌时间为30min。

注意事项：灭菌物品包体积不应超过10cm×10cm×20cm，油剂、粉剂的厚度不应超过0.6cm，凡士林纱布条厚度不应超过1.3cm，装载高度不应超过灭菌器内腔高度的2/3，物品间应留有充分的空间；灭菌时不应与灭菌器内腔底部及四壁接触，灭菌后温度降到40℃以下再开灭菌器；有机物品灭菌时，温度应≤170℃；灭菌温度达到要求时，应打开进风柜体的排风装置。

(3) 环氧乙烷灭菌

环氧乙烷又名氧化乙烯，在低温下为无色液体，具有芳香醚味，沸点为10.8℃，嗅阈值为760~1064mg/m³，密度为1.52；环氧乙烷易燃易爆，其最低燃烧浓度为3%。环氧乙烷气体杀菌力强、杀菌谱广，可杀灭各种微生物包括细菌芽孢。由于环氧乙烷易燃、易爆，且对人有毒，所以必须在密闭的环氧乙烷灭菌器内进行。环氧乙烷是目前常用的低温灭菌方法之一。

环氧乙烷不损害灭菌的物品且穿透力很强，故多数不宜用一般方法灭菌的物品均可用环氧乙烷消毒和灭菌。例如，电子仪器、光学仪器、医疗器械、书籍、文件、皮毛、棉、化纤、塑料制品、木制品、陶瓷及金属制品、内镜、透析器和一次性使用的诊疗用品等。但食品、动物饲料、液体、油脂类、滑石粉等物品，不适于使用环氧乙烷灭菌。适合于环氧乙烷灭菌的包装材料有纸、复合透析纸、布、无纺布、通气型硬质容器、聚乙烯等；不能用于环氧乙烷灭菌的包装材料有金属箔、聚氯乙烯、玻璃纸、尼龙、聚酯、不能通透的聚丙烯等。改变包装材料应作验证，以保证被灭菌物品灭菌的可靠性。

影响环氧乙烷气体灭菌的因素很多，只有严格控制有关因素，才能达到灭菌效果。影响因素主要包括浓度、温度、相对湿度、有机物和灭菌时间等。

医院目前使用的灭菌器多为小型环氧乙烷灭菌器，适于处理少量医疗器械和用品。有100%纯环氧乙烷或环氧乙烷和二氧化碳混合气体两种类型。这类灭菌器自动化程度比较高，抽真空、加药、调节温湿度和灭菌时间均可实现程序控制。

注意事项：金属和玻璃材质的器械，灭菌后可立即使用，其他物品应按照产品的使用说明解释残留环氧乙烷；残留环氧乙烷排放应遵循生产厂家的使用说明或指导手册，设置专用的排气系统，并保证足够的时间进行灭菌后的通风换气；环氧乙烷灭菌器及气瓶或气罐应远离火源和静电。气罐不应存放在冰箱中。

(4) 过氧化氢等离子体低温灭菌

过氧化氢属高效消毒剂，具有广谱、高效、速效、无毒、对金属及织物有腐蚀性，受有机物影响很大，纯品稳定性好，稀释液不稳定等特点。主要适用于不耐高温、湿热如电子仪器、光学仪器等诊疗器械的灭菌，如内镜器械、激光手机、纤维及其配件、眼科镜片、内科除颤器、纤维光学设备及起搏器电线、食管扩张器、变频器电缆、外科手术动力设备、电烙器和金属器械等。

灭菌原理主要是依靠过氧化氢的氧化能力达到灭菌目的。而在有些设备上，等离子体只是加速过氧化氢的分解，避免过氧化氢对医疗器械造成损坏，基本不对灭菌效果产生影响。

影响过氧化氢气体等离子体灭菌器灭菌效果的主要是作用部位过氧化氢气体的浓度、温度和作用时间。

过氧化氢气体等离子体灭菌器的操作应遵循生产厂家的使用说明。注意事项：灭菌前物品应充分干燥；灭菌物品应使用专用包装材料和容器；灭菌物品及包装材料不应含植物性纤维材质，如纸、海绵、棉布、木质类、油类、粉剂类等。

（5）低温甲醛蒸汽灭菌

甲醛是一种灭菌剂，对所有的微生物都有杀灭作用，包括细菌繁殖体、芽孢、真菌和病毒。甲醛气体灭菌效果可靠，使用方便，安装、操作简单，对消毒、灭菌物品无损害。甲醛的缺点之一是自然扩散的能力较差，特别是甲醛有致癌作用，这是许多医疗机构对其敬而远之的主要原因。低温甲醛蒸汽灭菌器通过灭菌腔体内的真空状态和持续的负压状态较好地解决了这些缺点，可用于不耐高温医疗器械的灭菌。

低温甲醛蒸汽灭菌的气体甲醛作用浓度3~11mg/L，灭菌温度50~80℃，相对湿度80%~90%，灭菌时间30~60min。

注意事项：应使用甲醛灭菌器进行灭菌，不应采用自然挥发的灭菌方法；甲醛残留气体排放应遵循生产厂家的使用说明或指导手册，设置专用的排气系统。

4.消毒与灭菌效果的监测

消毒与灭菌效果的监测应按照310.3《医院消毒供应中心第3部分清洗消毒与灭菌效果监测标准》的要求进行，具体要求与方法见第七章第4节。

5.储存

灭菌后物品应分类、分架存放在无菌物品存放区。一次性使用无菌物品应去除外包装后，进入无菌物品存放区。物品存放架或柜应距地面高度20~25cm，离墙5~10cm，距天花板50cm。物品放置应固定位置，设置标识。接触无菌物品前应洗手或手消毒。消毒后直接使用的物品应干燥、包装后专架存放。

无菌物品储存有效期：环境的温度、湿度达表6-5的要求。使用纺织品材料包装的无菌物品有效期宜为14天；未达到环境标准时，有效期宜为7天。医用一次性纸袋包装的无菌物品，有效期宜为1个月；使用一次性医用皱纹纸、医用无纺布包装的无菌物品，有效期宜为6个月；使用一次性纸塑袋包装的无菌物品，有效期宜为6个月。硬质容器包装的无菌物品，有效期宜为6个月。

表6-5 工作区域温度、相对湿度及机械通风换气次数要求

工作区域	温度/（℃）	相对湿度/（%）	换气次数/（次/h）
去污区	16~21	30~60	10
检查、包装及灭菌区	20~23	30~60	10
无菌物品存放区	低于24	低于70	4~10

6.无菌物品发放

无菌物品发放时，应遵循先进先出的原则。发放时应确认无菌物品的有效性。植入物及植入性手术器械应在生物监测合格后，方可发放。发放记录应具有可追溯性，应记录一次性使用无菌物品出库日期、名称、规格、数量、生产厂家、生产批号、灭菌日期、失效日期等。运送无菌物品的器具使用后，应清洁处理，干燥存放。

7.可追溯

可追溯指对影响灭菌过程和结果的关键要素进行记录，保存备查，实现可追踪。消毒供应中心应对清洗、消毒、灭菌质量监测进行记录与追踪。记录应易于识别和可追溯，清洗、

消毒监测资料的保存期应≥半年，灭菌质量的监测资料保留的日期应≥3年。应建立清洗消毒、灭菌设备和操作的过程记录，包括每天记录机械清洗消毒设备的运行状况或留存设备打印记录。记录灭菌器运行参数及灭菌效果，包括记录每次灭菌的信息包括灭菌日期、灭菌器编号、批次号、装载的主要物品、灭菌程序号、操作员签名或代号等。记录灭菌质量的监测结果并存档。

每个无菌包裹或无菌物品均应有识别标签，内容包括物品名称、检查打包者姓名或编号、灭菌器编号、批次号、灭菌日期和失效日期。灭菌器每次运行应记录灭菌日期、灭菌器编号、批次号、装载的主要物品、灭菌程序号、主要运行参数、操作员签名或代号，及灭菌质量的监测结果等灭菌关键要素，灭菌监测记录应留存3年。如发现灭菌失败，及时了解包裹的状态，召回未使用的包裹，密切观察患者情况。对于手术器械，应追踪至每个患者，并将识别标签留存或记录于手术护理单上。

对于生物监测不合格的灭菌锅，应及时召回上次监测合格以来的所有灭菌物品。并书面报告相关管理部门，说明召回的原因；通知使用部门停止使用。相关管理部门应通知使用部门对已使用该期间灭菌物品的病人进行密切观察。检查灭菌过程的各个环节，查找灭菌失败的可能原因，并采取相应的措施后，重新进行生物监测，合格后该灭菌器才能正常使用。消毒供应中心应对该事件的处理情况进行总结，并向相关管理部门汇报。

8. 医务人员的职业安全防护

消毒供应中心是污染器械、器具和物品的集中地，是致病微生物污染风险较高的部门，因此在消毒供应中心工作的医务人员，其个人安全防护有其特点，首先应遵循标准预防的原则进行清洗、消毒、灭菌，在不同区域工作的人员防护重点和要求有所不同。

①加强培训，提高医务人员的防护意识、知识与技能，进行有效的防护，避免发生防护措施不当或防护过度。

②配备必要的防护设施与设备。各区应按规定设专用洗手池、洗手液、干手用品、手消毒液等。去污区的清洗去污间有洗眼设施，提供充足的防护用品。

③洗手和手消毒应符合《医务人员手卫生规范》的要求。在脱去手套后，接触清洁、无菌物品或包装操作前，卫生整理后，进行洗手或手消毒。

④操作人员应尽力防止职业暴露，包括使用压力气枪、水枪应避开喷射口，防止液体喷溅和喷雾污染；应使用锐器收集器收集刀片、缝针等锐器，不应用手直接接触针头和锐器，应借助器械拿取，防止刺伤，锐器传递可使用容器，锐器不能装放在工作服口袋中，同时应建立锐器伤的登记与报告制度，及时处理锐器伤；运送污染物品应接触袋子封口的顶端部分。

⑤预防其他职业暴露，如热烫伤、化学伤害等。

四、消毒供应中心管理职责

消毒供应中心应建立健全岗位职责、操作规程、消毒隔离、质量管理、监测、设备管理、器械包括外来医疗器械管理及职业安全防护等管理制度和突发事件的应急预案。应建立质量管理与追溯制度；应完善质量控制过程的相关记录，保证供应的物品安全。应了解各科室专业特点、常见医院感染及原因，掌握专用器械、用品处理的要点。

消毒供应中心相关部门，如护理管理部门、医院感染管理部门、设备后勤管理部门等，应在各自职权范围内，对消毒供应中心的管理履行职责。内容包括根据工作量合理调配消毒供应中心的工作人员。落实岗位培训制度，将消毒供应专业知识和相关医院感染预防与控制知识纳入消毒供应中心人员的继续教育计划，并为其学习、交流创造条件。对消毒供应中心清洗、消毒、灭菌工作和质量监测进行指导和监督，定期进行检查与评价。发生可疑医疗器械所致的医源性感染时，组织、协调消毒供应中心和相关部门进行调查分析，提出改进措施。对消毒供应中心新建、改建与扩建的设计方案进行卫生学审议；对清洗、消毒与灭菌设备的配置与质量指标提出意见。负责设备购置的审核（合格证、技术参数）；建立对厂家设备安装、检修的质量审核、验收制度；专人负责消毒供应中心设备的维护和定期检修，并建立设备档案。保证消毒供应中心的水、电、压缩空气及蒸汽的供给和质量，定期进行设施、管道的维护和检修。

五、国际消毒供应中心发展趋势

在美国、日本及某些欧洲国家的一些医院里多采用集中式管理模式，由消毒供应中心（室）向全院供应无菌物品。美国医院对于消毒灭菌操作，均推荐中央集中式的管理体系，也有部分大型医院手术室也配备仅服务于手术室的消毒供应室。部分消毒供应中心接受全院内镜处理，主要是处理硬式内镜，软式内镜一般归附于医院内镜中心进行处理。工作人员将带有条形码的器械，通过电脑扫码，实现可追溯的管理。目前美国医院的消毒供应中心均不进行区域化的消毒供应服务。一般医院均有自己的消毒供应中心，只是规模大小不同。消毒供应中心的工作人员，除管理人员以外，一般均不是护士，甚至不具有医学类的教育背景。日本的医院消毒供应中心（室）通过电脑联网与手术室进行联系，通过自动搬运系统或自动保管及传输系统或机器人进行物品转运交换。消毒供应中心（室）内实现了机械化、自动化的清洗和灭菌；手术器械实施配套清单，在基本配套中尽可能使手术器械标准化和配套作业规范化，简化手术前的各项准备工作。硬质手术器械配套箱的应用和推广，通过电脑联网控制及机械人操作运送、装机和卸载，都使灭菌程序更趋自动化。英国发展趋势是医院内的消毒供应中心（室）越来越少，以集中供应的方式发展现代化、自动化和社会化程度均较高的供应中心，使有限的资源共享，为病人提供安全的服务。我国及其某些国家的消毒供应中心（室）采用直通电梯与使用科室进行物品的回收和发放，也可实现全院所需的无菌物品中心供应。

（张　宇　巩玉秀）

思考题

1. 清洗的方法有哪些？注意事项是什么？
2. 在消毒供应中心工作的医务人员，应在哪些方面加强防护？
3. 可追溯指什么？在消毒供应中心如何做到可追溯？

参考文献

1. ANSI/AAMI ST79：2006 Comprehensive guide to steam sterilization and sterility assurance in health care facilities.
2. 中华人民共和国卫生部.2006年医院感染管理办法.
3. 中华人民共和国卫生部.2002年消毒技术规范（第三版）.
4. ISO 15883-1：2006 Washer disinfector.

5. EN 285：2006 Sterilization Steam sterilizers Large sterilizers.
6. WS310.1－2009 医院消毒供应中心第 1 部分：管理规范.
7. WS310.2－2009 医院消毒供应中心第 2 部分：清洗消毒及灭菌技术操作规范.
8. WS310.3－2009 医院消毒供应中心第 3 部分：清洗消毒及灭菌效果监测标准.

第六节　内镜室的医院感染管理

随着医学科学技术的不断发展，内镜已成为临床诊断、治疗以及科学研究的重要工具。内镜在疾病诊治尤其是疑难危重病人的抢救方面，发挥了重要作用。近年来内镜的种类也在不断增加，内镜手术器械的快速发展为微创手术的开展提供了有利的条件。可是，伴随着内镜应用范围的不断扩大，发生内镜相关感染的危险愈加明显。其中由于清洗不到位或消毒灭菌不严引起内镜相关感染病例时有发生，甚至出现严重的感染暴发事件。为此许多国家制订了内镜相关感染的预防指南。我国卫生部于 2004 年颁布了《内镜清洗消毒技术操作规范》，加大了对内镜的清洗、消毒操作的管理力度，为规范我国医疗机构内镜室的医院感染管理，预防和控制内镜相关感染提供了法律依据。

一、内镜相关感染的特点

（一）病原学

由于内镜操作导致的感染，根据其病原菌来源不同分内源性感染和外源性感染。内源性感染的发生，是由于内镜操作使正常菌群进入血流或其他无菌部位所致。引起内源性感染的病原菌主要为肠球菌、表皮葡萄球菌及大肠埃希菌等。外源性感染的发生，主要由于内镜及附件被污染，造成病原体传播所致。如由于清洗、消毒灭菌失败，导致内镜及附件细菌生物膜形成，是内镜相关感染发生的重要因素。引起外源性感染的病原菌主要为铜绿假单胞菌及其他 G^- 菌、分枝杆菌、真菌、病毒等。

（二）易感因素

（1）内镜及附件清洗、消毒灭菌不规范：由于对污染的内镜及附件清洗、消毒灭菌不规范，导致病原体传播。主要表现为清洗不彻底，残留的有机物及无机盐干扰消毒灭菌效果；细菌生物膜形成，导致消毒灭菌失败；消毒灭菌方法选择不正确或消毒剂使用方法不规范，达不到消毒灭菌效果；消毒后冲洗用水水质不合格或干燥不彻底，造成内镜再污染；自动清洗消毒机设计或使用不当等。

（2）内镜操作：当内镜操作时，易使正常菌群移位，造成正常菌群定位改变，引起内镜相关感染；腔镜手术或进行内镜治疗操作使受检部位受损，移行的正常定植菌或内镜及附件的污染病原体侵入，均可导致血流感染的发生；腔镜手术时，由于手术操作不良，则易发生手术部位感染。

（3）宿主因素：当受检者合并恶性肿瘤、糖尿病、尿毒症、肝硬化、营养不良等，机体免疫功能下降，易发生内镜相关感染。

（三）临床常见感染类型

（1）肺部感染：内镜导致的肺部感染主要由支气管镜操作所致。感染的病原体来源于上呼吸道、气管或支气管的定植菌，或污染的内镜及附件。部分患者接受内镜检查时，使用麻醉或镇静剂后，出现咳嗽反射功能减弱，导致吸入性肺炎。

(2) 胆道感染：当胆道阻塞，接受内镜操作后，易出现胆道感染。多发生于胆道原有感染者。

(3) 血流感染：内镜导致的血流感染主要与操作损伤组织有关。

(4) 手术部位感染：腔镜手术时，由于手术操作不良，导致误伤空腔脏器、血肿形成、术中异物残留以及脐孔消毒不严等无菌操作不严格情况发生，易致手术部位感染。造口处切口感染则是经皮内镜胃造瘘术后最常见的并发症。

二、内镜的种类及结构

（一）内镜的种类

内镜的种类很多，涉及人体多个系统。

1. 根据内镜结构不同，可分为硬式内镜及软式内镜。

（1）硬式内镜常用的有咽喉镜、关节镜、阴道镜、膀胱镜、腹腔镜和肛门直肠镜等。

（2）软式内镜常用的有支气管镜、食管镜、胃镜、十二指肠镜、小肠镜、结肠镜、乙状结肠镜、胆道镜和膀胱镜等。

2. 根据内镜使用的部位不同应达到的消毒因子作用水平，分为需灭菌内镜和消毒内镜。

（1）灭菌内镜常用的有腹腔镜、关节镜、脑室镜、胸腔镜、膀胱镜、胆道镜等。

（2）消毒内镜常用的有喉镜、支气管镜、胃镜、肠镜等。

（二）内镜的基本结构

1. 硬式内镜

硬式内镜多为金属管筒式，末端装有灯泡和光源。有长型和短型两种。

2. 软式内镜

目前临床上常用的软式内镜有纤维内镜及电子内镜，其控制部件主要由以下部分构成：

（1）操作部：包括头端的转角控制钮、吸引阀门、注气/水阀门、活检通道阀门等。

（2）镜身：为一易弯的管道。管道内有导像束、活检及抽吸管道、注气/水通道以及控制转角的钢丝，外包有聚胺酯塑料管。

（3）头端：有三种类型，即直视型、斜视型、侧视型。

（4）光源及电子成像系统：光源为多种类型的冷光源。电子成像系统主要由电荷耦合器件、视频处理器及监视器组成。

3. 内镜附件

包括活检钳、细胞刷、圈套器、切开刀、导丝、碎石器、网篮、造影导管、高频电刀、激光刀、超声刀、穿刺套管、手术钳等。

三、内镜室医院感染管理的基本要求

为预防内镜相关感染的发生，在开展内镜诊疗工作时，首先应当制订和完善内镜室管理的各项消毒隔离制度，并认真落实，以保证内镜诊疗工作的规范运行。主要应注意以下几个方面：

（一）内镜室的建筑布局

布局应符合功能流程及清洁与污染分区的要求。

内镜室的建筑面积应当与医疗机构的规模和功能相匹配，以防止人员过于密集，干扰工作流程。

应设立病人候诊室（区）、诊疗室、清洗消毒室、内镜贮藏室等。每个诊疗单位的净使用面积不得少于 20m²。

内镜的清洗消毒与内镜的诊疗工作应分开进行。清洗消毒室有适当的通风设备，保证通风良好，以排除有毒气体，避免对人员造成化学性伤害。

不同部位内镜的诊疗工作要分室进行；上消化道、下消化道内镜的诊疗工作不能分室进行的，应当分时间段进行。

灭菌内镜的诊疗必须在达到手术标准的区域内进行，并按照手术区域的要求进行管理。

（二）内镜室必备设施

内镜诊疗室应当配备有诊疗床、吸引器、治疗车等基本设施。

为了使内镜使用后及时得到规范有效的清洗及消毒灭菌，应按照以下要求配备相应内镜及清洗消毒设备。

1. 内镜及附件　其数量要与医院规模和接诊病人数相适应，满足诊疗与使用后处置循环的需要，以保证使用前达到相应的消毒、灭菌合格的要求，保障病人安全。

2. 基本清洗消毒设备　包括专用流动水清洗消毒设施、负压吸引器、超声清洗器、高压水枪、干燥设备、计时器、通风设施，与所采用的消毒、灭菌方法相适应的必备的消毒、灭菌器，50ml 注射器、各种刷子、纱布、棉棒等消耗品。

3. 清洗消毒剂　多酶洗液、适用于内镜的消毒剂、75％乙醇等。

（三）内镜室工作人员培训及防护

从事内镜诊疗和内镜清洗消毒工作的医务人员，应当接受相关的医院感染控制知识培训，具备内镜相关感染危险因素、感染暴发的处置、化学因子的危害、清洗消毒及职业防护等方面的知识，以确保相关规章制度的落实。

工作人员在进行内镜诊疗操作及清洗消毒内镜时，应当注意个人防护，使用适当的防护用品，包括工作服、口罩、眼罩、手套、防渗透围裙、帽子等，必要时使用面罩，以防接触感染因子和有毒的化学因子。

在内镜室工作的医务人员应进行必要的预防接种，以防止感染乙型肝炎、结核等传染性疾病。

（四）内镜清洗消毒记录与监控

应对内镜清洗、消毒灭菌情况进行登记。登记内容包括就诊病人姓名、使用内镜的编号、清洗时间、消毒时间以及操作人员姓名等事项，以方便出现内镜相关感染病例时进行溯源追踪。

为保证内镜消毒效果，必须每天使用前进行消毒剂浓度监测，并定期对消毒灭菌后内镜进行生物学监测，将监测结果记录保存。

内镜使用和清洗消毒质量的监督管理由医院感染管理部门负责。当发现内镜相关感染暴发时，要及时报告医院感染控制人员，开展对暴发原因的调查，并采取有效的控制措施。

四、内镜及附件的使用后处置

（一）内镜及附件清洗及消毒灭菌原则

内镜及附件的种类繁多，根据其进入人体的不同部位，可能污染的微生物种类及数量（生物负载）也有所不同。因此，必须依据清洗及消毒灭菌原则进行内镜及附件的使用后处置。

内镜及附件清洗、消毒、灭菌基本原则：
1. 内镜及附件使用后应当立即清洗、消毒或者灭菌。
2. 禁止使用非流动水对内镜进行清洗。
3. 所使用的消毒剂及消毒器必须符合《消毒管理办法》的规定，并按照批准使用的范围和方法使用。
4. 凡进入人体无菌组织、器官或者经外科切口进入人体无菌腔室的内镜及附件，如腹腔镜、关节镜、脑室镜、膀胱镜、宫腔镜等必须灭菌。
5. 凡穿破黏膜的内镜附件如活检钳、高频电刀等必须灭菌。
6. 凡进入人体消化道、呼吸道等与黏膜接触的内镜如喉镜、气管镜、支气管镜、胃镜、肠镜、乙状结肠镜、直肠镜等，应当进行高水平消毒。

（二）内镜及附件清洗消毒操作程序

使用后的内镜及附件必须选择正确的清洗、消毒灭菌程序，方可保证其消毒灭菌效果。

1. 内镜清洗消毒操作程序

预处理→水洗→酶洗→清洗（超声清洗）→干燥 { 人工消毒/灭菌 { 浸泡法→冲洗→干燥→贮存 ; 非浸泡法→贮存 } ; 机器消毒/灭菌→贮存 }

2. 附件清洗消毒操作程序

水洗→酶洗→超声清洗→干燥→灭菌→贮存

（三）内镜的清洗

内镜在消毒/灭菌前必须用水、洗涤剂或酶洗剂等清洗干净。清洗的目的，是降低内镜的生物负荷，去除干扰消毒/灭菌过程的有机残留物或无机盐等物质，以保证消毒灭菌的效果。

1. 软式内镜的清洗

软式内镜的清洗包括预处理、水洗、酶洗、清洗和干燥。预处理主要目的是清除使用后内镜外表面的污物；水洗主要目的取出内镜外表面和内管腔的污物，尤其是内管腔的污物，因管腔细长，应充分、认真刷洗，才能保障清洗的效果，同时应注意操作部、各阀门、按钮、各管道、相应附件的清洗与刷洗，清洗后并擦干，置于合格的酶清洁剂中全部浸没，注意各管道中也应充满酶清洁剂，达到规定时间后取出，彻底冲净、干燥。酶可以分解蛋白质等有机物，酶清洁剂的作用是进一步提高清洗的效果。

2. 硬式内镜的清洗

硬式内镜清洗的基本原则、原理和步骤，与软式内镜的清洗基本相同，也包括清洗、含酶清洁剂浸泡、冲洗与干燥等。

清洗时应注意：
（1）彻底清洗内镜各部件、管腔充分刷洗、高压水枪冲洗、可拆卸部分应拆开清洗。
（2）刷洗的毛刷刷毛软硬适度，防止划伤镜面。
（3）具体的清洗操作流程应符合国家《内镜清洗消毒技术操作规范》的要求。

（四）内镜及附件的消毒/灭菌方法

内镜的消毒灭菌应首选物理方法，对不耐湿热的内镜可选用化学方法消毒灭菌。进行消毒灭菌时，有轴节的器械应充分打开轴节，带管腔的器械腔内应充分注入消毒液。

内镜及附件常用的灭菌方法有：压力蒸汽等物理灭菌方法，以及使用环氧乙烷、戊二醛等化学灭菌剂进行灭菌。

内镜及附件常用的消毒方法有：采用戊二醛、邻苯二醛、过氧乙酸等化学消毒剂进行消毒。

1. 压力蒸汽灭菌　是一种使用最广泛，效果最可靠的灭菌方法。凡能耐受湿热的内镜及附件均首选压力蒸汽灭菌。压力蒸汽灭菌具有灭菌过程中受无机或有机污物的影响最小、灭菌周期易于控制与监测、对内镜使用者、工作人员及周围环境均没有毒性等特点。

内镜及附件使用快速压力蒸汽灭菌程序进行灭菌时，灭菌参数由内镜及附件的材料性质不同及是否裸露而定。因此须注意按内镜说明书要求选择适宜的温度和时间。如灭菌周期不包括干燥阶段，则灭菌完毕时内镜及附件是湿的；为了避免污染，不管是否包裹，取出的物品应尽快使用，不能储存，无有效期。同时，压力蒸汽灭菌器应放置在紧邻内镜诊疗操作的区域，以便将内镜及附件无菌递送到使用地点；如包裹灭菌，则应使用蒸汽能穿透的包装材料，以确保灭菌效果。

2. 环氧乙烷气体灭菌　是一种低温灭菌方法。它杀菌谱广，穿透性强，对物品损害轻微，适用于不耐湿热的内镜及附件的灭菌。但在使用环氧乙烷灭菌前，内镜及附件必须充分清洗干净。因为残留的有机物或无机盐可影响环氧乙烷的穿透，消耗部分环氧乙烷，干扰灭菌效果；同时，应控制内镜及附件的水分，以免造成环氧乙烷稀释和水解，影响灭菌效果。

由于环氧乙烷对人体有毒，具有一定的致癌作用，并且接触过量环氧乙烷残留可引起人体灼伤和刺激。因此，灭菌的内镜及附件经解析后残留的环氧乙烷应低于 $15.2mg/m^3$；灭菌环境中环氧乙烷浓度应低于 $2mg/m^3$。

3. 低温过氧化氢等离子体灭菌　为一种低温灭菌技术，具有安全、简便、快速、无残留毒性的特点。适用于各种内镜及附件的灭菌。它能在 28min～75min 范围内使内镜达到灭菌要求。

但使用时应注意，低温过氧化氢等离子体灭菌的灭菌效果随着物品腔道长度及直径变化而改变，必须对灭菌物品的长度及直径有所限制；灭菌时，内镜必须清洁干燥，带有任何湿度的内镜将使等离子体达不到要求的真空度，导致灭菌失败；有机物和无机盐的存在对等离子体的灭菌效果也有显著影响；由于吸收性材料能阻止其穿透，故灭菌时必须选择特定的包装材料。

4. 戊二醛浸泡消毒或灭菌　戊二醛属灭菌剂，具有广谱、高效的杀菌作用，加入防锈剂后，对金属腐蚀性小。2％碱性戊二醛是目前使用最多的内镜灭菌与高水平消毒方法。但戊二醛可固化蛋白质，当物体表面存在有机物时，易形成生物膜；生物膜可阻止消毒因子接触微生物，造成消毒、灭菌失败。因此，在使用戊二醛消毒灭菌前应充分清洗内镜及附件，去除有机物。戊二醛对皮肤黏膜有刺激与致敏作用，在使用中应注意个人防护，接触戊二醛溶液应戴橡胶手套；并防止溅入眼内或吸入体内。内镜使用前须去除残留的戊二醛，以免给使用者造成化学性伤害。在戊二醛使用场所，应保证通风良好。空气中戊二醛最高浓度不超过 $0.82mg/m^3$。

采用2％碱性戊二醛浸泡消毒或者灭菌时，应当将清洗擦干后的内镜置于消毒槽并全部浸没消毒液中，各孔道用注射器灌满消毒液。需要消毒的内镜采用2％碱性戊二醛消毒时，浸泡时间为：胃镜、肠镜、十二指肠镜浸泡不少于 10min，支气管镜浸泡不少于 20min，结核分枝杆菌、其他分枝杆菌等特殊感染病人使用后的内镜浸泡不少于 45min。需要灭菌的内镜及附件采用2%碱性戊二醛灭菌时，必须浸泡10h。当日不再使用的胃镜、肠镜、十二指肠镜采用2%碱性戊二醛消毒时，应当延长消毒时间至30min。每天诊疗工作开始前，对当天拟使用的内镜进行再次消毒，消毒时间不少于20min。

5. 过氧乙酸灭菌　过氧乙酸属灭菌剂。具有杀菌谱广、高效、低毒特点。但过氧乙酸对金属有腐蚀性，并且稳定性差，遇热或有机物、重金属离子强碱等易分解。目前过氧乙酸主要用于内镜自动清洗消毒机，使用时已将过氧乙酸稀释，并添加了缓冲剂及防锈剂。该系统用于可全浸泡式内镜的消毒与灭菌。

6. 邻苯二醛浸泡消毒　邻苯二醛是高水平消毒剂。使用浓度为0.55%。邻苯二醛较戊二醛毒性低，稳定性好，几乎无味，对鼻黏膜及眼结膜无刺激，对金属无腐蚀性，使用前无需激活。美国食品药品管理局（Food and Drug Administration，FDA）批准其为软式内镜高水平消毒剂，规定在20℃条件下，需浸泡12min达到高水平消毒。但邻苯二醛通过与氨基、巯基反应，可使皮肤、衣物、环境表面着色。因此使用时应佩戴个人防护设备，使用邻苯二醛消毒后，必须彻底冲洗内镜，以防止其使患者皮肤黏膜反应变色。

7. 煮沸消毒　要求达到消毒水平的硬式内镜，如喉镜、阴道镜等，可采用煮沸消毒20min的方法。

8. 乙醇　75%乙醇主要用于内镜内通道的干燥，也用于非全浸式内镜操作部消毒，必须用清水擦拭后再用75%乙醇擦拭消毒。

9. 自动清洗消毒器　在使用自动清洗消毒器进行内镜的清洗消毒之前，应先对内镜按程序进行手工清洗。

（五）消毒后内镜的冲洗与干燥

1. 软式内镜的冲洗与干燥　为了防止消毒剂浸泡后内镜残留的化学因子给使用者造成伤害，必须在消毒完成后，彻底冲洗内镜。并使内镜表面及各孔道保持干燥，以防微生物在潮湿环境中生长繁殖。

内镜从消毒槽取出前，清洗消毒人员应当更换手套，用注射器向各管腔注入空气，以去除消毒液。再将内镜放入冲洗槽，在流动水下，用纱布清洗内镜的外表面，反复抽吸清水冲洗各孔道。清洗完成后，用纱布擦干内镜外表面，将各孔道的水分抽吸干净。取下清洗时的各种专用管道和按钮，换上诊疗时的各种附件，方可用于另一病人的诊疗。

纤维支气管镜经上述操作后，还需用75%的乙醇或者洁净压缩空气等方法进行干燥。

2. 硬式内镜的冲洗与干燥　采用化学消毒剂浸泡消毒的内镜，消毒后用流动水冲洗干净，再用无菌纱布擦干；采用化学消毒剂浸泡灭菌的内镜，灭菌后应当用无菌水彻底冲洗，再用无菌纱布擦干。

（六）内镜的贮存

每日诊疗工作结束，用75%乙醇对消毒后的内镜各管道进行冲洗、干燥，储存于专用洁净柜或镜房内，镜体应悬挂，弯角固定钮应置于自由位，活检钳瓣应张开。灭菌内镜及附件按无菌物品要求进行储存，防止被再次污染。

（七）其他物品的消毒

1. 弯盘、敷料缸等物品清洗后使用压力蒸汽灭菌。

2. 非一次性使用的口圈可采用高水平化学消毒剂，如用有效氯含量为500mg/L消毒液或2000mg/L的过氧乙酸浸泡消毒30min。消毒后，用水彻底冲净残留消毒液，干燥备用。

3. 注水瓶及连接管采用高水平以上无腐蚀性化学消毒剂浸泡消毒，消毒后用无菌水彻底冲净残留消毒液,干燥备用。注水瓶内的用水应为灭菌水,每天更换。

4. 每日诊疗工作结束,必须对吸引瓶、吸引管、消毒设施或设备进行清洗消毒。消毒可用有效氯含量为500mg/L消毒液或2000mg/L的过氧乙酸进行消毒。

五、内镜消毒灭菌效果的监测

1. 监测频率

消毒后的内镜应每季度进行生物学监测并做好监测记录。灭菌后的内镜应每月进行生物学监测并做好监测记录。

2. 监测合格标准

消毒后的内镜合格标准为:细菌总数<20cfu/件,不能检出致病菌;灭菌后内镜合格标准为:无菌生长。

3. 内镜的消毒效果监测方法

内镜消毒、灭菌效果的具体监测方法包括采样方法、菌落计数和致病菌检测等应符合国家《内镜清洗消毒技术操作规范》的要求。

(张苏明)

思考题

1. 简述内镜室的建筑布局要求。
2. 内镜清洗消毒操作程序由哪几步构成?
3. 内镜灭菌常用哪些方法?消毒常用哪些方法?
4. 试述不同种类内镜消毒灭菌效果监测的合格标准。

参考文献

1. 刘振声. 医院感染管理学. 北京:军事医学科学出版社,2000.
2. 申正义. 医院感染病学. 北京:中国医药科技出版社,2007.
3. Wenzel RP. Prevention and control of nosocomial infections. 4th ed. USA:Lippincott Williams & Wilkins,2003.
4. 中华人民共和国卫生部. 内镜清洗消毒技术操作规范. 2004.
5. 中华人民共和国卫生部. 消毒技术规范. 2002.
6. APIC. Guideline for infection prevention and control in flexible endoscopy. Am J Infect Control,2000,28:138-155.

第七节 口腔科的医院感染管理

一、概述

口腔科诊疗操作包括口腔修复、颌面外科及口腔内科等多种诊疗操作,随着现代医学的发展,口腔科诊疗操作项目越来越多,服务范围越来越广,与之相关的医院感染问题也日趋突出,感染的对象不仅仅是患者,对于长期与患者近距离接触并经常接触患者的唾液、血液的口腔科医务人员来说,同样存在发生感染的危险,口腔科已成为发生医院感染的高危科室。口腔科器械种类繁多，形状复杂，使用频繁，口腔诊疗操作绝大多数在患者口腔内进行，口腔器械和医务人员的手常会被血液和唾液污染，除携带有大量细菌之外，还可能含有血源性传播病原体及其他病毒因子。口腔器械和医务人员的手成为多种微生物特别是乙型肝炎病毒（HBV）、丙型肝炎病毒（HCV）、艾滋病病毒（HIV）等血液传染性疾病的传播媒介，口腔科就诊患者和医务人员为医院感染的高危人群。口腔科医院感染的预防与控制已成为口腔医学发展中的一个重大课题。据美国牙科学会报道，美国牙科医生的 HBV 感染率是一般人群的 3~6 倍，而口腔外科医生 HBV 感染率则高达 38.5%，据我国学者冷俊泰对医务人员群体调查发现，医院内医务人员血清 HBsAg 阳性率是普通人群的 3~6 倍，而口腔科医务人员中 HBsAg 阳性率则是其他科室人员的 4 倍。有报道我国口腔科器械 HBV 污染率为 5%~30%，农村诊所高达 62%；口腔科医务人员操作后，手 HBsAg 的污染率为 9.38%。

国内外医学界先后提出如何预防与控制在口腔诊疗操作中由于口腔科设备、器械、材料等引起的医院感染。我国卫生部于 2005 年 5 月 1 日实施的《医疗机构口腔诊疗器械消毒技术操作规范》规范了口腔诊疗操作规程和器械的清洗、消毒、灭菌技术规范及清洗、消毒、灭菌效果监测等相关内容，为有效预防和控制口腔科的医院感染起到了重要的作用。

二、口腔科医院感染的特点

（一）口腔组织的易感性

口腔环境复杂，又有适宜的温度，故宜于多种病毒、细菌及真菌寄生。

1. 细菌

口腔是全身微生物定植最密集的部位之一，种类繁多，其中细菌为主要的类型，口腔内定植的菌群中 30%~60% 为甲型溶血性链球菌、唾液链球菌，其次是消化链球菌属、消化球菌属、产黑色素普雷沃菌等厌氧菌。10%~15% 的人口腔内有白假丝酵母菌。唾液中的微生物与龈沟中的不同，每克龈沟微生物含量比等量唾液中多 100 余种，其中 70% 为厌氧菌，而唾液中几乎为需氧菌和兼性厌氧菌。另一方面唾液中以唾液链球菌为主，而龈沟液中唾液链球菌不足 1%。

2. 病毒

存在于唾液中的病毒是导致继发感染的因子，特别是疱疹病毒、HBV 和 HIV。同时伴有呼吸道感染的患者中可有流感嗜血杆菌、结核分枝杆菌、鼻病毒、呼吸道合胞病毒、腺病毒、风疹病毒、腮腺炎病毒、柯萨奇病毒等。通过血液、体液传播的 HBV、HCV、HIV、CMV 等不仅在血中，在唾液中也存在。

（二）口腔科专业特点

1. 口腔科诊疗环境的特殊性

口腔诊室是集检查、诊断、治疗为一体的空间，很多医疗机构的综合治疗台之间间距狭小，加之诊疗患者病史隐蔽，患者流动性大，有些患者除患口腔疾病外还可能患有传染病或为病原携带者，特别近年来我国 HIV 感染进入快速增长期，HIV 感染者越来越多，致使口腔科患者和医务人员更易获得感染性疾病。

2. 口腔设备、器械的特殊性

（1）口腔综合治疗台与其连接的手机、三用枪一起构成了口腔治疗的基本单位，口腔科综合治疗台内部管道系统复杂，由气路、水路、电路组成，手机构造精密、复杂，难以清洁与灭菌。因为口腔科高速手机的回吸，使正在接受治疗的患者口腔内的微生物，通过唾液、龈沟液或血液被回吸到水管内，通过水管进入口腔综合诊疗椅，在停滞的水中生存繁殖，致使整个综合治疗台的水质和气路污染，在下一患者的治疗中水又被排出，造成污染。由于水在管道中的层流现象，越靠近管壁水流越慢，在管壁处几乎静止，这就为病原微生物的定居繁殖提供了条件，经综合治疗台及手机、三用枪系统造成医院感染，是口腔治疗中特有的问题。国外曾对 AIDS 患者使用过的手机进行内部检查，其阳性率为 50%，对乙肝病毒携带者用过的手机检查阳性率为 75%~100%。

(2) 口腔器械品种繁多、体积小，结构复杂、精细、不易清洗、使用频繁，有些器械不耐高温，给消毒与灭菌工作带来一定的困难；牙用手机、三用枪、高频电刀、牙髓活力测定器、超声洁牙手柄等，均需进入患者口腔内操作，都会受到污染；拔牙钳有柄、喙之分，长短大小不等，根管扩大器细、尖、软且有螺纹，都是清洗的难点；手机结构特殊、金属结构是一层套一层，相互之间锯齿连接，钻针短小、前端为多层次锯齿状，不易清洁干净，消毒处理极为困难。口腔科专用材料中有大量成型或半成型卫生材料，如口腔种植体、印模材料、印模托盘、牙合蜡、修复体及各种类型正畸矫治器，不仅要有效消毒，有些材料要经过灭菌。加之口腔治疗中大量特殊器械（如牙钻、机头、洁治器、拔髓针等）的反复使用，极易因消毒与灭菌或预防工作中的疏忽而增加医院感染的危险性。

3. 口腔材料和药物的特殊性

在口腔内科治疗中常使用一些安抚镇痛、窝洞消毒、盖髓、失活、干髓、根管消毒等药物。这些患者共同使用的药物，在使用中反复取拿，操作中易因不慎造成污染。虽然其中一些药物本身具有杀菌和抑菌作用，但药物的污染不容忽视。牙体、牙髓修复材料有些在使用时多需粉、液调拌，操作中容易介导医院感染。同时由于这些材料的包装过大，材料的使用时间较长，反复为多个患者使用，也易被污染而成为口腔医院感染的传播媒介。

4. 治疗过程的特殊性

(1) 口腔科的诊疗操作绝大部分在患者的口腔内进行，且大部分属有创治疗，如拔牙、根管治疗、牙周治疗、口腔颌面外科手术以及病变组织的穿刺和切除等，使用器械多为尖刃的利器，都可不同程度地损伤口腔黏膜及其周围组织，造成病原微生物的定植而引起感染。在诊治过程中综合治疗机、口腔器械、消耗材料及医务人员的手常会被患者的唾液、血液污染，患有传染病的患者的唾液和血液中存在大量的病原微生物，可直接污染。

(2) 口腔科高速手机在高速旋转切割龋齿，超声洁牙，用牙钻打磨义齿及使用三用枪时，都会产生大量携带病原微生物的气雾和气沫，高速手机造成的气雾可在 1min 内发散细菌 1000cfu，其中 95% 的微粒直径 $<5\mu m$。三用枪用于干燥牙齿也可以造成气雾，1min 内可发散 72cfu 的细菌，有 65% 的微粒直径 $<5\mu m$。这些气雾悬浮于空气中，散落在医生的手上、脸上，防护面罩上以及综合治疗台上，可进入支气管直至肺泡，导致肺结核、肺炎、流感。在空调环境下，如通风条件差，许多病原菌如军团菌、真菌等在空调设备里迅速繁殖，增加了医院感染的机率。

(3) 仍有少部分医疗机构仍在使用无防回吸功能的手机，这种手机在治疗停止使用时形成负压，导致水和气回吸，可使细菌和病毒进入手机，引起患者之间的医院感染。

三、口腔科常见感染的传播途径

1. 接触传播

是口腔科医院感染主要传播途径。

(1) 直接接触

1) 患口腔疾患的病人在诊疗过程中,其唾液、血液中的病原微生物直接污染诊室环境和医务人员的手,直接感染诊室内的其他就诊病人和医务人员。

2) 口腔治疗过程中大部分属有创治疗,如:拔牙、根管治疗、牙周治疗、口腔颌面外科手术等,使用的器械清洗消毒灭菌不彻底可以直接造成患者的感染。

3) 使用高速手机切削时产生的碎片可飞溅,直接污染人和环境。

(2) 间接接触

1) 口腔科诊疗器材和诊疗的接触传播,有研究报道,治疗后牙科注射器柄被血液污染率是40%,灯柄为18%,操作后手为16%,围巾为22%,水龙头为4%。经清洁后注射器的污染率仍为10%,水龙头为2%,也有实验证实纸封的牙片可被细菌、病毒污染而引起病历、牙医和助手、及其他与之接触物品污染,进而造成医院感染发生。

2) 口腔科技术人员直接接触被污染而未消毒的印模、模型,也可造成其感染。

2. 空气传播

带菌人群的流动,诊室内不洁净的空气以及空气中的污染尘埃、飞沫降落所致的诊室桌椅、诊疗台、物品及器械的污染,可造成病原微生物间接传播。病毒性疾病主要通过悬浮微粒的途径传播,而细菌性疾病则是通过接触污染物体的途径传播。

3. 水传播

包括经口腔科综合治疗台的手机供水系统污染、吸唾器未彻底清洁,诊室公用水龙头未清洁等造成的水污染导致感染传播。

4. 此外医务人员的职业暴露不容忽视

污染的医疗器械不慎刺破医护人员的手指时亦可导致医护人员的感染。

5. 口腔科医患之间的双向传播

医生或患者是某种疾病的感染者或携带者,既可以由病人感染传染给医务人员,也可以由医务人员感染传染给病人,所以在口腔科诊疗活动中要实施标准预防的措施。

据美国牙科协会报告,在70%已知HBV带毒者的唾液中查出乙肝表面抗原。口腔内HBV浓度最大的是龈沟液。在感染HIV者的唾液中也发现HIV抗原和抗体。

四、口腔科医院感染危险因素

1. 诊疗环境布局流程不合理,区域划分不明确,诊疗区和非诊疗区、口内诊室、口外诊室、技工室没有分开,器械清洗消毒灭菌无单独的区域,治疗椅之间间距狭小,没有隔栏分隔,没有病人候诊室等,导致患者围在医生周围,加之不注重空气、物体表面的消毒及室内的通风换气,容易造成污染。

2. 规章制度不健全、操作规程不规范。

我国政府和卫生行政部门已经制定多项法规及国家强制性执行的标准,但有些规定并未落实,医院感染与控制的规章制度不够健全,口腔科医务人员防控医院感染知识培训不到位,甚至有的医务人员没有进行过医院感染知识的培训,部分医务人员按自己的不良习惯进行操作,给病人带来感染的机会。

3. 器械清洗消毒灭菌不规范

(1) 消毒灭菌设备配备不符合要求:由于口腔科器械的特殊性,给清洗消毒灭菌带来一定的难度,只有配备必要的清洗消毒和灭菌设施才能保证消毒灭菌效果,如超声清洗机、压力蒸汽灭菌器、酶清洁剂等，一些医疗机构对清洗消毒灭菌重视不够，投入不足，没有配备必要的清洗器械消毒灭菌设施，很难保证消毒灭菌效果。

（2）从事口腔科器械清洗、消毒和灭菌的人员缺乏必要的培训，消毒专业知识与技术缺乏，有些医疗机构没有专职的消毒人员，对消毒灭菌效果没有进行监测。

（3）口腔各类敷料的污染。口腔诊疗敷料，小至棉球、棉条、牙胶尖，大到纱布块、纸巾、毛巾等品种多样，诊疗后如回收不当或乱丢、乱放，也会使带血的棉条、棉球等污染环境，造成交叉感染。

4. 无菌观念不强

口腔科从业人员职业保护意识不强　医护人员防护意识淡漠、部分医护人员认为口腔是一个带菌环境，消毒隔离无需认真，认为口腔科操作与外科手术不一样，忽视了许多治疗措施是有创性的，对预防医院感染重视不够，无菌操作不严。

5. 口腔科一次性使用医疗用品重复使用。一次性使用注射器、镊子、治疗盘、口杯以及一次性手套等，在防止医院感染方面起到积极作用。但仍有部分医疗机构缺乏严格管理，未按照医院感染管理要求认真执行一次性使用医疗用品一次性使用的规定，包括重复使用，取出印模不做消毒直接转入下一个环节。

6. 医疗废物处理不规范。不重视医疗废物的分类，未按规范分类存放，存在混装，锐利器械未放入耐刺防渗漏的器械盒内，造成医务人员不必要的伤害。

7. 医护人员职业暴露风险意识薄弱，职业防护用品不足、措施不当，忽视诊疗病人之间的手卫生，甚至接触病人血液、体液时也不戴手套，个别医务人员对锐器伤重视不够，存有侥幸心理等，增加了血源性疾病传播的风险。

五、口腔科医院感染的预防与控制

口腔疾病发生率高，病员广泛，病情复杂，各种传染病患者无法在就诊前检出，加之口腔科组织的易感性，设备器械的特殊性，医源性感染的广泛性，为保障医疗质量和病人安全，有效预防和控制口腔科医院感染的发生，应采取以下措施。

1. 落实规范，健全制度

（1）根据卫生部颁发的《医院感染管理办法》、《消毒技术规范》及《医疗机构口腔诊疗器械消毒技术操作规范》等文件要求，制定口腔科医院感染管理制度。

（2）强化培训，提高认识　定期对口腔科医务人员进行医院感染预防和控制知识的培训，提高认识，增强预防和控制医院感染的自觉性，使医务人员及时正确地掌握消毒隔离、自身防护和无菌操作技术。

2. 布局合理

口腔科应合理布局、分区明确，符合卫生学的标准，能够满足诊疗工作和口腔诊疗器械清洗、消毒工作的基本需要。口腔诊疗区域和口腔诊疗器械清洗、消毒区域应当分开，口内、口外诊室分开。大诊室每台治疗椅占地面积应大于 $3m^2$，两台治疗椅之间间隔 5~6m，各治疗椅之间用高约 1.60 m 的隔栏分隔，防止唾液溅到他人身上，患者就诊流程力求合理。

3. 改善口腔科诊疗环境，保持室内空气流通，环境整洁。

（1）空气清洁：可采取自然通风，简单、方便、经济、有效，易被接受使用；可置备空气净化设备，对空气进行净化。

（2）环境清洁：诊室综合治疗椅表面、工作台面、无影灯扶手、门把手、窗台、地面等，每日工作前用清水擦拭；工作结束后用有效氯或有效溴 500 mg/L 的消毒剂擦拭物体表面和消毒地面；当环境遇有明显的污染时，则应随时进行消毒处理，以保持室内清洁。对一些容易污染、难以消毒的器械或设备表面，如灯柄、椅位开关、头托、气水枪、手机等，采用一次性覆膜更为可行，治疗完成后戴手套将覆盖物去除，减少污染。覆盖物必须具有不渗水的特性，如无渗透性的纸、铝铂或塑料膜等。

4. 器械的清洗消毒与灭菌

（1）根据口腔诊疗器械的危险程度及材质特点，选择适宜的消毒或者灭菌方法，并遵循以下原则：

1）进入患者口腔内的所有诊疗器械，必须达到"一人一用一消毒或者灭菌"的要求。

2）凡接触患者伤口、破损黏膜或者进入人体无菌组织的各类口腔诊疗器械，包括牙科手机、车针、根管治疗器械、拔牙器械、手术治疗器械、牙周治疗器械、敷料等，使用前必须达到灭菌。

3）接触患者完整黏膜、皮肤的口腔诊疗器械，包括口镜、探针、牙科镊子等口腔检查器械、各类用于辅助治疗的物理测量仪器、印模托盘、漱口杯等，使用前必须达到消毒。

4）凡接触患者体液、血液的修复、正畸模型等物品，送技工室操作前必须消毒。

5）牙科综合治疗台及其配套设施应每日清洁、消毒，遇污染应及时清洁、消毒。

6）对口腔诊疗器械进行清洗、消毒或者灭菌的工作人员，在操作过程中应当做好个人防护工作。

（2）消毒工作程序及要点

1）口腔诊疗器械消毒工作包括清洗、器械维护与保养、消毒或者灭菌、贮存等工作程序。

2）口腔诊疗器械清洗工作要点是：

①口腔诊疗器械使用后，应当及时用流动水彻底清洗，其方式应当采用手工刷洗或者使用机械清洗设备进行清洗。

②有条件的医院应当使用加酶洗液清洗，再用流动水冲洗干净；对结构复杂、缝隙多的器械，应当采用超声清洗。

③清洗后的器械应当擦干或者采用机械设备烘干。

3）口腔诊疗器械清洗后应当对口腔器械进行维护和保养，对牙科手机和特殊的口腔器械注入适量专用润滑剂，并检查器械的使用性能。

4）根据采用的消毒与灭菌的不同方式对口腔诊疗器械进行包装，并在包装外注明消毒日期、有效期；采用快速压力蒸汽灭菌程序灭菌器械时，可不封袋包装，裸露灭菌后存放于无菌容器中备用；一经打开使用，有效期不得超过 4 小时。

5）牙科手机和耐湿热、需要灭菌的口腔诊疗器械，首选压力蒸汽灭菌；对不耐湿热、能够充分暴露在消毒液中的器械可选用化学方法进行浸泡消毒或者灭菌。在器械使用前，应当用无菌水将残留的消毒液冲洗干净。

6）每次治疗开始前和结束后及时踩脚闸冲洗管腔 30 秒，减少回吸污染；有条件可配备管腔防回吸装置或使用防回吸牙科手机。

7）注重 X 线照片室的医院感染管理 工作人员给患者拍牙片应使用无菌镊，并做好手卫生，做到一用一换一洗手，以避免交叉感染。

5. 引入无菌技术

在口腔科诊疗过程中引入外科无菌技术，要求每个医护人员时刻从预防感染出发，充分认识口腔科预防医院感染的重要性，在接诊患者时，严格遵守无菌技术操作规程，防止医院感染的发生。

6. 加强手卫生

严格按照卫生部《医务人员手卫生规范》的要求，做好手卫生工作，加强手卫生知识的培训，提高口腔科医务人员手卫生的依从性，戴手套操作时，每治疗一个患者应当更换手套并洗手或者手消毒。

7. 做好一次性使用医疗用品的使用管理

随着医学的发展，很多医疗机构使用了一次性医疗用品，避免因反复使用，清洗、消毒、灭菌不达标引起的医院感染，一次性无菌医疗用品不得重复使用，并做好使用后的处理。

8. 规范医疗废物的管理

口腔诊疗过程中产生的医疗废物应当按照《医疗废物管理条例》及有关法规的规定进行处理。用于各种伤口及口腔的污染棉球、纱布切忌乱扔、乱放，一律装入医疗废物袋内，统一进行处理。

六、开展医院感染监测

对口腔诊疗器械消毒与灭菌的效果进行监测，确保消毒、灭菌合格。灭菌效果监测采用物理监测、化学监测和生物监测。具体的监测方法和监测要求应符合W310.1《医院消毒供应中心第1部分管理规范》、W310.2《医院消毒供应中心第2部分清洗消毒与灭菌技术操作流程规范》和W310.3《医院消毒供应中心第3部分清洗消毒与灭菌效果监测标准》的要求。

使用中的化学消毒剂应当定期进行浓度和微生物污染监测。

浓度监测：对于含氯消毒剂、过氧乙酸等易挥发的消毒剂应当每日监测浓度，对较稳定的消毒剂如2%戊二醛应当每周监测浓度。

微生物污染监测：使用中的消毒剂每季度监测一次，使用中的灭菌剂每月监测一次。监测方法与结果应符合GB 15982《医院消毒卫生标准》的要求。

七、卫生行政部门的监督

各级卫生行政部门应根据国家颁布的与口腔诊疗相关法律、法规、条例、规范、办法等，对辖区内开展口腔诊疗活动的所有医疗机构包括医院、社会办医和个体诊所的口腔诊疗全过程进行监督检查和监测指导，规范诊疗行为、操作规范、消毒灭菌程序等，落实医院感染管理的各项措施，保障口腔诊疗安全。

八、做好口腔科医务人员的职业防护

医务人员进行口腔诊疗操作时，应戴口罩、帽子，可能出现患者血液、体液喷溅时，应戴护目镜。每次操作前及操作后应严格洗手或者手消毒。

（一）口腔职业暴露的危险因素

1. 生物因素

职业感染有关的病原微生物主要包括HBV、HCV、HIV等经血液传播的病毒，感染的危险与操作时间的长短有关。

2. 化学因素

（1）银汞合金　调制和使用银汞合金时，汞蒸气在室温下挥发，通过呼吸道和皮肤进入人体，长期接触后引起体内汞积累，可致慢性汞中毒。

（2）化学消毒剂　医护人员在工作中接触各种消毒剂，如过氧乙酸、戊二醛和有效氯等，对人体的皮肤、黏膜、呼吸道、神经系统均有一定程度的损害，长期接触可引起皮炎、哮喘、眼灼伤等。

（3）口腔修复材料　口腔修复材料，如含铬化合物、单体等也会以气体或气溶胶的形式存在于空气中，修复过程中常用的喷砂机等，产生的粉尘多为石英、滑石，如长期使用，可使工作环境中的粉尘浓度增高，吸入可产生多种不良反应，如呼吸道炎症、眼结膜炎、中耳炎等，严重者可产生肺部病变。

3. 物理因素

（1）噪声刺激　口腔临床的治疗必须借助口腔设备、器械完成。其中超声洁牙机、高速涡轮手机等设备在使用时，产生的噪声会引起机体的应激反应，长期工作在＞90分贝的医疗环境中，可使交感神经亢进，听觉感受器产生退行性病变，导致焦躁、耳鸣、血压增高、失眠等症状。

（2）锐器伤害　口腔科使用的锐利器械种类较多，因此锐器伤发生的概率较大，医务人员可被患者血液或唾液污染的口腔锐器不慎刺破皮肤，而导致感染机会增多。

4. 环境因素

口腔诊室是集检查、诊断、治疗为一体的空间。由于口腔诊室特殊性的结构环境，导致通风受到一定影响；高速手机造成的气雾未经消毒的修复体打磨、调合、牙洁治后机械抛光等所产生的碎屑或固有颗粒悬浮在空气中，通过空气传播，造成环境污染。

（二）防护口腔职业暴露策略

1. 实施标准预防

口腔门诊是患者集中就医的场所，人员密集，患者就诊时其全身状况无法知晓，医师询问病史时患者也可能有所隐瞒，因此应将每个前来就诊的患者都看成潜在的感染源，即实行标准预防。

2. 强化医务人员的屏障保护

（1）洗手：洗手是防止医院感染传播的重要措施。医护人员在操作前后均用肥皂或皂液和流动水洗手或手消毒，干手物品必须清洁干燥，最好使用一次性擦手纸巾。

（2）戴手套：手套能防止皮肤与唾液、血液及黏液的直接接触。有研究表明，口腔医护人员工作时不戴手套可造成手指甲中的微生物、唾液和血液持续存在达数天。常规接诊时，要求1位患者1副手套，戴手套前应洗手，更换手套前后避免接触其他部位。

（3）口罩、面罩、护目镜：口罩是防止微生物的有效屏障，口腔医护人员在为患者治疗操作中，尤其是洁治牙齿时，口罩、面罩、护目镜可隔绝洁治设备在使用时产生的气雾悬滴和牙齿的残屑、食物残垢，对病原菌有重要的物理屏障作用。要掌握口罩使用的正确方法，注意其有效时间，潮湿的口罩应立即更换。

（4）医务人员的健康防护：定期进行体检和加强免疫，加强高危科室的管理和高危人群的预防接种，提高医务人员的机体免疫力及抗病能力。

(三) 锐器伤的防护

1. 锐器伤的预防

制定切实可行锐器放置、传递、使用、用后回收等规范管理流程，杜绝各环节中锐器伤害的发生。对探针、镊子在传递中，避免锐端朝向接受者；使用过的锐器要集中存放于锐器盒中。

2. 锐器伤处理

锐器意外刺伤后，立即由近心端向远心端不断挤出血液，并用流水清洗伤口，然后进行局部的消毒处理。如为可疑患者，尽快寻求专业人士的帮助，必要时采用药物注射预防处理。

3. 汞及化学消毒剂的防护

加强诊室的通风换气，以减少空气中汞的含量，为防止汞蒸发，储汞瓶应严密封闭；充填后剩余的银汞合金要收集在盛有饱和盐水或甘油的器皿内，其深度要求＞17cm；禁止在诊室内的饮食行为；为利于进入体内汞的排泄，建议专业医护人员多饮用牛奶、豆浆、开水等。刺激性强、易挥发的消毒剂应密闭储存，防止溅溢或外溢。

(杨 芸)

思考题

1. 口腔科医院感染的特点有哪些？
2. 口腔科医院感染的主要传播途径是什么？
3. 试述口腔科器械清洗消毒与灭菌应遵循的原则。
4. 口腔科医务人员职业暴露的危险因素有哪些？

参考文献

1. 中华人民共和国卫生部. 医疗机构口腔科诊疗器械消毒技术操作规范. 2005.
2. 龚彩霞, 曾淑蓉. 口腔器械交叉感染及控制现状. 中国消毒学杂志, 2007, 24 (6)：559-560.
3. 李方兰, 周静. 口腔门诊医院感染因素探讨及预防措施. 中国消毒学杂志, 2007, 24 (6)：588-589.
4. 邵洁, 黄明敏, 童迟琴. 口腔科医院感染控制的对策. 中国实用医药, 2006, 1 (2)：115.
5. 胡礼驯. 口腔科医院感染管理与感染性疾病的预防. 临床口腔医学杂志, 2004, 20 (10)：628-629.
6. 钟立丽. 口腔科医源性感染的预防与控制. 中外健康文摘, 2008, 4：61-62.
7. 汪雪梅, 赵辉, 左军等. 口腔门诊消毒隔离质控管理体会. 大连医科大学学报, 2006, 28 (6)：505-506.
8. 赵东晓. 门诊口腔科医院感染控制对策与医务人员职业防护. 中国误诊学杂志, 2008, 8 (8)：1829-1830.
9. 袁有兰. 门诊口腔科的消毒管理. 现代中西医结合杂志, 2007, 16 (1)：138-139.
10. 刘杉. 规范口腔科医院感染管理的做法与体会. 中华医院感染学杂志, 2005, 15 (5)：558-559.
11. 李华, 王立军, 田春娟等. 口腔科医院感染管理控制的改进方法. 武警医学, 2007, 18 (6)：463-464.
12. 金淑敏, 刘淑芬, 胡慧欣. 口腔门诊常见的病原菌及控制方法. 现代护理, 2006, 12 (29)：2791-2792.
13. 徐秀华. 临床医院感染学. 湖南：湖南科学技术出版社, 2005.
14. 路海云, 冯丽荣, 刘萍. 医疗机构口腔诊疗器械消毒操作规程. 现代医院, 2006, 6 (6)：124-125.
15. 伊大海, 王炳华, 冯言, 卢爱工. 《医疗机构口腔诊疗器械消毒技术操作规范》解读. 中国实用医药, 2007, 2 (6)：119-120.

16. 张红鹰. 口腔科门诊医院感染的护理管理. 家庭护士, 2008, 1 (6): 69.
17. 蓝伟红, 肖悦. 控制口腔科交叉感染的管理体会. 现代临床医学生物工程杂志, 2004, 10 (1): 69-70.

第八节　血液透析中心（室）的医院感染管理

一、概述

血液透析中心（室）是采用血液透析的方式，对因相关疾病导致慢性肾功能衰竭或急性肾功能衰竭的患者进行肾脏替代治疗的场所。血液透析时需要将病人的血液引出体外，血液在透析器中与透析液进行物质交换，达到清除体内代谢废物，排出体内多余的水分，纠正电解质和酸碱失衡，部分或完全恢复肾功能的目的。

接受该治疗的病人虽存活时间延长，但出现严重并发症的报道也逐渐增多，获得性感染，尤其是血源性感染发生率亦逐渐增高，血液透析患者中感染已成为致死的主要原因之一，病死率高达12%～38%。由于透析患者存在淋巴细胞和粒细胞功能的受损，免疫功能下降；加之大多数病人营养不良，伴随慢性贫血；另外对血管反复穿刺，血液在体外循环反复大量交换透析液、血浆和血液置换液等，使感染的机会增多，导致患者对许多病原微生物特别易感，直接影响到患者的透析质量。虽然大多数感染属内源性感染，但医源性感染仍然是一个很重要的感染途径。

医院感染控制观念淡薄和管理上存在漏洞，使血液透析极易引发经血传播疾病的感染，包括乙型肝炎病毒（HBV）、丙型肝炎病毒（HCV）、艾滋病病毒（HIV）、巨细胞病毒（CMV）、EB病毒（EBV）、其他肝炎相关病毒（hepatitis-associated virus）及弓形虫等的感染。感染不仅加重了患者的病情，降低了其生存质量，而且大大降低其寿命，增加其经济负担。同时，医护人员也面临着医院感染威胁。血液透析所引发的感染逐渐被人们认识，国内、国外管理者也开始把它作为当今突出的公共卫生问题给予重视。

二、血液透析中心（室）医院感染的特点

（一）血液透析中心（室）医院感染的现状

1. 病毒感染

1974年，美国维持性血液透析患者HBV感染年发病率为6.2%，有些透析中心报告HBV感染年发病率高达30%。1980年，全美血液透析患者HBV感染年发病率降至1%；1999年，降至0.06%，只有3.5%的血液透析中心报告有新发感染病例。1976年，血液透析患者中慢性HBV感染患病率为7.8%，1980年降至3.8%，1999年降至0.9%。

美国CDC1977年颁布了第一部血液透析中心控制乙型肝炎指南，1980年进行了修改，这对降低血液透析患者及工作人员HBV感染率发挥了重要作用。1982年，美国推荐对所有易感者和工作人员注射乙肝疫苗，但是维持性血液透析患者中HBV和HCV感染的暴发不断发生。经调查发现，所推荐的感染控制措施没有被完全实施，疫苗接种情况也不乐观。出现以上情况主要因为工作人员没有意识到问题的严重性及感染控制措施的重要性；另一方面不清楚在普遍预防的基础上，在血液透析中心实施额外预防的必要性；还有就是工作人员认为注射乙肝疫苗对于维持性血液透析患者来说，预防HBV感染意义不大。

自1990年以来，美国有限的研究数据报告，通过检测HCV抗体所估计的血液透析患者每年HCV感染率为0.73%~3%，这些患者在监测期间没有输过血，也没有吸毒经历。1992~1999年期间，对血液透析患者开展HCV抗体检测的透析中心的比例由22%上升到了56%。1999年，美国报告血液透析患者HCV感染患病率为8.9%，一些中心报告的患病率甚至高于40%。还有一些研究显示，成人中血液透析患者HCV抗体阳性率为10%~36%，儿童中为18.5%。另外，随着透析时间的延长，透析次数的增多，感染风险就越高，有研究显示，透析时间5年以上患者HCV感染患病率平均为为37%，明显高于透析时间低于5年的12%。

沙特阿拉伯1995年的调查发现血液透析患者的HCV感染患病率高达84.6%（126/149），2006年伊朗的45家透析中心HCV感染现患率为8.1%（155/1914），在欧洲，Schneeberger等于2000年报道荷兰的34家透析中心2286例患者，HCV感染患病率为3.3%（76例），意大利的Lombardi等于1999年报道225家透析中心10 097例患者中感染患病率为22.5%（2274例）。在美洲，2007年美国的Kalan-tarZadeh等报道580家透析中心13 664名患者，1590例HCV抗体阳性，患病率为12%。秘鲁的Sanchez等2000年报道221例患者中131例HCV抗体阳性，患病率为59.3%。Jadoul等1993年报道采用第二代ELISA法对比利时401例血液透析患者随访19个月，平均抗-HCV年阳转率为1.7%，整个随访期间只有8例患者阳转。Souqiyyeh等1995年报道在沙特阿拉伯进行了一个多中心2年随访研究，抗-HCV年阳转率为7%~9%。Mohamed等1996年报道进行了3年随访研究，187例血液透析患者抗-HCV年阳转率为22.6%。

1985~1999年之间，美国报告维持性血液透析患者中已明确HIV感染的比例从0.3%上升到了1.4%，主要通过血液或血液制品传播，没有血液透析中心（室）患者与患者间的传播报道。

我国对血液透析引发感染的研究始于上世纪80年代末，但全国性的调查数据缺乏。大连市疾病预防控制中心战贤梅等于2003年检测二所市级医院、二所区级医院、二所企事业医院血液透析患者血清样品223份，其中男性137例，女性86例，年龄27~80岁，透析时间为1个月~14.5年，透析次数4次~2600次，检测肝功能异常者占4.7%，HBV总感染率为78.0%，CMV、EBV感染率分别为74.9%、73.1%，未发现HIV感染。

血液透析病人的乙肝表面抗原（HBsAg）阳性率在世界各地的透析中心差别较大，但是均与当地普通人群的HBV流行状况相关。有资料显示，世界各国及地区血液透析病人HBsAg阳性率为：美国0.9%，日本1.6%，巴西10%，中国香港10%，沙特阿拉伯11.8%。我国内地尚无大规模的调查报告，部分血液透析中心报道乙肝患病率为27.1%~55.6%，显著高于发达国家和一些发展中国家，其原因可能与我国人群中HBV感染患病率高，部分血液透析中心对血液透析中心（室）肝炎病毒传播的防范不力有关。近年来HBV感染率已呈下降趋势，这得益于一系列的监控措施，如对血液透析病人和工作人员进行HBV感染筛查、消毒隔离、血液制品的感染筛查、HBV疫苗的应用等。然而，仍有血液透析中心HBV感染暴发的报道，反映了在监控措施执行上的某些缺陷。

盛晓华、汪年松在1998年报道对62例血液透析患者进行HCV感染现患调查，HCV RNA阳性率为54.8%，北京协和等4家血液透析中心225例患者现患调查HCV RNA阳性率为16.4%。汪年松、盛晓华等随访了1998年6月~2008年12月某医院血液透析患者，采用ELISA法每隔6个月在同一实验室检测抗-HCV。2010例非HCV感染患者分别参与了1个月~126个月的随访，总计225例患者抗-HCV阳转。随访1个月~12个月、13个月~24个月、25个月~48个月、49个月~60个月、61个月~72个月、73个月~84个月、85个月~96个月、97个月~108个月、109个月~126个月者阳转率分别为4.5%（49/1086）、6.9%（29/421）、11.9%（35/196）、28.1%（32/114）、35.1%（27/77）、38.6%（22/57）、46.9%（15/32）、56.3%（9/16）和63.6%（7/11）。225例抗-HCV阳转的血液透析患者中，其中167例患者有输血和血制品史，平均输血（6.5±2.2）U；有58例患者从未输血和血制品而抗-HCV阳转。

HCV感染是规律性血液透析患者常见的并发症，易发展至慢性肝炎，甚至肝硬化，还有的可能发生肝癌，是影响血液透析患者长期存活率、生活质量及肾移植术后存活率的重要因素。

我国曾发生过多起因血液透析引起丙肝暴发的事件，引起了社会各界的重视。2009年3月30日，卫生部通报山西省太原公交公司职工医院、山西煤炭中心医院发生患者因血液透析感染丙肝的事件。47名患者在太原公交公司职工医院进行血液透析，2008年12月至2009年1月，医院对47名患者进行检测的结果表明，20名患者丙肝抗体阳性，其中14名患者曾在山西煤炭中心医院进行血液透析。卫生部通报指出，经现场检查发现，两所医院违反了《医院感染管理办法》、《血液透析器复用操作规范》，存在血液透析患者感染丙肝的隐患。主要问题包括，缺失有关医院感染管理的规章制度；重复使用一次性血液透析器；存在诸多交叉感染的隐患。

2009年11月安徽某县医院发生血透病人感染丙肝事件，在58名血液透析患者中，19名患者在医院治疗期间感染丙肝病毒，年丙肝感染率达到32.7%。

2009年12月，安徽某医院进行血液透析治疗的77名患者中，39人丙肝抗体阳性，其中15例初步确诊为医院感染。另据通报，2010年1月某医疗机构也发现血透病人感染丙肝情况。这是继2009年3月卫生部通报山西事件之后，短时间内发生的多起血透病人感染丙肝事件。这些事件表明，经血传播疾病的预防与控制是血液透析治疗过程中防控医院感染的重点。

2. 细菌感染

血液透析反复使用的血管通路是长期接受透析治疗病人的薄弱环节，自身血管内瘘很少引起感染，近年来留置中心静脉导管作为血管通路已越来越多，若导管处理不当、留置导管过久，尤其使用不带皮下隧道的单腔导管时很易发生感染。血管通路感染占血液透析感染人数的30%~70%，多数由无菌技术操作不严所致。

在美国，血液透析患者的年死亡率为23%，其中15%死于感染，而死于败血症的占到10.9%。很多有关门诊透析患者细菌感染的研究显示，每月0.63%~1.7%的患者发生菌血症，1.3%~7.2%发生血管通路感染（伴或不伴菌血症）。一项有关法国27所血液透析中心的研究显示，230例感染患者中，33%为血管通路感染或菌血症。另外随着医疗机构内多重耐药菌的不断增多，血液透析中心内多重耐药菌感染的比例也在不断增高，严重威胁着患者的生命。

（二）血液透析中心（室）医院感染的原因

造成血液透析中心（室）医院感染的危险因素包括患者机体因素和医源性因素两类。

1. 患者机体因素

血液透析患者近年来不断增多、病程长、免疫功能极其低下，而且随着年龄的增长，发生感染的风险增高。另外,透析不充分使患者的食欲不佳、营养不良,易致患者消瘦、体力不佳,贫血逐渐加重,因而易于感染,而且严重贫血及营养状况差是尿毒症患者发生感染的高危因素,特别容易导致动静脉吻合口的感染和深静脉置管的感染。蛋白质营养不良者致感染的病死率占17%;严重贫血也可直接影响血液透析患者的免疫功能,使感染率升高。

尿毒症患者往往免疫功能异常,存在淋巴细胞和粒细胞的多方面功能紊乱。血液透析患者体内可产生一系列复杂的免疫反应,如补体、单核细胞的激活,细胞因子的合成和释放,反应活性氧、碳酰基及一氧化氮产生等,这一系列免疫反应导致对感染性疾病的易感性增加,易并发急慢性感染并发症,如致热源反应、一般细菌及真菌感染、结核感染、病毒感染等。免疫功能障碍常使得临床表现不典型,而且发展很快。此外,免疫反应的降低,也降低了疫苗的效用。

除了以上几个方面,血液透析患者感染还与其他因素有关,如维生素 B_6 缺乏可影响多形核细胞的吞噬活性和淋巴细胞活性,从而诱发感染;狼疮肾炎、血管炎性肾病及肾移植后使用激素和免疫抑制剂使机体免疫功能低下,使感染易感性增加;去铁胺的使用使患者对致命性毛霉菌感染的危险性增大;输血可抑制患者的免疫状态,降低淋巴细胞总数,使植物血凝素的刺激反应和混合淋巴细胞培养的反应性均降低。

2. 医源性因素

1) 建筑布局不合理,如各功能室(区)混用或交叉,三区划分不清;单位诊疗面积不足,不能保证血液透析中心(室)良好治疗条件。

2) 医院感染管理制度不健全

目前血液透析中心(室)"重技术轻管理",护士争当技术能手,忽视管理制度的落实;工作人员职责不清,忽视预见性的防范措施,医院感染的质量控制落实不到位,监督力度不足;消毒制度如对透析机、透析器、反渗机等消毒的制度不够完善。需要指出的是,透析器复用的管理方面往往没有具体的要求。

3) 消毒与隔离不到位

①透析机未实施严格的消毒。如两透析病人之间,无论是阴性患者之间或是阳性患者之间,透析机不消毒;部分透析机使用的消毒剂的浓度不够,消毒时间不够,致使不能达到消毒的要求。在透析治疗时,很多透析机的透析液是单向流动的,输入和输出管道不存在交叉现象,因此在整个透析过程中,输入管道被污染的可能性很小。但在进行透析机内部管路消毒时,透析液输入和输出管道便形成了一个环路,使消毒剂充满整个管路,循环消毒,这时如果消毒不彻底,透析液输入管道便被严重污染,比消毒前污染程度更大。因此,透析机的正确、彻底地消毒非常重要。

②反渗水系统消毒处理不及时。水处理后到透析机间的供水系统是另一个引起污染的环节。无论是使用中央配制透析液或者终端单机配制透析液的方式,都存在一个供水系统。管道中水存留过夜,会使细菌迅速繁殖,因此,供水系统应定期消毒,并设计使消毒剂能停留足够的时间,无死腔;应在每日用完后放空存水。

③血液透析器的重复使用,不符合《血液透析器复用操作规范》的要求,易致交叉感染。由于经济的原因和新透析器可引发首次使用综合征,透析器重复使用变得越来越广泛。美国1976年仅有18%的透析中心实行透析器重复使用,到1988年已达68%的透析中心实行重复使用,但也因此发生了多起医院感染暴发事件。感染的原因主要是消毒工作存在问题,消毒效果不可靠;使用的消毒剂不适于透析器的消毒,易破坏透析膜的完整性。

我国发生的血液透析中心（室）医院感染的暴发事件也存在透析器复用不合理的现象。主要表现为复用清洗与消毒为手工操作，难以保证清洗效果，没有采用半自动或全自动清洗消毒机；所用消毒剂不合格或不适于透析器的消毒；对消毒剂的浓度没有常规监测，存在达不到消毒浓度的现象；无人监督复用操作人员的工作是否规范，消毒员没有经过正规培训；一个病人同时存有多个透析器，存在有消毒过期问题；透析器重复使用次数过多，出现破膜、漏血、漏气等现象，增加污染机会；透析器复用用水不合格，引起热源反应。另外透析器的复用，缺乏复用管理制度、复用操作流程、复用记录与登记、血液透析器整体纤维容积（Total Cell Volume，TCV）检测、透析膜完整性试验，复用透析器的标识不规范，没有透析液的监测等。有时因标签无法辨认患者名字，出现透析器混用的现象。

④血液透析中心（室）物体表面、透析机表面等消毒处理不严格，透析机的外表面消毒常被忽略。在日常工作中，工作人员手经常接触透析机操作面板，从而容易被患者的血液、体液污染，但面板的消毒往往容易被忽视，消毒不彻底，成为引起交叉感染的一个重要环节。

⑤透析液未做到无菌配制。透析液的主要成分A液、B液使用与保存过程中盛装容器不密闭，开口暴露于空气中；有些医疗机构自己配制浓缩液，在配置过程中，无菌操作不严格，配制所需物品达不到卫生学要求；透析用水处理流程不合理，使反渗水达不到卫生标准，这些因素最终导致透析液微生物含量超标，从而使患者发生医院感染。

4）医护人员无菌操作不规范，主要表现为手卫生不到位，两个患者之间不洗手、不更换手套或摘手套后不洗手；另外，在无菌操作过程中，由于一些原因需要接触污染的物体表面，在重新进行无菌操作前没有洗手和更换手套，导致交叉感染。血液透析患者一般需要建立血管通路，无菌操作尤其重要。中心静脉插管相关性感染是影响血管通路的严重并发症，导管留置与动静脉内瘘、血管移植相比有更高的感染率，时间延长的导管插入术、不规范的无菌操作以及透析时的频繁操作都可增加感染的发生率。

5）人员培训不足，血液透析中心（室）有其特有的操作规程和职业防护原则，为了预防与控制医院感染的发生，工作人员需要了解相关的制度、操作流程等，但是很多医疗机构不重视对人员的培训，工作人员不了解如何防控医院感染和做好自身防护，导致医院感染不断发生。

6）职业防护意识差，尤其是标准预防的意识薄弱。在血液透析治疗过程中，医务人员经常会暴露于患者的血液和体液，如果不注意手卫生、手套的使用，非常容易引起自身的感染，尤其当发生锐器伤时。

7）其他，医院不重视对患者和医护人员进行预防性接种疫苗，如乙肝等；患者卫生观念差；献血员的筛查不全面，输血及血液制品的大量使用，增加感染机会。

三、血液透析中心（室）医院感染的预防与控制

（一）建筑布局

血液透析中心（室）除透析治疗区外无论其规模大小、均应设置患者（男、女）更衣室、家属候诊室、医生护士更衣室及办公室。上述区域应设在透析治疗区外，与透析治疗区分区明确。透析治疗区应包括水处理间、透析器清洗和复用间、透析准备间和病人透析室。病人透析室分为普通病人及隔离病人透析室。各功能区域应当合理布局，区分清洁区与污染区。

(二) 工作人员要求

血液透析中心（室）应当根据透析患者的需要，配备足够数量的医护人员。血液透析中心（室）护士的配备应当根据透析机和患者的数量以及透析环境等合理安排，每名护士负责操作及观察的患者应相对集中且数量最好不超过 4 个，这样有利于护士更好地遵从医院感染管理相关制度和流程，避免因工作繁忙而疏忽某些细节，从而达到有效预防医院感染的目的。

医护人员应具备血液透析中心（室）医院感染预防与控制及环境卫生学管理方面的知识，接受相关医院感染管理知识的培训，严格执行有关制度和规范；进入血液透析中心（室）必须遵守着装要求和行为规范，并严格执行各项无菌操作，防止感染的发生。掌握标准预防的原则，并根据微生物的传播途径采取相应的隔离措施；进行透析机复用的工作人员应经过专业培训，熟练掌握操作规程，避免交叉污染和做好个人防护。

(三) 医院感染控制

1. 应制定医院感染管理制度、消毒隔离制度、透析液及透析用水质量检测制度、相关诊疗技术规范和操作规程等制度。应采取有效措施保证制度的实施和严格执行，加强对新员工的培训及老员工的继续教育，不断学习和更新医院感染预防与控制知识。

2. 应建立医院感染监测制度，包括医院感染病例监测和环境卫生学监测，及时发现医院感染暴发及存在的隐患，分析原因并进行改进。

3. 应设立隔离治疗间或隔离区域，配备专门的透析操作用品车，对乙型肝炎等传染性疾病患者进行隔离透析，工作人员相对固定。

4. 医务人员进行诊疗操作时，应穿工作服、换工作鞋，严格执行无菌操作，严格按照《医务人员手卫生规范》要求，实施手卫生，以防止医院感染的发生。

5. 长期透析患者由于机体营养不良、低蛋白血症、免疫功能低下，易发生院内感染，开始血液透析前须进行经血传播病原体的筛查，如 HBV、HCV、HIV 等，并定期复查，对有传染性的 HBV、HCV 等感染患者，固定床位及专机透析，采取相应的隔离消毒措施。急诊病人按传染病人对待，专机透析。

6. 严格执行一次性使用物品的规章制度。透析器的重复使用应当遵照卫生部《血液透析器复用操作规范》的要求进行操作。

7. 医疗废物应按照《医疗废物管理条例》及有关规定进行分类和处理，废液排入污水处理系统。

(四) 医院感染的预防

1. 血液透析中心（室）清洁区应达到《医院消毒卫生标准》中规定的Ⅲ类环境的要求，保持空气的流通。每次透析结束应更换床单、被单，对透析间内所有的物品表面及地面进行清洁消毒。

2. 无菌操作管理

（1）医护人员为病人操作前、后以及离开透析中心都要进行严格洗手，严格无菌操作，操作时须戴帽子、口罩。穿刺时严格消毒，严禁在感染处穿刺。凡上下机、抽血、穿刺均应戴手套，且病人间更换手套，手套污染后及时更换。防止因医护人员的手作为传播媒介污染环境，造成交叉感染。

（2）穿刺部位皮肤严格消毒，透析过程中穿刺部位用治疗巾覆盖，透析结束时按无菌操作进行压迫止血。

（3）对中心静脉置管透析部位，每次透析时进行消毒更换无菌敷料，检查有无感染征象，透析过程中导管用治疗巾覆盖，治疗后用一次性无菌帽封闭；透析时连接管路严格无菌操作。加强对血管通路的自我保护宣教，对出现发热反应的患者及时进行血培养，查找感染源，采取控制措施。有关中心静脉插管相关感染的预防可参见第五章第五节第一部分——血管导管相关感染的预防与控制。

3. 透析设备的管理

（1）血液透析机每换一个病人必须用软水清洁表面并用消毒剂擦拭消毒，注意做到彻底消毒，避免污染的手再次污染透析机表面。

（2）每次透析治疗结束后，使用后透析机进行有效的水路消毒（具体消毒方法参见透析机的使用说明书），透析机水路中消毒液残留量必须小于允许值，如甲醛<10mg/L，过氧乙酸 $1\mu g/L$，游离氯 0.5mg/L。

（3）透析管路预冲后必须 2 小时内使用，超过 2 小时没有使用应作报废处理。

4. 透析用水及透析液的要求及监测

透析用水质量是保证透析疗效和减少并发感染的重要环节，每次 4 小时的血液透析治疗约消耗 120 升透析用水，因此透析用水质量直接影响到透析患者的治疗效果。

目前有些医疗机构自行配置浓缩液，这就要求采用符合国家药品监督管理局规定的，符合卫生部公布的Ⅲ类医疗器械管理要求的透析粉配制透析液，A 液存放时间不超过 1 周，浓缩 B 液现用现配，如剩余液体则弃之；浓缩液配制室应位于透析室清洁区内相对独立区域，周围无污染源，保持环境清洁；浓缩液配制桶须标明容量刻度，应保持配制桶和容器清洁，定期消毒。

根据设备的要求定期对水处理系统进行冲洗、消毒，定期进行水质检测，确保符合质量要求。每次消毒和冲洗后测定管路中消毒液残留量，确定在安全范围。透析用水每月进行 1 次细菌培养，在水进入血液透析机的位置收集标本，细菌数不能超出 200cfu/ml；透析液每月进行 1 次细菌培养，透析器入口的细菌菌落总数为 200cfu/ml 以下；透析液每三个月进行 1 次内毒素检测，留取标本方法同细菌培养，内毒素不能超过 2eu/ml。当疑有透析液污染或感染病例时，应增加采样点，如原出水口、软化水口、反渗水出口、透析液配液口等；检查结果超过规定标准值时，须再复查，并分析原因进行改进。

5. 透析器复用的管理

（1）透析器复用的基本要求

1）一次性使用的透析器和乙型肝炎病毒标志物阳性、艾滋病病毒携带者或艾滋病患者、其他可能通过血液传播传染病患者使用过的透析器以及对复用过程所使用的消毒剂过敏的患者使用过的透析器严禁复用。

2）丙型肝炎病毒标志物阳性患者使用过的血液透析器，在复用时应与其他患者的血液透析器分开。

3）可复用的透析器必须经过清洗、检测、消毒处理并贴上标有患者的姓名、病历号、使用次数、每次复用日期及时间的标签才能给同一患者使用。

4）透析器复用必须有复用记录：包括患者姓名、性别、病案号、血液透析器型号、每次复用的日期和时间、复用次数、复用工作人员的签名或编号以及血液透析器功能和安全性测试结果。

5）复用设备必须确保以下功能：使透析器处于反超状态能反复冲洗血室和透析液室；

能完成血液透析器性能及膜的完整性试验。

6）复用用水和消毒剂符合要求。复用用水细菌水平不得超过 200 cfu/ml，干预限度为 50 cfu/ml；内毒素含量不得超过 2 eu/ml，干预限度为 1 eu/ml。当达到干预限度时，继续使用水处理系统是可以接受的，但应采取措施（如消毒水处理系统），防止系统污染进一步加重。最初应每周检测 1 次，连续 2 次检测结果符合要求后，细菌学检测每月 1 次，内毒素检测每 3 个月至少 1 次。一般在血液透析器与复用系统连接处或尽可能接近此处进行水质检测。

所用化学消毒剂浓度和消毒时间必须足够，杀菌效果可靠，在透析治疗前能够完全被清除，副产品降解迅速，不污染环境，不损伤透析膜。

7）复用次数：应根据血液透析器整体纤维容积（total cell volume，TCV）、膜的完整性试验和外观检查来决定血液透析器可否复用，三项中有任一项不符合要求，则废弃该血液透析器。采用半自动复用程序，低通量血液透析器复用次数应不超过 5 次，高通量血液透析器复用次数不超过 10 次。采用自动复用程序，低通量血液透析器推荐复用次数不超过 10 次，高通量血液透析器推荐复用次数不超过 20 次。

（2）透析器复用的清洗与消毒程序

1）透析结束后透析器的预处理：半自动复用程序中，使用反渗水冲洗血液透析器血室 8～10min，冲洗中可间断夹闭透析液出口。肉眼观察血液透析器有无严重凝血纤维，若凝血纤维超过 15 个或血液透析器头部存在凝血块，或血液透析器外壳、血液出入口和透析液出入口有裂隙，则该血液透析器应废弃。

2）透析器的运送：血液透析器应在清洁卫生的环境中运送，并立即处置。如有特殊情况，2h 内不准备处置的血液透析器可在冲洗后冷藏，但 24h 之内必须完成血液透析器的消毒和灭菌程序。透析器复用前应该封堵各端口，在擦拭外表面后应分别按丙肝阳性和阴性存放，不要混放，降低病毒交叉感染的危险。

3）清洗：根据透析膜性质选用不同的清洁剂。可选用 1％次氯酸钠、3％过氧化氢或 2.5％Renalin。次氯酸钠清洁时间应＜2min，因其会破坏膜的结构，增大破膜的危险。清洁液应充满血液透析器血室，用反渗水冲洗。清洗完成后，应进行透析膜完整性试验。

4）消毒：常用消毒剂有过氧乙酸、福尔马林等。将消毒液灌入血液透析器血室和透析液室，至少应有 3 个血室容量的消毒液经过血液透析器，以保证消毒液不被水稀释，并能维持原有浓度的 90％以上，使血液透析器的血室和透析液室达到无菌或高水平消毒水平，血液透析器血液出入口和透析液出入口均应消毒，然后盖上新的或已消毒的盖。消毒前须测试消毒剂是否达到应有的浓度水平。

消毒程序不能影响血液透析器的完整性。为防止膜损伤，不要在血液透析器内混合次氯酸钠和福尔马林等互相发生反应的物质。另外，应注意透析器外表面的消毒，应使用与血液透析器外部材料相适应的消毒剂擦拭，避免病毒存在于外表面，从而通过手进行传播。

供参考的常用消毒剂的使用要求见表 6-6，其使用方法建议按血液透析器产品说明书上推荐的方式进行。

表6-6 透析器复用使用消毒剂的方法及有效期

消毒剂	浓度（%）	最短消毒时间及温度*	消毒后储存有效期（天）**
福尔马林	4	24小时，20℃	7
过氧乙酸	0.25%~0.5%	6小时，20℃	3
Renalin	3.5	11小时，20℃	14~30

* 复用血液透析器使用前必须经过最短消毒时间消毒后方可使用。

** 超过表中所列时间，血液透析器必须重新消毒方可使用。

5）进行下一次透析治疗前的处理：血液透析器使用前须用生理盐水冲洗所有出口，血液透析器中残余消毒剂水平要求福尔马林<5μg/L、过氧乙酸<1μg/L、Renalin<3μg/L。

血液透析器自动复用程序与半自动复用程序相似，包括反超滤冲洗、清洗、血液透析器容量及压力检测、消毒等。每种机器使用特定的清洁剂及消毒剂，具体操作程序应遵循生产厂家的使用说明。

（3）复用间建筑布局和环境要求

1）复用间应保持清洁卫生，通风良好。

2）复用间应分为丙肝阳性和阴性处置区，分区明确。

3）贮存区：已处理的血液透析器应在指定区域内独立存放，应与待处理的血液透析器分开放置，以防混淆导致污染甚至误用。

4）复用间应设有紧急眼部冲洗水龙头，确保复用工作人员一旦被化学物质飞溅损伤时能即刻有效地冲洗。

6. 加强医院感染预防与控制知识的培训和总结

（1）提高对血液透析中心（室）工作人员对医院感染预防和控制重要性的认识，人人参与、人人把关，是做好血液透析中心（室）医院感染预防和控制的基础。培训的内容包括手卫生、个人防护用品的正确使用，经血传播病毒、细菌和其他病原体的传播方式及相应的预防措施，血液透析中心（室）特有的感染控制措施，诊疗、护理中的感染控制技术等。

（2）定期组织有关医院感染预防与控制方面的自查，对检查的结果进行分析总结，及时向相关人员及医院感染管理科反馈。组织讨论存在的问题，分析原因，制定有效整改措施，并且要注意整改后效果。

（3）定期对患者及家属进行健康教育，注意讲究个人卫生，讲解保持血管通路的护理知识及预防感染的重要性及相关知识。根据血液透析患者的特点，通过各种形式，将预防感染知识有计划地向患者家属进行宣教，如注意饮食卫生及皮肤清洁，内瘘穿刺点的保护，置管后的注意事项，合理饮食，避免到人群多的场所，适当锻炼身体，防止过度劳累，提高机体抵抗力等。

7. 患者饮食护理

血液透析患者存在贫血和营养状况差，应适当增加营养，每日摄入蛋白质（1.0~1.2）g/kg，以优质蛋白如鸡蛋、牛奶、鱼、瘦肉为主；另外需补充维生素、钙、铁和促红细胞生成素，尽量减少输血。

8. 医务人员个人防护

（1）严格洗手

洗手是最有效的预防感染的措施之一，无菌操作前后，接触患者后及处理患者用物后必须彻底洗手。

（2）防护用品的使用

手套、袖套、防护围裙及防护眼镜一直被认为是减少医务人员血液暴露的最主要措施之一，进行血液透析操作或接触血液、体液污染的物品时需戴手套，接装管路及穿刺均应做到一人一副手套，进行透析器复用处理时，操作者应穿戴防护手套和防护衣，应遵守感染控制预防标准，从事已知或可疑毒性或污染物溅洒的操作步骤时，应戴面罩及口罩。

（3）自身免疫

对血透室工作人员进行乙型肝炎、丙型肝炎检测，乙肝阴性者注射乙肝疫苗，如不慎被HBV或HCV污染的的锐器刺伤，具体处理程序可参见第八章第五节"针刺伤、锐器伤的预防与处理"中的内容。HBsAg阳性的医护人员不宜从事血透透析工作。

（贾会学　李六亿）

思考题
1. 血液透析患者医院感染的原因有哪些？
2. 如何加强血液透析中心（室）的医院感染管理？
3. 血液透析器进行复用时，需要注意哪些问题？

参考文献
1. 中华人民共和国卫生部．血液透析室建设与管理指南（征求意见稿）．2009．
2. 中华人民共和国卫生部．综合医院评价标准实施细则（征求意见稿）．2009．
3. 中华人民共和国卫生部．血液透析器复用操作规范．2005．
4. 北京市血液透析质量控制和改进中心．北京市血液透析质量管理规范（草案）．2009．
5. Vascular Access Work Group. NKF-KDOQI Clinical practice guidelines for vascular access：update 2006. Am J Kidney Dis，2006，Suppl 1：S248-73.
6. Vascular Access Work Group. NKF-KDOQI Clinical practice guidelines for vascular access：update 2000. http：///www. kidney. org/PROFESSIONALS/kdoqi/guidelines_updates/doqi_uptoc. html.
7. 刘亮宝，谌科．血液透析室质量监控与医院感染管理．中国误诊学杂志，2009，9（29）：7156．
8. 张聿为，银燕，吴东，等．血液透析医院感染影响因素分析．中国公共卫生，2008，24（7）：820-821．
9. 黄颂敏，陈肖蕾．血液透析中的乙型肝炎病毒感染．中国实用内科杂志，2008，28（1）：25-27．
10. 庄红娣，尹维佳，乔甫，等．血液透析中心感染管理现状和展望．现代预防医学，2006，33（8）：1405-1406．
11. 汪年松，姚兴梅，盛晓华．要重视血液透析患者感染丙型病毒性肝炎的防治．中国血液净化，2009，8（11）：571．
12. 尹桂英，孙玉霞，刘桂青．血液透析室的医院感染管理与控制．齐鲁护理杂志，2006，12（1）：72．
13. 苏秀琴．血液透析室感染的预防及控制．亚太传统医药，2008，5（1）：123-124．
14. 吴健谊．血液透析室医院感染原因分析及对策．齐鲁护理杂志，2007，13（17）：99．
15. 肖琼，徐红燕，杨元媛．血液透析室应用规范化管理控制院内感染的效果．解放军护理杂志，2008，25（5A）：57-59．
16. 孙亚慧，战贤梅．血液透析引发感染及原因探讨．中国公共卫生管理，2006，22（2）：143-144．
17. United states CDC. Recommendations for preventing transmission of infections among chronic hemodialy-

sis patients, 2001.
18. 汤善芳, 孙玉荣, 苑莲美. 血液透析患者医院感染的危险因素与预防. 中华医院感染学杂志, 2009, 19 (15): 1950-1952.
19. 盛晓华, 汪年松. 维持性血液透析患者感染丙型病毒性肝炎的传播途径. 中国血液净化, 2009, 8 (11): 590-592.
20. 汪年松, 盛晓华, 张晓光. 维持性血液透析患者感染丙型病毒性肝炎126个月随访研究. 中国血液净化, 2009, 8 (11): 593-596.

第九节 急诊科的医院感染管理

一、概述

急诊科是全院医疗服务体系的一个重要组成部分，是对高烧、急腹症、心脏病、大出血、外伤等临床各种危、急、重患者进行抢救、观察处理的中心。由于急诊科患者具有流动量大、随机性强、病情各异、病情复杂的特点，各种急性感染性疾病可能混在一般患者中间，交叉感染的机会始终存在。有资料报道某大型综合性教学医院的急诊内科，在2000年1月~2002年12月两年间接诊的1892例急诊患者中，有413例发生医院感染，医院感染发病率为21.8%。下呼吸道感染221例，占53.5%，居感染首位；泌尿道感染125例，占30.3%，居第2位；肠道感染31例，占7.5%，居第3位；皮肤黏膜感染22例，占5.3%，居第4位；血液感染9例，占2.2%，居第5位；其他部位感染5例，占1.2%。因此，加强急诊科医院感染管理是医院感染预防与控制的重要组成部分。

二、急诊科医院感染管理工作中的问题

急诊科人员流动量大，病种多而复杂且多为病情紧急、危重、需要及时诊疗或抢救的患者，就诊流程因病情而异，一般程序如下：

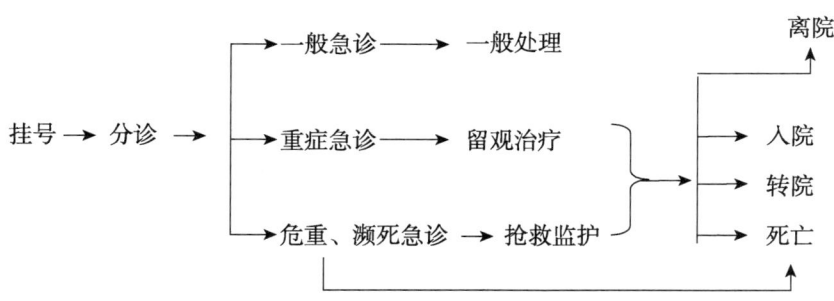

急诊科医院感染潜在因素较多，容易引起医院感染的发生，主要存在如下问题：
1. 急诊科的建筑布局、流程不符合卫生学要求
急诊科的污染和清洁路线不分，出入口安排不当，布局不合理均可导致病原菌广泛传播，在急诊科的布局中，清创室或小型手术室、观察室和急诊ICU是存在医院感染隐患的主要场所。

急诊手术患者多为创伤外科手术，患者在无术前准备的情况下进入手术室，由于空间有限，污染清创术与相对无菌手术常在同一手术室进行，增加了交叉感染的机率。急诊患者就诊大多是不可预计的，随时就诊的可能大，接台手术的间隔时间较短，无法进行终末消毒处理，使空气中病原微生物、尘埃增多，空气污染严重。有时急诊患者及家属异常焦急的情绪会影响医务人员，使他们在手术中的无菌观念削弱，这些无疑会增加医院感染的机率。

在急诊观察室里病种繁多，患者流量大，陪伴人员进出多，而空间有限，因此容易发生交叉感染。ICU 中急诊抢救患者多病情重、生命体征不稳定，部分患者伴有意识障碍，甚至出现呼吸心跳停止，在抢救患者过程中对患者进行气管插管、气管切开、留置导尿管、深静脉置管紧急抢救技术操作时，往往忽视防治继发感染或者采取预防措施不合理，成为接受侵入性操作患者感染明显增高的主要原因。

2. 医院感染管理制度执行不严

急诊科各类仪器设备使用频繁，侵入性操作使用一次性医疗用品繁多，因个别医务人员责任心不强、无菌观念淡薄、各项技术操作不规范、不能严格执行无菌技术和消毒隔离制度等，是造成急诊科医院感染发生增多的主要原因之一。

3. 医务人员手卫生的依从性不高

医护人员手携带的细菌与医院感染密切相关。急诊环境由于其开放式的管理，24 h 全天候工作，患者病情复杂，危重患者及陪护人员多，各种潜在感染和带菌者情况不明，加上医护人员的工作量大，导致医护人员的手更加容易被污染。

急诊科洗手设施简陋，手拧式水龙头易造成洗手后的二次污染，而洗手用品的不合理配置也难以保证洗手效果，如临床洗手用肥皂多数放在洗手池旁，常处于潮湿状态，而潮湿的肥皂为细菌提供了良好的生存条件。有报道表明，急诊科医护人员常用的听诊器，可能是洗手后医护人员手再污染的一个重要因素，其平均含菌量明显高于手的含菌量。

4. 急诊科预检分诊制度落实不够

急诊科部分病员病情危重、无家属陪伴等，给分诊工作带来了很大的实际困难。在急诊患者中还有一部分为传染病患者，早期症状不明显，不容易识别，极易造成医源性感染的发生。

5. 侵袭性医疗器械使用日益广泛

来急诊科救治的患者入院时，基础疾病多为危重疾病，许多患者入院后需要进行侵入性诊断与治疗操作，如气管插管、呼吸机应用、静脉穿刺、导尿、持续导尿、插管洗胃、内镜检查、胸腔、腹腔穿刺等。侵入性操作容易损伤患者的天然保护屏障，导致医院感染的发生。

6. 抗菌药物使用不合理

广谱高效抗菌药物的广泛使用是造成急诊科患者发生医院感染的重要原因之一，有时因急于预防与控制危重患者的感染，往往盲目服从于患者和家属的要求，部分医师常常使用广谱高效抗菌药物，容易使细菌产生耐药性，或者造成患者菌群失调，甚至真菌感染。

7. 医疗废物管理不规范

急诊科患者较多，难以进行彻底的消毒处理，致使医院感染菌株较为集中。在抢救过程中若不重视医疗废物分类，锐器未及时放入锐器盒，可能对工作人员造成不必要伤害。患者的排泄物、分泌物及被污染的物品未经消毒处理即倒入下水道或垃圾站，使传染病蔓延，并可直接或间接地污染水源、食品、便器等用物及手，均可能造成二次污染和职业暴露的发生。

三、医院感染的预防与控制

急诊科由于患者流动量大、病情复杂等特点，存在交叉感染的风险较大。因此，急诊科医院感染管理应从布局流程、规章制度、环境物品的消毒灭菌、人员培训、职业防护、抗菌药物合理应用等方面入手，切实做好医院感染的预防与控制工作。

（一）布局合理，流程符合卫生学要求

医院感染建筑布局直接与医院的工作流程相关，而评价工作流程合理性的重要指标是看其建筑布局能否满足医疗工作的卫生标准，其建筑在发生医院感染的过程中能否有利于采取有效措施控制传播途径，以避免因建筑布局设计上存在的缺陷导致医院感染的播散。为此，在急诊科的改建与扩建工程中，医院感染管理委员会应当结合国家的相关标准对基本设施和工作流程进行审查，避免盲目性、随意性，给以后的医疗活动和医院感染管理带来不便。

急诊科的设置应与医院级别、功能和任务相适应，一级医院设急诊室，二、三级医院独立设置急诊科。急诊科为一级科室，是门诊的重要组成部分，应设在门诊的近处，并有明显的路标和标识，以方便和引导患者就诊。急诊科应明亮通风，候诊区宽敞，就诊流程便捷通畅，建筑格局和设施应符合医院感染管理的要求。儿科急诊应根据儿童的特点，提供适合患儿的就诊环境。

急诊科应设医疗区和支持区，二者应合理布局，有利于缩短急诊检查和抢救半径。其中医疗区包括分诊处、就诊室、治疗室、处置室、抢救室和观察室，有条件的可设急诊手术室和急诊监护室；支持区包括挂号、各类辅助检查部门、药房、收费和安全保卫等部门。

急诊科入口应通畅，设有无障碍通道，方便轮椅、平车出入，并设有救护车通道和专用停靠处；有条件的可分设急诊患者和救护车出入通道。急诊科应根据患者流量和专业特点设置观察床，收住需要留院观察的患者，观察床的数量以医院床位数2%～3%为宜。患者留观时间原则上不超过72h。急诊科应设有专门传呼（电话、传呼、对讲机）装置。有条件的医院可建立急诊临床信息系统，为医疗、护理、感染控制、医技、保障等部门及时提供信息。

急诊诊室应靠近急诊区入口处，因有时有担架出入，外加陪同人员，诊室的大小可稍大些。诊室的数量在大型综合性医院的急诊科中，除了设有内外科诊室外，还可设有妇产科、五官科等各科诊室，可根据医院的实际需要与人力条件而定。在一般综合性医院中，可只设内外科诊室，小型医院可考虑一间大的诊室，兼作急诊室，对患者作临时处置。

急诊抢救室的位置应设在临近急诊入口，门朝向大厅，便于将危重患者直接推至室内。急诊科抢救室应设置一定数量的抢救床，每床占地面积以 $14\sim16m^2$ 为宜。

急诊观察室是收治一时不能确诊病情，而需要医学观察的患者。观察室是急诊室的主要组成部分，近年由于医院床位紧张，急诊科观察床位增加明显、十分拥挤。卫生部明确规定急诊科观察床的数量按医院总床位数量的5%设立。大观察室内一般设4床或6床，并单独设立隔离床或隔离观察室，以便于接纳需要隔离的或危重患者。治疗室位置一般应靠近观察室或诊室，以便于抢救患者。

（二）人员、物品的管理

1. 人员的管理

急诊科应配备足够数量、受过专门训练、掌握急诊医学的基本理论、基础知识和基本操作技能、具备独立工作能力的医护人员,且专业技术人员应相对固定,以防人员不足和流动性大,各种操作不到位而致医院感染的发生。

2. 物品的管理

急诊科的仪器设备及药品配置应齐全,并确保处于备用状态,以确保急诊救治工作及时有效开展。

(三)医院感染的预防与控制

1. 建立健全医院感染管理组织

根据国家卫生行政部门有关医院感染管理的具体要求,结合急诊科的工作特点,应成立由急诊科主任、护士长、监控医生和监控护士组成的医院感染监控小组,明确责任,认真履行职责。急诊科主任作为第一责任人,全面负责本科室医院感染管理的各项工作,制定医院感染相关管理制度,并组织实施;对医院感染病例及感染环节进行监测,采取有效措施,降低医院感染发病率;发现医院感染散发病例时,24h内报告;发现医院感染暴发时,及时报告医院感染管理部门,并积极协助调查,采取控制措施;监督指导本科室医务人员执行无菌操作技术规程和消毒隔离制度以及抗菌药物的合理应用情况;组织本科室进行医院感染预防控制知识培训,负责本科室医务人员的职业防护和医疗废物的管理工作等。

2. 制订并落实医院感染管理的规章制度

制度是管理的基础与保证,医院感染管理工作更是如此。遵循《医院感染管理办法》及相关法律法规的要求,结合急诊科的工作实际情况,制订相应的医院感染管理规章制度,如各类人员在医院感染管理工作中的职责,消毒隔离制度等,严格执行医院的医院感染防控的各项制度包括医院感染病例监测、报告,医院感染暴发及突发事件的监测、报告、调查与控制制度,一次性使用无菌医疗用品的管理制度,医务人员职业卫生防护制度,手卫生制度,无菌操作技术规范,抗菌药物合理应用管理制度,医疗废物的管理制度等。严格实行预检分诊制度,在重大抢救时,特别是突发公共卫生事件,及时报告医院感染管理部门,启动相应的医院感染处置预案,以提高医疗质量,保障患者和医务人员的安全。

3. 加强继续教育,提高医务人员医院感染的防控水平

由于现代医学科学技术的迅猛发展,各种新的急救仪器的广泛使用,使得急诊医学面临的医院感染防控较一般病房更为复杂、艰巨,加之急诊医学的特性,很多情况不容仔细准备,更增加了患者感染的风险,因此必须通过培训,使我们广大的急诊工作者时刻牢记在诊疗的同时,应注意医院感染的防控。

4. 严格无菌观念,做好消毒工作

急诊科应当建立健全消毒制度,开展消毒知识与技术的培训,使医务人员掌握消毒与灭菌的基本知识。同时严格执行国家有关规范、标准和规定,使用合格的消毒与灭菌物品,并定期开展消毒与灭菌效果监测。

5. 加强医务人员手卫生工作,提高医务人员手卫生依从性

手卫生是预防和控制医院感染、保障患者和医务人员安全最重要、最简单、最有效、最经济的措施,而手卫生工作对急诊科尤为重要,因此应定期对急诊科工作人员开展手卫生知识培训,掌握必要的手卫生知识、正确的手卫生方法,保证洗手与手消毒达到规定的要求。同时应按照《医务人员手卫生规范》的要求,为急诊科配备非手触式水龙头开关的洗手池,充足的速干手消毒剂、干手纸巾等手卫生设施,为提高医务人员手卫生的依从性提供必要条件,使医务人员能严格按照洗手与手消毒指征、手卫生方法认真洗手或者手消毒。

6. 合理应用抗菌药物，避免和减少细菌耐药性的产生

急诊科应根据自身的特点，包括本院、本地区急诊科收治病人常见感染、常见病原体及其对抗菌药物的敏感性，结合卫生部颁布的《抗菌药物临床应用指导原则》和《卫生部办公厅关于进一步加强抗菌药物临床应用管理的通知》精神，制订适合本院急诊科特性的临床抗菌药物应用制度，并根据病原体的变迁和抗菌药物敏感性的变化，适时进行修改与调整。达到合理使用抗菌药物、降低细菌耐药性的目的。

同时应高度重视多重耐药菌的医院感染预防与控制工作，因急诊科是多重耐药菌包括耐甲氧西林金黄色葡萄球菌（MRSA）、耐万古霉素肠球菌（VRE）、产超广谱 β-内酰胺酶（ESBLs）的细菌和多重耐药的鲍曼不动杆菌等集聚的场所，我们应针对多重耐药菌医院感染监测、控制的各个环节，制订并落实多重耐药菌医院感染管理的规章制度和有关技术操作规范，采取有效措施，预防和控制多重耐药菌传播。另外应加强对上述耐药菌感染的监测，及时发现、早期诊断多重耐药菌感染患者和定植患者，并根据监测结果指导临床对多重耐药菌医院感染的控制工作，保障医疗安全。

7. 树立标准预防理念，积极采取有效隔离措施

急诊科医务人员不仅长期地、大量地、频繁地接触各种病原微生物，而且还频繁地接触各种化学药品及使用各种锐器，这些都增加了患感染性疾病的风险，2003 年传染性非典型肺炎（SARS）的暴发，导致许多急诊科医务人员在救治 SARS 患者的工作中发生感染，甚至付出了宝贵的生命。因此，应根据国家的相关法规，制订医院急诊科医务人员的职业卫生防护制度，并认真落实；提供合格和充足的防护用品，定期进行培训，充分掌握医院感染"标准预防"的基本原则和具体措施，并能根据情况，在必要时采取适当的额外预防措施，确保急诊科医务人员职业安全。

（李卫光）

思考题

1. 简述急诊科的就诊流程。
2. 简述急诊科医院感染预防与控制的主要措施。
3. 急诊科医院感染管理主要问题有哪些？

参考文献

1. 田建国，吴建红，李学惠. 综合医院急诊科患者医院感染的潜在因素调查. 中华医院感染学杂志，2003，13（4）：324-326.
2. 黄先勇，刑玉彬，潘菲. 急诊环境与留观患者医院感染发生率的关系. 中华医院感染学杂志，2002，12（2）：129-130.
3. 刘振声，金大鹏，陈增辉. 医院感染管理学. 军事医学科学出版社，2000.
4. 中华人民共和国卫生部. 医院感染管理办法. 2006.
5. 钱培芬，倪语星. 医院感染监控与管理. 军事医学科学出版社，2008.

第十节 检验科（实验室）的医院感染管理

一、概述

随着现代化科学技术的迅速发展，大量高科技涌入临床检验领域，医学基础研究的长足进展，也使临床检验的广度和深度不断增加，因而疾病的预防、诊断和治疗，以及人体健康状况的评价等领域对临床检验科的依赖性日益加深，部分临床检验的项目已经成为某些疾病的诊断、治疗及愈后判断的决定性指标，临床检验已经成为临床医学和预防医学中不可缺少的一个重要组成部分。医院的检验科主要开展临床检验、临床化学、临床微生物学及临床免疫学等工作，每天要处理大量的临床标本如患者的血液、尿液、粪便、穿刺液、腔液等，标本来自各种各样的患者，其中相当一部分是感染性疾病患者的标本。同时标本中含有不同种类的微生物如细菌、病毒、立克次体、寄生虫、衣原体、支原体等。检验科工作人员长期与这些标本接触，不仅极易发生获得性感染，甚至还可能造成感染扩散。因此，应加强检验科的医院感染管理，减少医院感染的发生。

二、实验室感染传染性非典型肺炎（SARS）的典型案例

2003年秋至2004年春，新加坡、台北和北京都相继发生了实验室研究人员感染SARS，甚至向外扩散的非常情况，进一步表明了生物安全管理的重要性、必要性和迫切性。

2003年9月，新加坡国立大学1名微生物学研究生被确诊为SARS，该患者2003年7月-8月曾在新加坡环境卫生研究院生物安全3级（BSL-3）实验室从事西尼罗河病毒非减毒株的研究工作，该实验室同时还进行SARS相关冠状病毒（SARS-CoV）等其他病毒的研究。该患者8月26日开始出现发热、头痛和多关节痛等症状，9月3日，因持续发热被收入院，实验室检查显示轻度白细胞、血小板减少、转氨酶和乳酸脱氢酶升高，胸片正常。9月8日痰样本SARS-CoV PCR检测阳性，血清SARS-CoV IgG抗体检测也阳性，被收入SARS定点医院。后经流行病学调查证实其为实验室获得性SARS-CoV感染，这也是自2003年7月全球SARS疫情得到控制以来全球范围内第1例新增SARS病例，支持该结论的最强有力证据是该患者发病前3天处理过的西尼罗河病毒样本SARS-CoV检测阳性，进一步表明被污染的西尼罗河病毒样本是该患者的感染来源。

继新加坡之后，2003年12月17日台湾向WHO报告第2例实验室获得性SARS-CoV感染。该病例为一名44岁的男性研究员，就职于台北某预防医学研究所，在台湾唯一的生物安全4级（BSL-4）实验室从事SARS研究，主要负责抗SARS药物的筛检，怀疑于12月5日在清理废弃物时受感染，12月10日晚上开始发热。12月16日晚，该患者因发热数天未退且又出现腹泻症状而前往三军总医院就诊，此时胸片检查显示为右侧肺炎，经病原学检测后于12月17日晨被确诊为SARS。

2004年4月22日以来，北京和安徽共报告了2例SARS确诊病例和6例疑似病例。流行病学调查显示，最先发病的确诊病例宋某发病前曾在中国CDC病毒病预防控制所形态实验室实习，而其他病例都与宋某有着直接或间接联系，包括曾与宋某在同一实验室工作的杨某、宋某发病期间给其做过护理的护士李某、宋某母亲和李某的亲属及病友，专家初步推测此次SARS疫情可能源于中国CDC病毒病预防控制所实验室感染。

三、检验科医院感染的预防与控制

检验科（实验室）（以下简称检验科）尤其是临床微生物实验室由于受到感染的机会较多，必须采取严格的预防感染措施。否则不仅检验科医务人员容易感染，而且有可能成为医院感染暴发的源头。因此，检验科的医院感染管理应从布局流程、管理规章制度、环境物品的消毒灭菌、人员管理、职业防护、实验室生物安全、医疗废物管理等方面入手，作好医院感染的预防与控制工作。

（一）建立健全检验科的医院感染管理制度

检验科是传染病病原体、耐药菌及多重耐药菌、条件致病菌及其他病原体等病原微生物聚集的场所，我们应根据检验项目的操作流程与特点，制定科学、具有可操作性的医院感染与控制制度，尤其是应包括检验标本的正确采集、处置、消毒与隔离、医务人员的自身防护、医疗废物的处置等要求。并在工作中严格落实，以防病原体向社会扩散和通过医务人员向院内传播。

（二）布局和流程应符合卫生学要求

检验科的建筑设计应当符合有关标准，并与其生物安全防护级别相适应。工作场所分为清洁区、潜在污染区和污染区。清洁区包括办公室、会议室、休息室、储藏室、培养基室和试剂室等；潜在污染区指卫生通道、更衣室、缓冲间等；污染区包括标本收集、存放、处理室、检测室等。

实验室设计与建造由于生物防护级别的不同要求亦不相同，基本原则是执行《实验室生物安全通用要求》中"设施和设备的要求"的具体规定。实验室内各工作室布局合理，生活区和实验区分开。实验区作为污染区，不得在其中饮水、抽烟、进餐，不得将食品带进实验区。工作流程应合理，避免人流、物流、标本流过多的反复、交叉流动。通风合理，保证工作室通风良好，温湿度适宜。建筑材料应符合国家有关标准和要求；地面应平整、易清洁。生物安全实验室的门宜设锁，可自动关闭，出口有发光指示标志。每个实验室出口应有洗手装置，有条件可设置非手触式洗手装置。

生物安全实验室人流路线的设置，应符合空气洁净技术关于污染控制和物理隔离的原则，三级生物安全实验室宜设隔离走廊。

另外，生物安全实验室的设计应充分考虑生物安全柜、离心机、压力蒸汽灭菌锅、紧急冲洗池等专用设备的冷、热、湿和污染负荷。其送排风系统的设计也应考虑所使用生物安全柜、负压动物隔离器等设备的使用条件。

（三）严格执行消毒灭菌措施

1. 消毒原则

检验科清洁区、潜在污染区和污染区应分别进行常规清洁、消毒处理。各区的消毒要求、方法和重点有所不同，若清洁区和污染区无明显界限，按污染区处理。

清洁区若无明显污染，应每天开窗通风，湿式清洁台面、地面1次；污染区在每天开始工作前及结束工作后，台面、地面应用含有效氯500mg/L的含氯消毒液擦拭，空气根据具体情况采用适宜的方法进行消毒，废弃标本应分类进行处理，达到相应要求后排放，如微生物标本需进行灭菌后按医疗废物处置。

潜在污染区环境消毒同污染区，工作衣、帽每周换洗2次，拖鞋每天用含有效氯250mg/L的含氯消毒剂浸泡消毒、干燥备用；遇污染随时更换。抹布、拖把等所有清洁消毒器材应分开使用。工作人员应严格遵守《医务人员手卫生规范》的要求。

2. 空气消毒

对污染区内明显产生传染性气溶胶的操作（搅拌、研磨、离心等），特别是可通过呼吸道传播又含有高度传染性微生物（炭疽杆菌、分枝杆菌、球孢子菌、组织胞浆菌、军团菌、流行性感冒病毒等）的操作，应在生物安全柜内负压状态下进行。而倾倒培养基、菌种转种和细胞转瓶等无菌操作应在100级洁净间或100级生物安全柜内进行，使空气经初效、中效及高效滤器进入室（柜）内，形成正压，极大限度地减少污染。

3. 器材消毒

凡直接接触或间接接触过临床检验标本的器材均视为具有传染性，应进行消毒处理。

（1）金属器材：小的金属器材如接种环，用酒精灯烧灼灭菌。当接种环上有较多污染物时，应先在火焰上方，把接种环烤干后再缓慢伸入火焰烧灼，以免发生爆裂或溅泼而污染环境；较大的金属器材或锐利的刀剪受污染后不宜烧灼灭菌，应密闭送消毒供应中心进行清洗、消毒与灭菌。

（2）玻璃器材：采集标本的玻璃器材如玻片、吸管、玻瓶要做到一人一份一用一消毒。污染的吸管、试管、滴管、离心管、玻片、玻棒、玻瓶、平皿等，应立即浸入含有效氯1000mg/L含氯消毒剂中浸泡2h，再清洗干净、烘干。接种培养过的琼脂平板应压力蒸汽灭菌30min，趁热将琼脂倒弃，再刷洗；用于生化检验或免疫学检验用品，刷洗后浸泡于重铬酸钾-浓硫酸清洁液内24h，彻底冲洗，最后用蒸馏水冲洗3遍，干燥保存；用于微生物检验者，吸管一端应塞少量棉花，管或瓶应有塞，再用牛皮纸包好，可用干热160℃2h灭菌，待冷至40℃以下才能开烤箱的门，以免玻璃炸裂；若箱内易燃物品冒烟或发生焦味，应立即切断电源并关闭气孔，切勿开启箱门以免导致燃烧；也可用压力蒸汽121℃，102.9kPa（1.05kg/cm²）灭菌15min，吸管应直放，空吸管和空瓶口应朝下，且不能完全密闭，带螺旋帽的管瓶，灭菌时应将螺旋帽拧松。

（3）塑料制品：一次性使用的塑料制品如一次性注射器用后及时放入医疗废物容器或锐器盒内，薄膜手套用后放污物袋内集中进行无害化处理；耐热的塑料如聚丙烯、聚碳酸酯、尼龙及聚四氟乙烯制的器材，可用肥皂或洗涤剂溶液煮沸15min，洗净后用压力蒸汽121℃、102.9kPa、灭菌20min；不耐热的聚乙烯、聚苯乙烯可用0.5%过氧乙酸或1000mg/L有效氯的溶液浸泡30min，洗净，晾干；也可用环氧乙烷灭菌器灭菌；一般血清学反应使用过的塑料板可直接浸入1%盐酸溶液内2h以上或过夜；对肝炎检验的反应板可用0.5%过氧乙酸或2000mg/L有效氯消毒液浸泡2h后，洗净再用。

（4）橡胶制品：橡胶制品如手套、吸液管（球）受污染后可用肥皂或0.5%洗涤剂溶液煮沸15min，煮时吸液管（球）应全部浸入水内，清洗后晾干；必要时再用压力蒸汽灭菌处理。

（5）纺织品：无纺布帽子、工作衣、口罩等用后放污物袋内集中进行无害化处理；棉质工作服、帽子、口罩、鞋套等放专用污物袋内，送洗衣房清洗，每周2次，有明显污染时，及时更换。

（6）贵重仪器：显微镜、分光光度计、离心机、酶标检测仪、细胞计数器械、积压液系列化分析仪、培养箱等局部轻度污染，可用0.5%醋酸氯己定——乙醇溶液擦拭；污染严重时，可用环氧乙烷灭菌。

若离心时试管破裂，液体外溢，应消毒离心机内部，特别是有可能受肝炎病毒或分枝杆菌污染时，应戴手套用有效的消毒剂擦拭消毒，作用30min；或整机用环氧乙烷消毒。

4. 工作人员手

工作前、工作后或检验同类标本后再检验另一类标本前，均须用肥皂流水洗手或手消毒，若手上有伤口，应戴双层手套接触标本。水龙头应用非手触式开关，肥皂应保持干燥或用液体皂，洗手后采用干手纸擦干。

这里需要强调的是，检验人员到病房采集标本时，应注意手卫生，否则会将病原体从一个病房带到另一个病房。

5. 废弃标本及其容器的消毒处理

采集检验标本或接触装有检验标本的容器，特别是装有肝炎和结核病的检验标本者，应戴手套，一次性使用的手套用后放收集袋内，集中处置；反复使用的手套用后集中消毒后备用。

夹取标本的工具，如钳、镊、接种环、吸管等用后均应清洁消毒，进行微生物检验时，应重新灭菌。

废弃标本如胸水、腹水、脑脊液、唾液、胃液、肠液、关节腔液等每100ml加漂白粉5g，搅匀后作用2h倒入厕所或粪池内；痰、脓、血及其它固形标本，焚烧或加2倍量漂白粉溶液，拌匀后作用2h；若为肝炎或结核病者则作用时间应延长至6h后，倒入厕所或化粪池。若医疗机构内具有污水处理系统，这些标本可直接倒入厕所或化粪池。

盛标本的容器，若为一次性使用，应按医疗废物处置；对再次使用的玻璃、塑料或搪瓷容器，清洗后煮沸15min，或用500mg/L有效氯溶液浸泡30分钟，干燥保存；用于微生物培养采样的容器，应压力蒸汽灭菌后备用。

废弃标本及其容器应有专门密闭不漏水的污物袋（箱）存放，集中处置或消毒，每天至少处理一次。

（四）重视实验室生物安全管理

《中华人民共和国传染病防治法实施办法》第二章第十五条规定，凡从事致病性微生物实验的科研、教学和生产单位，作为各类传染病菌（毒）研究操作的基本单元，不同危害程度的微生物必须在不同的物理性防护的条件下进行操作，防止实验室人员和其它物品受到污染，同时也防止其释放到环境中。颁布《病原微生物实验室生物安全管理条例》目的在于加强病原微生物实验室生物安全管理，保护实验室工作人员和公众的健康。

医疗机构应严格执行国家颁布的有关规定，制定生物安全事故和危险品、危险设施等意外事故的预防措施和应急预案，根据生物危害风险，切实加强临床实验室的生物安全管理，保证生物安全防护水平达到相应的生物安全防护级别。

危害程度的评估可由医疗机构行政领导、感染办公室负责人及临床实验室负责人共同组成评估组进行评估，亦可聘请院外相关专家进行评估。评估内容按《实验室生物安全通用要求》规定进行。根据送检标本具有传染性或潜在传染性生物危害因子的特点，临床实验室通常为BSL-2级，从事高致病性病原微生物检测的实验室除外。

医疗机构临床实验室应当严格管理实验标本及实验所需的菌（毒）种，对于高致病性病原微生物，应当按照《病原微生物实验室生物安全管理条例》规定，送至相应级别的生物安全实验室进行检验。一般临床实验室为一级或二级，不得从事高致病性病原微生物实验活动。当发现高致病性病原微生物时，应送至相应级别的生物安全实验室进行检验。

生物安全防护级别不同的实验室，安全管理制度不尽相同，但必须具备实验室管理制度、工作人员安全防护制度、实验室安全防护制度、标本采集运输制度、菌、毒株保管制度、利器安全使用制度、医疗废物处理制度、安全事故应急处理制度等。

安全操作规程因传染因子危害不同也不尽相同，但必须具有送检标本检测操作规程、病原微生物检测操作规程、防护用具使用规范、各种灭菌器具使用维护操作规程、各种消毒剂正确使用操作规程、废物处理操作等安全操作规程。

（五）落实标准预防措施

临床实验室工作人员在处理患者标本时，严格执行标准预防措施，能有效地降低或消除实验室获得性感染。在处理患者的血液或体液标本时，避免皮肤或黏膜暴露于其中。接触患者的血液、体液、黏膜组织或破损皮肤时必须戴手套；手持被血液或体液污染的物体时要戴手套；进行静脉穿刺或导管引流的操作时戴手套；手套接触不同患者后要及时更换；操作可能产生气溶胶的血液或体液标本时，要戴面罩、眼罩，以免口腔、鼻、眼睛黏膜暴露于气溶胶。有些血液或体液标本在操作过程中可能溢出，要穿防护衣；手或皮肤表面被血液或体液污染后应立即清水冲洗，更换手套后也要立即洗手或手消毒；避免在操作、清洗用过的器具或接触废弃的针头过程中被针头、刀片等利器划伤。

根据标准预防，临床实验室应积极采取措施，有效减少实验室获得性感染。加强临床实验室人员管理，进行上岗前安全教育，并每年进行生物安全防护知识培训，包括所从事专业面临传染性或潜在传染性生物因子的种类、传播途径、危害性、预防方法；各种防护用具的正确使用；各种消毒、灭菌器具及消毒剂的正确使用；意外事故的应急处理等。

（六）强化职业防护意识

医疗机构临床实验室应当按照生物防护级别配备必要的安全设备和个人防护用品，保证实验室工作人员能够正确使用。安全设备及个人防护用品根据不同生物防护级别按《实验室生物安全通用要求》、《微生物和生物医学实验室安全通用准则》规定执行。主要包括符合安全和工作要求的生物安全柜；洗手装置，洗眼设施；个人防护用具（工作服、工作帽、口罩、手套、护目镜等）；常用的消毒药品及器材（如酒精、碘酒、创口贴、纱布、胶布等）。同时临床实验室保证所有人员都能正确使用安全设备和个人防护用品。

实验室所用任何个人防护装备应符合国家有关标准的要求。在危害评估的基础上，按不同级别的防护要求选择适当的个人防护装备。实验室对个人防护装备的选择、使用、维护应有明确的书面规定、程序和使用指导。

实验室应确保具备足够的有适当防护水平的清洁防护服可供使用。不用时，只应将清洁的防护服置于专用存放处。污染的防护服应于适当标记的防漏袋中放置并搬运。每隔适当的时间应更换防护服以确保清洁，当知道防护服已被危险材料污染应立即更换。离开实验室区域之前应脱去防护服。当具潜在危险的物质极有可能溅到工作人员时，应使用塑料围裙或防液体的长罩服。在这种工作环境中，如必要，还应穿戴其他的个人防护装备，如手套、防护镜、面具、头部面部保护罩等。

手套应供实验室工作时使用，以防生物危险、化学品、辐射污染，冷和热，产品污染，刺伤、擦伤等。根据所从事操作的性质，手套应符合舒服、合适、灵活、握牢、耐磨、耐刺等的要求，并对所涉及的危险提供足够的防护。应对实验室工作人员进行选择手套、使用前及使用后的配戴及摘除等培训。

当要求使用呼吸防护装备（如面具、个人呼吸器、正压服等）时，应对呼吸器作个体适合性测试，呼吸器应按照作业指导书及培训的要求使用，确保其始终正确使用该类装备。进行容易产生高危害气溶胶的操作时，要求同时使用适当的个人防护装备、生物安全柜和其他物理防护设备。

（七）加大医疗废物管理力度

医疗机构检验科应当按照《医疗废物管理条例》和《医疗卫生机构医疗废物管理办法》相关规定妥善处理医疗废物。检验科内的医疗废物指检测过程中所产生的标本及具有直接或间接感染性、毒性以及其他危害性的废物。包括检测过的标本、标本的容器、检测过程中使用的器材、一次性用品、废水、废液等。

检验科医疗废物的收集、运输、储存、处理按照《医疗废物管理条例》规定执行。医疗废物应放置黄色塑料袋或其他贴有生物危害标志的容器中，放置指定地点，防止医疗废物随处存放；培养物未经检验科负责人批准，不得携出实验室外；送检标本及一切接触检验标本的器材必须进行无害化处理；注射器针头及其他尖锐器具处理前应储存于防穿透的硬质容器中，避免刺伤工作人员。

（李卫光）

思考题

1. 检验科的工作区域主要包括哪些？
2. 检验科工作人员常用的防护用品有哪些？
3. 简述检验科医院感染防控的主要措施。

参考文献

1. 中华人民共和国卫生部．消毒技术规范（2002年版）．2002．
2. 刘振声，金大鹏，陈增辉．医院感染管理学．军事医学科学出版社，2000．
3. 中华人民共和国卫生部．医院感染管理办法．病原微生物实验室生物安全管理条例．2004．
4. 中华人民共和国卫生部．医院感染管理办法．2006．
5. 钱培芬，倪语星．医院感染监控与管理，军事医学科学出版社，2008．

第七章 医院感染的预防与控制

随着医学科学的飞速发展,医院感染的感染源、感染途径和易感人群都发生了显著的变化。它不仅给临床治疗带来了困难,影响病人的康复,甚至造成病人的死亡,而且还会加重社会和病人经济负担,因此,医院感染的预防与控制势在必行。建立和完善医院感染管理组织体系,明确职责,是做好医院感染管理工作的基础。医院感染管理专职人员的管理水平、业务水平和主观能动性直接影响着医院感染管理的成效,所以医院感染专职人员在控制和预防医院感染工作中起着不可估量的作用。

第一节 医院感染管理组织体系与职责

医院感染的预防与控制是个系统工程,在医院感染管理系统中,各级卫生行政部门应各有分工,医院院长在医院感染管理工作中承担领导责任,医院感染管理委员会、医院感染管理部门和专兼职人员以及其他相关部门也应各负其职。因此,建立医院感染管理责任制就成为医院感染管理工作中组织管理的第一要素。

一、卫生行政部门医院感染管理组织及职责

(一)卫生部医院感染预防与控制专家组

由于医院感染管理工作具有较强的政策性和技术性,卫生部作为我国医疗卫生工作的主管部门,成立国家级医院感染预防与控制专家组是十分必要的。医院感染专家组主要由医院感染管理、疾病控制、传染病学、临床检验、消毒学、流行病学等方面的专家组成。

专家组主要是从国家的层面上协助卫生主管部门研究制订我国医院感染管理方面的管理规范和技术标准,对全国的医院感染预防控制中存在的问题进行业务指导,对全国发生的医院感染情况进行调查分析,对重大的医院感染管理事件进行现场指导与调查,并完成卫生部交办的其它任务,具体职责如下:

1. 研究起草有关医院感染预防与控制、医院感染诊断的技术性标准和规范。

医院感染管理工作涉及许多专业技术方面的问题,如医院感染的诊断标准、医院消毒隔离技术、重点科室医院感染预防与控制规范等,原有的标准和规范需重新修改或补充,也有些标准需要组织专家编写和完善。卫生部专家组将按专业的不同分别承担这些技术性标准和规范的研究起草工作,对全国的医院感染的预防与控制工作提供指导。

2. 对全国医院感染预防与控制工作进行业务指导。

部分地区医院感染管理工作起步较晚,对医院感染的监测的方法、时限、数据收集等方面有较多问题,卫生部可派专家组的流行病专家前去指导,协助该地区医院感染监测工作的顺利开展。

3. 对全国医院感染发生状况及危险因素进行调查、分析。

卫生部专家组参考医院感染监控网提供的监测信息对我国医院感染发生的现状、存在的危险因素进行调研,认真分析,找出对策,提出建议,为卫生行政部门制定医院感染管理政

策提供可靠的依据。

4. 对全国重大医院感染事件进行调查和业务指导。

近年来，我国医院感染暴发流行事件时有发生，卫生部专家组均积极配合卫生行政部门深入现场，调查分析，为卫生行政部门了解事件的性质，寻找感染原因，杜绝类似事件的再次发生发挥了重要作用，也为我国医院感染管理工作的开展积累了丰富的经验。

5. 完成卫生部交办的其他工作。

卫生部专家组还要完成卫生部交办的其他工作，如医院感染管理专项检查，医疗废物管理现状的调查，医务人员职业锐器刺伤的调查等与医院感染预防和控制相关的调研、交流等工作。此外专家组作为技术支持，为卫生行政部门的决策和医院感染管理专业技术的发展发挥着重要的作用。

（二）省级医院感染预防控制专家组

医院感染组织管理中，省级卫生行政部门要参照卫生部专家组的人员构成，成立本省（市、自治区）医院感染预防控制专家组并开展工作，省级专家组在当地医院感染控制工作中发挥着非常重要的业务指导和技术支持作用。

省级医院感染预防控制专家组应履行的职责主要有：在省卫生行政部门领导下结合本地实际情况，进行医院感染管理的策略研究，并提供咨询意见；根据国家有关医院感染预防与控制的技术性标准和规范，拟订相应的实施细则；对本地区的医院感染管理工作进行技术性指导；协助对本地区发生的医院感染事件进行调查、分析，提出处理建议；对本地区医院感染发生状况及危险因素进行调查、分析；对本地区医院感染管理的相关课题进行研究；完成省卫生行政部门交给的其他相关任务。

二、医疗机构医院感染管理组织及职责

医院感染管理组织建设是医院感染管理工作的基础，1988年卫生部颁布实施的《关于建立健全医院感染管理组织的暂行办法》，对各级各类医疗机构提出了建立医院感染管理组织的要求，从组织上为医院感染管理工作的开展奠定了基础；1989年卫生部将医院感染管理标准纳入《综合医院分级管理评审标准》中，强化了医院感染管理工作。1994年下发了《医院感染管理规范（试行）》，从医院感染的组织管理、监测以及重点科室和重点环节的管理措施等方面作了较为全面的规定。2000年又对《医院感染管理规范（试行）》进行了全面修订，对医院感染的组织管理、岗位职责、重点部门和重点环节的医院感染管理作出了具体规定。2006年卫生部下发的《医院感染管理办法》中从管理层面上对医疗机构中医院感染管理组织的形式提出了更高的要求。住院床位数在100张以上的医院都应当设立医院感染管理委员会和独立的医院感染管理部门。住院床位数在100张床位以下的医院应当指定分管医院感染管理工作的部门。门诊部（所）、社区卫生服务中心、采供血站等存在医疗活动的其他医疗机构，应设有医院感染管理的专（兼）职人员负责该机构的医院感染的预防与控制工作，保障患者安全。

目前，仍有不少医院将医院感染管理工作合并于医院的其他职能部门中，据北京大学第一医院2006年对全国36所医院的调查结果表明，88.9%的医院设立了感染管理科，80.6%的医院内感染管理科为一级科室，直接上级为主管医疗的副院长；其余则作为一种附属机构分别挂靠在医务处、护理部或预防保健科等，责权不清，使感染管理科的职能得不到充分发挥，直接影响该项工作的发展，与《医院感染管理办法》的要求尚有一定的差距。

(一) 医院感染管理委员会

医院感染管理委员会是医院感染管理的最高决策组织,主任委员由医院院长或者主管医疗工作的副院长担任,医院感染管理委员会主要由医院感染管理部门、医务部门、护理部门、临床科室、消毒供应室、手术室、临床检验部门、药事管理部门、设备管理部门、后勤管理部门及其他有关部门的主要负责人组成。根据医院感染管理工作的特点,以及医院感染可能发生的环节与高危因素,医院感染管理委员会主要承担以下职责:

1. 认真贯彻医院感染管理方面的法律、法规及技术规范、标准,制订本医院预防和控制医院感染的规章制度、医院感染诊断标准并监督实施。

医院感染管理委员会对国家卫生行政部门颁布的医院感染管理方面的法律、法规、规范和各种相关标准如《中华人民共和国传染病防治法》、《医院感染管理办法》、《消毒技术规范》、《内镜清洗消毒操作技术规范》等应认真组织宣传、落实,并结合医院的具体工作制订本院的预防和控制医院感染的规章制度。同时对医院所制订的各项制度应组织定期的监督检查,对存在的问题及时反馈,避免制度与实际脱节。

2. 根据预防医院感染和卫生学要求,对本医院的建筑设计、重点科室建设的基本标准、基本设施和工作流程进行审查并提出意见。

医院感染建筑布局直接与医院的工作流程相关,而评价工作流程合理性的重要指标是看其建筑布局能否满足医疗工作的卫生标准,为此,对医院的改建与扩建工程,特别是重点科室的建设,医院感染管理委员会应当结合国家的相关标准对基本设施和工作流程进行审查,避免盲目性、随意性与非专业性,给日后的医疗活动和医院感染管理带来不便。

3. 研究并确定本医院的医院感染管理工作计划,并对计划的实施进行考核和评价。

对于医院感染管理部门制订的医院感染管理工作计划,医院感染管理委员会应对其科学性、可操作性、针对性和时效性进行评价,以确保医院感染控制工作目标明确,方法得当,效果明显。

4. 研究并确定本医院的医院感染重点部门、重点环节、重点流程、危险因素以及采取的干预措施,明确各有关部门、人员在预防和控制医院感染工作中的责任。

医院感染发生的原因是复杂的。医院感染预防应当是多环节的,医院感染的控制应当是多因素的。医院感染管委员会每年应当结合本医院的感染监测信息,研究与确定本医院感染控制的重点部门、重点科室与重点流程,对可能存在的危险因素采取必要和有效的干预措施,明确各相关部门在预防与控制中的职责,这样才能保证干预措施的落实。

5. 研究并制订本医院发生医院感染暴发及出现不明原因传染性疾病或者特殊病原体感染病例等事件时的控制预案。

医院感染管理委员会应当制订医院发生医院感染暴发及出现不明原因传染性疾病或者特殊病原体感染病例等事件时的控制预案,该预案应当包括事件发生的报告体系、调查体系、应急措施等内容,力争一旦发生不可预知的医院感染事件时,能够及时发现并在第一时间采取果断措施,将不良事件造成的影响降到最低。

6. 建立会议制度,定期研究、协调和解决有关医院感染管理方面的问题。

医院要建立会议制度,定期召开医院感染管理委员会议,研究协调和解决医院感染管理中的问题,真正发挥医院感染管理委员会的决策作用

7. 根据本医院病原体特点和耐药现状,配合药事管理委员会提出合理使用抗菌药物的指导意见。

由于抗菌药物在临床的广泛应用，耐药菌造成的医院感染是医院感染控制的难点之一。目前，耐甲氧西林金葡萄球菌（MRSA）、耐万古霉素肠球菌（VRE）及多重耐药菌株不断增加。医院感染管理委员会应配合药事管理委员会针对医院病原微生物的特点和流行趋势，提出合理使用抗菌药物的建议，并根据医院感染的监测数据及耐药菌的变化趋势进行调整。

8. 其他有关医院感染管理的重要事宜。

医院感染还有可能发生非常规性途径的传播与暴发，比如传染病或不明原因感染性疾病在医院内的传播。因此，与医院感染相关的未尽事宜，也应纳入医院感染管理委员会的工作任务中，确保医院感染管理委员成为医院感染控制的最高决策组织，以适应医学科学的发展，从组织上健全医院感染管理，保障医疗安全。

（二）医院感染管理部门

医院感染管理部门是医院感染管理工作的具体执行者，具体负责医院感染预防与控制方面的管理和业务工作，既体现了医院感染管理工作的管理职能，又突出了医院感染工作的技术性和专业特点。医院感染管理部门主要承担以下职责：

1. 对有关预防和控制医院感染管理规章制度的落实情况进行检查和指导。

在医院工作的运行中，预防和控制医院感染管理的规章制度辐射医疗活动各个环节，在医院感染管理的专（兼）职人员职责中，检查和指导各项相关制度的落实是最重要的。通过检查可以督促临床医务人员在执行制度中提高依从性，及时发现管理中的薄弱环节，加以纠正，避免不良事件的发生。

2. 对医院感染及其相关危险因素进行监测、分析和反馈，针对问题提出控制措施并指导实施。

医院感染监控体系应该对医院感染可能发生的环节与危险因素是非常敏感的。医院感染管理专（兼）职人员应该采用科学的方法，开展医院感染及其相关危险因素的监测，对监测的数据加以分析，找出危险因素，并能够及时向有关部门进行反馈，尽可能找到感染可能发生的证据，并针对问题采取相应的措施，发挥预警与防范作用。

3. 对医院感染发生状况进行调查、统计分析，并向医院感染管理委员会或者医疗机构负责人报告。

医院感染管理专（兼）职人员应对医院感染的发生趋势、病原微生物特点、重点科室与重点部位进行调查分析，并将有关情况定期向医院感染管理委员会和临床科室进行报告和反馈，使他们对医院感染整体情况有所了解，以便在医院的重大决策中充分考虑医院感染的控制问题。

4. 对医院的清洁、消毒灭菌与隔离、无菌操作技术、医疗废物管理等工作提供指导。

在预防控制医院感染管理工作中，医院的清洁、消毒与灭菌隔离和无菌操作技术起着举足轻重的作用，医院感染管理专（兼）职人员应当充分发挥技术指导作用，有效切断传播途径，最大限度地降低医院感染的发生。

5. 对传染病的医院感染控制工作提供指导。

近年来，我国主要传染病如乙型肝炎、肺结核和艾滋病的流行趋势均呈明显上升趋势，新发传染病如SARS（severe acute respiratory syndrome）、人高致病性禽流感等不断出现，严重威胁人们的身体健康。因此，医院感染管理专（兼）职人员应积极采取有效控制措施，保证医患双方的安全。

6. 对医务人员有关预防医院感染的职业卫生安全防护工作提供指导。

截至 2004 年底，经美国疾病预防和控制中心确认的职业性 HIV 感染有 59 例，感染者中护士 24 人、技术人员 20 人、医生 8 人、其他医务人员 7 人，其中 48 人是由于针刺伤导致的 HIV 感染。因此，医疗机构要加强医务人员职业防护，提高医务人员职业安全意识，正确实施安全防护措施，预防职业性健康损害，保障医务人员安全。

7. 对医院感染暴发事件进行报告和调查分析，提出控制措施并协调、组织有关部门进行处理。

因医院感染暴发流行常常发生的范围广、影响大、危害重，医院感染管理专（兼）职人员应当对医院感染暴发保持高度的警惕性，及时发现，积极调查取证和分析，及时采取有效控制措施，将影响降低到最小程度。

8. 对医务人员进行预防和控制医院感染的培训工作。

医院感染的预防与控制工作需要全员参与，特别是临床医务人员的支持与参与。预防和控制医院感染的培训工作关系到医务人员对医院感染控制的参与和认识程度，也关系到医院感染控制的效果。医院感染管理专（兼）职人员应当根据医院各级各类人员采取不同的方式进行预防控制医院感染的培训工作。

9. 参与抗菌药物临床应用的管理工作。

在医院抗菌药物合理应用的管理工作中，医院感染管理专（兼）职人员主要承担参与职责，特别是应当结合本院耐药菌的流行趋势，限制或指导临床抗菌药物的合理使用，也可根据医院感染管理专职人员的业务背景和水平，参与临床抗菌药物的会诊工作。

10. 对消毒药械和一次性使用医疗器械、器具的相关证明进行审核。

医院使用消毒药械和一次性使用医疗器具的质量与效果与医疗安全密切相关。医院感染管理专（兼）职人员应负责对这些物品的资质进行审核，避免医院因使用不合格器具带来的医疗安全隐患。

11. 组织开展医院感染预防与控制方面的科研工作。

医院感染学科在我国起步虽然较晚，但近年来发展较快。医院感染管理专（兼）职人员应当针对医院感染的现状开展研究性工作，适应医学技术发展需要，不断推动医院感染预防和控制水平提高。

12. 完成医院感染管理委员会或者医疗机构负责人交办的其他工作。

（三）临床科室医院感染管理小组

临床科室医院感染管理小组由科主任、护士长及本科监控医师、护士组成，在科主任领导下开展工作。其主要职责是：负责本科室医院感染管理的各项工作，根据本科室的医院感染管理工作特点，制订医院感染相关管理制度，并组织实施；对本科室的医院感染病例及感染环节进行监测，采取有效措施，降低本科室医院感染发病率；发现医院感染流行趋势时，及时报告医院感染管理科，并积极协助调查；监督检查本科室的抗感染药物的使用情况，组织本科室预防控制医院感染知识的培训，督促本科室医务人员执行无菌操作技术、消毒隔离制度，负责本科室医务人员的职业防护工作，加强对卫生员、配膳员、陪住、探视者的卫生管理，做好其他医院感染管理的相关工作。

（四）医务人员

医务人员是医院感染管理各项工作的执行者，其主要职责是：严格执行无菌技术操作规程等医院感染管理的各项规章制度，掌握抗感染药物临床合理应用原则，做到合理使用，掌握医院感染诊断标准，发现医院感染病例，及时送病原学检查及药敏试验，查找感染源、感染途径，控制蔓延，积极治疗病人，如实填写报告。发现有医院感染流行趋势时，及时报告感染管理科，并协助调查。参加预防、控制医院感染知识的培训，掌握自我防护知识，正确进行各项技术操作，预防利器伤。

（五）医院感染专职人员

医院感染专业人员，应当在上岗前接受医院感染专业课程培训并取得相应的学分，经考核合格后方可从事医院感染管理工作；必须通过系统的医院感染学基本理论和基本技能的学习和训练，掌握较全面的流行病学、微生物学、传染病学、消毒学、抗菌药物合理使用以及医院感染管理学等方面的基础知识，进而在工作实践中能够了解医院感染的发生、发展及转归，掌握医院感染的发病机制，探讨预防、治疗医院感染疾病的方法及手段；掌握对医院感染性疾病的正确评估，并能对在治疗中发生的医院感染性疾病患者的预后进行综合性评价；掌握细菌耐药的发生机制和抗菌药物的合理使用，指导临床合理用药，提高抗感染药物的疗效；掌握各种无菌操作技术方法，制订正确的消毒隔离制度和职业卫生安全防护制度等。

（李卫光）

思考题

1. 试述医疗机构医院感染三级管理组织体系。
2. 试述医院感染管理委员会的组成及职责。
3. 试述医院感染管理部门的职责。
4. 试述临床科室医院感染管理小组的职责。

参考文献

1. 中华人民共和国卫生部．医院感染管理办法．2006．
2. 中华人民共和国卫生部．关于下发《医院感染管理规范（试行）》的通知．2000．
3. 刘振声，金大鹏，陈增辉．医院感染管理学．北京：军事医学科学出版社，2000．
4. 李六亿．医院感染专业队伍规范化管理初探．中华医院感染学，2002，12（1）：59-60．

第二节 医院感染管理知识的培训

医院感染管理是一门新兴的学科，医院感染管理专业人员是医院内预防与控制医院感染的决策和实施主体，应当具备良好的职业道德，扎实的专业知识，较强的管理能力，敏锐观察问题、发现问题的能力，以及科学地解决问题的能力。医院感染管理专业人员素质的高低，直接关系到医院感染管理工作开展的好坏。因此，开展医院感染管理专业人员的教育，提高医院感染管理专业人员的素质，是确保医疗安全和医疗质量的基础，对发展医院感染管理这门学科具有不可忽视的作用。

国内外研究表明，医院感染的预防和控制贯穿于医疗活动的整个过程，需要广大医务人员尤其是医院感染管理专业人员的共同努力和配合，需要他们有高度的责任心，时刻警惕，有预防和控制医院感染的意识，有扎实的医院感染学基础理论和基本技能，才能降低和控制医院感染的发生。而我国目前的医学院校尚未将医院感染学课程引入到基本医学教育当中，医学毕业生缺乏医院感染学的基础理论和基本技能。同时，我国目前大部分从事医院感染管理的专业人员是从临床抽调来的医师和护士,对于他们,医院感染是一个崭新的领域,他们不知如何开展医院感染预防与控制工作,也缺乏这方面的基本知识。因此,开展医院感染学专业的教育势在必行,具有重要的现实意义。

一、医院感染管理知识培训的对象

医院感染发生和发展是错综复杂的,涉及许多环节,涉及临床、医技、后勤和行政等多个部门,医疗机构应当定期对各类人员采取有针对性的培训,主要包括医院管理人员、医生、护士、医技人员和工勤人员等。此外医院还必须对进修、实习、新上岗人员进行岗前培训,考试合格后方可上岗。

1. 医院管理人员

医院感染管理是医院管理工作的重要组成部分,提高医院各级领导对医院感染管理的认识,是搞好医院感染管理的关键。所以医院各级领导均应接受医院感染管理相关培训,了解当前各级卫生行政部门下发的医院感染管理工作相关法律法规规章制度,提高对医院感染管理工作重要性的认识,才能更好地协调和配合完成医院感染管理相关工作。

2. 医院感染管理专(兼)职人员

医院感染管理专(兼)职人员是医院感染管理工作的主体,是医院感染管理工作的组织者和实施者。目前,我国医院感染管理专(兼)职人员大多数是由从事临床工作的医生、护士选拔出来的,但缺乏系统的医院感染管理知识培训,因此,医院感染管理专(兼)职人员需要进行系统学习,以胜任医院感染管理工作的需要。

3. 医务人员

医生、护士、医技人员等是医疗机构内医务人员的主体,在医院感染管理工作中占有非常重要的地位。长期以来,医务人员普遍存在重治疗、轻预防的思想,由于缺乏必要的医院感染管理知识,近年来医院感染暴发流行恶性事件时有发生,给患者的身体健康和医疗机构的信誉造成严重不良影响,随着医学的飞速发展,又带来一些新的医院感染问题。因此,医务人员有必要接受医院感染管理知识培训。

4. 工勤人员

工勤人员工作范围遍及全院,其中相当一部分为医院临时用工,流动性大,缺乏必要的卫生知识和观念,如果不对他们进行培训,很容易成为传播感染的媒介,很可能造成医院感染的发生或流行。

5. 病人、陪护、探视家属

各种医疗活动需要病人、陪护、探视家属的配合和支持,他们对医院感染管理工作平时了解较少,需要对他们进行医院感染科普教育,增强卫生观念,规范他们在医院的行为,促进病人早日康复。

二、医院感染管理知识培训内容

随着医院感染学的发展和医学实践的丰富,医院感染管理相关工作规范和标准也在不断制订、修订、完善,因此,为有效控制医院感染,医务人员必须接受医院感染管理知识的培训。培训内容包括管理知识和专业知识,应根据各类人员的知识结构和职责,有所侧重。医院感染预防和控制的目的、意义,职业道德规范、国家有关医院感染管理的法律、法规、规章、制度、标准和医院废弃物管理以及锐器伤及其所致血液、体液传播疾病的预防等内容,医师、护士、医技、管理、后勤人员均需掌握。

1. 医院感染管理专职人员培训重点内容

应根据医院感染管理专职人员的专业知识结构和工作分工确定培训内容，医师、护士、检验人员应有所侧重。主要包括医院感染管理的新进展，《医院感染管理办法》、《医院消毒技术规范》和国家有关标准与法律、法规，医院感染的发病机制、临床表现、诊断与鉴别诊断、治疗与预防措施，临床科室和重点部门医院感染的特点、管理要点及控制措施，消毒学基本原理与消毒灭菌新进展，医院感染暴发流行的预防与控制，医院感染监测方法，抗感染药物学与感染病学的相关内容，临床微生物学、分子生物学、临床疾病学、医院流行病学、统计学的相关内容，医院感染管理的科研设计与方法等。

2. 行政管理人员培训重点内容

医院领导、医务处、护理部、门诊部、总务部等相关部门负责人应接受有关医院感染管理培训，主要包括各级卫生行政部门下发的医院感染管理相关法律、法规、规章、制度，医院感染管理工作及其理论新进展，本单位及管辖领域医院感染管理相关知识等。

3. 临床医师培训重点内容

临床医师（本院医师、进修医师、实习生等）定期接受预防和控制医院感染知识的培训，培训内容主要包括：各级卫生行政部门下发的医院感染管理相关的法律法规规章制度、无菌技术操作规程、医院感染诊断标准、抗菌药物合理应用、消毒药械正确使用、医院感染的流行病学、医院感染的预防与控制、职业卫生安全防护、本专科常见医院感染的预防与控制等知识，在工作中能够落实医院感染管理规章制度、工作规范和技术要求，并在预防和控制医院感染中发挥积极作用。

4. 临床护士培训重点内容

对护士定期进行预防和控制医院感染知识的教育培训极为重要，培训主要内容包括：各级卫生行政部门下发的医院感染管理相关的法律法规规章制度、医院感染与护理管理、职业卫生安全防护、消毒灭菌隔离知识、消毒灭菌药械的合理使用、重点科室的医院感染管理、医院感染的监测、侵入性操作相关医院感染的预防与控制、一次性无菌医疗用品的医院感染管理、抗感染药物的合理应用、本专科常见医院感染的预防与控制、医院环境微生物学监测标准、空气、物体表面、手的采样方法，标本的采集（留取、运送）等。

5. 临床医技人员培训重点内容

临床医技人员涉及科室较多，培训主要内容包括：各级卫生行政部门下发的医院感染管理相关的法律法规规章制度、重点科室的医院感染管理、职业卫生安全防护、消毒灭菌隔离知识、医院感染监测、本科室医院感染的特点与控制等。

6. 后勤人员培训的重点内容

后勤人员工作范围广、流动性大，并缺乏基本医学常识，有必要对他们进行卫生知识基础教育，加强无菌观念，让他们了解传染病的预防知识，清洁与污染的区别，简单消毒、隔离方法，洗手的意义和方法以及医疗废物的分类管理等。

7. 病人、陪护、探视家属培训重点内容

采用宣传栏、科普书和入院须知等形式对他们进行预防和控制医院感染的宣传教育，增强清洁、卫生观念，配合落实医院消毒隔离制度、探视及陪住制度。

三、医院感染培训的形式

在医院感染培训中选择什么样的形式、通过什么手段、利用什么渠道、关系到医院感染培训效果。适宜的培训方式是开展医院感染培训工作的需要,是取得预期培训效果的需要,目前,常见的医院感染管理培训形式包括:

1. 医疗机构内部培训

根据医院的特点和实际工作情况,有针对性地采取各种形式分别对各级各类医务人员进行医院感染培训。

2. 区域性培训

由各级卫生行政部门牵头组织的培训班,一般根据国家卫生部医院感染管理方面的要求,各级卫生部门制订出各自的管理规划、控制措施、检查方法,并针对不同区域医院感染管理现况组织短期培训班,进行专题讲座或经验介绍等。

3. 全国医院感染学术交流会或研讨班

由国家卫生部牵头或委托相关机构如全国医院感染管理培训基地、全国医院感染管理学术团体如中国医院协会医院感染管理专业委员会或中华预防医学会医院感染控制分会,每年定期在全国范围内组织培训或举办学术会议,就医院感染管理与控制等当前焦点问题进行专题培训、研讨或经验交流。

4. 国际学术交流会

医院感染管理人员可直接到国外参加学术交流活动,如美国感染控制与流行病学专业协会(APIC)学术年会、亚太地区感染控制学会(APSIC)学术会议、东亚国际医院感染预防与控制学术研讨会(EACIC)等。也可以由学术团体或知名企业聘请国外医院感染管理专家在国内举办医院感染管理学术交流会如上海国际医院感染控制论坛等。

5. 国际感染控制周

国际感染控制周(International Infection Prevention Week,IIPW),前身为美国感染控制周,起源于1986年,由美国感染控制与流行病学专业协会(APIC)倡导主办,1989年美国联邦政府宣布其为"感染控制周",并每年举办一次活动。活动形式包括学术讲座、发放宣传手册等。1988年加拿大政府宣布每年10月份的第3周为国家感染控制周,2007年印度也开始举办感染控制周活动。在我国北京大学第一医院和上海瑞金医院已在医院层面上率先在全国开展了医院感染控制周活动,而且取得了较好效果。如果在国家层面倡导举办感染控制周活动,必将对提高全国医疗机构的医疗质量,保障病人安全,减少医院感染的发生,起到非常积极的作用。

四、医院感染培训的管理要求

1. 重视医院感染管理的学科建设,建立专业人才培养制度

医院感染学在我国没有列入医学院校的教学课程,医院感染管理专职人员的起点不一,再加上目前尚缺乏感染管理专业人员的标准,这就给医院感染管理队伍的管理带来困难。美国在1997年由美国感染控制与流行病学专业协会(APIC)和加拿大医院感染控制学会联合编制了专业人员标准,主要从专业人员的工作职责、任职资格、未来的发展、领导才能和个人品质等5个方面做出了明确规定,要求专职人员必须受过基本的教育,获得学士学位为基础,有医院感染管理专业知识,还要有进取心、管理才能、敬业和协作精神,只有达到上述

要求的人员才能从事医院感染控制工作。我国可以借鉴美国的经验，结合我国的实际情况，制订出适合我国国情的医院感染管理专业人员标准，以满足医院感染管理工作发展的需要。

各级卫生行政部门和医疗机构应当重视医院感染管理的学科建设，一方面将医院感染管理学作为一门单独的学科在人、财、物上给予保障，加强教学工作，并积极争取将其列入大、中专医学院校的必修课程；另一方面建立专业人才培养制度，为加快专业人才培养积极创造有利条件。

2. 建立医院感染专业人员岗位规范化培训和考核制度

医院感染专业人员的教育和培训主要包括岗位培训、学历教育和继续教育等。岗位培训是指为适应岗位医疗活动的需要而进行的专业培训，包括岗前培训、在岗培训和转岗培训。省级卫生行政部门应当建立医院感染管理专业人员岗位规范化培训和考核制度，制订长远的医院感染管理专业知识教育目标和计划，按照医院感染管理专业人员岗位职责分期分批地对专业人员进行专业化培训；编写规范化培训课程与教材，实现医院感染管理教育的制度化、规范化。

在加强医院感染管理培训的基础上，省级卫生行政部门应当建立一个行之有效的考核制度，定期对培训和考核效果进行评价，建立专业人员医院感染管理知识考试和考核档案，将医院感染管理理论知识和实际操作技能的考试和考核纳入专业人员的岗位资格和晋升考评之中，加大考核力度，促进专职人员医院感染管理知识的提高。

3. 制订对本机构工作人员的培训计划

医疗机构要根据服务性质、人员构成等实际情况，制订切实可行的培训目标和计划，健全制度，建立培训档案，完善措施。采用举办各类学习班、讲座、知识问答、医院感染管理简讯等不同形式，对各类人员采取有针对性的培训，及时总结经验和方法，做到全员培训与骨干培训相结合。不断强化全体工作人员对预防医院感染的认识与相关知识的学习，把医院感染的预防和控制工作始终贯穿于医疗活动中，从而提高全体工作人员对医院感染的防范意识，增强责任心，共同参与，减少医院感染的发生，提高医疗护理质量。

（李卫光）

思考题

1. 试述医院感染管理培训对象。
2. 试述医院感染管理的主要培训形式。
3. 试述医院感染管理的培训管理要求。

参考文献

1. 刘振声，金大鹏，陈增辉. 医院感染管理学. 北京：军事医学科学出版社，2000.
2. 李六亿，郭燕红，赵艳春等. 全国医院感染管理专业设置的调查. 中华医院感染学，2005，15（3）：309-311.
3. 李六亿，黄蕊萍. 国际感染控制周介绍，中国护理管理，2008，8（4）：59.

第三节　抗菌药物合理应用的管理

抗菌药物的管理是一项复杂的系统工程，需要全社会的共同努力，采取综合干预措施。

如第四章第一节所述,应加强政府的宏观调控及行政干预、制订有关抗菌药物合理使用的指南、重视对患者及公众合理用药的宣传与教育、加强新的抗菌药物开发等,医疗机构应根据卫生部颁布的《医院感染管理办法》、《抗菌药物临床应用指导原则》及《卫生部办公厅关于抗菌药物临床应用管理有关问题的通知》等法律法规、借鉴国际先进经验,对抗菌药物的临床应用进行管理。

一、建立健全抗菌药物合理应用的管理组织和制度

(一) 设立医院感染管理组织

设立医院感染管理组织,是有效实施合理应用抗菌药物管理的重要组成部分。2006年7月6日卫生部颁布了《医院感染管理办法》,明确要求医疗机构应成立医院感染管理部门,参与抗菌药物临床应用的管理。

根据朱士俊教授2005年对全国16所医院的调查,我国医院感染管理组织相对健全,但临床科室感染控制工作相对薄弱,有23%的医院没有临床科室感染控制小组(表7-1)。因此,今后应加强此项工作,促进临床合理用药。

表7-1 全国16所医院感染管理组织建设情况

调查年度	医院感染管理组织拥有率(%)			医院感染管理组织工作总结拥有率(%)		
	院级管理委员会	专职机构	临床科室感控小组	每年一次	每半年一次	每季度一次
1999	100	67	0	67	0	0
2004	100	85	77	7	72	21

(二) 成立药事管理委员会

医院药事管理委员会应保证进药质量;选择疗效可靠、不良反应小、相对价廉的药物作为常规品种,暂停或淘汰临床应用无效或已产生严重耐药性的药物。通过鉴别和对比不同的治疗方案,优化治疗成本,使药物达到最好效应,避免只强调用药安全、有效,忽视药物费用的情况,使临床用药更趋于治疗有效、费用合理。

(三) 成立医院治疗委员会

WHO "遏制抗菌药物耐药性的全球战略" (Global Strategy for Containment of Antimicrobial Resistance) 建议医疗机构成立医院治疗委员会,促进药物的合理使用。尽管有关文献数量有限,但一个富有成效的医院治疗委员会 (Hospital Therapeutics Committee) 对于医院抗菌药物使用的控制会起到重要的作用。发达国家的研究表明,医院治疗委员会有利于促进医生合理使用抗菌药物、监测药物使用及控制费用。

如果任何医生可以根据需要随意使用任何抗菌药物,则违背优化抗菌药物的使用 (optimizing antimicrobial use) 原则。医院治疗委员会应根据当地的耐药监测数据制订抗菌药物使用策略和指南。制订的策略应以当地数据为依据,要广泛征询卫生保健人员及微生物专家的意见。应考虑当地需要,正确选择及提供合适的抗菌药物。医院治疗委员会应监测抗菌药物使用量及成效。准确的抗菌药物使用信息对于判断及解释抗菌药物耐药数据至关重要。通过常规处方数据回顾与反馈,可以成为影响医师处方习惯的常规策略。

（四）制订抗菌药物合理使用的规章制度

各个医院的规模及收治的病种不同，应根据卫生部《抗菌药物临床应用指导原则》及《卫生部办公厅关于抗菌药物临床应用管理有关问题的通知》，制订符合本医院、本科室的抗菌药物合理使用实施细则，主要包括抗菌药物临床应用的基本原则、抗菌药物的管理制度及各类细菌性感染的治疗原则及病原治疗。

二、加强抗菌药物使用的监测、监督与反馈

为贯彻落实《抗菌药物临床应用指导原则》，加强我国医疗机构抗菌药物临床应用的监督和管理，促进合理用药，卫生部、国家中医药管理局和总后卫生部已建立全国"抗菌药物临床应用监测网"和"细菌耐药监测网"。这两个网络分别由中华医院管理学会药事管理专业委员会和北京大学临床药理研究所负责总体规划设计、运行工作，对促进我国合理使用抗菌药物及控制细菌耐药起到积极作用。医疗机构应对抗菌药物进行监测，具体内容包括：一定时期内的不同抗菌药物的使用量、使用趋势；特殊病区如重症监护室、血液和肿瘤病房等抗菌药物的使用情况；调查及总结抗菌药物的应用，通报全院各科，根据检查结果，对科室及个人情况进行反馈，给予相应的奖励、批评与经济处罚，促使其进行自我对照、自我评价，形成自我约束、自我管理的意识。

三、加强对医务人员的培训

当前临床常用的抗菌药物近二百种，随着医学科学的迅速发展，新型抗菌药物不断问世，细菌的耐药谱也在发生变迁。通过岗前培训、举办讲座及药品介绍等，对各级医护人员进行合理应用抗菌药物的培训，普及合理用药观念，不断更新相关知识，提高医院抗菌药物治疗水平。

培训的重点为合理用药重要性、抗菌药物应用的基本原则和相关规章制度等。主要包括：(1) 治疗性与预防性抗菌药物应用的基本原则；(2) 如何尽早确定病原菌，针对性选择抗菌药物；(3) 如何科学地制订给药方案；(4) 特殊生理、病理状况下患者的合理用药；(5) 抗菌药物分级管理内容及制度；(6) 避免细菌耐药的抗菌药物临床应用策略。

四、抗菌药物实行分级管理

根据卫生部《抗菌药物临床应用指导原则》，医疗机构应结合本机构实际，根据抗菌药物特点、临床疗效、细菌耐药、不良反应以及当地社会经济状况、药品价格等因素，将抗菌药物分为非限制使用、限制使用与特殊使用三类进行分级管理。

（一）分级原则

1. 非限制使用：经临床长期应用证明安全、有效，对细菌耐药性影响较小，价格相对较低的抗菌药物。

2. 限制使用：与非限制使用抗菌药物相比较，这类药物在疗效、安全性、对细菌耐药性影响、药品价格等方面存在局限性，不宜作为非限制药物使用。

3. 特殊使用：不良反应明显，不宜随意使用或临床需要倍加保护以免细菌过快产生耐药而导致严重后果的抗菌药物；新上市的抗菌药物；其疗效或安全性任何一方面的临床资料尚较少，或并不优于现用药物者；药品价格昂贵。

根据抗菌药物临床应用监测情况，以下药物作为"特殊使用"类别管理。医疗机构可根

据本机构具体情况增加"特殊使用"类别抗菌药物品种。

（1）第四代头孢菌素：头孢吡肟、头孢匹罗、头孢噻利等。

（2）碳青霉烯类抗菌药物：亚胺培南/西司他丁、美罗培南、帕尼培南/倍他米隆、比阿培南等。

（3）多肽类与其他抗菌药物：万古霉素、去甲万古霉素、替考拉宁、利奈唑胺等。

（4）抗真菌药物：卡泊芬净，米卡芬净，伊曲康唑（口服液、注射剂），伏立康唑（口服剂、注射剂），两性霉素B含脂制剂等。

"特殊使用"抗菌药物须经由医疗机构药事管理委员会认定、具有抗感染临床经验的感染或相关专业专家会诊同意，由具有高级专业技术职务任职资格的医师开具处方后方可使用。医师在临床使用"特殊使用"抗菌药物时要严格掌握适应证，药师要严格审核处方。紧急情况下未经会诊同意或需越级使用的，处方量不得超过1日用量，并做好相关病历记录。

（二）分级管理办法

1. 临床选用抗菌药物应根据感染部位、严重程度、致病菌种类以及细菌耐药情况、患者病理生理特点、药物价格等因素加以综合分析考虑。一般对轻度与局部感染患者应首先选用非限制使用抗菌药物进行治疗；严重感染、免疫功能低下者合并感染或病原菌只对限制使用抗菌药物敏感时，可选用限制使用抗菌药物治疗；特殊使用抗菌药物的选用应从严控制。

2. 临床医师可根据诊断和患者病情开具非限制使用抗菌药物处方；患者需要应用"限制使用"抗菌药物治疗时，应经具有主治医师以上专业技术职务任职资格的医师同意，并签名；患者病情需要应用"特殊使用"抗菌药物，应具有严格临床用药指征或确凿依据，经抗感染或有关专家会诊同意，处方需经具有高级专业技术职务任职资格医师签名。

紧急情况下临床医师可以越级使用高于权限的抗菌药物，但仅限于1天用量。

五、加强病原微生物检测

（一）利用细菌耐药监测结果提高临床抗菌药物经验应用水平

在日常医疗活动中，临床医师必须了解各种感染的病原构成以及细菌耐药变迁，尽可能选择抗菌谱涵盖致病菌的抗菌药物，如我国临床分离肺炎链球菌对大环内酯类药物耐药率高达70%以上，对社区获得性肺炎经验用药应当尽量避免单独使用这类药物；同样，皮肤来源的血流感染病原菌以葡萄球菌为主，抗菌药物选择应当充分考虑细菌耐药状况选择药物，社区感染者大多对新型青霉素、第一代头孢菌素敏感，可以选择这些药物治疗，而医院内感染必须考虑是否为耐甲氧西林菌株感染，万古霉素、替考拉宁可以作为这种细菌感染的治疗药物。

（二）通过细菌耐药监测进行抗菌药物优化治疗

面对临床众多抗菌药物，一种感染可能有多种药物可以选择，如何选择性价比最高的抗菌药物是专业人员必须认真考虑的问题。近年来，随着对抗菌药物药效学研究的深入，利用群体概率的monte carlo模拟能比较好地解决这类问题。Monte carlo模拟利用抗菌药物群体药代动力学参数、结合大量耐药监测数据，计算各种治疗药物与治疗方案获得临床效果的概率；在此模拟过程中，需要大样本目标细菌耐药监测结果，这些结果应该是直接来自于临床感染患者的致病菌，敏感性需要给出具体的数值。如对肺炎链球菌肺炎，国外临床常用药物与治疗方案包括头孢曲松1g每日一次给药、左氧氟沙星500mg或750mg每日一次给药。Frei等对这三种治疗方案临床取得成功的概率进行了比较，结果表明，对所有不同青霉素敏感程度的肺炎链球菌，头孢曲松获得治疗目标的药效值（T>MIC）的概率高于左氧氟沙星（目标值为 AUC/MIC）。这类充分利用大样本耐药监测数据进行临床抗菌药物优选的方法已经成为近年来抗菌药物应用的热点。

六、建立抗菌药物临床应用预警机制

抗菌药物经验用药必须注意细菌耐药情况，当某一细菌对抗菌药物耐药率超过一定比例（一般在 30% 以上）时，选择这类药物作为经验治疗有效率会明显降低，为此一般采用抗菌药物预警的方法提醒临床医师，在处理细菌感染时避免选择这类药物进行经验治疗；同样，作为抗菌药物合理应用的管理措施，根据细菌耐药情况制定预警信息，提高临床合理用药比率，减少患者感染治疗失败的风险不失为一种科学的管理办法。

我国卫生部 2009 年发布的《卫生部办公厅关于抗菌药物临床应用管理有关问题的通知》，要求三级医院建立规范的临床微生物实验室，提高病原学诊断水平，定期分析报告本机构细菌耐药情况；要根据全国和本地区细菌耐药监测结果，结合本机构实际情况，建立、完善抗菌药物临床应用与细菌耐药预警机制，并采取相应的干预措施。

1. 对主要目标细菌耐药率超过 30% 的抗菌药物，应及时将预警信息通报本机构医务人员。
2. 对主要目标细菌耐药率超过 40% 的抗菌药物，应慎重经验用药。
3. 对主要目标细菌耐药率超过 50% 的抗菌药物，应参照药敏试验结果选用。
4. 对主要目标细菌耐药率超过 75% 的抗菌药物，应暂停该类抗菌药物的临床应用，根据追踪细菌耐药监测结果，再决定是否恢复其临床应用。

七、以严格控制Ⅰ类手术切口预防用药为重点，进一步加强围手术期抗菌药物预防性应用的管理

我国围手术期抗菌药物预防应用不合理现象十分突出，因此各级各类医疗机构应严格执行《抗菌药物临床应用指导原则》及《卫生部办公厅关于抗菌药物临床应用管理有关问题的通知》等关于预防用药的有关规定，纠正当前过度依赖抗菌药物预防手术切口感染的现象，加强围手术期抗菌药物预防应用的管理。

Ⅰ类手术切口一般不预防使用抗菌药物，确需使用时，应严格掌握适应证、药物选择、用药起始与持续时间。给药方法要按照《抗菌药物临床应用指导原则》有关规定，术前 0.5~2h 内，或麻醉开始时首次给药；手术时间超过 3h 或失血量大于 1500ml，术中可给予第二剂；总预防用药时间一般不超过 24h，个别情况可延长至 48h。

Ⅰ类手术切口常用预防抗菌药物为头孢唑啉或头孢拉定；常用预防抗菌药物单次使用剂量：头孢唑啉 1~2g；头孢拉定 1~2g；头孢呋辛 1.5g；头孢曲松 1~2g；甲硝唑 0.5g；对 β-内酰胺类抗菌药物过敏者，可选用克林霉素预防葡萄球菌、链球菌感染，可选用氨曲南预防革兰阴性杆菌感染。必要时可联合使用；耐甲氧西林葡萄球菌检出率高的医疗机构，如进行人工材料植入手术（人工心脏瓣膜置换、永久性心脏起搏器植入、人工关节置换等），也可选用万古霉素或去甲万古霉素预防感染。应严格控制氟喹诺酮类药物作为外科围手术期预防用药。

常见手术预防用抗菌药物表

手术名称	抗菌药物选择
颅脑手术	第一、二代头孢菌素；头孢曲松
颈部外科（含甲状腺）手术	第一代头孢菌素
经口咽部黏膜切口的大手术	第一代头孢菌素，可加用甲硝唑
乳腺手术	第一代头孢菌素
周围血管外科手术	第一、二代头孢菌素
腹外疝手术	第一代头孢菌素
胃十二指肠手术	第一、二代头孢菌素
阑尾手术	第二代头孢菌素或头孢噻肟；可加用甲硝唑
结、直肠手术	第二代头孢菌素或头孢曲松或头孢噻肟；可加用甲硝唑
肝胆系统手术	第二代头孢菌素，有反复感染史者可选头孢曲松或头孢哌酮或头孢哌酮/舒巴坦
胸外科手术（食管、肺）	第一、二代头孢菌素，头孢曲松
心脏大血管手术	第一、二代头孢菌素
泌尿外科手术	第一、二代头孢菌素，环丙沙星
一般骨科手术	第一代头孢菌素
应用人工植入物的骨科手术（骨折内固定术、脊柱融合术、关节置换术）	第一、二代头孢菌素，头孢曲松
妇科手术	第一、二代头孢菌素或头孢曲松或头孢噻肟；涉及阴道时可加用甲硝唑
剖宫产	第一代头孢菌素（结扎脐带后给药）

（赵艳春）

思考题

1. 医疗机构抗菌药物合理使用的管理主要包括哪些方面？
2. 医疗机构抗菌药物分级管理的原则是什么？
3. 什么是特殊使用类抗菌药物？

参考文献

1. 中华人民共和国卫生部. 抗菌药物临床应用指导原则. 2004.
2. 中华人民共和国卫生部. 医院感染管理办法. 2006.
3. WHO. Global Strategy for Containment of Antimicrobial Resistance World Health Organization. 2001.
4. 朱士俊. 对我国医院感染管理现状及发展趋势分析. 中国医院管理杂志, 2005, 12（21）：819；820.
5. 肖永红. 开展细菌耐药监测促进抗菌药物合理应用. 中国执业药师, 2009, 6（3）3：4.

第四节 消毒、灭菌及其监测与管理

一、概论

医院消毒、灭菌的作用是杀灭或清除外环境中的病原微生物,切断医院感染传播途径,预防与控制医院感染的发生。医院应根据所涉及的具体物品性质及国家法律法规、医院规章制度合理地选择和应用消毒、灭菌方法。

(一) 消毒、灭菌有关的专业术语

1. 消毒和消毒剂

(1) 消毒(disinfection)用物理或化学方法杀灭或清除传播媒介上的病原微生物,使其达到无害化的处理。消毒并不要求杀灭或去除物体表面污染的全部病原微生物,而是使其数量减少至不引起疾病。根据消毒目的,可将消毒分为两类:预防性消毒和疫源地消毒。

1)预防性消毒(preventive disinfection)对可能受到病原微生物污染的物品和场所进行的消毒。

2)疫源地消毒(disinfection of epidemic focus)对存在或曾经存在传染源的场所进行的消毒。疫源地消毒又分为随时消毒和终末消毒,前者是在疫源地内存在传染源时进行的消毒,后者是传染源离开疫源地后,对疫源地进行的一次彻底消毒。

(2) 消毒剂(disinfectant)用于杀灭传播媒介上的微生物使其达到消毒或灭菌要求的制剂。根据杀菌作用的强弱可分为:

1)高效消毒剂(high-efficacy disinfectant)指可杀灭一切细菌繁殖体(包括分枝杆菌)、病毒、真菌及其孢子等,对细菌芽胞(致病性芽胞菌)也有一定杀灭作用,达到高水平消毒要求的制剂,主要有环氧乙烷、过氧乙酸、过氧化氢、戊二醛、邻苯二甲醛、次氯酸钠等。

2)中效消毒剂(intermediate-efficacy disinfectant)指仅可杀灭分枝杆菌、真菌、病毒及细菌繁殖体等微生物,达到消毒要求的制剂。主要有碘伏、乙醇等。

3)低效消毒剂(low-efficacy disinfectant)指仅可杀灭细菌繁殖体和亲脂病毒,达到消毒要求的制剂。这类消毒剂主要有氯己啶、苯扎溴铵等。

2. 灭菌和灭菌剂

(1) 灭菌(sterilization)杀灭或清除外环境中一切微生物(包括芽胞)的处理。

(2) 灭菌剂(sterile agent)可杀灭一切微生物(包括细菌芽胞)使其达到灭菌要求的制剂。目前医院常用的灭菌剂有戊二醛、环氧乙烷等。

3. 中和剂(neutralizer)在微生物杀灭试验中,用以消除试验微生物与消毒剂的混悬液中和微生物表面上残留的消毒剂,使其失去对微生物抑制和杀灭作用的试剂。

4. 菌落形成单位(colony forming unit)由单个菌体或聚集成团的多个菌体在固体培养基上生长繁殖所形成的集落,在活菌培养计数时,以其表达活菌的数量。

(二) 评价消毒、灭菌效果的指标

1. 杀菌效果(germicidal effect,GE)和杀灭率(killing rate,KR) 两者都用于表示消毒效果,但表达方式不同,前者用消毒前后微生物减少的对数值表示,后者用百分率表示消毒前后微生物数量减少的值。两者的计算公式如下:

$$GE = \log N_c - \log N_d$$

$$KR = \frac{N_c - N_d}{N_c} \times 100\%$$

式中 N_c 与 N_d 分别为消毒前后菌落数。

2. 灭菌保证水平（sterility assurance level，SAL） 指灭菌处理后单位产品上存在活微生物的概率，SAL通常表示为 10^{-n}。国际上规定，灭菌保证水平必须达到 10^{-6}，即灭菌处理必须使灭菌物品污染的微生物的存活概率减少到 10^{-6}。

二、消毒、灭菌方法

根据消毒、灭菌的性质消毒、灭菌方法大致可分为物理方法、化学方法和生物方法三大类，但医院消毒一般只用到物理方法和化学方法。

1. 物理消毒法

（1）热力消毒和灭菌法

主要包括干热、湿热方法，为医院物品消毒的首选方法。干热灭菌适用于不怕高温但怕湿物品的灭菌，医疗机构主要用于玻璃器皿、油剂和粉剂的灭菌。不同温度灭菌所需时间为：180℃，30min；170℃，60min；160℃，120min。有机物使用干热灭菌法灭菌温度不得高于170℃，否则会碳化；灭菌的物品量不能超过2/3容积；灭菌后应等温度降至40℃以下时再打开灭菌箱，以防止炸裂。

压力蒸汽灭菌法是目前医院广泛使用的湿热灭菌法，压力蒸汽灭菌设备根据冷空气的排除方式可分为下排气式和预真空式（含脉动真空）压力灭菌器。下排气式压力灭菌器的工作原理是利用重力置换，将冷空气由灭菌器底部排出，类型有手提式、立式和卧式三大类。一般物品灭菌常用 $1.05kg/cm^2$ 压力，温度121℃，维持15min。下排气式压力灭菌器空气排除不彻底，所需灭菌时间较长，目前虽仍在应用，但热力灭菌主要发展预真空和脉动真空灭菌器，正向灭菌过程自动化控制方向发展。预真空式压力灭菌器的工作原理是利用机械抽真空的方法，抽出冷空气，形成负压，使蒸汽快速穿透物品进行灭菌，其优点是空气排除彻底，所需灭菌时间短，灭菌温度132℃，维持4min。

（2）紫外线消毒

紫外线消毒使用的波长范围为200～275nm，紫外线杀菌灯所采用的波长是杀菌作用最强的波长253.7nm。紫外线对细菌、病毒、真菌、芽孢和衣原体均有杀灭作用，但紫外线穿透力弱，不适用于物品的灭菌，适用于病房空气、物体表面的消毒处理，用紫外线灯直接照射待消毒房间，按每立方米空间紫外线灯瓦数≥1.5W，照射时间一般应大于30min。消毒物体表面时，以灯管距污染表面≤1m，照射30min左右，消毒有效区为灯管周围1.5～2.0m处。使用紫外线灯直接照射消毒，人不得在室内，封闭式紫外线消毒器适用于人在的条件下室内空气消毒，消毒时间段可灵活设定。

2. 化学消毒法

化学消毒剂根据其化学性质，可分为以下几类：醛类、卤素类、烷基化气体类、过氧化物类、酚类、醇类、季铵盐类、胍类、杂环类等消毒剂。根据杀菌作用的强弱可分为：灭菌剂、高效消毒剂、中效消毒剂、低效消毒剂。为便于制定医院中各种器材、设备等对象的消毒方法，按照其引起感染的危险程度分为高度危险性物品、中度危险性物品、低度危险性物品，应根据待消毒物品的性质及期望达到的消毒水平，选用合适的消毒方法，表7-2中列出了医院常用物品对应的消毒水平。

表 7-2 不同危险程度物品对应的消毒水平及消毒方法

物 品	危险等级	所需消毒水平
进入人体无菌组织或血管系统的物品，接触受损皮肤、黏膜的物品	高度危险性物品	灭菌
接触人体黏膜的物品	中度危险性物品	高水平消毒 中水平消毒
仅与完整皮肤接触的物品	低度危险性物品	低水平消毒

(1) 医院常用的化学消毒剂及用法

1) 醛类：目前在医院应用较多的是2%碱性戊二醛，主要作为不耐热、怕腐蚀器械消毒灭菌的首选消毒剂，灭菌需作用10h，内镜消毒遵循《内镜清洗消毒技术操作规范》的具体要求。0.55%邻苯二甲醛（OPA）作为一种新型的高水平消毒剂于1999年通过美国FDA认证，与戊二醛相比具有使用浓度低、挥发性小、作用时间短等优点。甲醛毒性较大，对呼吸道及皮肤均有损害，在医院已较少用。

2) 卤素类

①含氯消毒剂 为高效、广谱消毒剂，广泛用于医疗污染物品浸泡消毒及物体表面的擦拭消毒，使用浓度范围一般为250~1000mg/L，作用时间为30~45min。如非感染性疾病病人使用后的物品可用有效氯浓度为250~500mg/L的消毒剂浸泡30min；感染性疾病病人使用后的物品等用含氯消毒剂浓度为500~1000mg/L浸泡30~45min；对医院感染重点部门可用500mg/L有效氯常规擦拭地面，湿墩布可用500mg/L有效氯浸泡30min后，洗净、晾干备用。

②含碘消毒剂 包括碘及以碘为主要杀菌成分制成的各种制剂，碘伏是碘与表面活性剂及增溶剂形成的不定型络合物，属中效消毒剂，适用于皮肤、黏膜等的消毒。如用含有效碘2500~5000mg/L的消毒液消毒手术部位及注射部位的皮肤，用有效碘250mg/L的消毒液消毒阴道黏膜及伤口黏膜创面。

3) 醇类 属中效消毒剂，国内常用的品种为乙醇，国外则为异丙醇，主要用于皮肤消毒，是许多复方消毒剂的主要成分，医院也可用75%乙醇浸泡体温计。

4) 胍类 氯己定（洗必泰），属低效消毒剂，难溶于水，一般多制成盐酸盐、醋酸盐与葡萄糖酸盐使用，醇类作为溶剂，可加强其杀菌效果，多制成复方制剂用于皮肤黏膜消毒，为外科洗手消毒液及速干手消毒剂的重要成分，如0.5%葡萄糖酸洗必泰+70%乙醇复合消毒剂。

5) 过氧化物类 属高效消毒剂，常用的有过氧乙酸和过氧化氢。

①过氧乙酸消毒剂 具有广谱、高效、低毒的优点，缺点是稳定性差，对金属及织物有腐蚀性，使用方法有浸泡、擦拭、喷洒等。对一般污染物品的消毒，用500mg/L过氧乙酸溶液浸泡30min，对细菌芽孢污染物品用1000mg/L过氧乙酸浸泡5min，灭菌时浸泡30min。15%过氧乙酸常用于熏蒸消毒，用量为7ml/m³，2%过氧乙酸可用于喷雾消毒，作用时间为30~60min。

②过氧化氢（H_2O_2）低温等离子体灭菌 国内外均已研制出H_2O_2低温等离子体灭菌

器,广泛用于不耐湿、不耐高温医疗用具的灭菌,成为内镜等器械灭菌有效的方法。具有灭菌温度低、速度快、不产生有毒残留物等优点。但是 H_2O_2 低温等离子体灭菌器也有其适用性:①待灭菌应洗净、干燥;②不能处理尼龙、聚纤维和液体制品;③不适用于过长或过细物品,长度不超过31cm,内径不能<6mm;④需特定的包装材料如聚丙烯罩、聚烯烃盒。

③ 3‰ H_2O_2 又称为双氧水,适用于破伤风及气性坏疽等创面的冲洗,口腔含漱则用1.0%~1.5% H_2O_2。

6)烷基化气体类:环氧乙烷是一种广谱、高效的气体,不损害灭菌的物品且穿透力很强,是目前最主要的低温灭菌方法之一,但过量环氧乙烷残留可引起病人灼伤和刺激,灭菌后物品需经解析后才能使用。

三、医院消毒、灭菌效果监测及管理

医院消毒、灭菌管理的核心内容为严格消毒药械准入制度;重视消毒、灭菌过程及结果监测;加强对使用者消毒灭菌的知识培训,正确地应用消毒灭菌方法;具体要求如下:

(一)制订医院消毒灭菌的管理制度

以《消毒管理办法》、《医院消毒卫生标准》、《消毒技术规范》、《医院感染管理办法》等消毒管理及医院感染管理相关的法规为依据,建立消毒药械准入制度,购入的消毒药械需证照齐全。结合医院实际制定消毒隔离、消毒灭菌效果监测、消毒灭菌操作流程等标准化制度,并培训使用者,规范消毒、灭菌管理。

(二)医院消毒药械效能监测

1. 使用中化学消毒剂、灭菌剂浓度监测

医院主要采用试纸法进行快速监测,有G-1型消毒剂浓度试纸,适用于含氯消毒剂和过氧化物类消毒剂的监测;戊二醛浓度测试卡,适用于戊二醛浓度的监测。

2. 使用中消毒剂、灭菌剂细菌污染量监测

(1)采样时间:使用中的消毒剂与灭菌剂更换前。

(2)采样方法:在无菌条件下,用无菌吸管吸取1ml被检样液,加入9ml含相应中和剂的无菌洗脱液中混匀。各种常见消毒剂对应的中和剂见表7-3。

(3)实验室培养:医院常用倾注法,具体为用无菌吸管分别吸取消毒剂与中和剂中和后的采样液0.5ml放入2个无菌平皿内,加入已融化的45~48℃营养琼脂15~18ml,边倾注边摇匀,待琼脂凝固后,一个平板置20℃培养7日,观察真菌生长情况;另一个平板于37℃培养72h后计数。

消毒液染菌量(CFU/ml)=每个平板上的菌落数×20

(4)结果判定

1)使用中消毒液细菌菌落数应≤100CFU/ml,不得检出致病菌。

2)灭菌剂应无菌生长。

(5)注意事项:采样后1h内检测。

表 7-3 常见消毒剂对应的中和剂

常用消毒剂	中和剂及其浓度
醇类消毒剂如 75%乙醇	无需中和剂
醛类消毒剂如 2%戊二醛	含 0.3%甘氨酸的无菌洗脱液
含碘、含氯及过氧化物类消毒剂	含 0.1%~0.5%硫代硫酸钠的无菌洗脱液
氯己定、季铵盐类消毒剂	含 3%吐温 80 和 0.3%卵磷脂的无菌洗脱液
含表面活性剂的各种复方消毒剂	中和剂中需含 3%吐温 80

3. 压力蒸汽灭菌效果监测

依据 WS310.1《医院消毒供应中心-第 3 部分：清洗消毒与灭菌效果监测标准》，压力蒸汽灭菌监测包括物理监测、化学监测、生物监测。

（1）物理监测：内容有灭菌器号、压力、温度、时间等，每个灭菌周期均需监测，并做好记录。

（2）化学监测：分为包外、包内化学指示物监测。具体要求为灭菌包包外应有化学指示物，高度危险性物品包内应放置包内化学指示物，置于最难灭菌的部位。

采用快速压力蒸汽灭菌程序灭菌时，应直接将一片包内化学指示物置于待灭菌物品旁边进行化学监测。

（3）生物监测：应每周监测一次。将嗜热脂肪杆菌芽胞菌片制成标准生物测试包或生物 PCD（灭菌过程挑战装置），或使用一次性标准生物测试包，对灭菌器的灭菌质量进行生物监测。标准生物监测包置于灭菌器排气口的上方或生产厂家建议的灭菌器内最难灭菌的部位，并设阳性对照和阴性对照。

进行生物监测时应注意：

①紧急情况灭菌植入型器械时，可在生物 PCD 中加用第 5 类化学指示物。第 5 类化学指示物合格可作为提前放行的标志，生物监测的结果应及时通报使用部门。

②采用新的包装材料和方法进行灭菌时应进行生物监测。

③小型压力蒸汽灭菌器因一般无标准生物监测包，应选择灭菌器常用的、有代表性的灭菌包制作生物测试包或生物 PCD，置于灭菌器最难灭菌的部位，且灭菌器应处于满载状态。生物测试包或生物 PCD 应侧放，体积大时可平放。

④采用快速压力蒸汽灭菌程序灭菌时，应直接将一支生物指示物，置于空载的灭菌器内，经一个灭菌周期后取出，规定条件下培养，观察结果。

（4）B-D 试验：专门用于预真空压力蒸汽灭菌器空气排除效果的检测，检测后，包内试纸均匀一致变色，灭菌器则可使用。

4. 干热灭菌效果监测

（1）物理监测法：每灭菌批次应进行物理监测。

（2）化学监测法：每一灭菌包外应使用包外化学指示物，每一灭菌包内应使用包内化学指示物，并置于最难灭菌的部位。对于未打包的物品，应使用一个或者多个包内化学指示物，放在待灭菌物品附近进行监测，经过一个灭菌周期后取出，据其颜色的改变判断是否达到灭菌要求。

（3）生物监测法：应每周监测一次。按照《消毒技术规范》的规定，采用枯草杆菌黑色变种芽胞菌片，制成标准生物测试包，置于灭菌器最难灭菌的部位，对灭菌器的灭菌质量进行生物监测，并设阳性对照和阴性对照。

5. 环氧乙烷灭菌效果监测

（1）物理监测法：每次灭菌应连续监测并记录灭菌时的温度、压力和时间等灭菌参数。灭菌参数符合灭菌器的使用说明或操作手册的要求。

（2）化学监测法：每个灭菌物品包外应使用包外化学指示物，作为灭菌过程的标志；每包内最难灭菌位置放置包内化学指示物。

（3）生物监测法：每灭菌批次应进行生物监测。用枯草杆菌黑色变种芽胞置于常规生物测试包内，对灭菌器的灭菌质量进行监测。常规生物测试包放在灭菌器最难灭菌的部位（整个装载灭菌包的中心部位）。同时设阳性对照和阴性对照。

6. 过氧化氢等离子体灭菌效果监测

（1）物理监测法　每次灭菌应连续监测并记录每个灭菌周期的临界参数如舱内压、温度、过氧化氢的浓度、电源输入和灭菌时间等灭菌参数。灭菌参数符合灭菌器的使用说明或操作手册的要求。

（2）化学监测法　每个灭菌物品包外应使用包外化学指示物，作为灭菌过程的标志；每包内最难灭菌位置放置包内化学指示物，通过观察其颜色变化，判定其是否达到灭菌合格要求。

（3）生物监测法　应每天至少进行一次灭菌循环的生物监测，监测方法应符合WS310.1《医院消毒供应中心—第3部分：清洗消毒与灭菌效果监测标准》的规定。

7. 紫外线消毒效果监测

国家标准规定，普通30W直管型紫外线灯，新灯辐照强度$\geq 90\mu W/cm^2$，使用中灯管辐照强度则应$\geq 70\mu W/cm^2$；高强度紫外线新灯的辐照强度$\geq 180\mu W/cm^2$。医院对紫外线辐照度值的监测有两种方法即紫外线辐照计测定法和紫外线强度照射指示卡监测法，应在紫外线灯开启5min后，将辐照计或指示卡置于被检紫外线灯下垂直距离1m的中央，辐照计待仪表稳定后读数，指示卡需照射1min后，再读出照射强度。

（三）医院医疗用品及环境微生物学监测

1. 医疗器械灭菌效果监测

灭菌效果监测是指检测已经灭菌的物品是否达到灭菌要求，检测方法为无菌检查法。按照《医院消毒技术规范》中医疗器械灭菌效果监测的有关要求进行监测。

2. 内镜消毒灭菌效果监测

消毒后的内镜应每季度进行生物学监测，灭菌后的内镜则应每月进行生物学监测，具体监测方法为：

（1）采样时间：消毒灭菌后，使用前。

（2）采样方法：为用无菌注射器抽取10ml含相应中和剂的缓冲液，从待检内镜活检口注入，用15ml无菌试管从活检出口收集，及时送检，2h内检测。

（3）实验室培养：将送检液用旋涡器充分震荡，取0.5ml，加入2只直径为90mm的无菌平皿，每个平皿分别加入已经熔化的45~48℃营养琼脂15~18ml，边倾注边摇匀，待琼脂凝固，于35℃培养48h后计数。

（4）致病菌检测：将送检液用旋涡器充分震荡，取0.2ml分别接90mm血平皿、中国蓝平皿和SS平皿，均匀涂布，35℃培养48h，观察有无致病菌生长。

(5) 结果判定：消毒后的内镜要求细菌总数<20CFU/件，不得检出致病菌，灭菌后内镜则应为无菌。

(6) 菌落数计算：细菌菌落数/镜＝2个平皿菌落数平均值×20。

3. 物体表面消毒效果监测

不主张对物体表面进行常规卫生学监测，医院应根据需要进行监测，或当发生医院感染暴发，怀疑与物体表面污染有关时才进行检测。根据采样目的不同，采样时间、方法、采样量均不同，具体监测方法如下：

（1）采样时间

1) 如进行消毒效果监测，应选择消毒处理后4h内、使用前。

2) 若发生医院感染暴发，需要追踪传染源及传播途径时，应尽可能对未处理的物体表面进行采样。

（2）采样方法：用5cm×5cm的标准灭菌规格板，放在被检物体表面，采样面积≥100cm^2，连续采样4个，用浸有无菌洗脱液的棉拭子1支，在规格板内横竖往反均匀涂擦各5次，并随之转动棉拭子，剪去手接触部位后，将棉拭子投入10ml含相应中和剂的无菌洗脱液试管内，立即送检。对门把手等不规则物体表面用棉拭子直接涂擦采样。

（3）实验室培养：将采样管在混匀器上震荡20秒或用力振打80次，用无菌吸管吸取1.0ml待检样本接种于灭菌平皿，每一样本接种2个平皿，内加入已融化的45～48℃营养琼脂15～18ml，边倾注边摇匀，待琼脂凝固，置36±1℃温箱培养48h，计数菌落数。小型物体表面的结果计算，用cfu/件表示。

$$物体表面细菌总数＝（cfu/cm^2）＝\frac{平皿上菌落平均数×采样液稀释倍数}{采样面积（cm^2）}$$

（4）结果判定依据GB 15982《医院消毒卫生标准》各类环境中物体表面的卫生标准，见表7-4。

表7-4 各类环境空气、物体表面细菌菌落总数卫生标准

环境类别	范围	标准	
		空气 cfu/m^3	物体表面 cfu/cm^2
Ⅰ类	层流洁净手术室、层流洁净病房	—	≤5
Ⅱ类	普通手术室、产房、婴儿室、早产儿室、普通保护性隔离室、供应室无菌区、烧伤病房、重症监护病房	≤200	≤5
Ⅲ类	儿科病房、妇产科检查室、注射室、换药室、治疗室、供应室清洁区、急诊室、化验室、各类普通病房和房间	≤500	≤10
Ⅳ类	传染病科及病房	—	≤15

注：不得检出乙型溶血性链球菌、金黄色葡萄球菌及其他致病性微生物。母婴同室、早产儿室、婴儿室、新生儿及儿科病房的物体表面，不得检出沙门菌。

4. 空气消毒效果监测

国内外均不主张对空气进行常规卫生学监测，医院应根据需要进行监测，或当发生医院感染暴发，怀疑与空气污染有关时才进行检测。根据采样目的不同，采样时间、方法、采样量均不同，具体监测方法如下：

采样的原则：如进行消毒效果监测，应选择消毒处理后 4h 内、使用前；若发生医院感染暴发，需要追踪传染源及传播途径时，应尽可能对未处理的空气进行采样。

空气消毒效果监测分为非洁净区域及层流洁净手术室、洁净辅助用房和层流洁净病房空气监测，根据监测目的具体选择采样时间。

(1) 非洁净区域

1) 采样时间：选择消毒处理后与进行医疗活动之前期间采样；或对可疑污染的空气进行采样。

2) 采样方法：医院多采用平板暴露法采样，布点方法为室内面积≤30m²，设内、中、外对角线 3 点，内、外点布点部位距墙壁 1m 处；室内面积＞30m²，设 4 角及中央 5 点，4 角的布点部位距墙壁 1m 处。采样方法为将普通营养琼脂平板（直径为 9cm）放在室内各采样点处，采样高度为距地面 1.5m，采样时将平板盖打开，扣放于平板旁，暴露 5min，盖好立即送检。

3) 实验室培养：将采样后的平皿放 37℃温箱培养 48 小时，计数每个平皿上的菌落数。

$$空气细菌总数（cfu/m^3）=\frac{50000N}{AT}$$

A：平皿面积（cm²）；T：平皿暴露时间（分钟）；N：平均菌落数（cfu）

4) 结果判定见表 7-4。

(2) 层流洁净手术部和洁净辅助用房

1) 采样时间：监测方法为静态（或空态）监测，监测要求每月对各级别洁净手术部手术室至少进行 1 间静态空气净化效果监测。静态监测要求 I 级洁净手术室和洁净辅助用房检测前，系统应已运行 15min，其他洁净房间应已运行 40min。

2) 采样方法：当送风口集中布置时，应对手术区和周边区分别检测；当送风口分散布置时，全室统一布点检测，测点可均匀，但不应布置在送风口正下方。测点布置在距地面 0.8m 高的平面上，在手术区检测时应无手术台，当手术台已固定时，测点高度在台面之上 0.25m。测点位置依据《医院洁净手术部建筑技术规范》见表 7-7。

①沉降法：将 9cm 直径普通营养琼脂平板放在室内各采样点处，采样时将平板盖打开，扣放于平板边缘，暴露 30 分钟，盖好立即送检。采样点数应满足表 7-5 的要求。

表 7-5 沉降菌最少培养皿数

被测区域洁净度级别	100 级	1000 级	10000 级	100000 级	300000 级
最少培养皿数（以沉降 30 分钟计）	13	5	3	2	2

②浮游菌法：每次采样应满足表 7-6 规定的最小采样量的要求，每次采样时间不应超过 30 分钟。

表 7-6 浮游菌最少采样量

被测区域洁净度级别	100 级	1000 级	10000 级	100000 级	300000 级
最小采样量 m³（L）	0.6（600）	0.06（60）	0.03（30）	0.006（6）	0.006（6）

3) 实验室培养：采样后的培养皿，在37℃条件下培养24h，计算菌落数，菌落数的平均值均四舍五入进位到小数点后1位。

4) 结果判定依据GB50333《医院洁净手术部建筑技术规范》，洁净手术室的等级标准（空态或静态）及洁净辅助用房的等级标准，见表7-8，9。

表7-7 具体测点位置示意图

区域	最少测点数	手术区图示
Ⅰ级 洁净手术室手术区和洁净辅助用房局部百级区 Ⅰ级 周边区	5点（双对角线布点） 8点（每边内2点）	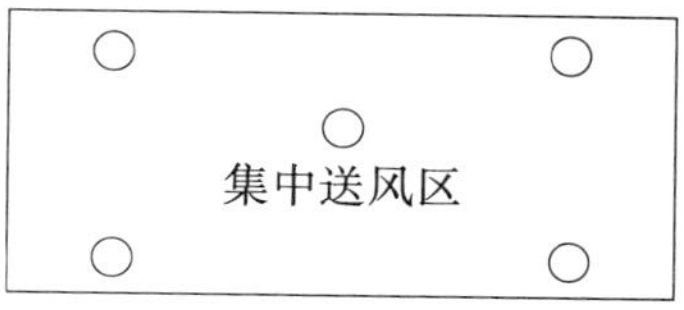 （集中送风区示意图）
Ⅱ～Ⅲ级 洁净手术室手术区 Ⅱ级 周边区 Ⅲ级 周边区	3点（单对角线布点） 6点（长边内2点，短边内1点） 4点（每边内1点）	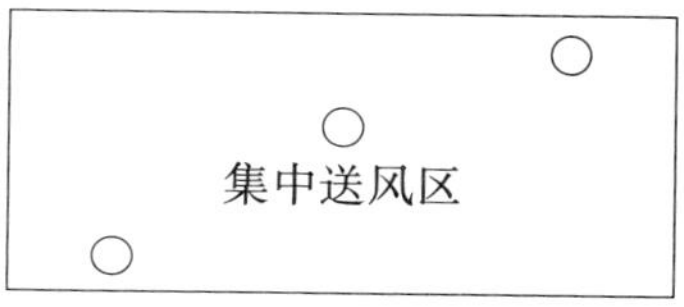 （集中送风区示意图）
Ⅳ级洁净手术室及分散布置送风口的洁净室 　面积＞30m² 　面积≤30m²	4点（避开送风口正下方） 2点（避开送风口正下方）	

图7-8 具体测点位置示意图

表7-8 洁净手术室的等级标准（空态或静态）

等级	手术室名称	沉降法（浮游法）细菌最大平均浓度		表面最大染菌密度（个/cm²）	空气洁净度级别	
		手术区	周边区		手术区	周边区
Ⅰ	特别洁净手术室	0.2个/30min·φ90皿 （5个/m³）	0.4个/30min·φ90皿 （10个/m³）	5	100级	1000级
Ⅱ	标准洁净手术室	0.75个/30min·φ90皿 （25个/m³）	1.5个/30min·φ90皿 （50个/m³）	5	1000级	10000级
Ⅲ	一般洁净手术室	2个/30min·φ90皿 （75个/m³）	4个/30min·φ90皿 （150个/m³）	5	10000级	100000级
Ⅳ	准洁净手术室	5个/30min·φ90皿 （175个/m³）		5	300000级	

注：1.浮游法的细菌最大平均浓度采用括号内数值。细菌浓度是直接所测的结果，不是沉降法和浮游法互相换算的结果。2.Ⅰ级眼科专用手术室周边区按10000级要求。

表 7-9 洁净辅助用房的等级标准（空态或静态）

等级	沉降法（浮游法）细菌最大平均浓度	表面最大染菌密度（个/cm²）	空气洁净度级别
Ⅰ	局部：0.2 个/30min·φ90 皿（5 个/m³） 其他区域 0.4 个/30min·φ90 皿（10 个/m³）	5	局部 100 级 其他区域 1000 级
Ⅱ	1.5 个/30min·φ90 皿（50 个/m³）	5	10000 级
Ⅲ	4 个/30min·φ90 皿（150 个/m³）	5	100000 级
Ⅳ	5 个/30min·φ90 皿（175 个/m³）	5	300000 级

注：浮游法的细菌最大平均浓度采用括号内数值。细菌浓度是直接所测的结果，不是沉降法和浮游法互相换算的结果。

5）注意事项

①无论用何种方法检测细菌浓度，都必须有 2 次空白对照。第一次对用于检测的培养皿或培养基条做对比试验，每批一个对照。第二次是在检测时，每室或每区一个对照，对操作过程做对照试验：模拟操作过程，但培养皿或培养基条打开后应又立即封盖。两次对照结果都必须为阴性。整个操作应符合无菌操作的要求。

②细菌浓度检测宜在其他项目检测完毕，对全室表面进行常规消毒后进行。表面染菌浓度为监测指标，按 GB15892《医院消毒卫生标准》的方法检测，检测结果符合要求，最大染菌密度为≤5cfu/cm²。

（3）层流洁净病房：采用层流空气净化方式的病房。即空气通过高效过滤器，呈流线状流入室内，以等速流过房间后流出。室内产生的尘粒或微生物不会向四周扩散，随气流方向被排出房间。主要用于血液病、骨髓移植或其他器官移植以及机体免疫功能严重缺损病人的治疗护理单位，防止交叉感染。若病房内层流系统布置方式与手术室相同，根据具体洁净度其空气监测方法及评判标准，依据洁净手术部监测要求及标准。若层流病房层流系统覆盖整个屋顶，布点位置可参照非洁净病房的布点方法，其采样方法及评判标准，依据洁净手术部监测要求及标准。

5. 手消毒效果监测

（1）手消毒定义　手消毒分为卫生手消毒和外科手消毒。卫生手消毒是指医务人员用速干手消毒剂揉搓双手，以减少手部暂居菌的过程。外科手消毒是指外科手术前医务人员用肥皂（皂液）和流动水洗手，再用手消毒剂清除或者杀灭手部暂居菌和减少常居菌的过程。使用的手消毒剂可具有持续抗菌活性。

（2）监测频率：手术室、产房、导管室、层流洁净病房、骨髓移植病房、器官移植病房、重症监护病房、新生儿室、母婴室、血液透析病房、烧伤病房、感染疾病科、口腔科等部门工作的医务人员手应每季度进行消毒效果的监测；当怀疑医院感染暴发与医务人员手卫生有关时，应及时进行监测，并进行相应致病性微生物的检测。

（3）采样时间：在接触病人、从事医疗活动前进行采样，或怀疑与医院感染暴发有关已经污染的医务人员的手。

（4）采样面积及方法：被检人五指并拢，将浸有无菌生理盐水采样液的棉拭子一支在双手指屈面从指根到指端来回涂擦各两次（一只手涂擦面积 30cm²），并随之转动采样棉拭子，剪去手接触部位,将棉拭子放入装有 10ml 采样液的试管内。

(5) 结果判定

卫生手消毒,监测的细菌菌落总数应≤10cfu/cm^2。

外科手消毒,监测的细菌菌落总数应≤5cfu/cm^2。

6. 血液透析液的监测

(1) 采样方法:用无菌吸管各吸取透析器的入口与出口处的透析用液 2.0ml～3.0ml,放入无菌试管,送检。

(2) 实验室培养:根据透析液的污染程度分别取原液或 10 倍稀释液 0.5ml 放入 2 个灭菌平皿内,加入已融化的 45～48℃营养琼脂 15～18ml,边倾注边摇匀,待琼脂凝固,置 36±1℃温箱培养 24h,计数菌落数。

透析液细菌总数(cfu/ml)=2 个平板上的菌落总数×稀释倍数

(3) 结果判定:入口液细菌菌落总数必须≤200cfu/ml,出口液的细菌菌落总数必须≤2000cfu/ml,并不得检出致病性微生物。

(4) 复用用水的细菌学监测方法同透析液,其细菌水平不得超过 200cfu/ml,干预限度为 50cfu/ml。当达到干预限度时,继续使用水处理系统是可以接受的,但应采取措施(如消毒水处理系统),防止系统污染进一步加重。

(黄辉萍　黄靖雄　李六亿)

思考题

1. 消毒与灭菌的定义?
2. 压力蒸汽灭菌效果的指示菌是什么?
3. 使用中消毒剂的采样量及方法是什么?
4. 高效消毒剂、中效消毒剂、低效消毒剂的杀菌谱是什么?

参考文献

1. 杨华明 易滨. 现代医院消毒学. 北京:人民军医出版社,2002.
2. 任南. 实用医院感染监测方法与技术. 湖南:湖南科学技术出版社,2007.
3. 曹原,张流波. 压力蒸汽灭菌过程验证装置(PCD)的进展. 中国护理管理. 2008,(5):34-37.
4. Boscariol MR. Sterilization by pure oxygen plasma and by oxygen-hydrogen peroxide plasma: An efficacy study. International Journal of Pharmaceutics, 2008, 353: 170-175.
5. 叶美英,王慧. 低温等离子体灭菌器灭菌效果观察. 中国消毒学. 2006,23(3):268-269.

第五节　手卫生与医院感染的控制

随着医学科学的发展,医院感染问题越来越引起医学界的高度重视,成为当今突出的公共卫生问题。众所周知引起医院感染的因素很多,而手卫生是预防和控制医院感染散发和流行暴发非常重要的因素,因为各种诊疗、护理活动都离不开医务人员的双手。如果手卫生不良,即可直接或间接导致医院感染的发生。

目前国内外医院内手卫生状况不令人满意,主要有两个原因,一是有些医护人员对手卫生的重要性及意义认识不够,不能严格执行手卫生要求;二是医院手卫生设施不够完善、不方便、甚至缺乏，影响了医务人员手卫生的依从性。但是近年来随着人们对医院感染认识的提高，手卫生的重要性越来越受到医院管理者和医务人员的重视，手卫生已成为控制医院感染散发，同时也是控制医院感染聚集性发生的重要措施，是具有很高成本效益与成本效果的医院感染控制措施。

一、手卫生的目的

通过加强手卫生，降低与预防外源性感染，提高医疗质量，保障患者和医务人员的安全；同时通过控制感染，减少医疗费用的支出、减轻医务人员的工作量，缩短平均住院日，提高医院的经济效益，最终使患者、医院和社会共同受益。

二、手卫生的定义

手卫生（hand hygiene）包括医务人员洗手、卫生手消毒和外科手消毒。洗手是指医务人员用肥皂（皂液）和流动水洗手，去除手部皮肤污垢、碎屑和部分致病菌的过程。而卫生手消毒则是指医务人员用速干手消毒剂揉搓双手，以减少手部暂居菌的过程。外科手消毒是指外科手术前医务人员用肥皂（皂液）和流动水洗手，再用手消毒剂清除或者杀灭手部暂居菌和减少常居菌的过程，使用的手消毒剂可具有持续抗菌活性。

三、手卫生对医院感染的作用

（一）手部细菌

1. 手部正常菌群　　手部正常菌群的种类和数量是相对固定的，多为非致病菌，如凝固酶阴性葡萄球菌、丙酸杆菌属、一些棒状杆菌属、不动杆菌属和某些肠细菌家族的成员，存在于皮肤深层的汗腺、毛囊和皮脂腺内。不易被机械的摩擦清除，需要使用一定的消毒剂将其清除。

2. 手部常见暂居菌　　暂居菌位于皮肤外层死亡的表皮细胞层间以及指甲下裂隙或皱裂处，是皮肤与其他物品接触时滞留在皮肤上的。这类菌群由环境污染细菌组成，数量和种类变化不定，与每个人接触物品的种类、污染的程度和对手的清洁习惯密切相关。医务人员可通过直接接触患者或接触患者周围环境获得，与医院感染密切相关。

在暂居菌中有一部分是致病菌，常见有大肠埃希菌、葡萄球菌及铜绿假单胞菌。这些细菌在皮肤上的存活时间一般不足 24 小时，经常洗手随时会清除这类细菌。

常居菌和暂居菌可以相互转化，如果长时间不进行手部皮肤的彻底消毒，暂居菌就会进入毛囊、汗腺和皮脂腺内，并变成常居菌。反之常居菌也会移居到皮肤的表面，成为暂居菌。经常注意手部皮肤清洁的人，其细菌数量和种类要比不注意者少。一项研究表明进行一次手部皮肤彻底消毒之后，被消毒部位的细菌种类和数量，大约需要一周的时间才能恢复到原来的水平。

（二）手卫生可降低手部细菌

长期的临床实践证明，机械性的手部皮肤清洁，是减少手部细菌行之有效的重要方法。Lowbury 等报道，用肥皂洗手 30 秒钟，手部皮肤上金黄色葡萄球菌的对数减少值为 2.54；铜绿假单胞菌的对数减少值为 2.8。但是常驻菌不易用肥皂彻底洗掉，而金黄色葡萄球菌虽然多为暂居菌，但它会在皮肤上很快繁殖，所以必须用机械清洁法与化学消毒法相结合，才能取得满意的效果。

(三) 手卫生与医院感染

1. **手卫生可有效降低医院感染** 由于经手接触传播是导致病原微生物在医患之间交叉感染的主要传播途径，而通过正确的手卫生可以显著地减少手上携带的潜在病原体，有效地控制医院感染，所以手卫生已经成为降低医院感染最可行和最重要的措施。根据国外报道，严格手卫生措施可以降低30%的医院感染，美国疾病控制中心（CDC）2002颁布的"手卫生指南"所引用的大量临床报告也证实了手卫生措施的有效性。同时手卫生措施也是标准预防的重要措施之一。而标准预防是目前国内外公认的控制医院感染的基本措施。

2. **手卫生不当直接引起医院感染** 在控制医院感染的众多措施中，做好手部皮肤的清洁与消毒，可视为最重要、最简便易行的措施之一。早在一百多年前，奥地利医师Semmelweis首先证实了洗手的价值，他发现产褥热病死率高的原因，与医师解剖尸体后不洗手便去处理产妇有关。他要求医师在解剖后处置每一位产妇前采用漂白粉洗手，通过这一简单的措施，使该医院产褥期葡萄球菌脓毒血症的病死率由22%降到3%。

在20世纪60年代，国际卫生协会和普通外科办公室（the office of surgeon general）进行的一项前瞻性对照研究证明，护士接触带有金黄色葡萄球菌的婴儿后不洗手即接触婴儿较用六氯酚消毒手后再接触婴儿，其感染微生物的机会更多，速度更快。有资料表明，婴儿室的婴儿自出生至出院的感染率与接触婴儿护士的手是否经过清洁消毒有明显关系，护士接触婴儿前不洗手婴儿的感染率为2.65%，经洗手后婴儿的感染率降为1.24%。

3. **手部皮肤的完好性与医院感染** 手部、前臂皮肤应当完好，没有破损，皮肤的破损使细菌更容易种植到各层皮肤，其完整性的破坏增加了患者和医护人员的感染机率。

(四) 手卫生依从性与医院感染

一些研究表明，保持洗手的习惯，良好的依从性可使各种微生物的感染率降低，还有大量的研究提示感染与医务人员缺乏依从性或工作量过大有关，这种关系主要体现在手卫生的坚持上。在关于中心静脉导管相关性血液感染的危险因素的研究中，在剔除混淆因素后，患者与护士的比例成为血液感染的一个独立的危险因素，提示护理人员的缺乏可导致这种感染的增加。护士缺乏可使患者特别集中的单位的MRSA更容易扩散，因为这时护士容易忽视手卫生。在职医务人员数低于需要量，容易导致忽视这些感染控制措施。有调查表明在工作高峰，接触患者前坚持洗手的仅仅为25%，但是在医务人员相对充裕时坚持洗手的达70%，监测表明在这个时期住院的患者发生感染的机会是平常的4倍。

可见注意手卫生可降低手上的细菌量尤其是致病菌，从而降低通过手传播疾病的可能性，最终达到降低医院感染发生的目的。

四、手卫生的管理

(一) 制定相应的管理制度，提供必要的手卫生设施

1. 手卫生是控制医院感染的重要措施，因此医院应制定相应的手卫生制度，并严格执行。

2. 医院应建设或改善手卫生设施，选择有效又无刺激的手清洁剂和手消毒剂，为医务人员提供良好、便捷的洗手设备与设施，提高全体医务人员洗手的自觉性。

(二) 开展培训

手卫生涉及面广，需要广大医务人员和各个层面如医院管理层的配合，因此需要开展广泛的培训。培训的形式和内容应根据培训的对象不同而进行调整，使他们掌握必要的手卫生

知识与方法，提高医务人员的无菌观念和自我保护意识，正确掌握洗手操作规程，保证洗手效果。

（三）财力与物力的支持

医院应在财力与物力上，给予手卫生工作大力支持，包括提供合适的手卫生设施和手卫生产品如速干手消毒剂，为医务人员执行手卫生措施提供必要的条件。

（四）监督与指导

医院应加强对全院临床、医技及有关部门手卫生的监督，包括对手卫生设施的管理；加强对医务人员的指导，提高手卫生的依从性，使广大的医务人员将手卫生变成自觉行动。

五、手卫生设施

手卫生设施包括一般手卫生设施和外科手消毒设施。

（一）一般手卫生设施

1. 应采用流动水洗手；水龙头要位于洗手池的适当位置，开关最好为非手触式，手术室、产房、导管室、层流洁净病房、骨髓移植病房、器官移植病房、重症监护病房、新生儿室、母婴室、血液透析病房、烧伤病房、感染疾病科、口腔科、消毒供应中心等重点部门必须配备非手触式水龙头。有条件的医疗机构在诊疗区域均宜配备非手触式水龙头；清洁剂可为肥皂或皂液，使用固体肥皂应保持干燥，皂液应放在洁净的容器内，容器应定期清洁消毒或在更换皂液时清洁消毒或使用一次性容器。

2. 最常应用于手部皮肤消毒的消毒剂有乙醇、洗必泰、碘伏、乙醇与洗必泰的复合制剂等，手消毒剂应为符合国家有关规定的产品；且医务人员对选用的手消毒剂应有良好的接受性，手消毒剂无异味、无刺激性等。

3. 洗手后应正确进行手的干燥，干手设施最好使用纸巾，也可使用纯棉小毛巾，一用一消毒，或其他可避免手再次污染的方法。

4. 手卫生设施的设置应方便医务人员使用。

（二）外科手卫生设施

1. 外科洗手 采用流动水洗手，有条件的医院可使用过滤水或经过消毒处理的水。必须是非手触式开关，如采用感应式、脚踏式开关。清洁剂可使用肥皂或皂液，最好使用皂液。术前洗手用的洗手池大小应该适度，池壁光滑无死角，易于清洁。洗手池应设在手术间附近，数量根据手术台的数量设置，通常不应少于手术间数。洗手池上缘的高度距地面以 1m 为宜。两水池的间距应≥50cm；或两个水龙头的间距≥150cm，这样可避免刷手时因飞溅而造成的相互污染。洗手池由于经常处于潮湿状态，有利于细菌孳生，应制订清洁制度，每日清洁，定期消毒如每天用含有效氯为 500mg/L 的消毒剂进行消毒。用于术前清洁指甲的常用工具有海绵、纱布和毛刷。如果用毛刷则大小、刷毛软硬度要合适。刷手工具应有专人负责，定期检查质量，发现有不合格时必须及时更换。也可使用一次性的刷手工具。刷手工具应放在方便取用的位置，一用一消毒，在消毒前必须先用清水冲洗干净并干燥。

2. 外科手消毒 应配备外科手消毒剂，并取得卫生部卫生许可批件，有效期内使用。常用外科手消毒剂有氯已定与醇类的复合制剂、碘伏和 4% 氯已定等；还应配备消毒液分配器以及干手用无菌巾。

3. 其他用品：计时器、指甲剪、洗手流程及说明图等。

六、一般手卫生方法

(一)洗手方法

1. 洗手应遵循的原则:当手部有血液或其他体液等肉眼可见的污染时,应用肥皂(皂液)和流动水洗手。当手部没有肉眼可见污染时,宜使用速干手消毒剂消毒双手代替洗手。

2. 医务人员在下述情况下,可选择洗手或使用速干手消毒剂消毒双手。包括直接接触每个患者前后,从同一患者身体的污染部位移动到清洁部位时;接触患者黏膜、破损皮肤或伤口前后,接触患者的血液、体液、分泌物、排泄物、伤口敷料等之后;穿脱隔离衣前后,摘手套后;进行无菌操作、接触清洁、无菌物品之前;接触患者周围环境及物品后;处理药物或配餐前。

3. 医务人员洗手方法:应按照下述 6 步法进行洗手:①在流动水下,使双手充分淋湿;②取适量肥皂(皂液),均匀涂抹至整个手掌、手背、手指和指缝;③认真揉搓双手至少 15 秒钟,应注意清洗双手所有皮肤,包括指背、指尖和指缝,具体揉搓步骤如图 7-1 所示;④在流动水下彻底冲净双手;⑤擦干双手,干手时避免二次污染;⑥取适量护手液护肤。

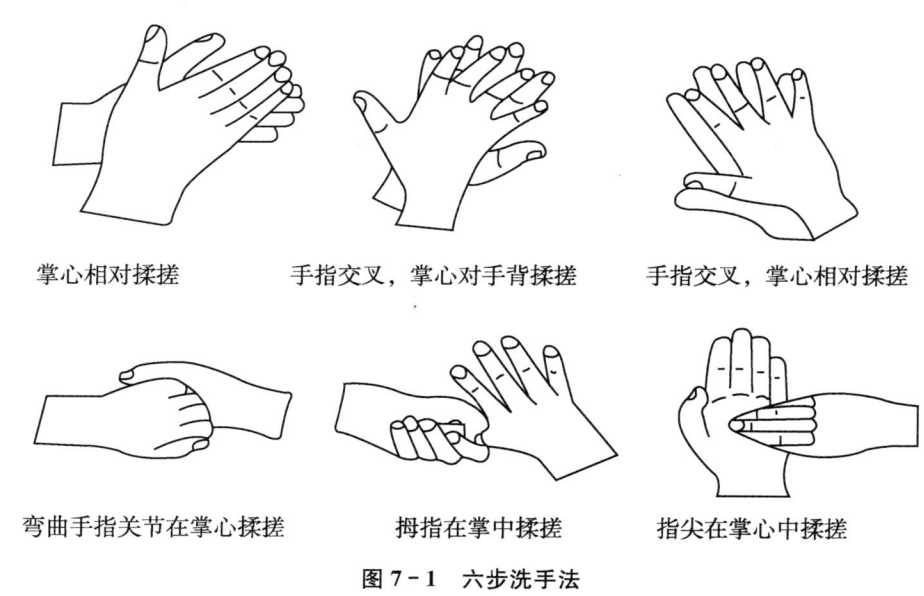

图 7-1 六步洗手法

4. 洗手时应注意:①清洗容易污染致病菌的指甲、指尖、指甲缝和指关节等部位;②彻底清洗戴戒指等饰物的部位,因为这些部位容易藏污纳垢;③如水龙头为手拧式开关,要注意随时清洁水龙头开关。

(二)卫生手消毒方法

1. 卫生手消毒指征:①医务人员的手未受到患者血液、体液等蛋白性物质明显污染,而又需要洗手时,可采用卫生手消毒代替洗手;②医务人员在下述情况时应先洗手,然后进行卫生手消毒。包括接触患者的血液、体液和分泌物以及被传染性致病微生物污染的物品后;直接为传染病患者进行检查、治疗、护理或处理传染患者污物之后。

2. 卫生手消毒的方法:①取适量的速干手消毒剂于掌心;②严格按照医务人员洗手方法第三步揉搓的方法,双手相互进行揉搓,揉搓时保证手消毒剂完全覆盖手部皮肤,直至手部干燥。达到卫生手消毒的目的。

3. 速干手消毒剂的特点：速干手消毒剂是近年来在临床上广泛推荐的手卫生措施，在医务人员手未受到明显污染时，使用速干手消毒剂可代替洗手。速干手消毒剂具有作用快速、使用方便；杀菌效果好；较好的皮肤护理；节约工作时间、提高效益和提高医护人员对手卫生的依从性等特点。

4. 使用速干手消毒剂的注意事项：包括：①速干手消毒剂应符合国家的有关规定，为合格产品；②对皮肤无刺激性，临床医务人员良好的接受性；③应有良好的速干手消毒剂分配系统，如在治疗室、护士站、医师、护士办公室、病房门口等应安装取液器，在治疗车、查房用病例车等放置速干手消毒剂。④速干手消毒剂当中不含有清洁剂，所以没有去污作用，因此在双手明显污染时应洗手。

七、外科手消毒方法

（一）目的

清除指甲、手、前臂的污物和暂居菌；将常居菌减少到最低程度和抑制微生物的快速再生。

（二）应遵循的原则

先洗手，后消毒；不同患者手术之间、手套破损或手被污染时，应重新进行外科洗手与手消毒。

（三）选择外科手消毒剂的原则

1. 选用的外科手消毒剂应符合国家法规的相关规定，除满足一般手消毒剂的条件外，应有持续杀菌效果，并按照生产厂家的使用说明进行。

2. 选用的外科手消毒剂应被广大医务人员所接受。

3. 在决定购买之前，应评估产品的出液器功能。

（四）洗手方法与要求

1. 洗手之前应先摘除手部饰物，并修剪指甲，长度应不超过指尖。

2. 取适量的清洁剂清洗双手、前臂和上臂下 1/3，并认真揉搓。清洁双手时，应注意清洁指甲下的污垢和手部皮肤的皱褶处。

3. 流动水冲洗双手、前臂和上臂下 1/3。

4. 使用干手物品擦干双手、前臂和上臂下 1/3。

（五）手消毒方法

外科手消毒的常用方法有两种，即冲洗手消毒方法和免冲洗手消毒方法。

1. 冲洗手消毒方法　取适量的手消毒剂涂抹至双手的每个部位、前臂和上臂下 1/3，并认真揉搓 2~6min，用流动水冲净双手、前臂和上臂下 1/3，无菌巾彻底擦干。流动水应达到 GB 5749 的规定。特殊情况水质达不到要求时，手术医师在戴手套前，应用醇类手消毒剂再消毒双手后戴手套。

2. 免冲洗手消毒方法　取适量的免冲洗手消毒剂涂抹至双手的每个部位、前臂和上臂下 1/3，并认真揉搓直至消毒剂干燥。

3. 手消毒剂的取液量、揉搓时间及使用方法遵循产品的使用说明。

4. 注意事项

（1）不应戴假指甲，保持指甲和指甲周围组织的清洁。

(2) 在整个手消毒过程中应保持双手位于胸前并高于肘部，使水由手部流向肘部。

(3) 洗手与消毒可使用海绵、其他揉搓用品或双手相互揉搓。

(4) 术后摘除外科手套后，应用肥皂（皂液）清洁双手，然后再进行其他的操作。

(5) 用后的清洁指甲用具、揉搓用品如海绵、手刷等，应放到指定的容器中；揉搓用品应每人使用后消毒或者一次性使用；清洁指甲用品应每日清洁与消毒。

(6) 传统的外科手消毒 10min 的揉搓对皮肤的损伤较大，近来临床研究表明，揉搓 2～6min 和 10min，手消毒效果没有显著的差异，所以建议外科手消毒揉搓 2～6min 即可；由于减少外科手消毒的揉搓时间还可提高医务人员的依从性，从而也可提高手消毒效果。

八、手卫生效果的监测

（一）监测要求

医院应每季度对手术室、产房、导管室、层流洁净病房、骨髓移植病房、器官移植病房、重症监护病房、新生儿室、母婴室、血液透析病房、烧伤病房、感染疾病科、口腔科等部门工作的医务人员手进行消毒效果的监测；当怀疑医院感染暴发与医务人员手卫生有关时，应及时进行监测，并进行相应致病性微生物的检测。

（二）监测方法

1. 采样时间　在接触患者、进行诊疗活动前采样。

2. 采样方法　被检者五指并拢，用浸有含相应中和剂的无菌洗脱液浸湿的棉拭子在双手指曲面从指跟到指端往返涂擦 2 次，一只手涂擦面积约 $30cm^2$，涂擦过程中同时转动棉拭子；将棉拭子接触操作者的部分剪去，投入 10ml 含相应中和剂的无菌洗脱液试管内，及时送检。

3. 检测方法　将采样管在混匀器上振荡 20 秒或用力振打 80 次，用无菌吸管吸取 1.0 ml 待检样品接种于灭菌平皿，每一样本接种 2 个平皿，平皿内加入已溶化的 45～48℃ 的营养琼脂 15～18ml，边倾注边摇匀，待琼脂凝固，置 36±1℃ 温箱培养 48h，计数菌落数。

细菌菌落总数计算方法：细菌菌落总数（cfu/cm^2）＝平板上菌落数×稀释倍数/采样面积（cm^2）

（三）手卫生合格的判断标准

卫生手消毒，监测的细菌菌落总数应≤$10cfu/cm^2$；外科手消毒，监测的细菌菌落总数应≤$5cfu/cm^2$。

（李六亿　黄靖雄）

思考题

1. 什么是手卫生？
2. 一般手卫生的洗手方法包括哪几步？什么情况下需要洗手？
3. 什么情况下需要卫生手消毒，如何进行卫生手消毒？

参考文献

1. 刘振声，金大鹏，陈增辉. 医院感染管理学. 北京：军事医学科学出版社，2000：397-435.
2. Boyce JM, Pittet D. Guideline for hand hygiene in health-care setting：Recommendations of the Healthcare Infection Control Practices Advisory Committee and the HICPAC/SHEA/APIC/IDSA Hand Hygiene Task Force. www.cdc.org, 2002.
3. 邢红霞，章红英，等. 医务人员手卫生现状与管理. 中华医院感染学杂志，2002，12（8）：639-940.
4. 消毒技术规范. 中华人民共和国卫生部，2002.
5. Pittet D. Improving Adherence to Hand Hygiene Practice：A Multidisciplinary Approach. www.cdc.or.
6. 王宏柏. 院内洗手新进展. 中华医院感染学杂志，2004，14（6）：719-720.
7. Ng PC, Wong H L, Lyon DJ, et al. Combined use of alcohol hand rub and gloves reduces the incidence of late onset infection in very low birth weight infants. Archives of Disease in Childhood Fetal & Neonatal Edition，2004，89（4）：336-340.
8. Pittet D. Hand hygiene：improved standards and practice for hospital care. Current Opinion in Infectious Diseases，2003，16（4）：327-335.
9. Helder D. Measurement of effectiveness of a no-rinse hand rub. Journal of Wound, Ostomy & Continence Nursing，2003，30（3）：S24-S25.
10. Moralejo D, Jull A. Handrubbing with an alcohol based solution reduced healthcare workers' hand contamination more than handwashing with antiseptic soap. Evidence-Based Nursing，2003，6（2）：54.
11. Girou E, Loyeau S, Legrand P, et al. Efficacy of handrubbing with alcohol based solution versus standard handwashing with antiseptic soap：randomised clinical trial. BMJ，2002，325（7360）：362.
12. Alicia J, Teresa C, Michele L, et al. Guideline for prevention of surgical site infection，1999. Infection Control and Hospital Epidemiology，1999，20（4）：247-270.
13. Anon Recommended practice for surgical hand antisepsis/hand scrubs. Association of Operating Room Nurses，2004，79（2）：416-431.

第六节 隔 离

一、隔离技术的发展

历史上，人们很早就对传染病患者采用隔离的方法控制其传播。19世纪70年代，美国逐步建立了传染病患者隔离治疗程序，设立了远离健康人群和城市的独立传染病医院、传染病简易隔离病房等隔离救治机构。各类传染病患者被集中安置在同一简易隔离房间内，不久就发生了交叉感染。

进入20世纪，人们对传染性疾病的理解更加深入，不同的传染病患者按不同病种分别安置于不同房间或区域，无菌技术逐渐被掌握和应用，隔离预防技术逐步完善。70年代，美国建立起不同的隔离系统。1970年，美国疾病预防与控制中心（CDC）出版了《医院隔离技术》，提出了分类隔离系统，经多次修订，建立了HIV、多重耐药菌、嗜肺军团菌等新发感染的隔离预防策略。

1983年，美国CDC对推荐性的隔离技术进行了重大修订，编制成《医院隔离技术指南》，并将其列入美国CDC《医院感染预防和控制》指导性文件中，依据感染传播途径建立了A、B两个隔离系统。A系统，又称疾病类别隔离系统，包括严密隔离、接触隔离、肠道隔离、抗酸杆菌隔离、呼吸道隔离、血液与体液隔离、伤口与引流隔离等7个类别。隔离实践中，用7种不同颜色隔离指示卡代表7类隔离，被隔离的疾病名称写在卡片正面，背面为对应的隔离措施，指导选择使用隔离衣、口罩、手套，污物处理以及病人单间隔离等内容。方便、简洁，易于掌握。至20世纪70年代中期，美国93%的医疗机构采纳了这种隔离系统。此隔离系统的缺点是对某些疾病特异性差，对某一特定疾病存在过度隔离或隔离不足。B系统是疾病特异性隔离系统，每个隔离措施的选用都是基于特定疾病传播的流行病学特征，在隔离指示卡已列出的各种隔离措施中选择需要的措施，有针对性，节约费用。但要求医务人员必须经过严格训练，有高度责任心。

A、B系统以确定感染者或疑似感染者为前提，而艾滋病、乙型肝炎等疾病诊断前对医务人员的危险性远超过诊断后。1985年，美国CDC提出专门针对血源性感染的普遍预防（universal precaution），认为所有的血液和体液均有感染性。普遍预防可有效降低医务人员暴露于艾滋病等经血传播疾病的职业危险，但花费大。被排除的某些具有潜在感染危险的非血源性物质易被忽略。

1987年发展的体内物质隔离（body substance isolation，BSI）系统对普遍预防进行了补充，患者所有身体物质，如血液、体液、分泌物、排泄物和其他体液均需隔离预防，是一个与A、B系统并行的隔离系统。但耐甲氧西林的葡萄球菌（MRSA）、耐万古霉素肠球菌（VRE）、耐药结核杆菌等的感染，经此隔离预防难以完全阻断。

新发感染性疾病的出现迫使人们不断寻求并建立起新的、有效的隔离方法。但由于隔离方法众多，多个隔离系统并行，在执行中容易混淆，难以准确把握。因此，美国医院感染控制顾问委员会（Healthcare Infection Control Practices Advisory Committee，HICPAC）依据流行病学发展成果，于1996年确认双向防护的原则，认为全部患者的血液、体液、分泌物、除汗液以外的排泄物均具有传染性，接触这些物质必须采取标准预防（standard precaution）措施；确定感染的传播途径有空气传播、飞沫传播和接触传播以及基于传播途径的隔离预防。2007年，美国HICPAC更新的《隔离预防指南：预防病原体在医疗机构传播》再次确认了标准预防及基于传播途径的隔离预防体系；将呼吸道卫生/咳嗽礼仪、安全注射、高危险及涉及椎管穿刺等操作时戴口罩、保护性环境管理作为标准预防的新增要素；由于暴露于感染源或/和获得感染的地点很难确定，因此用新的术语——医疗相关感染（healthcare associated infections，HAIs）替代医院感染（nosocomial infection）。

2009年，我国卫生部发布了《医院隔离技术规范》，其中借鉴并采纳了美国CDC与HICPAC的隔离体系，作为国家卫生行业标准规定了各级各类医院隔离预防技术标准，要求针对患者诊疗、护理的隔离预防应在标准预防的基础上，基于疾病传播途径的不同，采取相应的隔离措施。

二、隔离基本概念与基本原则

（一）隔离基本概念

1. 感染链（infection chain）：感染在医院内传播需要三个环节，即感染源、传播途径和易感人群，这三个环节组成感染链。

2. 感染源（source of infection）：指病原微生物自然生存、繁殖并排出的宿主或场所。医疗保健过程中的感染源主要源于患者、患者家属、探视者、医疗保健人员及其生活环境；感染既可为活动性感染、也可以是处于无症状或潜伏期的感染；病原微生物可以为一过性或长期定植，尤其在呼吸道和胃肠道定植的微生物。

3. 传播途径（modes of transmission）：指病原微生物从感染源传播到易感人群的路径。可引起感染的病原体包括细菌、病毒、真菌、寄生虫和朊毒体。不同的病原体传播途径不同，有些感染性病原体可通过一种以上的途径传播。确认的传播途径有空气传播、飞沫传播和接触传播。

4. 易感人群（susceptible host）：对某种疾病或传染病缺乏特异性免疫力而容易感染的人群。感染是感染源与易感者间复杂的相互作用的结果。影响感染、疾病发生发展的因素中大多数与宿主有关；同时感染源作用于宿主的特征：致病性、毒力和抗原特性也是非常重要的因素，如感染剂量、疾病发生机制、暴露途径等。同样暴露于病原微生物，有些人不发病，而有些人可能发展成严重疾病甚至死亡。

5. 隔离（isolation）：又称隔离预防，是指采用各种方法、技术，防止感染因子从患者及携带者传播给他人的一种措施。

6. 区域隔离（area isolation）：是指将感染源（患者或病原携带者）安置在指定的地点或特殊环境中，使他们与普通患者分开，并对指定的地点或特殊环境及时消毒处理，以防止疾病的传播和不同病种间的交叉感染。

（二）隔离基本原则

隔离的基本原则是严格管理感染源、阻断感染传播途径、保护易感人群，以达到切断感染链，降低外源性感染发生和暴发的目的。有效隔离的原则要求：

1. 医疗机构建筑设计和服务流程应满足医院感染控制的要求，具有隔离预防功能，防止医院内交叉感染，防止病原微生物扩散和污染环境。布局合理，区域划分明确、标识清楚。

（1）医院内区域划分：根据获得感染危险性的高低和污染的程度分为4个区域。

1）低危险区：包括行政管理区、教学区、图书馆、生活服务区等。

2）中等危险区：包括普通门诊、普通病房等。

3）高危险区：包括感染疾病科门诊、感染疾病科病房等。

4）极高危险区：包括手术室、重症监护病房、器官移植病房等。

（2）明确服务流程，保障洁、污分开，人流、物流分开。

（3）隔离病区相对独立，远离普通病房和生活区，通风系统区域化。

（4）设立合适数量和类型的隔离病房/室，设在医院相对独立的区域，保证区域隔离。明确划分清洁区、潜在污染区、污染区，三区设缓冲间；各区域之间宜采用感应自控门，缓冲间两侧的门不应同时开启，以减少区域之间空气流通。

1）医护人员办公室、值班室、卫生间、男女更衣室、浴室及储物间、配餐间等不易受到患者血液、体液和病原微生物等物质污染为清洁区，传染病患者不应进入。

2）病室、处置室、污物间以及患者入院、出院处理室等传染病患者和疑似患者接受诊疗的区域，或被其血液、体液、分泌物、排泄物污染的衣物、用具等暂存和处理的场所，为污染区。

3）治疗室、护士站、消毒室、内走廊等有可能被患者血液、体液和病原微生物等物质污染，位于清洁区与污染区之间，为潜在污染区。

医务人员通道、出入口设在清洁区一端，患者通道、出入口设在污染区一端，隔离病室设单独通往室外的通道或阳台。

2. 根据国家法律、规范，遵循"标准预防"的原则，制定并落实隔离制度，如感染病患者、隔离患者管理制度等，严格探视管理，切断感染链。

3. 加强医务人员隔离与防护知识培训，正确掌握常见感染病的传播途径、隔离方式和防护技术，熟练掌握操作规程。配置合适、必要的防护用品，并保证正确使用。

4. 加强隔离措施执行的监督、检查与指导，及时改进存在的问题，保证隔离措施有效并正确实施。

三、正确使用防护用品

合理使用口罩、手套、防护服等防护用品，正确实施手卫生，落实防护技术是有效隔离的关键环节。

（一）口罩

可保护医疗保健人员免于接触来自患者的感染性物质，如呼吸道分泌物；在无菌操作中使患者免于接触来自医疗保健人员鼻部和口腔的感染性病原体；咳嗽患者佩戴口罩，可限制其感染性呼吸道分泌物播散给他人。

1. 一般医疗活动可佩戴纱布口罩或外科口罩。纱布口罩应保持清洁，定期更换、清洁与消毒；外科口罩一次性使用。

2. 手术室工作或护理免疫功能低下患者、进行体腔穿刺等操作时应戴外科口罩；接触经空气、飞沫传播的呼吸道感染患者时，应戴医用防护口罩。

3. 口罩潮湿后、受到患者血液、体液污染后，应及时更换；每次佩戴医用防护口罩进入工作区域之前，应进行密合性检查，保证不漏气。

（二）手套

正确使用可防止病原菌通过手在人群中播散和污染环境。

1. 接触患者的血液、体液、分泌物、排泄物、呕吐物及污染物品时，应戴清洁手套；进行手术等无菌操作、接触患者破损皮肤、黏膜时，应戴无菌手套。

2. 诊疗护理不同的患者之间应更换手套；操作完成后脱去手套，应按规定程序与方法洗手，戴手套不能替代洗手，必要时进行手消毒；操作时发现手套破损时，应及时更换；戴无菌手套时，应防止手套污染。

（三）防护镜与防护面罩

防止患者血液、体液等具有感染性的物质溅入眼部、面部。

1. 在进行诊疗、护理操作时，可能发生患者血液、体液、分泌物等喷溅，近距离接触经飞沫传播的传染病患者时应戴防护镜或防护面罩。

2. 为呼吸道传染病患者进行气管切开、气管插管等近距离操作时，可能发生患者血液、体液、分泌物喷溅时，应使用全面型防护面罩。

3. 佩戴前应检查有无破损，佩戴装置有无松懈，用后有效清洁与消毒。

（四）隔离衣

预防患者血液、体液或其它潜在性感染性物质污染医务人员手臂及暴露的身体。防护服总是需要与手套和其它个人防护设施联合使用。以下情况，需要穿隔离衣/防护服：

1. 可能受到患者血液、体液、分泌物、排泄物污染时。

2. 对患者实行保护性隔离时，如护理大面积烧伤患者、骨髓移植患者以及大创面换药时。

3. 对感染性疾病患者如传染病患者、多重耐药菌感染患者等实施隔离时。

（五）鞋套

区域隔离从潜在污染区进入污染区，负压病房隔离从缓冲区进入病房时应穿鞋套。鞋套应在规定区域内穿，离开该区域时及时脱掉。一次性应用，破损应及时更换。

（六）防水围裙

可能有患者的血液、体液、分泌物及其他污染物质喷溅、进行复用医疗器械的清洗时应穿防水围裙。一次性防水围裙应一次性使用，受到明显污染时应及时更换；重复使用的塑胶围裙，用后应及时清洗与消毒；遇有破损或渗透时，应及时更换。

（七）帽子

进入洁净环境前、进行无菌操作时应戴帽子。被患者血液、体液污染时，应立即更换。布质帽子应保持清洁，定期更换与清洁。一次性帽子应一次性使用。

四、隔离技术

隔离技术（skills of isolation）是指为达到隔离预防的目的而采取的一系列操作和措施。在隔离技术发展的历史进程中，标准预防与基于传播途径的隔离预防的有效性已被大量循证研究所证实，并随着流行病学的发展而不断完善和发展。标准预防应用于医院内所有的患者，而不考虑其是否有感染性疾病的诊断；而基于传播途径的隔离预防应用于怀疑或诊断有感染性病原体感染的患者。

新出现的感染性疾病（如SARS）暴发和原有传染病（如乙型肝炎等）的再次流行或暴发使人们认识到需要建立新的隔离预防策略或强化已有的隔离措施，并将呼吸道卫生/咳嗽礼仪、安全注射、特定椎管内穿刺感染控制、保护性环境管理等方法和技术纳入标准预防进行强化落实。

（一）标准预防

1. 概念：标准预防是针对医院所有患者、医务人员和进入医院的人员采用的一种预防措施。无论是否有疑似或确定的感染状态，接触患者的血液、体液、分泌物、汗液以外的排泄物、患者的黏膜及非完整皮肤时，均认为有携带可传播的病原体的可能，均采取相应的隔离与防护措施。

2. 基本要求：防止血源性和非血源性疾病传播；实现双向防护，既防止疾病从患者传至医务人员，又防止疾病从医务人员传至患者；根据疾病的主要传播途径（空气传播、飞沫传播、接触传播），采取相应的空气隔离、飞沫隔离和接触隔离措施，多重途径传播的疾病要联合应用多种隔离方式；有呼吸道症状的患者、探视者、医务人员等均视为有传染性，应采取呼吸道卫生/咳嗽礼仪推荐的感染控制措施，预防传染性非典型肺炎（SARS）等呼吸道传染病的传播；重新强调实施安全注射以预防乙型肝炎等疾病暴发；椎管穿刺等特殊注射需戴口罩预防呼吸道菌群引致的脑膜炎。

3. 隔离防护措施：对医院内所有患者实施的感染预防措施，主要包括实施手卫生，根据预期的暴露情况，正确使用手套、隔离衣/防护服、口罩、眼罩或面罩等防护用品，安全注射，接触患者环境中可能被体液污染的设备物品时应戴手套防止感染传播，重复使用的医疗器械、器具和物品在应用于另一患者前应进行正确的清洁、消毒或灭菌处理。

1）进行有可能接触病人血液、体液的诊疗、护理、清洁等工作时必须戴手套，操作完毕，脱去手套后立即洗手/手消毒。戴手套不能代替洗手，若手套破损不能被及时发现，血液、体液等可能通过破损的手套污染手,而造成感染传播。

2）在诊疗、护理操作过程中,有可能发生血液、体液飞溅到面部时应当戴面罩、防渗透口罩和防护镜;有可能发生血液、体液大面积飞溅或者有可能污染身体时,应穿戴防渗透隔离衣或围裙。

3）接触患者黏膜或破损的皮肤时应戴手套。

4）急救场所需要进行复苏操作时,应用简易呼吸囊（复苏袋）或其他通气装置代替口对口人工呼吸方法。

5）防锐器伤。在进行侵袭性诊疗、护理操作过程中,推荐使用具有防刺性能安全注射装置;保证光线充足,操作视野清晰,防止被针头、缝合针、刀片等锐器刺伤或者划伤;禁止用手直接接触使用后的锐器;使用后的锐器应当直接放入耐刺、防渗漏的专用利器盒;重复使用的利器,应放在防刺的容器内运输和处理;禁止针头回帽。

6）重复使用的医疗器械、器具和物品,用后应根据规定进行清洗、消毒或灭菌;清洗、消毒或灭菌过程需要做好工作人员防护,防止环境污染;依据《医疗废物管理条例》处理医疗废物。

7）物体表面、环境、衣物与餐饮具消毒:床栏、床头桌、椅、门把手等经常接触的物体表面应定期清洁,保持干燥,遇污染时及时消毒;处理和运输被血液、体液、分泌物、排泄物污染的被服、衣物时,应密封运送,防止医务人员皮肤暴露、污染工作服和环境;重复使用的餐饮具应清洗、消毒后使用;重复使用的衣服置于专用袋中,密封运输至指定地点进行清洗、消毒,防止运输过程污染。

4. 新增加的标准预防隔离技术

（1）呼吸道卫生/咳嗽礼仪:适用于就诊时有咳嗽、鼻塞、流涕或呼吸道分泌物增多体征而未作出患有可传播呼吸道疾病诊断的患者及其陪护者。有大量证据表明,SARS暴发与没有及时对有呼吸道症状的患者、探视者、医务人员等采取简单的感染源控制措施有很大关联,采取呼吸道卫生/咳嗽礼仪推荐的隔离措施可预防SARS等呼吸道传染病的播散和暴发。

呼吸道卫生/咳嗽礼仪基本要素包括:1）医务人员、患者、探视者教育;2）宣传需隔离的体征并指导实施;3）感染源控制:咳嗽时用纸巾盖住口鼻并立即弃置用过的纸巾,当患者能够耐受并在适当时候佩戴外科口罩;4）接触呼吸道分泌物后实施手卫生;5）空间隔离:在可能的情况下,尽量使呼吸道感染者在候诊区内相互间保持1米以上的间距;6）医务人员检查或照顾有呼吸道感染症状和体征的患者时应戴外科口罩,严格执行手卫生。

打喷嚏、咳嗽时盖住口鼻或戴口罩可有效预防感染患者的呼吸道分泌物播散入空气,人与人之间距离小于1米时,可增加经飞沫传播疾病的感染机会。

（2）安全注射:每次注射均使用灭菌的、一次性使用的注射器及针头,防止注射器具和药品的污染;尽可能使用单剂量安瓿而非多剂量安瓿,尤其在需要将药物分给多个病人时。因不安全注射导致乙型肝炎等疾病暴发多因为医务人员感染控制意识不强、对无菌技术不理解或不遵从造成的。医疗机构应保证全体医务人员了解并遵从感染控制建议和无菌技术、建立规范性制度并监督落实。

（3）特定椎管内穿刺的感染控制:在置入导管、经椎管穿刺等耗时、高危操作（脊髓照影、硬膜外麻醉等）时应戴口罩,防止医疗保健人员口咽部菌丛对穿刺部位的污染,预防呼吸道菌群引致的脑膜炎。

(二) 基于传播途径的隔离预防

确认的感染性病原体的传播途径主要有三种：接触传播、飞沫传播和空气传播。对于怀疑的或明确的有流行病学证据支持、可快速传播、用标准预防不足以有效隔离控制的感染，应在实施标准预防的基础上，针对感染性病原体的传播途径采取相应的隔离措施。对应传播途径主要有三种隔离技术：空气隔离、飞沫隔离和接触隔离；通过多种传播方式传播的感染性疾病应联合应用多种隔离预防措施。

1. 接触传播疾病的隔离预防

（1）接触传播：是指病原微生物通过手、媒介物直接或间接接触而传播，是最常见的传播方式，又分为直接接触传播和间接接触传播。

1）直接接触传播是指微生物由一个人传给另外一个人时不需要有污染的物体或人为中介。在患者和医疗保健人员的直接接触传播机会包括：血液或被血液污染的体液接触黏膜或破损的皮肤直接进入照顾者体内；照顾者直接接触疥疮患者皮肤，疥螨由感染者直接传给未戴手套的照顾者；没有戴手套的医疗保健人员为单纯疱疹病毒患者做口腔护理后感染疱疹性化脓性指头炎或单纯疱疹病毒通过未戴手套的患有疱疹性化脓性指头炎的医疗保健人员的手传给患者。

2）间接接触传播是指病原体传播需要有被污染的中介物或人。大量研究显示医疗保健人员污染的手对间接接触传播起到了重要作用。呼吸道合胞病毒、铜绿假单胞菌等病原菌通过共用玩具在儿科病人中传播；外科手术器械、内镜等清洗、消毒或灭菌不彻底造成感染在病人间的传播均为间接接触传播。

在护理 MRSA、VRE 感染或定植者后，衣物、制服、实验室外套或隔离衣等个人保护设施（personal protective equipment, PPE）可能被潜在的病原体污染，污染的衣物有可能将感染性病原体传播给后续患者。

（2）接触隔离适用于确诊或可疑感染了经接触传播疾病（如肠道感染、多重耐药菌感染、皮肤感染等）的患者，在标准预防的基础上，还应采用接触隔离措施：

1）患者应安置在单人隔离房间，无条件时同种病原体感染的患者可安置于一室。隔离病室应有隔离标志，并限制人员出入。

2）限制患者活动范围，减少转运；如需要转运时，应采取有效措施，减少对其他患者、医务人员和环境表面的污染。

3）医务人员接触隔离患者的血液、体液、分泌物、排泄物等物质时，应戴手套；离开隔离病室前，接触污染物品后应摘除手套，洗手和手消毒。

4）医务人员进入隔离病室从事可能污染工作服的操作时，应穿隔离衣；离开病室前，脱下隔离衣，按要求悬挂，或使用一次性隔离衣，用后按医疗废物管理要求进行处置。

2. 飞沫传播疾病的隔离预防

（1）飞沫传播：感染源产生带有病原微生物的飞沫核（>5μm），在空气中短距离移动到易感人群的上呼吸道称飞沫传播。飞沫传播是接触传播的一种形式，一些通过飞沫传播的感染性病原体也可以通过直接接触或间接接触而传播。携带感染性病原体的呼吸道飞沫直接从感染者呼吸道传送至易感者黏膜表面而发生感染传播。

（2）飞沫的产生：飞沫可在感染病人咳嗽、打喷嚏、谈话时产生，或在吸引、气管插管、引导性咳嗽、心肺复苏等过程中产生。研究显示，鼻黏膜、眼结膜及口腔是呼吸道病毒的易感门户，飞沫传播的最大距离目前仍不确定，基于特定感染的研究显示飞沫传播的确定危险区域为患者周围1米的距离。因此，短距离接触感染病人应采取必要的面部防护隔离措施。

（3）飞沫隔离适用于确诊或可疑感染了经飞沫传播的疾病，如百日咳、白喉、病毒性腮腺炎、流行性脑脊髓膜炎、冠状病毒相关的SARS等疾病，在标准预防的基础上，还应采用飞沫传播隔离预防。

1）患者或可疑患者安置在单人隔离病房，无条件时，相同病原体感染的患者可安置于一室。

2）应限制患者活动范围，减少转运；当需要转运时，医务人员应注意防护；患者病情允许时，应戴外科口罩。

3）可能的情况下，患者之间、患者与探视者之间相隔距离应保持在1米以上。

4）加强通风，空气可不进行特殊的处理。

5）医务人员应严格执行区域流程，在不同的区域，穿戴不同的防护用品，离开时按要求摘脱，并正确处理使用后物品；与患者近距离（1米以内）接触，应戴帽子、医用防护口罩；进行可能产生喷溅的诊疗操作时，应戴防护镜或防护面罩，穿隔离衣/防护服；当接触患者及其血液、体液、分泌物、排泄物等物质时应戴手套。

某种特殊情况下，一般不以飞沫方式传播的病原体也会进入空气并运行一定距离，如以接触传播为最常见传播方式的金黄色葡萄球菌，在上呼吸道感染者中由鼻部进入空气播散的机会增加，实践中应联合采取多种隔离措施。

3. 空气传播疾病的隔离预防

（1）空气传播是以空气为媒介，在空气中带有病原微生物的微粒子（≤5μm）随气流流动，远距离播散，引起感染传播，又称微生物气溶胶传播。含有感染性病原体的、可吸入的飞沫核或小颗粒，经过一段时间和空间后仍有感染性。

（2）适用于接触确诊或可疑的经空气传播的疾病，如肺结核、水痘、麻疹等。预防经空气传播的疾病需要在标准预防的基础上，还应采取空气隔离措施。使用特殊的空气处理和通风系统，患者应安置在负压病房内，容纳并安全去除感染源；佩戴医用防护口罩或N95口罩或更好水平的呼吸器进行呼吸道保护。没有负压病房时，应将患者安置在独立的、通风良好的隔离区域内，达到区域隔离预防的要求，单间隔离。无条件时，相同病原微生物感染患者可安置于一室，疑似患者应单独安置。

1）负压病房隔离是通过一系列的环境因素控制措施最大程度地减少感染性病原体以飞沫核的形式在人与人之间传播。负压病房通过控制通风系统的送、排风量等技术，实现隔离房间内的负压，从而控制气流流向：空气气流只能由走廊流向病房，防止病房内污染的空气流向走廊，配合实施隔离技术，达到预防经空气传播疾病的目的。

2）负压病房隔离要求：负压病房建筑布局与通风控制符合隔离要求，设缓冲间，病房通过缓冲间与病区走廊相连；上送风、下排风、门窗保持关闭；送风口应远离排风口，排风口距地面距离不小于0.1米，应靠近患者床头一端；送风应经过初、中效过滤，排风经高效过滤，每小时换气达12次；应设置压差传感器，用来检测负压值，或用来自动调节不设定风量阀的通风系统的送、排风量。病室的气压宜为−30Pa，缓冲间的气压宜为−15Pa。病房内设置独立卫生间，有流动水洗手、卫浴设施、室内对讲设备等，一间负压病房只宜安排一个患者，无条件时可安排同种呼吸道感染疾病患者于同一房间；诊疗工作应有计划，集中治疗护理，减少出入频率；限制患者到本病室外活动；出院时患者物品应消毒处理后，方可带出医院。

3) 没有负压病房时，隔离病房/室内两病床之间距离不少于1.1米；单间隔离，不同种传染患者应分室安置，严格空气消毒；各区安装符合手卫生要求的手卫生设施。

4) 无条件收治时，应尽快转送至有条件收治呼吸道传染病的医疗机构进行收治，并注意转运过程中医务人员的防护。

5) 当患者病情容许时，应戴外科口罩；并限制其活动范围。

6) 医务人员应严格执行区域流程，在不同的区域，穿戴不同的防护用品，离开时按要求摘脱，并正确处理使用后物品。

基于传播途径的预防隔离措施全面、简洁。各医疗机构应综合考虑可利用的资源情况，制定操作性强、可行的隔离指导原则。

医疗机构本身的特征，如护理队伍水平、患者安全文化建设等诸多因素将影响隔离预防措施执行的依从性，是影响病原体传播的重要因素。医疗机构应开展感染控制项目，加强行政管理，提高感染防控措施的依从性。

（张秀月）

思考题

1. 了解隔离技术的发展及特点。
2. 试述病原体的传播途径及隔离预防要求。
3. 试述隔离的基本原则。
4. 试述负压病房隔离预防要求。
5. 如何正确使用防护用品？

参考文献

1. Siegel JD, Rhinehart E, Jackson M, et al. Guideline for Isolation Precautions: Preventing Transmission of Infectious Agents in Healthcare Settings, 2007.
2. 中华人民共和国卫生部. 医疗机构隔离预防技术指南（征求意见稿）. 2006.
3. 中华人民共和国卫生部. 医疗机构隔离预防技术规范（征求意见稿手稿）. 2008.
4. 钟秀玲，郭燕. 医院感染管理与预防控制指南. 北京：化学工艺出版社，2005：102-139.
5. Centers for Disease Control and Prevention (CDC) and Hospital Infection Control Practices Advisory Committee (HIPAC). Guideline for isolation precautions in hospital. Am J Infect Control, 1996, 24: 24-52.

第七节 传染病医院感染的预防与控制

传染病（infectious diseases）是指由病原微生物，如细菌、病毒、真菌、衣原体、立克次氏体、螺旋体和寄生虫（如原虫、蠕虫）感染人体后产生的有传染性、在一定条件下可造成流行的疾病。有些传染病，疾病控制部门必须及时掌握其发病情况，及时采取对策，因此发现后应按规定时间及时向当地疾病控制部门报告，称为法定传染病。我国目前的法定传染病分为甲、乙、丙3类，共39种。有些原已被控制的传染病又死灰复燃，卷土重来。同时新的传染病陆续出现，且发病率逐年上升。由于传染病的传染性、流行性、反复性、突发性等特点以及近年来疾病谱的变化和人口老龄化程度的不断提高，传染病一旦在医院内传播，后果将不堪设想。所以做好医院内传染病的预防与控制工作是医院感染预防与控制的一个重要组成部分。

做好传染病的医院感染预防与控制,医疗机构内部应首先建立、健全传染病的管理机构,根据《中华人民共和国传染病防治法》、《医疗机构传染病预检分诊管理办法》等法律法规,结合医院的实际情况,制定切实可行的管理制度,成立传染病管理小组,负责监督、检查、指导医院内传染病的防控工作。各类人员应严格执行传染病有关管理制度和履行岗位职责,做好以下几方面工作。

一、建筑布局

很多数据显示医院环境是医院感染的主要来源,感染源可能存在于空气、物体表面、医疗设备和医院内其他物品上,这些均为传染病在医院内传播创造了条件。所以医院在设计传染病门诊及病房的建筑布局时应注意流程合理,分区明确,通风良好。综合医院的感染疾病门诊(包括传染病)应另设一区,与普通门诊有一定距离,有单独出入口,分设消化道、呼吸道传染病等诊室,每个诊室为一个隔离单位,挂号、取药、化验均在此独立区内完成。传染病区内严格划分清洁区、潜在污染区、污染区,各区不交叉,呼吸道传染病应有气流由洁到污的流向管理,必要时设负压病房。病区内应配备非手触式洗手设施及消毒设施。

二、传染病知识培训

医务人员是接触传染病患者最早也最密切的人员,因此加强医护人员的传染病知识培训,提高医院内传染病识别诊断能力和及时报告意识,掌握突发事件应急知识是预防传染病发生和传播的重要措施。医疗机构应将传染病的预防与控制知识培训纳入日常工作考核,有效提高医务人员传染病防治意识,对就诊患者做到早诊断、早报告、早隔离、早治疗。普通病房患者一旦确诊为传染病,应及时进行隔离,无条件收治的病区或医院应及时转入感染疾病科或传染病专科医院隔离治疗。

对甲类传染病患者和病原携带者,乙类传染病中传染性非典型肺炎、炭疽中的肺炭疽和人感染高致病性禽流感患者必须用专用车辆转至国家指定医院予以隔离治疗,隔离期限根据医学检查结果确定。拒绝隔离治疗或者隔离期未满擅自脱离隔离治疗的,可以由公安机关协助医疗机构采取强制隔离治疗措施。对疑似患者,确诊前在指定场所单独隔离治疗。同时向传染患者的陪同人员普及传染病预防知识,取得陪同人员的理解,防止传染病的扩散。

三、控制重点环节

传染病的流行过程是指传染病在人群中发生、蔓延的过程,表现出群体发病的特点。它的发生必须具备传染源、传播途径和易感人群三个基本环节,这三个环节是构成传染病在人群中流行的生物学基础,缺乏任何一个环节,新的传染就不可能发生。正确认识各种传染病流行过程的规律性,及时采取有效措施,阻断三环节中的任一环节,即可阻止传染病的流行,从而达到预防控制传染病的目的。不同传染病的薄弱环节各不相同。医院内传染病的预防与控制应充分利用传染病的特点,除主导环节外对其他环节也应采取措施,只有这样才能更好地预防各种传染病。其中标准预防和隔离措施可以有效切断传播途径,是预防传染病在医院内传播的有效策略。

（一）控制传染源

传染源（source of infection）是指体内有病原体生长繁殖并能排出病原体的人和动物。包括传染病患者、病原携带者和受感染的动物。预防传染病扩散最有效的方法是对患有规定传染病的患者或病原携带者予以必要的隔离与治疗，直至不具有传染性时方可解除隔离。传染病患者住院期间要严格探视制度，原则上不设陪护；病情需要探视者，应按要求做好防护。呼吸道传染患者在病情允许情况下应戴口罩。特殊传染病患者一切活动限制在其病室内，不得随意离开病房。但实际工作中，医院内病源复杂，传染性未知，不容易做到理想的传染性患者的隔离。

（二）切断传播途径

传播途径（route of transmission）是指病原体从传染源体内排出后，再侵入新的易感者机体前，在外界环境中停留和转移所经历的全过程。由于病原体在人体外可存活的时间不一，存在人体内的位置、活动方式都有不同，所以每种传染病的传播过程不尽相同，每一种传染性的病原体通常都有特定的传播方式，例如呼吸道传播，某些细菌或病毒可以引起宿主呼吸道表面黏膜层的形态变化，刺激神经反射而引起咳嗽或喷嚏等症状，借此重回空气等待下一个宿主；另有部分微生物则是引起消化系统异常，如腹泻或呕吐，病原体随着排出物散布在各处。通过这些方式，复制的病原体随患者的活动范围可大量散播。常见的传播方式有接触传播、飞沫传播、空气传播、虫媒传播等。

1. 标准预防的概念

标准预防是针对医院所有患者和医务人员使用的一种预防，将患者的血液、体液、分泌物、排泄物（不包括汗液）均视为具有传染性，在接触上述物质、黏膜与非完整皮肤时必须采取相应的隔离措施。包括既要防止血源性疾病传播，也要防止非血源性疾病传播；既要防止患者将疾病传染给医务人员，又要防止医务人员将疾病传染给患者，强调双向防护。

2. 标准预防的具体方法与措施

标准预防适用于所有患者的诊断、治疗、护理等操作的全过程，当医务人员每一次进行可能导致污染物接触的操作时，必须戴手套，有可能污染其他部位时采取相应的防护措施。标准预防的措施主要包括：

（1）手卫生。

（2）戴手套。

（3）正确使用口罩、防护镜和面罩。

（4）适时穿隔离衣/防护服、鞋套。

（5）污染的医疗仪器设备或物品的处理：

1）可复用的医疗用品和医疗设备，在用于下一患者时，根据规定进行消毒或灭菌处理。

2）处理被血液、体液、分泌物、排泄物污染的仪器设备时，要防止工作人员皮肤和黏膜暴露、工作服的污染，以防止将病原微生物传播给患者和污染环境。

3）需重复使用的利器，应放在防刺的容器内，以便运输、处理和防止刺伤。

4）一次性使用的利器，如针头等放置在防刺、防渗漏的容器内进行无害化处理。

5）急救场所需要对患者实施复苏时，用简易呼吸囊（复苏袋）或其他通气装置代替口对口人工呼吸方法。

6）医疗废物的管理。医疗废物的管理应按照国务院颁布的《医疗废物管理条例》及其相关法律、法规进行。传染病患者可能会产生含有大量的致病微生物的废弃物，医院内常不能够及时得到患者的疾病信息。因此不论患者的诊断如何，都应依照标准预防的原则，将沾染患者血液、体液的废物视为传染性医疗废物。其中污染锐器是最常见的使医护人员产生血液传播的原因，非污染的锐器也有可能刺伤医务人员及废物收集人员，为病原体提供入侵途径，常见的锐器有针头、刀片、碎玻璃等。因此锐器统一归入损伤性医疗废物，必须放在坚硬、防刺穿、防渗漏的专用容器中，非锐器传染性医疗废物应放入黄色医疗废物专用袋内，并粘贴医疗废物专用标识。由医疗机构专业人员收集暂存，国家指定机构统一运输，集中进行无害化处理。无集中处置的地区，应达到卫生部颁布的《医疗机构医疗废物管理规范》中的规定。

（6）物体表面、环境、衣物与餐饮具的消毒：

1）医院普通病区的环境、物体表面包括床栏、床边、床头桌、椅、门把手等经常接触的物体表面定期清洁，遇污染时随时消毒。

2）在处理和运输被血液、体液、分泌物、排泄物污染的被服、衣物时，应防止医务人员皮肤暴露、污染工作服和环境。

3）可重复使用的餐饮具应清洗、消毒后再使用，对隔离患者尽可能使用一次性餐饮具。

4）复用的衣服置于专用袋中，运输至指定地点进行清洗、消毒，并防止运输过程中的污染。

3. 基于传播方式的隔离预防

不同微生物传播方式不同，需采用不同的隔离预防措施。微生物的传播途径有接触传播、飞沫传播、空气传播、昆虫媒介传播和媒介物传播5种，以前三种最为常见。同时某些微生物可经多种途径传播，应采取其相应的隔离预防措施。

（1）接触传播：是医院感染最常见和主要的传播方式，接触传播又可分为两类：

1）直接接触传播：是指在没有外界因素参与下，易感宿主与感染源或带菌者直接接触的一种传播方式。

2）间接接触传播：易感者通过接触了患者的血液、排泄物或分泌物等体内物质污染的物品而造成的传播。被污染的手在此种传播中起着重要作用。

（2）飞沫传播：是一种近距离（1m以内）传播。通过说话、打喷嚏、咳嗽及进行支气管镜检查等操作时，患者产生带有微生物的飞沫核（>5μm）在空气中移行短距离喷溅到易感者的鼻、口等部位而传播疾病。

（3）空气传播：空气传播是由长期停留在空气中的含有病原微生物的飞沫颗粒（≤5μm）或含有传染因子的尘埃引起。这种方式携带的病原微生物在空气当中播散可以被同病房的宿主吸入或播散到更远的距离。

（4）昆虫媒介传播：通过蚊、蝇、蟑螂等传播疾病。

（5）媒介物传播：微生物通过污染物品如水、食物、血液、体液、药品、仪器设备等传播。

4. 隔离方式

（1）接触传播的隔离预防

对确诊或疑似感染了接触传播病原微生物如肠道感染患者，在进行标准预防的基础上，还应采用接触传播的隔离预防。

1）患者的隔离

①患者安置在单人隔离间，无条件时可将同种病原体感染的患者安置于一室。

②限制患者的活动范围。

③减少转运，如必须转运时，应尽量减少对其他患者和环境表面的污染。

2) 防护隔离

①进入隔离病室接触患者包括接触患者的血液、体液、分泌物、排泄物等物质时，应戴手套。

②离开隔离病室前、接触污染物品后、摘除手套后，洗手和/或手消毒。

③进入病室，从事可能污染工作服的操作时，应穿隔离衣；离开病室前，脱下隔离衣，按要求悬挂，或使用一次性隔离衣，用后按医疗废物管理要求进行处置。接触甲类传染病应按要求穿脱防护服，离开病室前，脱去防护服，防护服按医疗废物管理要求进行处置。

④隔离室应有隔离标志，并限制人员的出入。

(2) 空气传播的隔离预防

如果患者确诊或疑似感染了经空气传播的疾病，如肺结核、水痘等，在标准预防的基础上还应采用空气传播的隔离预防，主要采用以下隔离措施：

1) 患者的隔离：

①患者应安置在单人间，加强通风；无条件时，相同病原微生物感染患者可同住一室；不同病原体感染的患者应分开安置。可疑传染患者安置在单人隔离间。

②尽快转送至有条件收治的传染病院或卫生行政部门指定的医院进行收治，并注意转运过程中医务人员的防护；当患者病情容许时，应戴外科口罩，定期更换。

③限制患者的活动范围。

④严格空气的消毒。

2) 防护隔离

①医务人员进入确诊或疑似传染患者房间时，应戴帽子、医用防护口罩。

②进行可能产生喷溅的诊疗操作时，应戴护目镜或防护面罩，穿隔离衣。

③当接触患者及其血液、体液、分泌物、排泄物等物质时应戴手套。

(3) 飞沫传播的隔离预防

如果患者确诊或疑似感染了经飞沫传播的疾病，如百日咳、白喉、流行性感冒、病毒性腮腺炎、流行性脑脊髓膜炎等等疾病，在标准预防的基础上还应采用飞沫传播的隔离预防。

1) 患者的隔离

①患者应安置在单人间，加强通风；无条件时，相同病原微生物感染患者可同住一室；不同病原体感染的患者应分开安置。可疑传染患者安置在单人隔离间。

②减少患者的活动范围，减少转运，当必须转运时，医务人员应注意防护，患者病情容许时应佩带外科口罩。

③患者之间、患者与探视者之间相隔空间在 1m 以上，加强通风，空气不需特殊的处理。探视者应戴外科口罩。

2) 防护隔离

①与患者近距离（1m 以内）接触，需佩戴帽子与医用防护口罩。

②进行可能产生喷溅的诊疗操作时，应戴护目镜或防护面罩，应穿隔离衣。

③当接触患者及其血液、体液、分泌物、排泄物等物质时应戴手套。

5. 常见传染病传播方式与防护隔离

常见传染病传播方式与防护隔离如表 7-10 所示。

表 7-10 常见传染病传染源、传播途径及隔离预防

疾病名称		传染源	传播途径				隔离预防						
			空气	飞沫	接触	生物媒介	口罩	帽子	手套	防护镜	隔离衣	防护服	鞋套
病毒性肝炎	甲型、戊型	潜伏期末期和急性期患者			+		±	±	+		+		
	乙型、丙型、丁型	急性和慢性患者及病毒携带者			♯		±	±	+		+		
麻疹		麻疹患者	+	++	+		+		+		+		
流行性腮腺炎		早期患者和隐性感染者		+			+		+		+		
脊髓灰质炎		患者和病毒携带者		+	++	苍蝇、蟑螂	+	+	+		+		
流行性出血热		啮齿类动物、猫、猪、狗、家兔	++		+		+	+	+	±	±		
狂犬病		患病或隐性感染的犬、猫、家畜和野兽			+		+	+	+	±	+		
伤寒、副伤寒		患者和带菌者			+		±	±	+		+		
细菌性痢疾		患者和带菌者			+			±	+		+		
霍乱		患者和带菌者			+		+	+	+		+		+
猩红热		患者和带菌者		++	+		+		+		+		
白喉		患者、恢复期或健康带菌者		++	+		+		+		+		
百日咳		患者		+			+		±		+		
流行性脑脊髓膜炎		流脑患者和脑膜炎双球菌携带者		++	+		+	+	+	±	+		
鼠疫	肺鼠疫	感染了鼠疫杆菌的啮齿类动物和患者		++	+	鼠蚤	+	+	+	±	+		
	腺鼠疫	感染了鼠疫杆菌的啮齿类动物和患者			+	鼠蚤	±	±	+	±	+		
炭疽		患病的食草类动物和患者		+	+		+	+	+	±	+		
流行性感冒		患者和隐性感染者		+	+		+	+	+				

续表

疾病名称	传染源	传播途径				隔离预防						
		空气	飞沫	接触	生物媒介	口罩	帽子	手套	防护镜	隔离衣	防护服	鞋套
肺结核	开放性肺结核	+	++			+	+	+	±	+		
SARS	患者		++	+		+	+	+	±		+	+
HIV	患者和病毒携带者			●				+		+		
手足口病	患者和隐性感染者		+	+		+	+	+	±	+		
梅毒	梅毒螺旋体感染者			●				+		+		
淋病	淋球菌感染者			■				+		+		
人感染高致病性禽流感	病禽、健康带毒的禽	+	+			+	+	±			+	+

传播途径：+：其中传播途径之一，++：主要传播途径；隔离预防：+：应采取的防护措施，±：工作需要可采取的防护措施；♯：为接触患者的血液、体液而传播。●：为性接触或接触患者的血液、体液而传播；■：为性接触或接触患者分泌物污染的物品而传播

常见传染病潜伏期、隔离期、观察期如表7-11所示。

表7-11 常见传染病潜伏期、隔离期和观察期

疾病名称		潜伏期（天）		隔离时间	密切接触者观察
		常见	最短~最长		
病毒性肝炎	甲型	30	15~45	自发病日起隔离4周	甲、戊型，急性乙、丙型肝炎密切接触者医学观察6周
	乙型	70	30~180	隔离至肝功能正常，并且HBV DNA、HCV RNA、HDV RNA转阴	
	丙型	8周	2周~26周		
	丁型	6周~12周	3周~12周		
	戊型	40	15~75	自发病日起隔离4周	
麻疹		10	6~21	自发病日起至出疹后5天，伴呼吸道并发症者应延长到出诊后10天	医学观察21日
流行性腮腺炎		14~21	8~30	自发病日起至腮腺消肿为止	医学观察21日
脊髓灰质炎		5~14	3~35	自发病日起至少隔离40天，第1周呼吸、消化道隔离，1周后消化道隔离	医学观察20日
流行性出血热		7~14	4~46	至症状消失	—
狂犬病		1月~3月	5天~19年	至症状消失	—

续表

疾病名称		潜伏期（天）		隔离时间	密切接触者观察
		常见	最短～最长		
伤寒		7～14	3～60	体温正常后15日或症状消失后5天、10天便培养2次阴性	医学观察21天
副伤寒		8～10	2～15		
细菌性痢疾		1～4	数h～7天	症状消失后隔日一次便培养，连续2次阴性	医学观察7天
霍乱		1～3	数h～7天	症状消失后6天并隔日一次便培养，连续3次阴性	医学观察5天，便培养3次阴性并服药预防
猩红热		2～5	1～7	自治疗日起不少于7日，且咽拭子培养3次阴性	医学观察7天
白喉		2～4	1～7	症状消失后咽拭子培养2次（隔日1次）阴性，并至少症状消失后7天	医学观察7天
百日咳		7～10	2～21	自发病起40天或痉咳后30天	医学观察21天
流行性脑脊髓膜炎		2～3	1～10	症状消失后3天，不少于病后7天	医学观察7天
鼠疫	肺鼠疫	1～3	数h～12天	症状消失后痰培养6次阴性	
	腺鼠疫	2～5	1～8	淋巴肿大完全消散后再观察7天	
炭疽		1～5	0.5～14	症状消失，溃疡愈合，分泌物或排泄物培养2次（间隔5天）阴性	医学观察8～12天
流行性感冒		1～3	数小时～4天	体温正常2天或病后7天	医学观察4天
肺结核		14～70	隐性感染可持续终生	症状消失后连续3次痰培养结核菌阴性	医学观察70天
SARS		4～5	2～14	症状消失后5～7天	医学观察14天
HIV		2～10年	数月～15年	终生采取血液隔离	医学观察6个月
手足口病		2～7天		治愈	医学观察7天
梅毒		2～3周	10～90天	完全治愈	医学观察90天，90天内有过性接触的予以青霉素治疗。
淋病		2～5天	1～14天	感染的新生儿、青春期前儿童隔离至有效抗生素治疗后24h；成人治愈后	医学观察14天
人感染高致病性禽流感		3～4	3～7	目前尚无人传染人	医学观察21天

(三) 保护易感人群

个体间对病原微生物的抵抗能力有显著差异，一些人对感染有免疫力或抵抗感染因子的能力强，另一些人在同样环境下，可能和病原微生物共存，成为病原携带者，有人则发展成疾病，当人体免疫功能低下时成为易感者。群体中易感个体所占比例及机体的免疫程度决定这个群体对传染病的易感程度。医院中常见的易感因素包括年龄、慢性疾病、使用大量激素、抗菌药物、免疫抑制剂等，这些因素使医院内患者人群易感性升高，更易于传染病的流行。有效预防和控制传染病在医院内传播应尤其关注以下几类重点人群。

1. 免疫力低下的病人

（1）保护易感人群的可以采用保护性隔离：将易感人群单独放置于清洁度较高的房间，加强环境的清洁与消毒，如将血液移植病人放于层流病房；严格控制人员进入，必须进入隔离病房的人员须经专门培训，严格遵守规章制度；严格管理医疗器械及进入隔离病房的物品，须经彻底清洁消毒后方可进入；严密监测易感人群的健康状况，及时发现，及时处理。

（2）在易感人群自身条件允许的情况下，实行及时的预防接种是提高人群对传染病的特异性免疫力，降低人群易感性，防范于未然的有效方法。

2. 医院内工作人员

（1）医疗机构应确定专门的部门或者人员，承担传染病疫情报告、本单位的传染病预防、控制以及责任区域内的传染病预防工作；承担医疗活动中与医院感染有关的危险因素监测、安全防护、消毒、隔离和医疗废物处置工作。对传染病菌种的保存、携带、运输实行严格管理。

（2）医院相关部门（如医院感染管理科、医务处等）应加强对全院医务人员及相关人员的传染病及有关隔离预防知识的培训，使医务人员正确掌握常见传染病的传播途径、隔离方式和隔离防护技术，熟练掌握操作规程，强化工作人员的传染病防护意识，增强无菌观念和自我保护意识，做好个人防护。每年体检一次，做好相应预防接种，如接种乙肝疫苗等。严格执行标准预防及手卫生制度，根据不同传染病做好个人防护。

（3）医院相关部门（如医院感染管理科、医务处等）应深入病房，对医院各部门、各科室医务人员的传染病知识及隔离预防技术进行监督、检查、指导，以确保隔离预防技术安全、有效，控制传染病在医院内的传播。医院医药部门和其他有关部门应当及时供应预防和治疗传染病的药品和器械，生物制品生产单位应当及时供应预防和治疗传染病的生物制品。预防和治疗传染病的药品、生物制品和器械应当有适量的储备。

（4）做好医务人员的健康管理，发现传染病病例聚集现象时，应及时报告医院相关部门，接受专业人员的防护指导及必要的免疫接种等处理，并配合暴露后的专业随访。

3. 密切接触者

密切接触是指治疗或护理、探视传染病确诊患者或疑似患者；与患者共同生活；通过其他方式直接接触患者的呼吸道分泌物或体液及排泄物等。曾与症状期传染病确诊患者或疑似患者有过近距离接触的下列人员属密切接触者：与患者或疑似患者共同居住的人员；护送患者或疑似患者去医疗机构就诊或者探视过患者或疑似患者的，未采取有效保护措施的亲属、朋友、同事或司机；未采取有效保护措施，接触过患者或疑似患者的医护人员；若电梯工为患者或疑似患者，在患者发病后至离开前乘坐过这个电梯的所有人员；其他已知与患者或疑似患者有密切接触的人员；曾在室内直接为患者或疑似患者在发病期间提供过服务的餐饮、娱乐等行业的服务员；由现场流调人员根据调查情况确定的其他密切接触者。

对密切接触者处理原则是：日常生活、学习、工作中曾接触传染病确诊患者或疑似患者的密切接触者，可单独隔离观察，无法单独隔离观察的密切接触者，可安排集中隔离观察，早期发现、早期诊断、早期治疗。

总之，做好医院内传染病的预防与控制首先要建立健全医院内传染病的管理部门、制定传染病管理制度及相应的应急预案，严格执行预检分诊。加强医院内医务人员的传染病及消毒隔离、标准防护的知识的培训，加强对重点科室、实验室、一次性使用物品、医疗废物的管理，深入临床培训、监督、指导临床工作人员相关知识、制度落实、消毒隔离技术、个人防护情况。有效切断传染病在医院流行的重点环节，方能为患者提供安全的就医环境。

（袁晓宁）

思考题
1. 有效控制传染病的流行必须干预哪几个环节？
2. 如何有效做好标准预防？
3. 怎样做好有效的接触隔离？
4. 怎样做好有效的飞沫隔离？
5. 如何处理按甲类管理的传染病密切接触者？

参考文献
1. 中华人民共和国卫生部．医院感染管理办法．2006.
2. Siegel JD，Rhinehart E，Jackson M，et al. Guideline for Isolation Precautions：Preventing Transmission of Infectious Agents in Healthcare Settings，2007.
3. 世界卫生组织医院感染控制指南．WPRO 西太平洋分部、东南亚分部编写．2002.
4. 中华人民共和国建设部、卫生部．综合医院建筑设计规范 JGJ48-88.1989.
5. 中华人民共和国国家标准卫生部．传染病医院建筑设计规范．2003.
6. Ducel G，Fadry J，Nicolle L. 医院感染预防与控制实用指南．第二版．世界卫生组织编写．卫生部医政司组织编译，2004.
7. 梁万年．法定传染病识别与处理．北京：中国协和医科大学出版社，2005.
8. Wenzel RP. 医源性感染控制指南．第四版．国际传染病协会，2008.

第八节 多重耐药菌感染的预防与控制

多重耐药菌（multidrug resistant organisms，MDROs）感染已遍布全球，在社区或医院中可引起散发、交叉传播，甚至暴发流行。因多重耐药菌感染使用常用抗菌药物（多数β-内酰胺类、氨基糖苷类、氟喹诺酮类、大环内酯类、四环素类等）后的效果大多欠佳，并伴有较高的病死率，故已成为临床治疗上的棘手问题。医院感染中应重点关注的多重耐药菌主要包括耐甲氧西林金黄色葡萄球菌（MRSA）、耐万古霉素肠球菌（VRE）、产超广谱β-内酰胺酶（ESBLs）及头孢菌素（AmpC）酶的革兰阴性（G^-）杆菌、非发酵 G^- 菌的多重耐药问题等。

一、多重耐药菌感染的流行病学

卫生部全国细菌耐药监测网（MOH national antimicrobial resistance investigation net，

Mohnarin）2007 年对全国 84 所医院细菌耐药监测结果表明，我国细菌耐药现象较为严重。耐甲氧西林的金黄色葡萄球菌与表皮葡萄球菌的检出率分别为 56.1% 和 81.0%；对青霉素不敏感的肺炎链球菌比率为 7.8%；已出现对万古霉素和替考拉宁耐药的粪肠球菌和屎肠球菌；大肠埃希菌及肠杆菌属对大多数被测药物耐药率＞40.0%，产 ESBLs G^- 菌的比率为 35.3%；非发酵菌对抗菌药物的耐药率为 20.0%～40.0%。

（一）贮菌库和感染源

人体、环境及物品都可以成为贮菌库或感染源。一般认为人是 MRSA 的主要贮菌库。鼻腔带菌和定植曾被广泛研究，但有证据表明鼻腔带菌并不能轻易地传播至其他人。身体其他部位包括呼吸道、皮肤伤口、烧伤创面、气管切口部位甚至正常皮肤、肛周和直肠都可有 MRSA 定植。静脉吸毒人群具有很高的 MRSA 携带率和感染率。胃肠道是肠球菌的主要储存库。VRE 菌血症几乎都有直肠定植。医院几乎所有的潮湿区域、许多液体、接触手、分泌物和患者排泄物的物品与器械表面，都存在非发酵 G^- 杆菌（nonfermentative Gram-negative bacilli NFGNB），成为贮菌库或感染源。

（二）传播途径

多重耐药菌主要通过接触传播。有报道多重耐药菌产生和扩散的原因 30%～40% 为通过医院工作人员的手，20%～25% 是抗菌药物的选择压力，20%～25% 是社区获得性病原菌，20% 来源不明，如环境污染及工作人员携带等。使用被污染的医疗器械和用品可以造成接触传播和感染。ICU、血液及儿科病房经手引起的交叉感染可能是更常见的途径。经食物传播导致暴发流行曾有报道。经空气传播被认为是肺炎的可能途径。

（三）易感者

许多因素可造成患者感染 MDROs 危险性增加，如既往携带或感染了 MDROs、在 MDROs 感染率高的科住院、高龄患者、高危手术及免疫抑制剂应用等。曹彬等学者的研究表明，机械通气、亚胺培南或美罗培南的使用是多重耐药的铜绿假单胞菌（MDRPs）感染的危险因素；MDRPs 未恢复对抗铜绿假单胞菌抗菌药物的敏感性是 MDRPs 感染预后差的危险因素。有报道先期的长时间抗菌药物治疗是 MRSA 定植和感染的重要危险因素。减少广谱抗菌药物特别是第二、三代头孢菌素的应用可以减少医院内 MRSA 定植和感染。各种留置导管是医院感染的危险因素，美国 1990 年—1999 年不同类 ICU 插管相关感染率在 26%～59% 之间，见图 7-2。

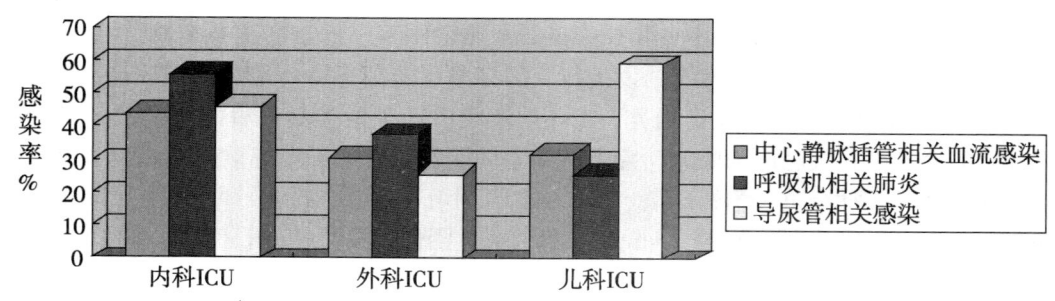

图 7-2　美国 1990 年—1999 年不同类 ICU 留置导管相关感染率

二、多重耐药菌感染的预防与控制

抗菌药物的应用控制了大多数由细菌引起的感染，但细菌耐药性的出现和传播使某些抗菌药物逐渐失去其抗菌活性。抗菌药物耐药性的全球化及耐药菌株的广泛传播，要求我们必须对多重耐药菌感染进行预防与控制。

（一）加强细菌耐药性的监测

细菌耐药性监测是预防与控制多重耐药菌感染的基础，通过监测，才能及时发现耐药菌的感染及流行状况，并采取控制措施。卫生部全国细菌耐药监测网 2007 年对全国 84 所医院细菌耐药监测结果表明，我国不同地区细菌耐药性存在一定差异见图 7-3，吉林省 MRSA 发生率最高（74.4%），海南省只有 14.1%；湖北省 ESBLs 阳性大肠埃希菌与肺炎克雷伯菌分离率最高；河北省耐药铜绿假单胞菌比例明显高于其他各地。这些差异可能与各地临床用药习惯有关。

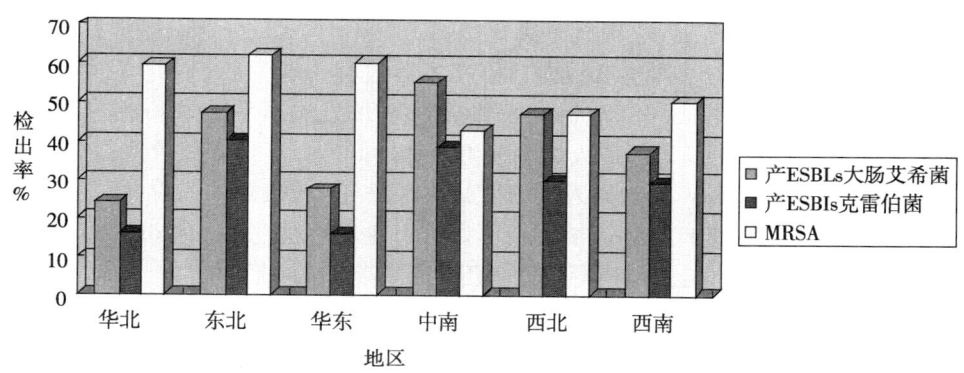

图 7-3 2006 年～2007 年度参加 Mohnarin 全国 84 所医院 ESBLs 及 MRSA 阳性检出率

（二）减少或消除定植（decolonization）

大量研究表明先期抗菌药物治疗是肠球菌定植和感染的重要危险因素。有些医院的实践证明限制万古霉素使用有助于控制 VRE 暴发流行，而限制头孢菌素使用则可以降低肠球菌包括 VRE 的定植危险。美国 CDC 预防医疗机构耐药菌感染策略中特别强调合理应用万古霉素，下列情况不提倡应用万古霉素：①外科手术常规预防用药；②中性粒细胞减少伴发热患者的经验性治疗，除非有证据表明感染由革兰阳性（G^+）球菌引起，同时所在医院中 MRSA 分离率较高；③只有 1 次血培养为凝固酶阴性葡萄球菌；④β-内酰胺类耐药 G^+ 球菌培养阴性患者的长期经验性治疗；⑤预防中心静脉留置导管和外周血管内导管感染或细菌定植；⑥消化道选择性脱污染；⑦消除 MRSA 定植；⑧抗菌药物相关性肠炎的初始治疗。此外应尽量减少各种留置导管或缩短导管留置时间。

对于是否去除定植，目前观点尚不一致。美国 CDC 没有明确建议要常规去除定植。对 MRSA 定植者，如果没有症状，并且与流行传播无关，就不需要去除定植。虽然有些研究试图去除 VRE 定植，但成功的很少。治疗 MRSA 感染虽然能减少感染部位的 MRSA 菌量，但通常不能消除其伴随的 MRSA 定植。目前倾向性观点是消除定植可以是综合控制措施之一，在暴发流行时可以有效，存在问题是停药一段时间后仍会恢复定植。消除定植的指征是 MRSA 引起的复发性感染患者、流行病学证明与集聚性发病相关的 MRSA 定植的医务人员、已采取其他措施但暴发流行依然不能控制。消除 MRSA 定植治疗有助于减少新病例的发生,方法是口服利福平或其他药物,口服或局部涂布莫匹罗星(Romoplanin)是一种不吸收的环式酯糖肽类药物,具有良好的抗 VRE 活性,有可能用于清除胃肠道的 VRE。

(三) 应用疫苗预防耐药菌感染

美国 CDC 发布的"CDC 预防医疗机构耐药菌感染运动"中关于预防耐药菌感染的方法,其中第一条建议是对医院伴有危险因素的病人及医务人员注射流感及肺炎疫苗,认为这是减少耐药菌感染的有效方法之一。目前国际上许多学者致力于细菌疫苗的研制,如葡萄球菌疫苗的研制,包括灭活菌苗、类毒素及荚膜多糖化学疫苗的研制,但均未获得突破性成果。近年来铜绿假单胞菌外膜蛋白疫苗(outer membrane protein,OMP)的研制也备受关注。

(四) 阻断传播

1. 加强医务人员的手卫生

国外有研究表明,通过加强手卫生,可降低 30% 的医院感染、可降低 30%~40% 的耐药菌感染。手卫生的费用只占发生医院感染耗费的 1%。

我国医疗机构的手卫生工作发展较快,但在发展过程中也暴露出一些问题,主要表现在:地区间、医疗机构间及同一医疗机构的不同科室间的发展不平衡;部分医疗机构洗手设施不完善;手卫生方法不正确;医务人员手卫生依从性低,如洗手意识较差,某调查表明手卫生总的依从性只有 42.9%,接触病人前的依从性(35%)较接触病人后(57%)的依从性低;手卫生的依从性受专业的影响,护士较医师和其他临床医务人员手卫生依从性高,因此,医疗机构应加强监督、监测与指导,使手卫生工作真正得到落实。

2. 严格实施隔离措施

我国卫生部要求医疗机构应当对 MRSA、VRE、产 ESBLs 的细菌和多重耐药的鲍曼不动杆菌感染和定植患者实施隔离措施。首选单间隔离,也可以将同类多重耐药菌感染或者定植患者安置在同一房间。不能将多重耐药菌感染或者定植患者与气管插管、深静脉留置导管、有开放伤口或者免疫功能抑制患者安置在同一房间。医务人员实施诊疗护理操作中,有可能接触多重耐药菌感染或者定植患者的伤口、溃烂面、黏膜、血液和体液、引流液、分泌物、痰液、粪便时,应当使用手套,必要时使用隔离衣。完成对多重耐药菌感染或者定植患者的诊疗护理操作后,必须及时脱去手套和隔离衣。

3. 加强医院环境卫生管理

环境清洁很重要,多重耐药菌对常规消毒措施是敏感的。对收治多重耐药菌感染或定植患者的病房,应当使用专用的物品进行清洁和消毒;对患者经常接触的物体表面、设备设施表面,应当每天进行清洁和擦拭消毒。对某些医疗用品如温度计、听诊器、血压计等均应单独使用。出现或者疑似有多重耐药菌感染暴发时,应当增加清洁和消毒频次。

(五) 合理使用抗菌药物

据调查我国每年约有 20 万例患者死于药物不良反应,其中 40% 系滥用抗菌药物所致。抗菌药物选择正确与否,对感染治疗效果影响极大。

Mosdell 等对继发性腹膜炎抗菌治疗研究表明,初始的经验性抗菌药物治疗对患者治疗效果非常重要,药物选择正确与选择错误者相比较,两者平均住院日分别为 9.6 与 18.5 天,手术切口感染率分别为 14.4% 与 26.5%,发生并发症分别为 19.8% 与 51%,患者病死率分别为 5.6% 与 12.2%;Peralta 等对大肠埃希菌败血症抗菌治疗多因素回归分析表明,患者治疗效果与其年龄、疾病严重程度、休克、感染来源有关外,抗菌药物选择正确与其预后直接相关;在这组病人中,大肠埃希菌耐药越广泛,抗菌药物选择正确性越低。通过细菌耐药监测结果,可以对临床正确选择抗菌药物发挥指导作用。

多重耐药菌感染的治疗

1. MRSA、耐甲氧西林凝固酶阴性葡萄球菌(MRSCoN)和肠球菌:首选万古霉素,用量1～1.5g/d,分次静滴,要慢滴,每次1h。国内目前尚未报道有耐药的VRSA。肠球菌(粪或屎肠球菌)可选替考拉宁400mg立即注射和静滴1次/d。

2. 铜绿假单胞菌:可根据药敏结果选择对头孢他啶、伊米培南、美洛培南等敏感的药物,可选上述一种加氨基糖苷类药物联合应用,莫西沙星也可试用。

3. 大肠埃希菌:因常同时产ESBLs和AmpC酶,故使用伊米培南或美洛培南0.5g,1次/8h,静滴,严重感染者可加氨基糖苷类(丁胺卡那0.4g,1次/d,静滴,萘替米星0.3g,1次/d,静滴)或喹诺酮类药物(环丙沙星或左氧氟沙星0.2g,1次/8～12h,静滴)。

4. 不动杆菌:首选伊米培南或美洛培南,亦可加莫西沙星。

5. 阴沟杆菌:因产AmpC酶,故首选第四代头孢菌素如头孢吡肟,因为头孢吡肟不被AmpC酶破坏。

(六)加强政府的干预

政府的卫生政策在遏制抗菌药物耐药性上起着重要作用,为此,WHO"遏制抗菌药物耐药性的全球战略(Global Strategy for Containment of Antimicrobial Resistance)"强调政府应确保只有当抗菌药物符合国际质量、安全和功效的标准,才允许上市;建立并定期更新国家标准治疗指南(Standard Treatment Guidelines,STGs);建立与国家标准治疗指南一致的基本药物目录(Essential Drug List,EDL),确保药品的供应和质量。

我国政府十分重视多重耐药菌的预防与控制,近年来颁布了有关法律法规:如2004年卫生部颁布实施了《抗菌药物临床应用指导原则》,2006年出台的《医院感染管理办法》及2008年发布"卫生部办公厅关于加强多重耐药菌医院感染控制工作的通知"等,对于减少抗菌药物的滥用及预防和控制多重耐药菌的传播无疑会起到积极作用。

(七)重视国际交流与协作

耐药菌可以在不同的国家和地区间广泛传播,因此预防与控制耐药菌需要国际社会的共同参与。为此,WHO建议所有政府都应提供有关抗菌药物使用、抗菌药物耐药性及控制策略方面的信息;鼓励政府、非政府组织、专业团体和国际机构建立网络,由经过培训的人员及合适的组织进行有效的流行病学监测,内容包括抗菌药物耐药性及合理使用,以便为采取最佳耐药菌控制策略提供信息;鼓励建立国际监察小组,授权对药品制造商进行有效评价;通过国际途径遏制假冒药品。

(赵艳春)

思考题

1. 多重耐药菌主要通过什么途径传播?
2. 哪些患者容易感染多重耐药菌?
3. 阻断多重耐药菌传播的措施有哪些?

参考文献

1. WHO: Global Strategy for Containment of Antimicrobial Resistance, World Health Organization, 2001.
2. 李六亿. 我国手卫生的现状、问题与改进对策. 中国护理管理, 2008, 8 (1): 17-18.
3. Meier PA, Carter CD, Wallace S E, et al. A prolonged outbreak of methicillin-resistant Staphylococcus aureus in the burn unit of a tertiary medical center J Infect Control Hosp Epidemiol, 1996, 17: 798.
4. Peralta G, Sanchez MB, Garido JC, et al. Impact of antibiotic resistance and of adequate empirical antibiotic treatment in the prognosis of patients with Escherichia coli bacteraemia. J Antimicrob Chemother, 2007, 60 (4): 855-863.
5. 何礼贤. 耐药革兰阳性球菌的医院流行病学及感染控制. 国外医药抗生素分册, 2003, 24 (3): 103-107.
6. 何礼贤. 非发酵革兰阴性杆菌医院感染、耐药趋势与抗菌治疗. 中国抗生素杂志, 2004, 29 (2): 65-71.
7. 王爱霞. 耐药菌株的变迁和防治. 中华内科杂志, 2003, 42 (4): 271-272.
8. 肖永红. 开展细菌耐药监测促进抗菌药物合理应用. 中国执业药师, 2009, 6 (3): 3-4.
9. 肖永红, 王进, 赵彩云等. 2006—2007 年 Mohnarin 细菌耐药监测. 中华医院感染学杂志, 2008, 18 (8): 1051-1058.

第九节　医院建筑布局与医院感染的预防

对于外源性医院感染,可以通过采取有效的隔离预防措施得到控制。而合理的医院建筑布局则是一系列隔离预防措施的基础。因此,医院的建筑设计及布局流程应满足控制医院感染的传播、防止病原微生物污染环境的要求,为患者提供安全、便捷的就医环境,为医护人员提供安全、高效的工作条件。

一、医院感染控制相关医院建筑设计原则

医院建筑设计应根据医院规模、性质、任务等功能要求,在执行国家有关法律法规的前提下满足医疗流程要求,充分重视医院环境的卫生安全,遵循标准预防的原则,有效控制医院感染传播,保护环境,力求达到使用方便、安全、舒适、内部建筑空间变化灵活,并留有可持续发展的可能。

二、医院感染控制相关建筑设计要求

(一) 院址选择

在当地城镇规划和区域卫生规划的指导下,医院应选择交通方便、便于利用城市基础设施、环境安静的区域。远离一些能产生环境污染的污染源,通过设置绿化隔离带等措施达到彼此安全间隔的目的,以避免影响医院环境。同时,也应与一些环境质量要求较高的场所保持一定距离。新建的传染病医院应综合考虑就诊方便及与周边环境的相互影响。

(二) 总平面设计要求

为了达到有效地控制医院感染传播的目的,在医院建筑平面设计时,应科学、合理地安排医院各个功能部门,明确服务流程,洁、污路线清楚,保障洁、污分开,防止人流、物流交叉导致污染。

1. 医院建筑分区　根据患者获得感染危险性的高低和污染程度,宜将医院功能部门分

为4区：
(1) 低危险区：包括行政管理区、教学区、图书馆、生活服务区等。
(2) 中等危险区：包括普通门诊、普通病房等。
(3) 高危险区：包括感染疾病科门诊及病房等。
(4) 极高危险区：包括手术室、重症监护病房、器官移植病房等。

依据以上建筑分区要求，所属科室相对集中。隔离病区相对独立，远离普通病房和生活区，从而使感染源得到控制，避免造成医院内扩散。

2. 医院出入口设置 医院设置出入口应注意人员出入口不可兼作尸体和废物出口，后者应设在相对僻静的位置。尸体及污物运送路线应避免与主要人流路线交叉，以尽量减少对环境的污染。太平间、病理解剖室、医疗废物暂存地及污水处理站等应设于医院隐蔽处，远离医疗区、食品加工区、人员活动密集区，并与主体建筑有适当距离。

3. 相关建筑设施
(1) 电梯：当病房楼高度超过24m时应设专门运送污物的电梯，以保证污物运送人员的隔离。
(2) 室内装修：一般医疗用房的地面、墙裙、顶棚，应便于清扫、冲洗。手术室、产房、移植病房、烧伤病房等洁净度要求高的用房，其墙壁、天花板、地面应无裂隙，表面光滑，有良好的排水系统，其阴阳角宜做成圆角。装修应选用无吸附性、无毒无味、光洁、耐腐蚀的材料，以方便清洁和消毒。

4. 建筑通风 为了减少室内空气中的病原体污染，控制医院感染尤其是呼吸道传播疾病的扩散，医院建筑应建立良好的通风系统。通风系统应区域化，并确保空气由清洁地点向污染地点流动趋向，防止区域间空气污染传播，以保障患者及医务人员所处环境的安全。

常用的空气物理净化方法有：
(1) 自然通风：利用建筑物内外空气的密度差引起的热压或风力造成的风压来促使空气流动而进行的通风换气，是一种自然清除微生物的有效办法。但应强调的是自然通风应为新鲜空气的通风对流，方能达到效果。
(2) 机械通风：自然通风换气量不良时，可安装通风设备，利用风机、风扇等运转产生的通风动力，使空气流动，以达到通风换气的目的。
(3) 中央空调：通过空调设备来控制室内的温度、湿度、气流、灰尘、细菌以及有害气体等，以确保符合卫生学要求。在空调系统设计中，应注意空调的分区设置，并防止污染的空气逆流；隔离病房应采用直流式空调系统，同时排风应经过滤器处理后再排入大气。
(4) 空气洁净技术：指利用洁净系统中装置多级空气过滤设备，使进入的空气在温湿度调节的同时，保证空气中几乎不含控制粒径以上的尘粒及微生物颗粒，并根据每立方米空气中所含有的控制粒径的微粒数量，将空气洁净度分为不同级别，如百级、千级、万级、十万级等。医院采用空气净化技术除尘除菌，达到使空气洁净的效果，具有防止或减少医院感染的作用，已广泛应用于手术室、移植病房等特殊区域。通过空气洁净技术可为高度易感的患者提供正压病房实施"保护性隔离"措施，也可为空气传播性疾病患者提供负压隔离病房，防止病原微生物扩散，达到"感染源隔离"的目的，以阻断医院感染的传播。

三、医院建筑的区域隔离

根据标准预防原则，阻断医院感染传播途径的隔离预防措施主要包括三类：空气隔离、飞沫隔离及接触隔离。当医院收治传染性或疑似传染性疾病患者或有重要流行病学意义的病原体感染患者时，应针对不同病原体的传播途径，将建筑布局进行区域划分，实施"区域隔离"，即将感染源（患者或病原携带者）安置在指定的地点或特殊环境中，使他们与普通患者分开，并对该指定的地点或特殊环境及时消毒处理，以防止疾病的传播和不同病种间的交叉感染。区域隔离作为环境屏障，是隔离预防的重要组成部分，也是其他隔离措施的基础，确保各项隔离预防措施顺利有效地实施。

(一) 区域隔离相关概念

（1）清洁区　不易受到患者血液、体液和病原微生物等物质污染及传染病患者不应进入的区域。包括医护人员办公室、值班室、卫生间、男女更衣室、浴室以及储物间、配餐间等。

（2）潜在污染区　位于清洁区与污染区之间，有可能被患者血液、体液和病原微生物等物质污染的区域。包括治疗室、护士站、消毒室、内走廊等。

（3）污染区　传染病患者和疑似患者接受诊疗的区域，以及被其血液、体液、分泌物、排泄物污染的衣物、用具等暂存和处理的场所。包括病室、处置室、污物间以及患者入院、出院处理室等。

（4）缓冲间　指清洁区与半污染区之间、半污染区与污染区之间专门设立的区域，是一个两侧均有门的通道。

（5）负压病房　通过特殊通风装置，使病房的空气按照由清洁区向污染区流动，使病病房内的压力低于室外压力。负压病房排出的空气需经处理，确保对环境无害。

（6）三区　指病房内的清洁区、潜在污染区和污染区

（7）两通道　指医务人员通道和患者通道。医务人员通道、出入口设在清洁区一端，患者通道、出入口设在污染区一端。

(二) 建筑与区域隔离

1. 感染性疾病科

（1）感染性疾病科门诊：应在门诊区以外的地方单独建立，按区域隔离布局，设专用挂号、收费、取药窗口、化验室、诊室、治疗室、观察室、病人专用厕所、处置室、污洗间等，严格区域管理。设于普通门诊区内的感染性疾病科门诊应自成一区，设单独出入口。当出现公共卫生突发事件时，应在门诊、急诊部入口处对病人进行预检筛查分流，以控制患有传染病病人的活动范围，减少其扩散。

（2）感染性疾病病房：应设在医院相对独立的区域，远离儿科病房、重症监护病房和生活区。也可在医院建筑物的末端开辟感染性疾病病区，设单独出入口和出入院处理室。病房内应布局合理，标识明显。每间病室安置病人不超过 4 个人，病床间距不少于 1.1m。病房应通风良好。对于收治呼吸道传染病的病区，其布局应符合 WS/T311-2009《医院隔离技术规范》中相应的规定要求。

2. 隔离病室　在重症监护病房及普通病房均应设置隔离病室。隔离病室既可用作感染源隔离，也可作为高度易感的患者的保护性隔离，以减少或去除任何途径的传播机会。重症监护病房每 4 张床位应配置 1 个隔离病室；普通病房应根据收治病种及床位数，在病房的末端设置一个或多个隔离病室。隔离病室内应配置专用的洗手和卫生沐浴设备。用于保护性隔离者，可设为正压病室，用于呼吸道感染源隔离者可设为负压病室，也可设置为正负压转换形式的隔离病室。

(三) 不同传播途径疾病的区域隔离

1. 呼吸道传播疾病的区域隔离

(1) 建筑布局与设施：集中收治呼吸道传播疾病的地点应设在医院相对独立的区域，分为三区，各区之间界线清楚，标识明显。设立两通道和三区之间的缓冲间。缓冲间两侧的门不应同时开启，以减少不同区域之间的空气流通。病室内应有良好的通风设施，并设有单独通往室外的通道或阳台。病室内配置专用的洗手和卫生沐浴设备。不同种传染患者应分室安置，无条件时同种疾病患者可安置于一室，病床间距不少于1.1m。

(2) 负压病房的建筑与设施：应设病室及缓冲间，通过缓冲间与病区走廊相连。病室采用负压通风，上送风、下排风；病室内送风口应远离排风口，排风口下缘靠近地面但应高于地面10cm。门窗应保持关闭。病室送风和排风管道上宜设置压力开关型的定风量阀，使病室的送风量、排风量不受风管压力波动的影响。负压病室内应设置独立卫生间，有流动水洗手和卫浴设施。配备室内对讲设备。送风应经过初、中效过滤，排风应经过高效过滤处理，每小时换气6次以上。应设置压差传感器，用来检测负压值，或用来自动调节不设定风量阀的通风系统的送、排风量。病室的气压宜为－30Pa，缓冲间的气压宜为－15Pa。

2. 接触传播性疾病的区域隔离

病房内医疗区域、医疗辅助用房区域、污物处理区域和医务人员生活辅助用房应相对独立，标识清楚。病房应设1人间，无条件时，同种病原体感染患者每间病室应不超过4人，床间距应在1m以上。病房通风良好，通过自然通风或安装通风设施，以保证病房内空气清新。

（张苏明）

思考题

1. 新建医院，根据患者获得感染危险性的高低和污染程度，宜将医院功能部门分为几区？分别是哪几区？各区主要包括哪些部门？
2. 根据疾病传播途径的不同，隔离预防措施主要包括哪三类？
3. 医院常用的空气物理净化方法有哪些？

参考文献

1. 刘振声. 医院感染管理学. 北京：军事医学科学出版社，2000.
2. 申正义. 医院感染病学. 北京：中国医药科技出版社，2007.
3. 徐秀华. 临床医院感染学. 第二版. 长沙：湖南科学技术出版社，2005.
4. 医院隔离技术规范. 中华人民共和国卫生行业标准，WS/T311-2009.

第十节 医疗废物的管理

世界上许多国家已对医疗废物处理和管理做出了明确的法律规定，并开发了相应的管理措施和处理处置设备，对医疗废物严格执行从"摇篮到坟墓"的管理。

我国随着人们环境保护意识的增强，自我保护意识的提高，医疗废物的处理也越来越受到社会的关注。由于医疗废物可以携带感染性病原体或具有毒性及其他危害性，属于危险物品，如果任意丢弃或管理疏忽扩散到环境中去，将会造成环境污染、疾病传播，威胁健康，给社会造成危害。我国政府于2003年6月颁布实施《医疗废物管理条例》，同年10月颁布《医疗废物分类目录》、《医疗卫生机构医疗废物管理办法》以及相继发布的《医疗废物专用包装物、容器的标准和警示标识的规定》、《医疗废物集中处置技术规范》、《医疗废物管理行政处罚办法》等一系列文件，对医疗废物的产生、分类、收集、存放、转运、交接登记等全过程都进行了严格的规定，标志着我国医疗废物管理进入法制化管理的轨道。使医疗单位对医疗废物处置的监督有章可循，有法可依，对防止因医疗废物引起的感染起到了有力的保障作用。

一、医疗废物概述

医疗废物含大量病毒、细菌和化学药剂，对环境危害极大。自50年代起，医疗废物管理已引起各国的广泛重视，许多国家已经对医疗废物处理制定了多种控制污染和保护环境的政策，研究和开发了医疗废物处理的新技术和新方法，给医疗废物管理提供了科学依据。

（一）医疗废物的概念

是指医疗卫生机构在医疗、预防、保健以及其他相关活动中产生的具有直接或者间接感染性、毒性以及其他危害性的废物。

（二）医疗废物的分类

我国医疗废物的分类按照国家环保总局颁布的《医疗废物分类目录》的要求将医疗废物分为五大类，见表7-12。

表7-12 医疗废物分类目录

类别	特征	常见组分或者废物名称
感染性废物	携带病原微生物，具有引发感染性疾病传播危险的医疗废物	1. 被患者血液、体液、排泄物污染的物品，包括： ◆ 棉球、棉签、引流棉条、纱布及其他各种敷料； ◆ 一次性使用卫生用品、一次性使用医疗用品及一次性医疗器械； ◆ 废弃的被服； ◆ 其他被患者血液、体液、排泄物污染的物品。 2. 医疗机构收治的传染病患者或者疑似传染病患者产生的生活垃圾。 3. 病原体的培养基、标本和菌种、毒种保存液。 4. 各种废弃的医学标本。 5. 废弃的血液、血清。 6. 使用后的一次性使用医疗用品及一次性医疗器械视为感染性废物。
病理性废物	诊疗过程中产生的人体废弃物和医学实验动物尸体等	1. 手术及其他诊疗过程中产生的废弃的人体组织、器官等。 2. 医学实验动物的组织、尸体。 3. 病理切片后废弃的人体组织、病理蜡块等。
损伤性废物	能够刺伤或者割伤人体的废弃的医用锐器	1. 医用针头、缝合针。 2. 各类医用锐器，包括：解剖刀、手术刀、备皮刀、手术锯等。 3. 载玻片、玻璃试管、玻璃安瓿等。

类别	特征	常见组分或者废物名称
药物性废物	过期、淘汰、变质或者被污染的废弃的药品	1. 废弃的一般性药品,如:抗生素、非处方类药品等。 2. 废弃的细胞毒性药物和遗传毒性药物,包括: ◆ 致癌性药物,如硫唑嘌呤、苯丁酸氮芥、萘氮芥、环孢霉素、环磷酰胺、苯丙胺酸氮芥、司莫司汀、三苯氧氨、硫替派等; ◆ 可疑致癌性药物,如:顺铂、丝裂霉素、阿霉素、苯巴比妥等; ◆ 免疫抑制剂。 3. 废弃的疫苗、血液制品等。
化学性废物	具有毒性、腐蚀性、易燃易爆性的废弃的化学物品	1. 医学影像室、实验室废弃的化学试剂。 2. 废弃的过氧乙酸、戊二醛等化学消毒剂。 3. 废弃的汞血压计、汞温度计。

(三)医疗废物管理的基本任务

医疗废物管理以构筑医疗废物管理体系为目标,以建设区域性医疗废物集中处理中心为突破口,以加强立法和强化医疗废物行政管理为手段,重点是加强医疗废物集中化、专业化处理处置的能力建设,改变医疗废物污染环境的状况。

(四)医疗废物管理的基本原则

根据国家有关规定,医疗废物的管理,主要包括医疗废物的收集、贮存、运输和最终处置等全过程。对医疗废物管理遵循以下几个原则

1. 全程化管理原则

严格控制医疗废物的产生、分类收集、密闭包装到收集转运、储存、处置的整个流程。

2. 集中处置原则

利用和改造现有固体废物处置设施和其他设施,对医疗废物集中处置,并达到基本的环境保护和卫生要求。

3. 无害化处理原则

严防交叉感染和二次污染,避免伤害,焚烧过程中的灰渣必须视同危险废物,要妥善处理,必须达标排放;严格区分医疗废物和生活垃圾,严禁混入生活垃圾排放。

4. 负责制原则

医疗卫生机构作为医疗废物的产生单位,负责医疗废物产生后的分类、收集与管理;医疗废物集中处置单位负责从医疗废物产生单位收集转运到医疗废物集中处置地的储存和处置的管理,其他任何单位和个人不得从事上述活动。这样,能够减少中间管理环节和医疗废物流失的机会,有利于监控和管理,责任明确。

二、医疗废物管理方法

医疗废物管理方法包括医疗废物的产生地、存放、运送、暂贮地的管理及医疗废物的交接、登记及转运。

(一)医疗废物产生地管理

1. 根据医疗废物的类别,将不同种类的医疗废物分置于符合《医疗废物专用包装物、容器的标准和警示标识的规定》的包装物或者容器内。

2. 在盛装医疗废物前，应当对医疗废物包装物或者容器进行认真检查，确保无破损、渗漏和其他缺陷。

3. 感染性废物、病理性废物、损伤性废物、药物性废物及化学性废物不能混合收集。少量的药物性废物可以混入感染性废物，但应当在标签上注明。废弃的麻醉药、精神病药、放射性、毒性等药品及其相关的废物的管理，依照有关法律、行政法规和国家有关规定和标准执行。化学性废物中的批量的废化学试剂、废消毒剂应交由专门机构处置，批量的含有汞的体温计、血压计等医疗器具报废时，应当交由专门机构处置。

4. 医疗废物中病原体的培养基、标本和菌种、毒种保存液等高危险性废物，应当首先在产生场所进行压力蒸汽灭菌或者化学消毒处理，然后按感染性废物收集处置。

5. 隔离的传染病患者或者疑似传染病患者产生的具有传染性的排泄物，应当按照国家规定严格消毒，达到排放标准后排入污水处理系统；所产生的医疗废物应当使用双层包装物，并及时密封。

6. 放入包装物或者容器内的感染性废物、病理性废物、损伤性废物不得取出。达到包装物或者容器的3/4时，应当使用有效的封口方式，使包装物或者容器的封口紧实，严密。包装物或者容器的外表面被感染性废物污染时，应当对被污染处进行消毒处理或者增加一层包装。

7. 盛装医疗废物的每个包装物、容器外表面应当有警示标识，在每个包装物、容器上应当系中文标签，中文标签的内容应当包括：医疗废物产生单位、产生日期、类别及需要的特别说明等。

（二）医疗废物的存放管理

1. 医疗废物应存放于有医疗废物专用警示标识的专用包装袋、利器盒、周转箱等专用容器内，专用容器质量要符合国家环境保护总局颁布的《医疗废物专用包装物、容器标准和警示标识规定》的文件要求。

2. 感染性废物、病理性废物置于黄色医疗废物包装袋内，损伤性废物（如针头、刀片、缝合针等）置于医疗废物专用的利器盒内，由医疗废物专职收集人员在规定时间内转运到医院指定的医疗废物暂存地统一处理。

3. 药物性废物、化学性废物交由专门的机构处理。

4. 医疗废物产生的科室做到日产日清，在医疗废物暂存地存放时间不超过2天。

（三）医疗废物的运送管理

医疗废物的运送是由专人将医疗废物从产生地运送到医院指定的医疗废物暂存地。

1. 医疗废物要有专人用医疗废物专用车辆运送，运送人员每天从各科室将分类包装好的医疗废物按照规定的时间和路线运送至医院指定的医疗废物暂时贮存地点。

2. 运送人员在运送医疗废物前，应当检查医疗废物的包装容器是否符合标准要求，包装物或者容器的标识、标签及封口是否符合要求，标签内容要填全，不得超过容器的3/4满，双袋封口是要先扎里面的袋子的袋口，再扎外面的袋子袋口，以防止封口不严造成医疗废物的泄露，不得将不符合要求的医疗废物运送至暂时贮存地点。

3. 运送人员在运送医疗废物时，应当防止造成包装物或容器破损和医疗废物的流失、泄漏和扩散，并防止医疗废物直接接触身体。

4. 运送医疗废物应当使用防渗漏、防遗撒、无锐利边角、易于装卸和清洁的专用密闭的运送工具。

5. 医疗废物运送人员和科室医疗废物的管理人员要进行交接签字，运送人员在运送过程中要人不离车，防止运送途中医疗废物的丢失。

6. 每天运送工作结束后，对运送工具及时进行清洁和消毒。500mg/L的含氯消毒剂进行擦拭消毒并做好消毒记录，干燥保存备用。

（四）医疗废物暂贮地的管理

1. 建立医疗废物暂时贮存设施、设备，不得露天存放医疗废物。

2. 医疗卫生机构建立的医疗废物暂时贮存设施、设备应当达到以下要求：

（1）远离医疗区、食品加工区、人员活动区和生活垃圾存放场所，方便医疗废物运送人员及运送工具、车辆的出入。

（2）有严密的封闭措施，设专（兼）职人员管理，防止非工作人员接触医疗废物。

（3）有防鼠、防蚊蝇、防蟑螂的安全措施，地面与墙面易于清洁和消毒，有防止渗漏和雨水冲刷设施，能避免阳光直射。

（4）设有明显的"医疗废物"和"禁止吸烟、饮食"的警示标识。

3. 暂时贮存病理性废物，应当具备低温贮存或者防腐条件。

（五）医疗废物的交接、登记及转运要求

1. 医疗废物必须交由取得县级以上人民政府环境保护行政主管部门许可的医疗废物集中处置单位处置，依照危险废物转移联单制度填写和保存转移联单。

2. 医疗废物的产生科室和暂存地必须对医疗废物进行登记，登记内容应当包括医疗废物的来源、种类、重量或者数量、交接时间、最终去向以及经办人签名等项目。登记资料至少保存3年。

3. 医疗废物转交出去后，应当对暂时贮存地点、设施及时进行清洁和消毒处理。

4. 禁止医疗卫生机构及其工作人员转让、买卖医疗废物。禁止在非收集、非暂时贮存地点倾倒、堆放医疗废物，禁止将医疗废物混入其它废物和生活垃圾。

五、医疗废物流失、泄露、扩散紧急处理

由于医疗废物专职收集人员到科室时医护人员常忙于治疗，收集医疗废物的专职人员自行将各类废物称重后收走，未能严格进行交接，科内医疗废物登记本常出现登记不全或签名不全，各类医疗废物流失严重。某些机构或个人受经济利益的驱使非法买卖、重复利用一次性医疗卫生器械，经过简单消毒处理后，重新包装成为"医疗用品"或制成生活用品，流入社会，损害人体健康，社会影响恶劣。医疗废物的处理直接关系到患者和医院工作人员的健康和安全，医疗废物处理不当不仅导致医院内感染，还会破坏生态环境。因此，医疗废物流失、泄露、扩散的紧急处理很重要，处理措施如下：

1. 发生医疗废物流失、泄漏、扩散和意外事故时，应当按照《医疗废物管理条例》和《医疗卫生机构医疗废物管理办法》的规定采取相应紧急处理措施，并在48小时内向所在地的县级人民政府卫生行政主管部门、环境保护行政主管部门报告。调查处理工作结束后，应当将调查处理结果向所在地的县级人民政府卫生行政主管部门、环境保护行政主管部门报告。

发生因医疗废物管理不当导致1人以上死亡或者3人以上健康损害，需要对患者提供医疗救护和现场救援的重大事故时，应当在12小时内向所在地的县级人民政府卫生行政主管部门报告，并按照《医疗废物管理条例》的规定，采取相应紧急处理措施。

发生因医疗废物管理不当导致3人以上死亡或者10人以上健康损害，需要对患者提供医疗救护和现场救援的重大事故时，应当在2小时内向所在地的县级人民政府卫生行政主管部门报告，并按照《医疗废物管理条例》和《医疗卫生机构医疗废物管理办法》的规定，采取相应紧急处理措施。发生医疗废物管理不当导致传染病传播事故，或者有证据证明传染病传播的事故有可能发生时，应当按照《传染病防治法》及有关规定报告，并采取相应措施。

2. 根据医疗废物分类收集、运送、暂时贮存及机构内处置过程中所需要的专业技术、职业卫生安全防护和紧急处理知识等，制订相关工作人员的培训计划并组织实施。

3. 发生医疗废物流失、泄漏、扩散和意外事故时，应当按照以下要求及时采取紧急处理措施

（1）立即向后勤部门、医院感染管理科、预防保健科、保卫科及主管院长汇报，并遵循医疗废物管理制度、限制暴露者，限制环境影响；并由后勤部门、医院感染管理科、保卫科及相关科室组成调查小组，确定流失、泄漏、扩散的医疗废物的类别、数量、发生时间、影响范围及严重程度；必要时请求上级主管部门协助。

（2）组织有关人员尽快按照应急方案，对发生医疗废物泄漏、扩散的现场进行处理；处理时应当尽可能减少对患者、医务人员、其他现场人员及环境的影响。同时处理人员必须做好自身的卫生安全防护。

（3）采取适当的安全处置措施，对泄漏物及受污染的区域、物品进行消毒或者其他无害化处置，必要时封锁污染区域，以防扩大污染。

（4）对感染性废物污染区域进行消毒时，消毒工作从污染最轻区域向污染最严重区域进行，对可能被污染的所有使用过的工具也应当进行消毒。

（5）发生事故的部门协助做好调查，查清事故原因，总结教训，妥善处理事故；处理结束后由发生事故的部门写明事情经过，采取有效的防范措施类似事件发生。

六、人员培训及职业安全防护

（一）人员培训的目的

对工作人员进行培训的主要目的是提高全体工作人员对医疗废物管理工作的认识。医护人员作为医疗废物管理过程中最重要的对象，是从源头上做好医疗废物分类收集的关键。

（二）人员培训内容

定期对医护人员进行有针对性的法律知识、医疗废物分类收集方法及分类过程中自我防护等相关知识的培训。对医疗废物收集、运送及暂存地管理人员的培训，着重对医疗废物的分类、医疗废物暂存地的设置要求、管理对策、医疗废物回收的各种管理要求及医疗废物流失、泄漏、扩散和意外事故的处理等知识进行培训。对保洁员进行医院感染知识、医疗废物分类、收集、存放和转运、自我防护等方面知识进行培训，通过考核上岗。

（三）人员培训要求

1. 掌握国家相关法律、法规、规章和有关规范性文件的规定，熟悉本机构制订的医疗废物管理的规章制度、工作流程和各项工作要求。

2. 掌握医疗废物分类收集、运送、暂时贮存的正确方法和操作程序。

3. 掌握医疗废物分类中的安全知识、专业技术、职业卫生安全防护等知识。

4. 掌握在医疗废物分类收集、运送、暂时贮存及处置过程中预防被医疗废物刺伤、擦伤等伤害的措施及发生后的处理措施。

5. 掌握发生医疗废物流失、泄漏、扩散和意外事故情况时的紧急处理措施。

（四）安全防护措施

医疗废物的处理是医院管理的重要内容之一，医护人员是接触和产生医疗废物的重要群体，各环节的工作人员加强自我安全防护，可以有效预防医院感染的发生，杜绝病原微生物的传播扩散。安全防护措施如下：

1. 为从事医疗废物收集、运送、贮存、处置的专职管理人员，配备必要的防护用品。

2. 医疗废物在丢弃过程中如已发生分类错误，切忌重新分类，更不要用手直接接触，如感染性废物误丢入生活垃圾桶内，只能按感染性废物处理。其他废物包装或容器被感染性废物污染时，应增加一层包装。

3. 做好个人防护，工作人员在接触医疗废物前应穿好工作服、戴口罩、帽子、手套，如接触感染性废物或手部皮肤有破损时戴双层手套，接触后洗手或手消毒。国内常有医务人员被锐器刺伤的现象发生有报道。防护措施较差的病区，护士平均每天针刺伤2次～5次。在工作中一旦发生被医疗废物刺伤、擦伤等伤害时，立即采取正确的局部处理措施，并及时报告医院感染管理科等相关部门，相关部门根据暴露的具体情况采取相应的处理，保障工作人员的健康。

4. 每年对相关人员进行健康检查，必要时对有关人员进行免疫接种，防止其受到健康损害。

（杨　芸）

思考题

1. 试述医疗废物的概念。
2. 医疗废物分几类？是哪几类？
3. 医疗废物的处置原则是什么？
4. 如何进行医疗废物产生地的管理？
5. 发生医疗废物流失、泄露扩散和意外事故时的紧急处理措施有哪些？

参考文献

1. 杨彩莲. 医疗废弃物的处理. 国外医学医院管理分册，1997，14（1）：11.
2. 王志华. 关于医疗废弃物管理存在的问题与对策的初探. 中国医院管理，2003，23（8）：54～55.
3. 池云峰，姜家莹. 一次性使用医疗用品的管理. 中华医院感染学杂志，1999，9（2）：114.
4. 中华人民共和国卫生部. 消毒管理办法，1992.
5. 中华人民共和国卫生部. 医院感染管理规范（试行），1994.
6. 中华人民共和国卫生部. 国家技术监督局. 医院消毒卫生标准，1996.
7. 魏侍萍，张青秀. 我院医疗废物管理中存在的问题和对策. 中国护理管理，2006，6（6）：49-50.
8. 王明俊，高延秀. 病房内医疗垃圾与生活垃圾混放的原因及对策. 中华医院感染学杂志，2006，16（5）：556.
9. 郭燕红. 依法加强对医疗废物的管理. 中国护理管理，2003，3（3）：14-16.
10. 李慧平，王小平. 国际医疗废物分类及基本特点. 中国医院管理，2004，14（3）：18-24.
11. 刘丽杭，李慧平. 医疗废物对健康的危害及规制原则. 中国医院管理杂志，2004，24（3）：21-23.
12. 倪晓平，蔡一华，俞中等. 医疗固体废物处置方法探讨与研究. 中华医院感染学杂志，2004，14（8）：909-911.

13. 姚林燕. 依法管理医疗废物. 中华医院感染学杂志, 2004, 14 (8): 912-913.
14. 石英, 齐之洪, 邹萍等. 临床医疗废物管理缺陷及对策. 天津护理, 2004, 12 (4): 229-230.
15. 中华人民共和国国务院. 医疗废物管理条例, 2003.
16. 中华人民共和国卫生部. 医疗卫生机构医疗废物管理办法, 2003.
17. 中华人民共和国卫生部. 国家环保总局. 医疗废物分类目录, 2003.
18. 国家环境保护总局. 医疗废物专用包装物、容器标准和警示标识规定, 2003.
19. 徐秀华. 临床医院感染学. 第2版. 长沙: 湖南科学技术出版社, 2005.
20. 钱培芬, 倪语星. 医院感染监控与管理. 北京: 军事医学科学出版社, 2008.

第八章 医务人员的职业暴露与防护

根据卫生部统计信息中心《2008 年中国卫生统计年鉴》显示，在我国从事医疗卫生专业人员已达 590.7 万人，其中医生 201.3 万人、护师（士）154.3 万人，药剂人员 32.5 万，检验人员 20.7 万人，其他 70.0 万人，其他技术人员 24.4 万人，管理人员 35.6 万人，工勤技能人员 51.9 万人。如果再加上其它直接或间接与患者接触的工作人员，这将是一个非常大的群体。由于职业的特殊性，他（她）们长期工作在医院或其它医疗、保健机构如血站等，直接或间接与患者接触，时刻面临着职业暴露与医院感染危险。对于这一庞大的群体，如果管理不善，即有可能成为医院感染的受害者甚至是传播者。因此，如何做好医务人员的职业防护，具有非常重要的现实意义。

2002 年 11 月至 2003 年 6 月，在我国局部地区暴发流行严重急性呼吸综合征（Severe acute respiratory syndrome，SARS），WHO 称其为 21 世纪威胁人类健康的新传染病。全国累计报道本病 5329 例，其中医务人员 969 例，感染率高达 18.18%，发生感染的对象主要是医生、护士及护工等相关医务人员，其中护士发生感染比例较高，如北京，早期医务人员 SARS 感染率中，护士占 48.8%。卫生部正式公布医务人员感染率为：北京 25.43%、天津 39.38%、山西 17.64%。此次 SARS 的暴发流行是以医院内传播、医务人员感染为突出特点的医院感染，医务人员如此之高的感染率，在迄今为止发生的感染性疾病中从未出现过，SARS 的暴发流行，把医院感染管理工作推到了前所未有的重要地位，也把人们以往并未十分关注的医院内传播和医务人员的感染，职业暴露及职业安全问题充分展现在世人的面前，提醒我们倍加重视与防范。

第一节 医务人员职业防护的基本原则

一、标准预防

由于"普遍预防"和"体内物质隔离法"不能预防经飞沫传播性疾病，而且"普遍预防"也不能防止非血源性传播疾病，为此 1996 年 1 月，美国医院感染控制行动指导委员会推出标准预防。标准预防（standard precaution）着重强调了医务人员医院感染的职业防护。

（一）标准预防的概念

1. 将所有患者的血液、体液、分泌物、排泄物均视为有传染性，需进行隔离预防。
2. 强调防止疾病从患者传染至医务人员，也强调防止疾病从医务人员传染至患者和从患者传至医务人员再传至患者的双向防护。
3. 降低医务人员与患者、患者与患者之间交叉感染的危险性。

（二）标准预防的措施

1. 医务人员在接触患者的血液、体液、分泌物、排泄物及其污染物品后，不论是否戴手套，都必须立即洗手。
2. 医务人员接触患者的血液、体液、分泌物、排泄物及破损的黏膜和皮肤前均应戴手套;对同一患者既接触清洁部位,又接触污染部位时应更换手套、洗手或手消毒。

3. 与普遍预防相同,在上述物质有可能发生喷溅时应戴眼罩、口罩,并穿隔离衣或防护衣,以防止医务人员皮肤、黏膜和衣服的污染。

4. 被上述物质污染的医疗用品和仪器设备应及时进行处理,以防止病原微生物在医务人员、患者、探视者与环境之间传播。对于需重复使用的医疗仪器设备应确保在下一患者使用之前清洁干净和消毒灭菌。

5. 医务人员在进行各项医疗操作、清洁及环境表面消毒时,应严格遵守各项操作规程。

6. 污染的物品应及时处理,避免接触患者的皮肤与黏膜,以防污染其它物品,引起微生物传播。

7. 锐器和针头应小心处置,以防针刺伤。操作时针头套不必重新套上,当必须重新套上时应运用器具而不能直接用手。针头不应用手从注射器上取下、折弯、破坏或进行其他操作。一次性使用的注射器、输液器、针头、刀片和其他锐器应置于适当防水耐刺的容器内,以便于集中销毁;需重复使用的锐利器械也应置于防水耐刺的容器内,以便于运输及再处理。

(三)标准预防与普遍预防的区别

1. 普遍预防隔离的物质只包括患者的血液及部分体液(不包括患者的尿、大便、痰、鼻分泌物、泪液及呕吐物,除非有明显的血液污染),所以在采取预防措施时容易引起混乱,因此不能防止非血源性疾病传播;而标准预防隔离的物质不仅包括患者的血液、全部体液,还包括患者的分泌物与排泄物等。

2. 普遍预防主要采取接触隔离,因此不能防止空气与飞沫传播的疾病,而标准预防的隔离措施包括接触隔离、空气隔离和飞沫隔离。

3. 普遍预防的措施主要是防止医务人员受到感染,对患者间的防护较差;而标准预防强调不仅要防止医务人员发生医院感染,同时也强调防止患者发生医院感染。

二、额外(基于传播途径)预防

在确保标准预防的同时,应采取额外预防的措施,额外预防措施包括:经空气传播疾病的预防、经飞沫传播疾病的预防、经接触传播疾病的预防。

(一)经空气传播疾病的预防

空气传播是指病原微生物经由悬浮在空气中的微粒(≤5μm 大小时)在空气中播散,此时可发生空气传播。这种微粒能在空气中悬浮较长时间,并可随气流漂浮到较远处。通过这种方式传播的疾病包括开放性/活动性肺结核病、水痘等。

接触空气传播疾病,如肺结核、水痘、麻疹等,医务人员对经空气传播疾病的预防除标准预防外,还应使用呼吸道保护装置,同时应实施空气隔离与预防,包括:①无条件收治病人时,应尽快转送至有条件收治传染病的医院,转送过程中应注意医务人员的防护;②设立隔离室,隔离室应有隔离标志,限制患者离开隔离室,只有在十分必要下才允许离开隔离室,患者离开隔离室时,接送的医务人员需佩戴医用防护口罩或 N95 口罩;③患者或可疑传染病患者应安置在单人隔离间;④严格空气消毒;⑤医务人员严格按照区域流程,在不同区域穿戴不同的防护用品;⑥医务人员进入已诊断或怀疑为开放性肺结核或水痘等传染病隔离房间时均应戴帽子、医用防护口罩,进行可能产生喷溅的诊断操作时,应戴护目镜或防护面罩,穿隔离衣/防护服,当接触患者血液、体液、分泌物和排泄物等物质时,应戴手套。

（二）经飞沫传播疾病的预防

通过飞沫传播的疾病包括百日咳、白喉、流行性感冒、病毒性腮腺炎、流行性脑脊髓膜炎等。通常情况下，当医务人员的鼻和口腔黏膜或球结膜与大的飞沫颗粒（$>5\mu m$）充分接触时易发生飞沫传播。飞沫传播多发生于医务人员与被感染的患者近距离接触（谈话、咳嗽、打喷嚏）或进行雾化吸入、吸痰等操作时。

经飞沫传播疾病的防护除实施标准预防外，同时应实施飞沫隔离预防措施，包括：①建立隔离室，将患者置于单独的房间或同一房间内安置相同疾病感染的患者，限制患者的活动范围；②尽量减少转运，若必须转运时，医务人员应注意自我防护；③加强通风或室内空气消毒；④加强医务人员的防护，严格按照区域流程，穿戴不同的防护用品；⑤医务人员与患者近距离（1m 内）进行诊疗操作时，应戴帽子、医用防护口罩，进行可能产生喷溅的诊断操作时，应戴护目镜或防护面罩，穿隔离衣/防护服，当接触患者血液、体液、分泌物和排泄物等物质时，应戴手套。

（三）经接触传播疾病的预防

接触传播指通过接触而传播的疾病，如肠道感染、多重耐药菌感染、皮肤感染等。接触传播是医院感染主要而常见的传播途径，一般包括直接接触传播和间接接触传播。预防措施除了实施标准预防外，还应实施接触隔离预防。具体措施包括：①建立隔离室；②严格实施手卫生；③穿隔离衣；④限制患者离开隔离室，尽量减少转运，若必须转运患者时，患者及运送人员都要采取相应的措施，以防传染和扩散；⑤被患者血液、体液、分泌物、排泄物污染的复用器械，应及时清洗干净和消毒灭菌；⑥接触患者的血液、体液、分泌物、排泄物等，医务人员应戴手套，离开隔离病房前，接触传染病物品后应摘手套、洗手和手消毒，若手上有伤口时，应戴双层手套；⑦医务人员进入隔离病房从事可能污染工作服的操作时，应穿隔离衣或使用一次性隔离衣。

隔离类型和需要隔离的疾病见表 8-1。

表 8-1 隔离类型和需要隔离的疾病

隔离类型	隔离对象	适用疾病
标准预防	全部患者均使用标准预防，根据需要采取相应的预防措施	
空气隔离	已诊断或怀疑由空气传播的疾病除实施标准预防之外，实施空气隔离	麻疹、水痘、开放性肺结核病
飞沫隔离	已诊断或怀疑由飞沫传播的疾病除实施标准预防之外，实施飞沫隔离	由 B 族流感嗜血杆菌和脑膜炎奈瑟菌引起的脑膜炎、肺炎、会厌炎和脓毒症，由其他致病菌引起的呼吸道传播的疾病（包括喉、咽白喉，支原体肺炎，百日咳，肺鼠疫，链球菌咽炎、肺炎或儿童和婴幼儿猩红热，腺病毒，流感病毒，流行性腮腺炎，微小病毒 B_{19} 和风疹）

续表

隔离类型	隔离对象	适用疾病
接触隔离	已诊断或怀疑由接触传播的疾病，或因患者环境中的接触而传播的严重疾病，除实施标准预防之外，实施接触隔离	基于国家或地区建议，有感染控制计划判断的，有特殊流行病学及临床意义的胃肠、呼吸、皮肤、创伤等部位的多重耐药菌的感染或定植；排出的病原体能在低感染量引起感染或在环境长期存活的肠道感染，包括梭状芽孢杆菌属等；由肠杆菌属、$O_{157}:H_7$、志贺菌属、甲型肝炎病毒或轮状病毒引起的大便失禁患者；呼吸道合胞病毒，副流感病毒或婴幼儿肠道病毒感染；高传染性的或可以发生在干燥皮肤的感染，包括白喉（皮肤）、疱疹病毒（新生儿或免疫低下患者）、脓肿、蜂窝织炎或褥疮、虱病、疥疮、婴幼儿的葡萄球菌疖病、带状疱疹（播散性或免疫功能底下的宿主）；滤过性病毒或出血性结膜炎；滤过性病毒的出血性感染（埃博拉出血热、Lassa 热、Marburg 病毒）

三、其他传播途径疾病的隔离预防

应根据疾病的特性，采取相应的隔离与防护措施。
1. 常见传染病的传染源、传播途径，隔离预防参见第七章第 7 节。
2. 常见多重耐药菌患者的隔离，可参照经接触传播疾病的预防，具体见表 8-2。

表 8-2 常见多重耐药菌感染患者的隔离措施

	MRSA	VRSA	其他多重耐药菌
患者安置	单间或同种病原同室隔离	单间隔离	单间或同种病原同室隔离
人员限制	限制，减少人员出入	严格限制，医护人员相对固定，专人诊疗护理	限制，减少人员出入
手部卫生	遵循《医务人员手卫生规范》	严格遵循《医务人员手卫生规范》	遵循《医务人员手卫生规范》
眼、口、鼻防护	近距离操作如吸痰、插管等戴防护镜	近距离操作如吸痰、插管等戴防护镜	近距离操作如吸痰、插管等戴防护镜
隔离衣	可能污染工作服时穿隔离衣	应穿一次性隔离衣	可能污染工作服时穿隔离衣
仪器设备	用后应清洁、消毒和/或灭菌	专用，用后应清洁与灭菌	用后应清洁、消毒和/或灭菌
物体表面	每天定期擦拭消毒	每天定期擦拭消毒，抹布专用	每天定期擦拭消毒
终末消毒	床单位清洁消毒	终末消毒	床单位清洁消毒
标本运送	密闭容器运送	密闭容器运送	密闭容器运送
生活物品	无特殊处理	清洁、消毒后，方可带出	无特殊处理

续表

	MRSA	VRSA	其他多重耐药菌
医疗废物	防渗漏密闭容器运送	双层医疗废物袋，防渗漏密闭容器运送，利器放入利器盒	防渗漏密闭容器运送
解除隔离	临床症状好转或治愈	临床症状好转或治愈，连续两次培养阴性	临床症状好转或治愈

注：MRSA　耐甲氧西林/苯唑西林的金黄色葡萄球菌
　　VRSA　耐万古霉素的金黄色葡萄球菌

3. 急性传染性非典型肺炎，人感染高致病性禽流感的隔离，可参照空气传播的隔离预防。

四、医务人员的一般预防措施

（一）预防接种

人工免疫能提高人体的免疫水平，预防感染性疾病的发生与流行。医务人员因工作的特殊性，如常因注射被针头刺伤皮肤、吸入具有感染性的气溶胶或直接接触了传染物质等而被感染。从临床角度看，增强医务人员的免疫力是十分重要的，进行免疫接种预防是解决这一问题的重要手段。

1. 人工主动免疫：是指以免疫原物质接种人体，使人体产生特异性免疫。免疫原物质包括处理过的病原体或提炼成分及类毒素。其制剂可分为活菌（疫）苗、死菌（疫）苗、类毒素。①活菌（疫）苗由免疫原性强而毒力弱的活菌（病毒或立克次体）株制成，如结核、鼠疫、布鲁菌活菌苗、脊髓灰质炎、流感、麻疹活疫苗。②死菌（疫）苗：将免疫性强的活细菌（病毒）灭活制成。如流行性脑膜炎奈瑟菌多糖体菌苗，其免疫效果较一般菌苗好。③类毒素：是将细菌毒素加甲醛去毒，成为无毒而又保留免疫原性的制剂，如白喉、破伤风类毒素等。

2. 人工被动免疫：以含抗体的血清或其制剂接种人体，使人体获得现成的抗体而受到保护。①免疫血清：用毒素免疫动物取得的含特异性抗体的血清称抗毒素。提出的丙种球蛋白有效免疫成分称精制抗毒素，含异种蛋白少，可减少人体的过敏反应，免疫血清主要用于治疗，也可以用于预防。②免疫球蛋白（丙种球蛋白及胎盘球蛋白）：由人血液或胎盘提取的丙种球蛋白制成。可作为麻疹、甲型肝炎易感者接触的预防，但不能预防所有传染病。③被动自动免疫：只是在有疫情时用于保护婴幼儿及体弱接触者的一种免疫方法，但只能用于少数传染病如白喉。

（二）计划免疫

是根据传染病疫情监测的结果和人群免疫水平的分析，按照科学的免疫程序，有计划地使用疫苗对特定人群进行预防接种，最终达到控制和消灭传染病的目的。目前除传统的减毒活疫苗、灭活全菌苗外，可利用基因重组技术发展重组蛋白、复合疫苗等。

（三）医务人员免疫接种方案

医务人员免疫接种包括应接种和特殊情况下的免疫接种方案，见表8-3和表8-4。医务人员感染后的工作限制见表8-5。

表 8-3 医务人员应接受的免疫接种方案

疫苗名称	初始接种计划	适应证	注意事项和禁忌证	特别注意
乙型肝炎重组型疫苗	全程免疫：5μg，按 0，1，6 个月方案，三角肌肌内注射，不需加强	暴露于血液及体液危险的医务人员		对乙肝感染者无治疗作用或不良反应，接触患者及血液者在完成接种 1～2 个月后检查是否有血清免疫反应。对全程免疫后抗体生成不佳者，可再加强免疫 1 次，10μg
流感疫苗（灭活的全病毒或亚单位型疫苗）	预测的流行病毒株疫苗，每年肌内注射接种	接触高危患者的人员，具有高危的医学指征或大于 65 岁	对鸡蛋清有过敏反应病史者	接种处于发生严重流感并发症的孕妇，对母体和胎儿无危险性的证据，且能减轻严重流感并发症的危险性
麻疹活病毒疫苗	皮下注射 0.2ml，至少 1 个月后接种第 2 次	1957 年以后出生且：①1 岁以后没有接种 2 次麻疹疫苗；②未患过麻疹；③没有麻疹免疫力的人员（包括 1957 年以前出生者）	孕妇、免疫抑制者（包括 HIV 感染伴严重免疫抑制）、对明胶或新霉素过敏者、最近用过免疫球蛋白	(MMR) 麻疹-风疹-腮腺炎减毒三联疫苗适应于对风疹及腮腺炎敏感者；1963～1967 年接种过死疫苗，死疫苗加活疫苗或未知型疫苗者均需再重新接种 2 剂活疫苗。已注射丙种球蛋白的至少在 1～3 个月后才能注射
流行性腮腺炎活疫苗	皮下注射，不需加强	对腮腺炎易感者都可接种，1957 年以前出生的必须重新免疫	孕妇、免疫抑制者、对明胶或新霉素过敏者	如果对风疹或腮腺炎易感者可用 MMR 三联疫苗
风疹病毒活疫苗	皮下注射 0.5ml，不需加强	除育龄妇女外，缺乏 1 岁以后接种该疫苗的证据者，1957 年以后出生者	孕妇、免疫抑制者、新霉素过敏者	孕妇接种或接种 3 个月内怀孕可能引起胎儿畸形，部分可选用 MMR 三联疫苗
水痘-带状疱疹活疫苗	皮下注射 0.5ml，≥13 岁者隔 4～8 周再接种 1 次	无可靠水痘病史或无水痘免疫力的人员	孕妇、免疫抑制者、对新霉素或明胶过敏者、免疫后 6 周内避免使用水杨酸制剂	由于 71%～90% 的人虽无带状疱疹史但有免疫力，接种前血清检测也是有效的

表8-4 特殊情况医务人员可考虑选用的免疫接种方案

疫苗名称	初始接种计划	指征	禁忌证	特别注意
BCG（卡-介苗）（预防结核）	0.3ml 皮下注射，不推荐加强	医务人员处于下列情况：①有MDR-TB流行；②与结核感染者有接触；③缺乏防止结核感染的隔离措施	免疫抑制状态、妊娠	注意应用卡介苗之前咨询相关部门，确定是否需要进行接种及相关的注意事项
甲型肝炎疫苗	2次肌内注射，间隔6~12个月	在美国推荐用于与甲型肝炎病毒感染灵长类动物接触，或在甲型肝炎病毒实验室工作者	对明矾或苯氧基乙醇过敏者，对孕妇的安全性尚未确定，对胎儿的影响小，需考虑高危孕妇使用的利弊	医务人员去甲型肝炎流行区旅游时需考虑接种。注射过丙种球蛋白的人员，需8周后注射
流行性脑膜炎多糖菌苗（A群、C群、A+C群 A+C+Y+W135等多种单价、二价及四价疫苗）	皮下注射1次，根据制造商说明使用	不常规使用	孕妇安全性尚未确定，除非存在感染的高度危险，孕妇不能接种	可以应用于某些暴发流行时
脊髓灰质炎疫苗	第1、第2剂量，皮下注射，间隔4~8周，第2次后6~12个月给第3剂量，可用IPV或OPV#强化	接触分泌野毒株患者的医务人员和接触含野毒株标本的实验室工作人员	有链霉素或新霉素过敏史者，由于其在孕妇的安全性未确定，不能应用于孕妇	对免疫抑制者或护理免疫抑制患者者只能用IPV；需立即产生保护作用者使用OPV疫苗
狂犬疫苗	开始于0，7，21，或28日用HDCV或RVA+0.1ml肌内注射，或HDCV 1ml按上述时间皮内注射；再接触后立即加强	在接诊或科研中接触过狂犬病毒者，或被实验的动物如猫、狗等咬伤等		加强频率取决于暴露频率，可参考美国CDC相关指南。严重咬伤者可考虑在注射疫苗前先注射抗狂犬病血清

续表

疫苗名称	初始接种计划	指征	禁忌证	特别注意
破伤风白喉疫苗	第一年间隔4~8周肌内注射2剂量，第2次与第3次间隔6~12个月，每10个月加强1次	所有成人，处理可疑伤口时预防破伤风	妊娠前3个月；有神经反应或高敏反应史；以往使用发生严重局部反应（Arthus反应）不要再常规给予或不急诊使用	
伤寒疫苗（肌内注射，皮下注射或口服）	肌内注射，0.5ml，每2年加强1次；皮内、静脉滴注或荚膜多糖疫苗2剂，0.5ml间隔4周或稍长；若持续暴露每3年0.5ml皮下或0.5ml皮内或口服4次；Ty21a疫苗推荐每5年口服4次	频繁与沙门菌接触的实验人员	以往使用伤寒疫苗出现严重局部或全身反应者，Ty21a疫苗不能用于免疫抑制者	对于实验室人员，疫苗并不能代替其他预防措施

注：＊MDR-TB：多重耐药结核分枝杆菌，♯OPV：成年人口服脊髓灰质炎疫苗发生麻痹型脊髓灰质炎的危险性稍高，所以，需接种灭活疫苗（IPV）。＋HDCV：人二倍体细胞培养疫苗；＋RVA：吸附狂犬疫苗。

表8-5 对暴露或感染的医务人员工作限制的建议

疾病或问题	限制范围	限制时间
上呼吸道感染	护理高危患者	急性症状消失
脑膜炎奈瑟菌感染	不能上班	直到症状消失后3日，不少于发病后1周
白喉	不能上班	直到完成抗菌药物疗程，隔日培养2次阴性麻疹
活动性	不能上班	直到皮疹出现后7日
暴露后（易感工作人员）	不能上班	从首次暴露后5日～21日，或出疹后5日
腮腺炎（易感工作人员）	不能上班	直到起病后9日首次接触后12日～26日，或起病后9日
百日咳		
活动性	不能上班	从出现卡他症状至出现阵咳后3周或有效抗菌治疗开始后5日
暴露后		

续表

疾病或问题	限制范围	限制时间
无症状者	不限制，工作中预防为主	直到传染性消失
有症状	不能上班	
活动性结核	不能上班	直到传染性消失
乙型肝炎		
急性或慢性乙型肝炎表面抗原阳性者，且不进行暴露性操作	不限制，注意工作中标准预防	
急性或慢性乙肝e抗原阳性、且进行暴露性操作	一般不进行易于暴露的侵入性操作，需向有关专家咨询	直到乙肝e抗原转阴
丙型肝炎	不限制	
人免疫缺陷病毒（HIV）感染	不进行侵入性操作，否则需咨询有关专家哪些侵入性操作可以做，同时应考虑其技能；注意工作中标准预防	
感染性腹泻		
急性期（腹泻伴其他症状）	接触患者及患者环境、食物	直到症状消失
恢复期（沙门菌感染）	护理高危患者	直到症状消失，需大便连续2次培养阴性
肠道病毒感染	限制护理婴儿、新生儿、免疫抑制患者和其接触环境	直到症状消失
甲型肝炎	限制接触患者，患者环境、食物	直到黄疸出现后7日
水痘		
活动期	不能上班	直到皮疹结痂
暴露后（易感者）	不能上班	首次暴露后10日～21日（若接触种了水痘-带状疱疹免疫球蛋白延长至28日）
带状疱疹		
健康人，局限型	遮盖皮损，限制护理高危患者	直到所有皮损干燥结痂
免疫抑制者	限制接触患者	直到所有皮损干燥结痂
暴露后（易感者）	限制接触患者	首次接触后10日～21日（若接触种了水痘-带状疱疹疫苗延长至28日，若发生带状疱疹应直到所有皮损干燥结痂）
风疹		
活动性	不上班	直到皮疹出现后5日
暴露后（易感者）	不上班	首次接触后第7日～21日，或出疹后5日
单纯疱疹		
生殖道	不限制	
手	接触患者及患者所处环境，限制接触高危患者	直到损害愈合

续表

疾病或问题	限制范围	限制时间
口面部	限制护理高危患者	直到损害愈合
结膜炎	接触患者及患者所处环境	直到分泌物停止
虱病	限制接触患者	直到治疗并观测到成年及幼年虱子消失
疥疮	限制接触患者	损伤愈合
金黄色葡萄球菌感染 活动性分泌性皮肤损害携带者	限制接触患者及患者环境，食物不限制，除非其有传播该病原体流行病学资料	经医学评价，直到损伤愈合
甲型溶血性链球菌	限制患者护理，接触患者环境及食物	直到适当治疗开始后24小时

注：限制工作是指不准从事医疗保健工作，在医疗机构和社区都应避免接触易感者。

五、加强医务人员医院感染管理教育与培训

医院感染管理学是一个涉及多学科相互渗透的新兴学科领域，它的发生与发展、预防与控制始终贯穿于医疗活动的全过程，加强医务人员医院感染预防与控制的教育，不断提高医务人员的职业安全意识，强化对新发传染病的认识、重视和研究，强化标准预防，建立针刺伤、锐器伤和血液、体液接触后及时报告制度，建立健全医院感染监控系统，有效地减少和降低医务人员的医院感染。提高对突发公共卫生事件的应对能力，培养良好的社会公德，不断提高广大医务人员消毒隔离意识，规范无菌操作技术，特别是严格掌握侵入性操作，有效减少或降低医院感染的发生率。

对医务人员医院感染的预防与控制，近几年来已做了大量的工作，但由于许多主观与客观的因素，至今仍未形成有效的规范化管理，特别是缺乏应对突发公共卫生事件的能力，如SARS医院内传播导致医务人员感染，充分暴露了医疗机构缺乏应对能力，曾有专家提出"卫生管理部门应该深思"，"这与卫生管理体制长期重医不重防，造成传染病的管理制度长期不健全密切相关"。同时，也缺乏全面的预防控制对策，导致目前管理不严，防治措施不力，效果不佳。因此，当前迫切需要各级卫生行政主管部门和医疗机构加强医务人员医院感染管理知识的培训，加大医院感染管理学的学科建设和专题研究，不断提高临床医务人员自我防护和医院感染预防控制意识和知识。各级医疗机构可根据本地区本部门和医院的实际，结合国家的法律法规，制订切实可行的医务人员医院感染预防与控制指南，开展医院感染目标性监测、相关课题的研究和医院感染流行病学调查，使广大医务人员做到有章可循，有法可依，使医院感染预防与控制工作逐步迈向法制化、规范化和科学化的轨道。

（邓　敏　吴艳艳）

思考题

1. 何谓"标准预防"？
2. 简述经空气传播疾病、飞沫传播疾病、接触传播疾病的预防措施有哪些？
3. 常见多重耐药菌感染患者的隔离措施有哪些？

第二节 医务人员职业暴露

医务人员在繁忙的医疗、护理与转运工作中，由于职业的特殊性，几乎每天都要接触各种各样的急性或慢性患者，他们当中有的是传染性疾病患者，常常不易识别且难以防范，使得医务人员被感染的现象十分严重，如2003年我国SARS流行期间，曾发生过为抢救一名SARS患者而导致数十名医务人员被感染的现象，说明隐藏在这一表象背后的医务人员职业暴露与职业安全的问题，尚未引起足够的重视。医务人员职业暴露涉及各个方面，其危害性不言而喻，归纳起来主要有以下几个方面：

一、生物性职业暴露危害性

医务人员在工作过程中因针刺伤、锐器伤、黏膜或破损的皮肤接触了患者具有传染性的血液、分泌物、排泄物等容易引起生物性职业感染。近100年来，医学文献中证实至少有30种不同的病原体或疾病可经皮肤刺伤传播，包括细菌、病毒和寄生虫等，其中对医务人员危害最大的有三种病原体，即人类免疫缺陷病毒（immunodeficiency virus，HIV），乙型肝炎病毒（hepatitis B virus，HBV），丙型肝炎病毒（hepatitis C virus，HCV）。现已证实大多数职业性血源性疾病的病例几乎都是由这3种病毒所引起，此外尚有梅毒和疟疾等。血清性肝炎职业感染最先报道在20世纪40年代，主要涉及血库人员、病理学工作者和实验室人员。1984年首次报道了医务人员因针刺伤感染HIV的个案，随后相继有更多病例报道。因此，1988年美国CDC组织发布了全球防止HIV、HBV和其它血源性病原体在医疗机构传播的预防措施。丙型肝炎传播首次报道出现在1981年文献中，直到1989年有了可检测HCV的抗体之后，人们才集中对HCV职业性传播进行研究，并认为HCV传播危险性高于HIV但低于HBV，其预防策略相同。

二、化学性职业暴露危害性

医务人员在消毒、治疗、换药等操作过程中频繁接触各种消毒剂、清洁剂、药物及有害的物质等容易引起各种各样的疾病。常见的有：①抗肿瘤药物：目前使用的抗肿瘤药物大多数是细胞毒制剂，具有致突变、致癌和致畸性。医务人员接触抗肿瘤药时，药物可通过呼吸道吸入含细胞毒性的气溶胶、药液接触皮肤直接吸收；沾污后经口摄入等方式进入机体。接触剂量虽小，但接触频繁，会因蓄积作用产生远期影响，可引起白细胞减少、自然流产率增高，且有致癌、致畸、致突变的危险。我国赵树芬等曾对京津地区5个医院590名护士的715次妊娠做了分析，结果发现抗肿瘤药物接触组护士自然流产率为13.5%，明显高于对照组自然流产率8.6%，两组间有显著性差异。抗肿瘤药物接触组足月产（79.8%）明显低于对照组（89.6%），早产率（5.3%）及子代出生缺陷率（3.1%）明显高于对照组（2.4%，0.97%）；②清洁剂及消毒剂：医护人员在工作中接触各种清洁剂、消毒剂，轻者刺激皮肤引起接触性皮炎、鼻炎、哮喘，重者中毒或致癌。有学者对356名医院清洁人员的手部皮肤病做了调查，有74人（21%）诊断为手部湿疹；在中度及重度的43人中，有31人是做清洁工期间发病，主要变应原为镍、钴、铬和橡胶添加剂。常用消毒剂如甲醛、环氧乙烷、戊二醛、过氧乙酸、含氯消毒剂等，是空气、物品、地面等常用的挥发性消毒剂，对人体的皮肤、黏膜、呼吸道、神经系统均有一定程度的影响。研究证实1.0ppm浓度的甲醛可刺激皮肤、眼、鼻、咽喉及肺，引起变态反应、哮喘。戊二醛是内镜消毒与灭菌的常用的消毒剂，但对内镜室的医务人员有过敏反应等危害，可引起鼻炎、哮喘和接触性皮炎。③麻醉剂：有学者报道美国手术室麻醉护士因慢性吸入麻醉气体氟烷、氧化亚氮致流产率高达28%，而一般护士为9%。女麻醉师的自然流产率为38%，一般医师为10%。英国、芬兰、丹麦等亦发现女麻醉师中流产率增高。还有研究发现接触麻醉剂的医务人员有肝病、肾病及$VitB_{12}$代谢紊乱。④粉尘：牙科技师在制作假牙过程中接触矽尘、钴-铬-镍合金尘、铍尘、氧化铝尘、石棉和丙烯酸塑料等，会引起尘肺及其他职业性肺部疾病。

三、物理性职业暴露危害性

医务人员在工作过程中接触放射线、激光和锐器等各种物理因素引起的疾病。常见的有：①辐射：有报道从事放射性诊断和治疗的医务人员因接触放射线而致恶性肿瘤、白血病、不良妊娠及放射病者比例较高。1987年和1997年对全国接触X射线的医务人员进行了两次跟踪调查，对2.5万余名医用诊断X线人员1951年-1985年期间恶性肿瘤发病情况进行了分析，发现接触者血液中白细胞总数、中性粒细胞、淋巴细胞以及血小板数等指标与对照组比较明显偏低。584名接触者的染色体畸变率、畸变细胞率和总断裂率都明显高于对照组。我国外照射慢性放射病例的87.2%为医用诊断X射线人员。卫生部对15个省市的医院进行监测发现，医护人员接受辐射为其他行业之首，医务人员短期接触大剂量的射线，会发生急性皮肤烧伤、坏死、放射性皮炎、眼球晶体浑浊继发白内障。长期接触小剂量的辐射，在几年甚至十几年后可能发生骨髓增殖异常、白血病、其他肿瘤、胎儿畸变等。②锐器伤：针刺伤是护理人员最常见的职业暴露，不仅会引起皮肤黏膜损伤，更危险的是感染血源性疾病。美国报道护理针刺伤占职业暴露的2/3，护士在职业生涯的全过程中每人平均会发生针刺伤4.3次。在所有注射针头刺伤事件中，54.8%的针头已被患者的血液污染。国内毛秀英等对1075名临床护士发生针刺伤的情况进行回顾性问卷调查，被调查的护士中有80.6%发生过针刺伤，年人均为3.5次，其中74.5%是被污染针头所刺伤。1999年对长沙市几家大医院的441名护理员调研中发现，在1年内有83%的护士被利器刺伤1339次，平均每人每年3次。2008年杨西宁等对该院154名医学生在实习期间针刺伤及锐器伤进行调查，发现有126名发生针刺伤和锐器伤，共585人次，发生率为87.8%。美国疾病预防控制中心监测报道全世界每年至少有100万次针头损伤或者其他污染的尖锐物损伤发生在医疗保健部门，并引起20余种血源性疾病的传播，每年因血源性传播疾病造成医护人员死亡人数超过几百人。医务人员通过被污染的HIV（＋）针头刺破或污染伤口，传染的可能性为0.3%；若被乙肝病毒污染的利器刺伤，感染的机会为6%～30%。只要0.01ml的含有HBV（＋）的血液进入体内，就可以感染HBV；如被带丙肝病毒污染的利器刺伤，受者有3%～10%的机会感染HCV。

（邓　敏　吴艳艳）

思考题
1. 医务人员职业暴露有哪些危害性？
2. 血源性疾病感染最常见的病原体有哪些？

第三节 不同传播途径疾病医务人员的防护

医务人员由于职业的关系，经常接触各类患者，包括传染性疾病和其它感染的患者，在进行侵入性操作过程中，也很难完全避免造成伤害。因此说医务人员是医院感染的易感人群，同时也会把感染传播给患者和其它医务人员，起到媒介作用。做好医务人员医院感染的预防与控制工作，对医务人员和患者具有双重的保护作用，无论经何种传播途径传播的疾病，医务人员的防护必须坚持和遵循标准预防原则。下面就医务人员应如何防护经呼吸道传播、经消化道传播、经接触传播、经血源性传播的疾病予以介绍。

一、经呼吸道传播疾病的预防

经呼吸道传播的疾病有肺结核、SARS、支原体肺炎、衣原体肺炎、嗜肺军团菌肺炎、流感、肺炭疽、麻疹、呼吸道合胞病毒、流行性脑脊髓膜炎、白喉、百日咳、流行性腮腺炎、风疹等。

接触经空气传播的疾病，如肺结核、水痘等，在标准预防的基础上，还应采用空气传播的隔离与预防。具体预防控制措施如下：①早期发现、早期诊断、早期隔离、早期治疗；②应严格按照区域流程，在不同的区域，穿戴不同的防护用品，离开时按要求摘脱，并正确处理使用后物品。具体流程与操作见本章第五节。③进入确诊或可疑传染病患者房间时，应戴帽子、医用防护口罩；进行可能产生喷溅的诊疗操作时，应戴护目镜或防护面罩，穿隔离衣/防护服，当接触患者及其血液、体液、分泌物、排泄物等时应戴手套。④应严格空气消毒。

接触经飞沫传播的疾病，如百日咳、白喉、流行性感冒、病毒性腮腺炎、流行性脑脊髓膜炎等，在标准预防的基础上，还应采用飞沫传播的隔离预防。具体预防控制措施如下：①早期发现、早期诊断、早期隔离、早期治疗；②应严格按照区域流程，在不同的区域，穿戴不同的防护用品，离开时按要求摘脱，并正确处理使用后物品。具体流程与操作见本章第五节。③与患者近距离（1m以内）接触，应戴帽子、医用防护口罩；进行可能产生喷溅的诊疗操作时，应戴护目镜或防护面罩，穿隔离衣/防护服，当接触患者及其血液、体液、分泌物、排泄物等物质时应戴手套。④加强通风，或进行空气的消毒。

如果患者的血液、体液等不慎溅洒于皮肤或黏膜，应立即先用肥皂，再用流动水清洗污染的皮肤，反复用生理盐水冲洗黏膜。如有伤口，应在伤口旁端轻轻挤压，尽可能挤出损伤部位的血液，然后用肥皂水和流动水冲洗；禁止进行伤口部位的局部挤压。伤口冲洗后，再用消毒液如0.5%的碘伏或75%的酒精进行消毒，并包扎伤口。

二、经消化道传播疾病的预防

经消化道传播的疾病有甲型肝炎（hepatitis A virus，HAV）、戊型肝炎（hepatitis E virus，HEV）、幽门螺杆菌、霍乱弧菌、志贺菌、沙门菌、轮状病毒及大肠埃希菌感染等。其传播途径有：①经水传播；②经食物传播；③经接触传播；④经昆虫传播。

医务人员预防控制措施：①早期发现患者和病原携带者，及时进行隔离（单间隔离或同种病原感染同住一室）治疗；②对与肠道传染病密切接触者，可采取医学观察、留验、检疫、给予预防接种和药物预防；③注意手卫生，接触患者的血液、体液、分泌物、排泄物等物质时，应戴手套，摘手套后洗手和手消毒；④进入隔离病室，从事可能污染工作服的操作时，应穿隔离衣，按要求悬挂，每天更换清洗与消毒；或使用一次性隔离衣，用后按照医疗废物管理要求进行处置；⑤接触甲类传染病应按要求穿脱防护服，离开病室前，脱去防护服，防护服按照医疗废物管理要求进行处置；⑥医务人员保护性措施包括应加强锻炼、增强体质，有良好的生活习惯，增强抗病防病的能力；进行主动免疫（接种疫苗、菌苗等），使机体产生特异性免疫；或进行被动免疫（如注射人血丙种球蛋白），使机体获得免疫力。

如果患者的血液、体液等不慎溅洒于皮肤或黏膜，处理方法同一、经呼吸道传播疾病的预防。

三、经接触传播疾病的预防

经接触传播的疾病有巨细胞病毒感染、疱疹病毒感染、多重耐药细菌如耐甲氧西林金黄色葡萄球菌感染等。

医务人员预防控制措施：①将患者收入隔离病房或同种病原体感染患者同住一室；②注意手卫生，接触患者的血液、体液、分泌物、排泄物等物质时，应戴手套，摘手套后洗手和手消毒；③进入隔离病室，从事可能污染工作服的操作时，应穿隔离衣，按要求悬挂，每天更换清洗与消毒；或使用一次性隔离衣，用后按照医疗废物管理要求进行处置；④接触甲类传染病应按要求穿脱防护服，离开病室前，脱去防护服，防护服按照医疗废物管理要求进行处置；⑤对于常见多重耐药菌感染患者，医务人员近距离操作如吸痰、插管等戴防护镜；⑥正确处理医疗废物。

如果患者的血液、体液等不慎溅洒于皮肤或黏膜，处理方法同一、经呼吸道传播疾病的预防。

四、经血源性传播疾病的预防

经血源性传播的疾病主要有乙型肝炎病毒（HBV）、丙型肝炎病毒（HCV）、艾滋病病毒（HIV）、丁型肝炎病毒（hepatitis D virus，HDV）、庚型肝炎病毒（hepatitis G virus/GB virus C，HGV）、EB病毒感染和传染性单核细胞增多症等。其中最危险的3种病原体为HIV、HBV和HCV。感染途径主要为：①医务人员通过医疗操作，经血与血的接触传给患者或患者传给医务人员；②医务人员被污染的针头或锐器刺伤，病原体进入血液而感染，临床多见于医护人员，尤以护士为多。血源性感染的高危人群为血液透析、器官移植、外科手术、口腔科、内镜、实验室等医务人员。

1. 医务人员保护措施：①当皮肤与血液、体液、组织液、黏膜、血制品等直接接触时，应戴手套；②当存在血液和体液飞溅、泼溅和喷溅至眼、口和其它黏膜时，应戴防护性眼罩和口罩；③在接触患者前后应洗手；④正确处理锐器；⑤不要将针头重新戴帽、折断或进行其他人工操作；⑥禁止在可能存在血液暴露的工作场所进食及吸烟或其他；⑦不得将食物和饮料存放在放置感染性材料的冰箱内；⑧凡与血液或感染性物质接触后的所有设备、环境和物体表面均应消毒；⑨离心或处理血液时如存在溅泼、飞溅或产生气溶胶危险时，应在有防护的区域内进行；⑩个人防护设施在离开工作场所时应立即除去，将所有的污染物放在特定的区域进行清洗、去污和其他处理。

2. 医务人员发生职业暴露后处理流程：发生血源性传播疾病职业暴露后，应立即实施以下局部处理措施（在发生科室完成）：①用肥皂液和流动水清洗被污染的皮肤，用生理盐水冲洗被污染的黏膜；②如有伤口，应当由近心段向远心段轻轻挤压，避免挤压伤口局部，尽可能挤出损伤处的血液，再用肥皂水和流动水进行冲洗；③受伤部位的伤口冲洗后，应当用消毒液，如用70%乙醇溶液或者0.5%聚维酮碘溶液进行消毒，并包扎伤口，被接触的黏膜，应当反复用生理盐水冲洗干净；④追踪血清学病毒抗原、抗体检测；⑤立即向科室医院感染管理小组报告→填写医务人员职业暴露卡、医务人员职业暴露情况登记表（表8-6）→报告相关部门→到感染性疾病科就诊、随访和咨询。

表8-6　医务人员职业暴露情况登记表

1. 姓名：_____　2. 性别：_____　3. 年龄：_____　4. 科室：_____　5. 电话：_____
6. 暴露时间：_____年_____月_____日_____时_____分
7. 工作类别：
 （1）医生（正式□　合同□　进修□　实习□）　　（5）行管人员□
 （2）护士（正式□　合同□　进修□　实习□）　　（6）护理员□
 （3）助产士（正式□　合同□　进修□　实习□）　（7）医疗服务人员□
 （4）技师（正式□　合同□　进修□　实习□）　　（8）保洁员□
8. 暴露前是否接种过乙肝疫苗　　（1）是□　　（2）否□
 如果接种过乙肝疫苗并产生了保护性抗体的请回答接种的时间
 （3）小于5年□　　（4）大于5年□　　（5）大于10年□
9. 既往传染病病史
 （1）HIV感染或携带　有□　无□　　（2）乙肝感染或携带　有□　无□
 （3）丙肝感染或携带　有□　无□
10. 暴露地点_____　　11. 暴露部位_____
12. 暴露方式　（1）接触暴露：皮肤　无破损□　有破损□；黏膜□
    （2）针刺或锐器割伤口　□
    （3）其他方式：抓伤□　咬伤□；破损、出血　有□　无□
13. 暴露程度
 （1）一级暴露（暴露源沾污了有损伤的皮肤、黏膜，量小且时间短）
 （2）二级暴露（暴露源沾污了有损伤的皮肤、黏膜，量大且时间长；或暴露源刺伤或割伤皮肤为轻度的表皮擦伤或针刺伤）
 （3）三级暴露（暴露源刺伤或割伤皮肤为深部伤口并有明显可见的血液）
14. 暴露锐器种类：　（1）空心针□　（2）实心针□　（3）其他器械□
15. 暴露锐器是否有患者血液、体液污染：（1）是□　（2）否□　（3）不知道□
16. 暴露发生时正在执行何种操作：
 拔针□　清理废物□　手术缝合□　穿刺□　抽血□　其他_____
17. 暴露前是否知道患者有无血源传播性疾病（1）知道□　（2）不知道□
18. 暴露后局部处理：（1）挤血□　（2）冲洗□　（3）消毒□　（4）未处理□
19. 是否接受预防治疗：（1）是□　（2）否□
20. 暴露源情况：患者姓名_____　住院号_____
21. 暴露源血源传播性疾病情况
 （1）艾滋病□　（2）乙肝□　（3）丙肝□　（4）无感染□　（5）不清楚□　（6）其他____
22. 结论：暴露后未感染（1）艾滋病□　（2）乙肝□　（3）丙肝□
 暴露后感染　（1）艾滋病□　（2）乙肝□　（3）丙肝□
23. 备注：

填写日期：_____年_____月_____日　填表人_____

（该表由医院感染管理科留存）

3. 医务人员中三种最危险病原体职业暴露与职业防护

(1) HIV 的暴露与防护

南非人类科学研究委员会曾于 2002 年进行了艾滋病（AIDS）对医疗系统影响的研究，结果发现医务人员感染艾滋病的比例为 15.7%，比全国 25 岁及 25 岁以上人口中的艾滋病感染率还高 0.2 个百分点，其中护理人员的感染比例尤其高。感染大多与医务人员沾染了 AIDS 患者血的空心针头刺伤皮肤有关，其次为被沾染患者血源的设备所刺伤。被利器刺伤后获得 HIV 的风险通常<0.5%。对可能暴露于 HIV 患者血液、体液的医务人员，为了降低 HIV 传播的风险，必须接受相关预防知识与预防措施的培训，最主要的是坚持标准预防，安全使用器械，减少利器的暴露。对已发生暴露的医务人员，其局部处理措施应按照《血源性病原体职业接触防护导则》（中华人民共和国国家职业卫生标准 GBZ/T213-2008）实施，及时进行血清学监测和预防性用药。现已证实使用抗病毒转录暴露后预防措施（post-exposure prophylaxis，PEP），可降低沾染 HIV 针头刺伤后感染 HIV 的危险性。一项来自多国病例对照研究表明，PEP 使用齐多夫定（zidovudine，ZDV）可降低感染危险性超过 80%。

(2) HBV 的暴露与防护

HBV 有很高的传染性，能够传播 HBV 的机体物质有血液和血液制品、唾液、脑脊液、腹腔积液、胸腔积液、心包液、滑膜液、羊水、精液、阴道分泌物和其他含有血液的体液等。医务人员被 HBsAg 阳性患者用过的针刺伤皮肤后，在缺乏暴露后预防措施的情况下，HBV 感染的危险性为 30%，发展成急性乙型肝炎的危险性为 5%。大量的研究表明，实验室、血库和透析的工作人员中 HBV 感染率较高，其次为护士、口腔科医生、外科医生和急诊抢救人员等。

接种乙肝疫苗是预防 HBV 感染最有效的预防措施，有效率为 90%～99%，该疫苗同时亦对丁肝有保护作用。建议乙肝表面抗原阴性的所有医务人员都要全程接种乙肝疫苗。如果已知暴露来源于 HBsAg 阳性的患者，应在 24 小时内给予乙型肝炎免疫球蛋白（HBIg）注射。同时首次接种乙肝疫苗。随后在 1 个月和 6 个月后再次接种疫苗。

(3) HCV 的暴露与防护

职业性血液暴露后 HCV 的平均感染率介于 HIV 和 HBV 之间，HCV 主要经血液传播，也可经性传播，但不常发生。国际上一项对感染职业性危险因素调查发现，以前的刺伤史是唯一与感染有关的独立因素。对丙型肝炎的暴露，目前尚未建立有效的预防措施。医务人员应于暴露后 4 个月～6 个月进行抗 HCV、丙氨酸转氨酶（alanine aminotransferase，ALT）检查，也可适当延长期限或追踪检查的次数。至于暴露后是否早期应用干扰素，目前尚无科学证据证实有益。

（邓　敏　吴艳艳）

思考题

1. 经呼吸道传播的疾病具体预防控制措施有哪些？
2. 经消化道传播的疾病具体预防控制措施有哪些？
3. 经接触传播的疾病具体预防控制措施有哪些？
4. 经血传播的疾病具体预防控制措施有哪些？

第四节 针刺伤、锐器伤的预防与处理

针刺伤与锐器伤是一种皮肤深部的足以使受害者出血的意外伤害。据美国 CDC 报道，美国每年至少发生 100 万次针刺伤，其中 100% 与感染性血液、体液、分泌物、排泄物接触有关。美国有调查显示：440 万医务人员中每年针刺伤与锐器伤人数达 80 万人，巴基斯坦报道医务人员在预防注射中发生针刺伤率为 0.21%，我国每年各种注射 30 亿次，针刺伤与锐器伤 100 万人次左右。护士是针刺伤与锐器伤发生率最高的职业群体，多发生于回套针头或销毁注射器时，针刺伤与锐器伤已成为目前临床医务人员主要的职业伤害。

针刺伤与锐器伤在临床发生率极高，是直接导致医务人员发生血源性传播疾病最主要的危险因素，也是经血传播病原体的主要途径，但在我国直至今日，针刺伤与锐器伤在临床医疗、护理工作中是最常见的职业伤害与职业感染，却未引起医务人员的高度重视。由污染的针头和锐器伤造成的感染，疾病传播的机率为：HBV 6.0%～30%、HCV 0.5%～6.0%、HIV 0.21%～0.5%。据台湾调查显示：8645 名医务人员中，针刺伤和锐器伤的年发生率为 1.3 次/人和 1.21 次/人，在所有针刺伤中，54.8% 的针头已被患者的血液污染。我国调查显示，1075 名医务人员中有 866 人发生过针刺伤，针刺伤率高达 80.8%，中南大学湘雅医院吴安华、任南等 2002 年调查显示，针刺伤的发生率为 82%，其中针刺伤 5 次以上者达 17.9%。华中科技大学同济医学院附属协和医院任小英、邓敏 2002 年 1 月对 343 名护理人员进行调查发现，针刺伤发生率为 88.1%，主要是在进行注射、采血、处理用过的注射器、输液器过程中发生，发生频次为 1068 次，占针刺伤总数的 62.7%。不同职称、不同操作环节、不同科室的护理人员对针刺伤存在显著性差异，从所有针刺伤和锐器伤的发生过程中，护理人员危险比例高达 96% 以上，其次是医生 84.6%，技术人员 66.8%。最易发生针刺伤和锐器伤频率较高的科室为治疗室、急诊室、输液室、手术室、ICU 等。

与锐器刺伤、针刺伤有关的操作：①将用过的锐器或注射器进行分离、浸泡和清洗时；②将针套套回针头时；③将血液或体液从一个容器转到另一个容器时；④将针头遗弃在不耐刺的容器中；⑤用注射器后未及时处理针头。

锐器伤与针刺伤的预防原则：①无论使用与否均按损伤性废物处理；②禁止手持针等锐器随意走动；③禁止将针等锐器物徒手传递；④禁止针等锐器物回帽；⑤使用者必须将用后的针等锐器物放入防水耐刺的专用利器收集盒内。

锐器伤与针刺伤的处理措施：

①皮肤若意外接触到血液或体液，应立即以肥皂和清水冲洗；若是患者的血液、体液意外进入眼睛、口腔，立即用大量清水或生理盐水冲洗。

②被血液、体液污染的针头刺伤后，用肥皂和流水冲洗伤口，并挤出伤口局部的血液。

③意外受伤后必须在 24 小时内报告有关部门并填写报表，必须在 72 小时内作 HIV、HBV 等的基础水平检查。

④可疑暴露于 HBV 感染的血液、体液时，视伤者的情况采取注射乙肝高价免疫球蛋白和/或乙肝疫苗。

⑤可疑暴露于 HCV 感染的血液、体液时，尽快于暴露后做 HCV 抗体检查，有些专家建议暴露 4 周～6 周后检测 HCV 的 RNA。

⑥可疑暴露于 HIV 感染的血液、体液时，短时间内口服抗病毒药，尽快于暴露后检测

HIV抗体，然后行周期性复查（如6周、12周、6个月等）。在跟踪期间，特别是在最初的6周～12周，绝大部分感染者会出现症状，因此在此期间必须注意不要献血、捐赠器官及母乳喂养，过性生活时要用避孕套。

（邓　敏　吴艳艳）

思考题
1. 何谓针刺伤与锐器伤？
2. 针刺伤与锐器伤的预防原则是什么？
3. 针刺伤与锐器伤的具体处理措施有哪些？

第五节　医务人员防护用品的使用

医务人员应正确使用医疗机构所提供的各种防护用品，是避免职业感染的一项重要措施。因此，要求所有医务人员都必须熟练掌握各种防护用品（如口罩、隔离衣、帽子、手套等）的使用目的、穿戴指征、程序及使用方法。

一、戴口罩

（一）口罩的防护原理、分类及分级

1. 防护原理　口罩的防护功能主要基于：①过滤功能：口罩可由特殊的材质与普通棉纱织成，具有滤过作用；②吸附功能：口罩自身可具有一定的静电作用，必要时可加用静电滤网层，可将病原微生物吸附在口罩外层；③灭杀功能：口罩的材质如添加二氧化钛光媒体，则具有杀菌功能。

2. 分类　分为纱布口罩、外科口罩和医用防护口罩

3. 分级　世界上不同的国家对口罩的分级均制订有不同的标准，我国于2003年4月29日发布并实施了最新国家标准《医用防护口罩技术要求》（GB190832-2003）和《普通脱脂纱布口罩》（GB190842-2003）。其中《医用防护口罩技术要求》规定：口罩滤料的颗粒过滤效率≥95%。

（二）口罩的选择

应根据不同的操作要求选用不同种类的口罩。一般诊疗活动，可佩戴纱布口罩或外科口罩；手术室工作或护理免疫功能低下患者、进行体腔穿刺等操作时应佩戴外科口罩；接触经空气传播或近距离接触经飞沫传播的呼吸道传染病患者时，应佩戴医用防护口罩。

（三）口罩的佩戴方法：

1. 医用防护口罩的佩戴方法：①一手托住防护口罩，有鼻夹的一面背向外；②将防护口罩罩住鼻、口及下巴，鼻夹部位向上紧贴面部；③用另一只手将下方系带拉过头顶，放在颈后双耳下；④再将上方系带拉至头顶中部；⑤将双手指尖放在金属鼻夹上，从中间位置开始，用手指向内按鼻夹，并分别向两侧移动和按压，根据鼻梁的形状塑造鼻夹。如图8-4所示。

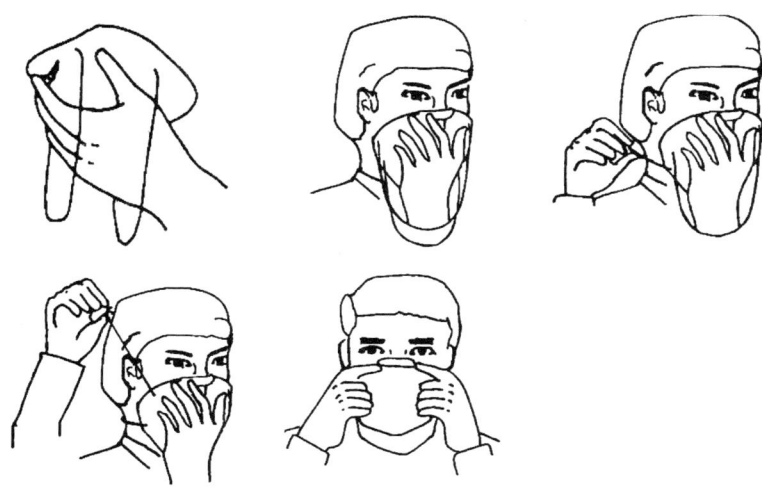

图 8-4 医用防护口罩佩戴程序及方法

2. 外科口罩的佩戴方法：①将口罩罩住鼻、口及下巴，口罩下方带系于颈后，上方带系于头顶中部；②将双手指尖放在鼻夹上，从中间位置开始，用手指向内按压，并逐步向两侧移动，根据鼻梁形状塑造鼻夹；③调整系带的松紧度。如图 8-5 所示。

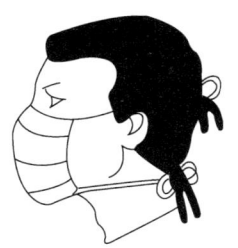

图 8-5 外科口罩佩戴方法

（四）摘口罩方法

1. 不要接触口罩前面（污染面）。
2. 先解下面的系带，再解开上面的系带。
3. 用手仅捏住口罩的系带丢至医疗废物容器内。如图 8-6 所示。

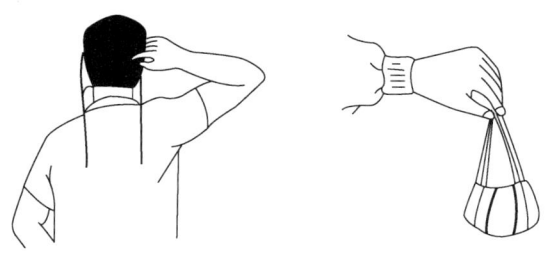

图 8-6 口罩摘除程序及方法

(五) 注意事项

1. 医用口罩只能一次性使用。
2. 不应一只手捏鼻夹。
3. 每次佩戴医用防护口罩进入工作区域之前,应进行密合性检查。检查方法:将双手完全盖住防护口罩,快速地呼气,若鼻夹附近有漏气应调整鼻夹,若漏气位于四周,应调整到不漏气为止。
4. 戴上口罩后,不可悬于胸前,更不能用污染手触摸口罩,不戴时应叠好放入清洁信封内,切忌随意挂在脖子上或塞进胸前的衣襟内。
5. 离开污染区前应将口罩放入医疗废物容器内,便于集中处理;弃置口罩后须清洁双手。
6. 佩戴的口罩必须清洁、干燥,一旦发现潮湿或污染,应立即更换。
7. 口罩戴好后不要随意调整,更不要脱下后再戴上。由于口罩只是单面具有防护作用,因此不能两面交替使用,否则会将外层之病原微生物吸入人体引发疾病。

二、护目镜、防护面罩的使用

(一) 使用护目镜或防护面罩的情况

1. 在进行诊疗、护理操作,可能发生患者血液、体液、分泌物等喷溅时。
2. 近距离接触经飞沫传播的传染病患者时。
3. 为呼吸道传染病患者进行气管切开、气管插管等近距离操作,可能发生患者血液、体液、分泌物喷溅时,应使用全面型防护面罩。

(二) 护目镜或防护面罩的戴摘方法

1. 戴护目镜或防护面罩的方法

戴上护目镜或防护面罩,调节舒适度。如图8-7所示。

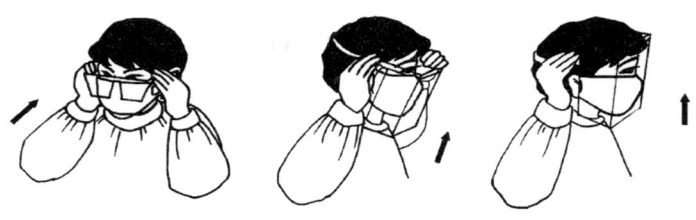

图8-7 护目镜或防护面罩佩戴程序及方法

2. 摘护目镜或防护面罩的方法

捏住靠近头部或耳朵的一边摘掉,放入回收或医疗废物容器内。如图8-8所示。

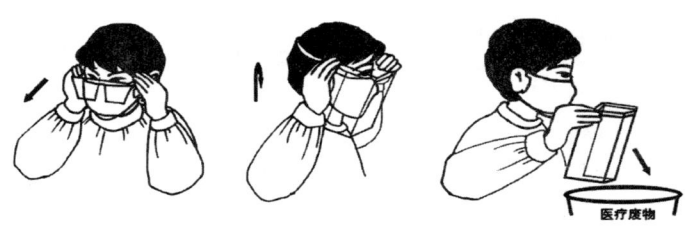

图8-8 护目镜或防护面罩摘除程序及方法

(三)注意事项

1. 佩戴前应检查有无破损,佩戴装置有无松懈。每次使用后应清洁与消毒。
2. 防护镜、防护面罩应符合国家相关标准,有效期内使用。

三、穿、脱隔离衣

(一)下列情况应穿隔离衣

1. 接触经接触传播的感染性疾病患者如多重耐药菌感染患者时。
2. 对患者实行保护性隔离时,如大面积烧伤患者、骨髓移植患者等患者的诊疗、护理时。
3. 可能受到患者血液、体液、分泌物、排泄物喷溅时。

(二)穿脱程序

1. 穿隔离衣前戴好口罩及帽子,按下列基本程序操作:

①右手持衣领,左手伸入袖内,右手将衣领向上拉,露出左手,如图8-9所示。
②换左手持衣领,右手伸入袖内,露出右手,勿触及面部,如图8-10所示。
③两手持衣领,由领子中央顺着边缘向后系好领带,如图8-11所示。

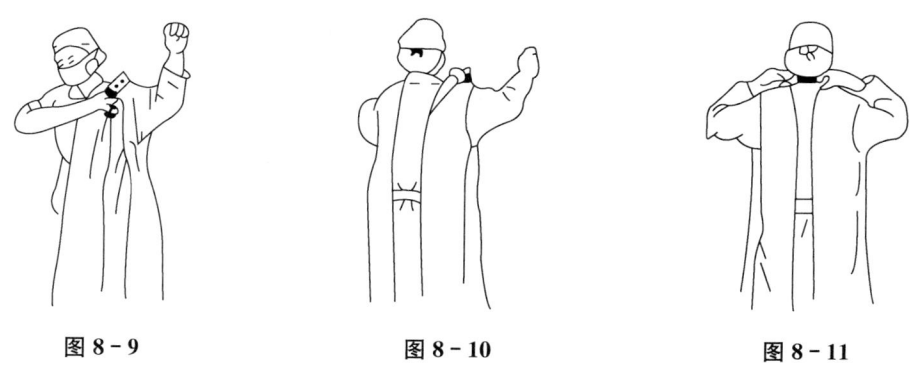

图8-9　　　　　　图8-10　　　　　　图8-11

④再扎好袖口,如图8-12所示。
⑤将隔离衣一边(约在腰下5cm处)渐向前拉,见到边缘捏住,如图8-13所示。
⑥同法捏住另一侧边缘,如图8-14所示。

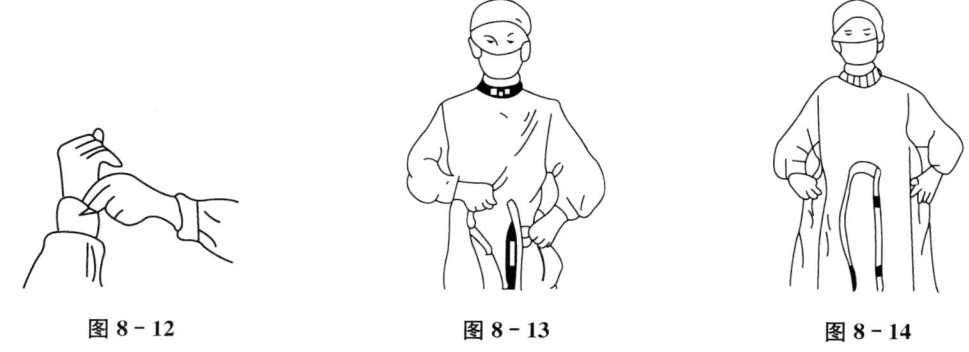

图8-12　　　　　　图8-13　　　　　　图8-14

⑦双手在背后将衣边对齐,如图8-15所示。
⑧向一侧折叠,一手按住折叠处,另一手将腰带拉至背后折叠处,如图8-16所示。

⑨将腰带在背后交叉,回到前面将带子系好,如图 8-17 所示。

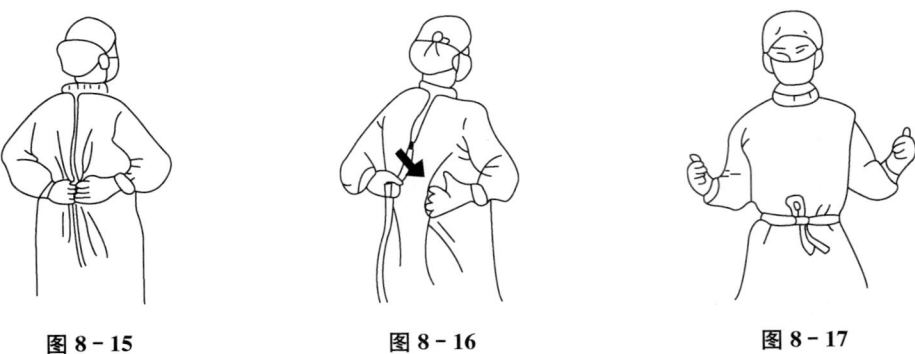

图 8-15　　　　　图 8-16　　　　　图 8-17

2. 脱隔离衣
①解开腰带,在前面打一活结,如图 8-18 所示。
②解开袖带,塞入袖袢内,充分暴露双手,进行手消毒,如图 8-19 所示。
③解开颈后带子,如图 8-20 所示。

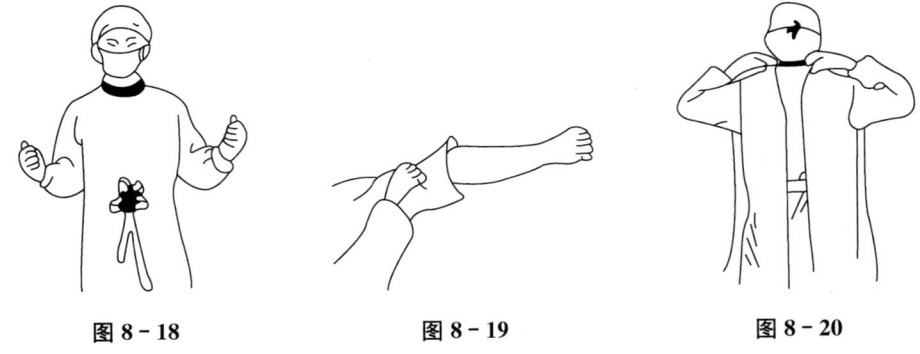

图 8-18　　　　　图 8-19　　　　　图 8-20

④右手伸入左手腕部袖内,拉下袖子过手,如图 8-21 所示。
⑤用遮盖着的左手握住右手隔离衣袖子的外面,拉下右侧袖子,如图 8-22 所示。
⑥双手转换逐渐从袖管中退出,脱下隔离衣,如图 8-23 所示。

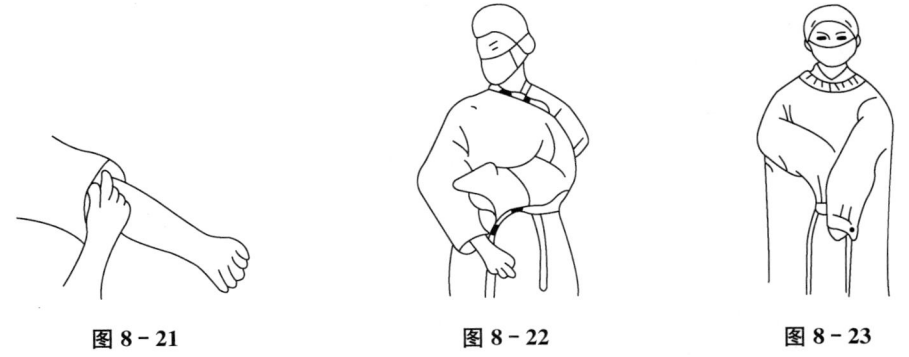

图 8-21　　　　　图 8-22　　　　　图 8-23

⑦左手握住领子,右手将隔离衣两边对齐,污染面向外悬挂污染区;如果悬挂污染区外,则污染面向里。

⑧不再使用时,将脱下的隔离衣,污染面向内,卷成包裹状,丢至医疗废物容器内或放入回收袋中,如图8-24所示。

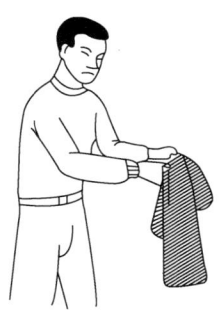

图 8-24

(三) 注意事项

1. 隔离衣应后开口,能遮盖住全部衣服和外露的皮肤,如有破洞或潮湿应及时更换。
2. 穿脱隔离衣过程中避免污染衣领和清洁面,始终保持衣领清洁。
3. 穿好隔离衣后,限定在规定区域内进行工作,不允许进入清洁区。
4. 消毒手时不能沾湿隔离衣,隔离衣也不可触及其他物品。
5. 隔离衣每日更换1次。接触不同病种患者时应更换隔离衣。

四、戴、脱无菌手套

(一) 目的与指征:应根据不同操作的需要,选择合适种类和规格的手套。接触患者的血液、体液、分泌物、排泄物、呕吐物及污染物品时,应戴清洁手套。进行手术等无菌操作、接触患者破损皮肤、黏膜时,应戴无菌手套。

(二) 戴、脱程序

1. 戴无菌手套方法

①检查、核对无菌手套袋外的号码、灭菌日期。

②打开手套包,一手掀起口袋的开口处,如图8-25所示。

③另一手捏住手套翻折部分(手套内面)取出手套,对准五指戴上,如图8-26所示。

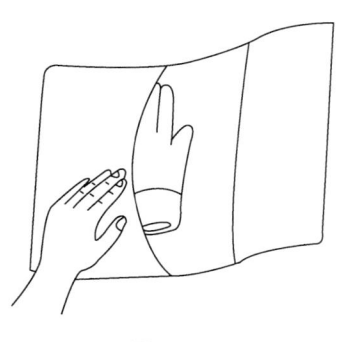

图 8-25

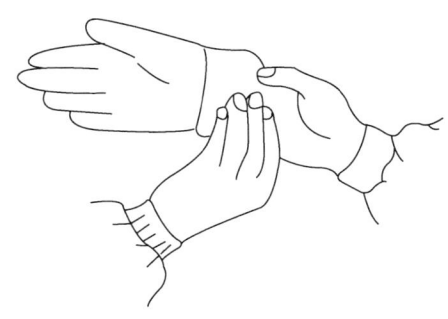

图 8-26

④掀起另一只袋口,以戴着无菌手套的手指插入另一只手套的翻边内面,将手套戴好。然后将手套的翻转处套在工作衣袖外面,如图8-27,28所示。

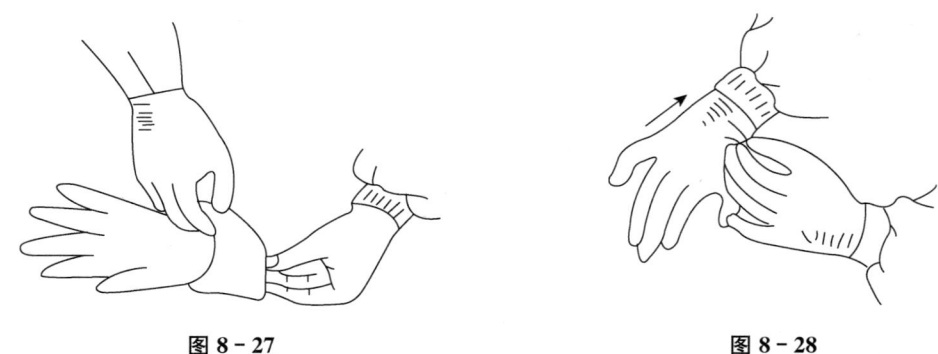

图 8-27　　　　　　　　　　　　　　图 8-28

2. 脱手套的方法:
①用戴着手套的手捏住另一只手套污染面的边缘将手套脱下,如图8-29所示。
②戴着手套的手握住脱下的手套,用脱下手套的手捏住另一只手套清洁面(内面)的边缘,将手套脱下,如图8-30所示。
③用手捏住手套的里面丢至医疗废物容器内,如图8-31所示。

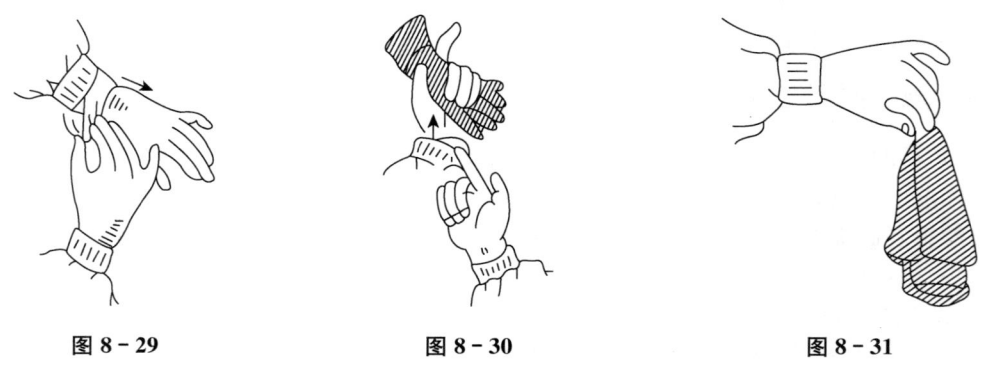

图 8-29　　　　　　图 8-30　　　　　　图 8-31

(三) 注意事项

1. 严格遵循无菌操作原则;戴无菌手套时,应防止手套污染。
2. 注意修剪指甲以防刺破手套,选择合适手掌大小的手套尺码。
3. 戴手套后双手应始终保持在腰部或操作台面以上视线范围的水平。如发现有破洞或可疑污染应立即更换。
4. 诊疗护理不同的患者之间应更换手套。
5. 脱手套时应翻转脱下,避免强拉。
6. 操作完成后脱去手套,应按规定程序与方法洗手,戴手套不能代替洗手,必要时进行手消毒。

(邓　敏　吴艳艳)

思考题

1. 医务人员防护用品有哪些?
2. 试述口罩的防护原理、分类及分级?
3. 何时使用护目镜或防护面罩?
4. 何时应穿隔离衣?如何穿、脱?
5. 如何戴、脱无菌手套?
6. 穿、脱防护用品应遵循的程序有哪些?

参考文献

1. 李六亿,巩玉秀等. 医院隔离技术规范. 中华人们共和国卫生部,2008.
2. 刘玉村,李六亿,郭燕红等. 医务人员手卫生规范. 中华人们共和国卫生部,2008.
3. 张敏,李涛,蒋岩等. 血源性病原体职业接触防护导则. 中华人民共和国卫生部,2009.
4. Wenzel, R. P. 著,李德淳,汤乃军,李云 译. 医院内感染的预防与控制. 第4版. 天津:天津科技翻译出版公司,2005年.
5. 刘振声,金大鹏,陈增辉主编. 医院感染管理学. 北京:军事医学科学出版社,2000年.
6. 徐秀华. 临床医院感染学,第2版,湖南:湖南科学技术出版社,2005年8月.
7. 李小寒,尚少梅主编. 基础护理学. 第4版. 北京:人民卫生出版社,2007年.
8. 吴伟斌,周永红. 试论医学职业暴露及其安全防护对策,中华医院管理杂志,2003,19(10):629-632.
9. 张兵,刘坤,吕超英 等. 医务人员职业防护与标准预防. 中国医院,2006,10(5):13-15.
10. 任小英、邓敏. 护理人员工作中被针刺伤调查及对策. 中华医院感染学杂志,2003,13(3):258-261.
11. 吴安华,任南,吕一欣 等. 护士面临会刺伤的危害及其对策. 中华医院感染学杂志,2002,12(7):525-526.
12. Pugliese G, Germanson TP, Bartley J, et al. Evaluating sharps safety devices: meeting OSHA's intent. Occupational Safety and Health Administration. Infect Control Hosp Epidemiol,2001,22(7):456-8.
13. Beltrami EM, Williams IT, Shapiro CN, et al. Risk and management of blood-borne infections in health care workers. Clin Microbiol Rev,2000,13(3):385-407.

附录

医院感染管理办法

中华人民共和国卫生部令
第 48 号

《医院感染管理办法》已于 2006 年 6 月 15 日经卫生部部务会议讨论通过，现予以发布，自 2006 年 9 月 1 日起施行。

部长　高强
二〇〇六年七月六日

医院感染管理办法

第一章　总则

第一条　为加强医院感染管理，有效预防和控制医院感染，提高医疗质量，保证医疗安全，根据《传染病防治法》、《医疗机构管理条例》和《突发公共卫生事件应急条例》等法律、行政法规的规定，制定本办法。

第二条　医院感染管理是各级卫生行政部门、医疗机构及医务人员针对诊疗活动中存在的医院感染、医源性感染及相关的危险因素进行的预防、诊断和控制活动。

第三条　各级各类医疗机构应当严格按照本办法的规定实施医院感染管理工作。
医务人员的职业卫生防护，按照《职业病防治法》及其配套规章和标准的有关规定执行。

第四条　卫生部负责全国医院感染管理的监督管理工作。
县级以上地方人民政府卫生行政部门负责本行政区域内医院感染管理的监督管理工作。

第二章　组织管理

第五条　各级各类医疗机构应当建立医院感染管理责任制，制定并落实医院感染管理的规章制度和工作规范，严格执行有关技术操作规范和工作标准，有效预防和控制医院感染，防止传染病病原体、耐药菌、条件致病菌及其他病原微生物的传播。

第六条　住院床位总数在 100 张以上的医院应当设立医院感染管理委员会和独立的医院感染管理部门。
住院床位总数在 100 张以下的医院应当指定分管医院感染管理工作的部门。
其他医疗机构应当有医院感染管理专（兼）职人员。

第七条　医院感染管理委员会由医院感染管理部门、医务部门、护理部门、临床科室、消毒供应室、手术室、临床检验部门、药事管理部门、设备管理部门、后勤管理部门及其他有关部门的主要负责人组成，主任委员由医院院长或者主管医疗工作的副院长担任。

医院感染管理委员会的职责是：

（一）认真贯彻医院感染管理方面的法律法规及技术规范、标准，制定本医院预防和控制医院感染的规章制度、医院感染诊断标准并监督实施；

（二）根据预防医院感染和卫生学要求，对本医院的建筑设计、重点科室建设的基本标准、基本设施和工作流程进行审查并提出意见；

（三）研究并确定本医院的医院感染管理工作计划，并对计划的实施进行考核和评价；

（四）研究并确定本医院的医院感染重点部门、重点环节、重点流程、危险因素以及采取的干预措施，明确各有关部门、人员在预防和控制医院感染工作中的责任；

（五）研究并制定本医院发生医院感染暴发及出现不明原因传染性疾病或者特殊病原体感染病例等事件时的控制预案；

（六）建立会议制度，定期研究、协调和解决有关医院感染管理方面的问题；

（七）根据本医院病原体特点和耐药现状，配合药事管理委员会提出合理使用抗菌药物的指导意见；

（八）其他有关医院感染管理的重要事宜。

第八条 医院感染管理部门、分管部门及医院感染管理专（兼）职人员具体负责医院感染预防与控制方面的管理和业务工作。主要职责是：

（一）对有关预防和控制医院感染管理规章制度的落实情况进行检查和指导；

（二）对医院感染及其相关危险因素进行监测、分析和反馈，针对问题提出控制措施并指导实施；

（三）对医院感染发生状况进行调查、统计分析，并向医院感染管理委员会或者医疗机构负责人报告；

（四）对医院的清洁、消毒灭菌与隔离、无菌操作技术、医疗废物管理等工作提供指导；

（五）对传染病的医院感染控制工作提供指导；

（六）对医务人员有关预防医院感染的职业卫生安全防护工作提供指导；

（七）对医院感染暴发事件进行报告和调查分析，提出控制措施并协调、组织有关部门进行处理；

（八）对医务人员进行预防和控制医院感染的培训工作；

（九）参与抗菌药物临床应用的管理工作；

（十）对消毒药械和一次性使用医疗器械、器具的相关证明进行审核；

（十一）组织开展医院感染预防与控制方面的科研工作；

（十二）完成医院感染管理委员会或者医疗机构负责人交办的其他工作。

第九条 卫生部成立医院感染预防与控制专家组，成员由医院感染管理、疾病控制、传染病学、临床检验、流行病学、消毒学、临床药学、护理学等专业的专家组成。主要职责是：

（一）研究起草有关医院感染预防与控制、医院感染诊断的技术性标准和规范；

（二）对全国医院感染预防与控制工作进行业务指导；

（三）对全国医院感染发生状况及危险因素进行调查、分析；

（四）对全国重大医院感染事件进行调查和业务指导；

（五）完成卫生部交办的其他工作。

第十条 省级人民政府卫生行政部门成立医院感染预防与控制专家组，负责指导本地区医院感染预防与控制的技术性工作。

第三章　预防与控制

第十一条 医疗机构应当按照有关医院感染管理的规章制度和技术规范，加强医院感染的预防与控制工作。

第十二条 医疗机构应当按照《消毒管理办法》，严格执行医疗器械、器具的消毒工作技术规范，并达到以下要求：

（一）进入人体组织、无菌器官的医疗器械、器具和物品必须达到灭菌水平；

（二）接触皮肤、粘膜的医疗器械、器具和物品必须达到消毒水平；

（三）各种用于注射、穿刺、采血等有创操作的医疗器具必须一用一灭菌。

医疗机构使用的消毒药械、一次性医疗器械和器具应当符合国家有关规定。一次性使用的医疗器械、器具不得重复使用。

第十三条 医疗机构应当制定具体措施，保证医务人员的手卫生、诊疗环境条件、无菌操作技术和职业卫生防护工作符合规定要求，对医院感染的危险因素进行控制。

第十四条 医疗机构应当严格执行隔离技术规范，根据病原体传播途径，采取相应的隔离措施。

第十五条 医疗机构应当制定医务人员职业卫生防护工作的具体措施，提供必要的防护物品，保障医务人员的职业健康。

第十六条 医疗机构应当严格按照《抗菌药物临床应用指导原则》，加强抗菌药物临床使用和耐药菌监测管理。

第十七条 医疗机构应当按照医院感染诊断标准及时诊断医院感染病例，建立有效的医院感染监测制度，分析医院感染的危险因素，并针对导致医院感染的危险因素，实施预防与控制措施。

医疗机构应当及时发现医院感染病例和医院感染的暴发，分析感染源、感染途径，采取有效的处理和控制措施，积极救治患者。

第十八条 医疗机构经调查证实发生以下情形时，应当于12小时内向所在地的县级地方人民政府卫生行政部门报告，并同时向所在地疾病预防控制机构报告。所在地的县级地方人民政府卫生行政部门确认后，应当于24小时内逐级上报至省级人民政府卫生行政部门。省级人民政府卫生行政部门审核后，应当在24小时内上报至卫生部：

（一）5例以上医院感染暴发；

（二）由于医院感染暴发直接导致患者死亡；

（三）由于医院感染暴发导致3人以上人身损害后果。

第十九条 医疗机构发生以下情形时，应当按照《国家突发公共卫生事件相关信息报告管理工作规范（试行）》的要求进行报告：

（一）10例以上的医院感染暴发事件；

（二）发生特殊病原体或者新发病原体的医院感染；

（三）可能造成重大公共影响或者严重后果的医院感染。

第二十条 医疗机构发生的医院感染属于法定传染病的，应当按照《中华人民共和国传染病防治法》和《国家突发公共卫生事件应急预案》的规定进行报告和处理。

第二十一条 医疗机构发生医院感染暴发时，所在地的疾病预防控制机构应当及时进行流行病学调查，查找感染源、感染途径、感染因素，采取控制措施，防止感染源的传播和感染范围的扩大。

第二十二条 卫生行政部门接到报告，应当根据情况指导医疗机构进行医院感染的调查和控制工作，并可以组织提供相应的技术支持。

第四章 人员培训

第二十三条 各级卫生行政部门和医疗机构应当重视医院感染管理的学科建设，建立专业人才培养制度，充分发挥医院感染专业技术人员在预防和控制医院感染工作中的作用。

第二十四条 省级人民政府卫生行政部门应当建立医院感染专业人员岗位规范化培训和考核制度，加强继续教育，提高医院感染专业人员的业务技术水平。

第二十五条 医疗机构应当制定对本机构工作人员的培训计划，对全体工作人员进行医院感染相关法律法规、医院感染管理相关工作规范和标准、专业技术知识的培训。

第二十六条 医院感染专业人员应当具备医院感染预防与控制工作的专业知识，并能够承担医院感染管理和业务技术工作。

第二十七条 医务人员应当掌握与本职工作相关的医院感染预防与控制方面的知识，落实医院感染管理规章制度、工作规范和要求。工勤人员应当掌握有关预防和控制医院感染的基础卫生学和消毒隔离知识，并在工作中正确运用。

第五章 监督管理

第二十八条 县级以上地方人民政府卫生行政部门应当按照有关法律法规和本办法的规定,对所辖区域的医疗机构进行监督检查。

第二十九条 对医疗机构监督检查的主要内容是:

(一)医院感染管理的规章制度及落实情况;

(二)针对医院感染危险因素的各项工作和控制措施;

(三)消毒灭菌与隔离、医疗废物管理及医务人员职业卫生防护工作状况;

(四)医院感染病例和医院感染暴发的监测工作情况;

(五)现场检查。

第三十条 卫生行政部门在检查中发现医疗机构存在医院感染隐患时,应当责令限期整改或者暂时关闭相关科室或者暂停相关诊疗科目。

第三十一条 医疗机构对卫生行政部门的检查、调查取证等工作,应当予以配合,不得拒绝和阻碍,不得提供虚假材料。

第六章 罚 则

第三十二条 县级以上地方人民政府卫生行政部门未按照本办法的规定履行监督管理和对医院感染暴发事件的报告、调查处理职责,造成严重后果的,对卫生行政主管部门主要负责人、直接责任人和相关责任人予以降级或者撤职的行政处分。

第三十三条 医疗机构违反本办法,有下列行为之一的,由县级以上地方人民政府卫生行政部门责令改正,逾期不改的,给予警告并通报批评;情节严重的,对主要负责人和直接责任人给予降级或者撤职的行政处分:

(一)未建立或者未落实医院感染管理的规章制度、工作规范;

(二)未设立医院感染管理部门、分管部门以及指定专(兼)职人员负责医院感染预防与控制工作;

(三)违反对医疗器械、器具的消毒工作技术规范;

(四)违反无菌操作技术规范和隔离技术规范;

(五)未对消毒药械和一次性医疗器械、器具的相关证明进行审核;

(六)未对医务人员职业暴露提供职业卫生防护。

第三十四条 医疗机构违反本办法规定,未采取预防和控制措施或者发生医院感染未及时采取控制措施,造成医院感染暴发、传染病传播或者其他严重后果的,对负有责任的主管人员和直接责任人员给予降级、撤职、开除的行政处分;情节严重的,依照《传染病防治法》第六十九条规定,可以依法吊销有关责任人员的执业证书;构成犯罪的,依法追究刑事责任。

第三十五条 医疗机构发生医院感染暴发事件未按本办法规定报告的,由县级以上地方人民政府卫生行政部门通报批评;造成严重后果的,对负有责任的主管人员和其他直接责任人员给予降级、撤职、开除的处分。

第七章 附 则

第三十六条 本办法中下列用语的含义:

(一)医院感染:指住院病人在医院内获得的感染,包括在住院期间发生的感染和在医院内获得出院后发生的感染,但不包括入院前已开始或者入院时已处于潜伏期的感染。医院工作人员在医院内获得的感染也属医院感染。

(二)医源性感染:指在医学服务中,因病原体传播引起的感染。

(三)医院感染暴发:是指在医疗机构或其科室的患者中,短时间内发生3例以上同种同源感染病例的现象。

（四）消毒：指用化学、物理、生物的方法杀灭或者消除环境中的病原微生物。

（五）灭菌：杀灭或者消除传播媒介上的一切微生物，包括致病微生物和非致病微生物，也包括细菌芽胞和真菌孢子。

第三十七条　中国人民解放军医疗机构的医院感染管理工作，由中国人民解放军卫生部门归口管理。

第三十八条　采供血机构与疾病预防控制机构的医源性感染预防与控制管理参照本办法。

第三十九条　本办法自 2006 年 9 月 1 日起施行，原 2000 年 11 月 30 日颁布的《医院感染管理规范（试行）》同时废止。